Doppeldiagnosen und Fehldiagnosen bei Hochbegabung

Doppeldiagnosen und Fehldiagnosen bei Hochbegabung

James T. Webb, Edward R. Amend, Paul Beljan, Nadia E. Webb, Marianne Kuzujanakis, F. Richard Olenchak, Jean Goerss

James T. Webb, Edward R. Amend, Paul Beljan,
Nadia E. Webb, Marianne Kuzujanakis,
F. Richard Olenchak, Jean Goerss

Doppeldiagnosen und Fehldiagnosen bei Hochbegabung

Ein Ratgeber für Fachpersonen und Betroffene

2., überarbeitete Auflage

Aus dem Amerikanischen von Cathrine Hornung und Angelika Pfaller

hogrefe

James T. Webb, Ph.D., ABPP-Cl
Edward R. Amend, Psy.D.
Paul Beljan, Psy.D., ABPdN
Nadia E. Webb, Psyc.D., ABPdN
Marianne Kuzujanakis, M.D., M.P.H.
F. Richard Olenchak, Ph.D.
Jean Goerss, M.D., M.P.H.

Bibliografische Information der Deutschen Nationalbibliothek
Die Deutsche Nationalbibliothek verzeichnet diese Publikation in der Deutschen Nationalbibliografie; detaillierte bibliografische Daten sind im Internet über http://www.dnb.de abrufbar.

Verantwortliche Person in der EU: Hogrefe Verlag GmbH & Co. KG, Merkelstraße 3, 37085 Göttingen, info@hogrefe.de

Anregungen und Zuschriften bitte an den Hersteller:
Hogrefe AG
Lektorat Psychologie
Länggass-Strasse 76
3012 Bern
Schweiz
Tel. +41 31 300 45 00
info@hogrefe.ch
www.hogrefe.ch

Lektorat: Dr. Susanne Lauri, Lisa Maria Pilhofer
Bearbeitung: Angelika Pfaller, Bad Reichenhall
Herstellung: René Tschirren
Umschlagabbildung: Getty Images/PeopleImages
Umschlag: Claude Borer, Riehen
Satz: Claudia Wild, Konstanz
Druck und buchbinderische Verarbeitung: AZ Druck und Datentechnik GmbH, Kempten
Printed in Germany

1. Nachdruck 2026 der 2., überarbeiteten Auflage 2020

(E-Book-ISBN_PDF 978-3-456-96048-7)
(E-Book-ISBN_EPUB 978-3-456-76048-3)
ISBN 978-3-456-86048-0
https://doi.org/10.1024/86048-000

Widmung

Dieses Buch ist der Non-Profit-Organisation SENG (Supporting Emotional Needs of the Gifted) gewidmet, die sich dafür einsetzt, dass hochbegabte Kinder und Erwachsene in all ihrer Vielfalt von ihrem Umfeld – in der Familie, in der Schule oder am Arbeitsplatz – verstanden, wertgeschätzt, gefördert und unterstützt werden. Um den unermüdlichen Einsatz von SENG (www.sengifted.org) zu unterstützen, spenden die Autoren einen Teil ihrer Einnahmen aus dem Erlös dieses Buches.

Inhaltsverzeichnis

Danksagung

Wir möchten allen Eltern danken, die uns ihre ergreifenden Erfahrungen geschildert haben und deren Geschichten wir in diesem Buch als Fallbeispiele verwenden. Durch sie und die vielen Hundert anderen Eltern, mit denen wir gearbeitet haben, ist uns klar geworden, dass Fehldiagnosen bei hochbegabten Kindern und Erwachsenen sehr verbreitet sind und dass Hochbegabung oft mit Störungen einhergeht, was zu komplexen Szenarien führt.

Außerdem möchten wir uns bei der Organisation SENG (Supporting Emotional Needs of the Gifted) für ihre Unterstützung von Workshops zu dieser äußerst wichtigen Thematik bedanken. Diese Workshops haben einen wesentlichen Anstoß zu diesem Buch gegeben.

Eine besondere Erwähnung verdient auch die verstorbene Sharon Lind, die so anschaulich über die von Kazimierz Dabrowski entwickelte Theorie der „overexcitabilities", der erhöhten Sensitivität, geschrieben hat. Wir wissen ihre Unterstützung bei der Prüfung der ersten Auflage dieses Buches und ihre früheren Publikationen zu diesem Themenbereich sehr zu schätzen. Ebenso sind wir dankbar für die weisen Ratschläge von Lisa Erickson, Nicole Tetreault, Joanne Haas und allen anderen, die dabei geholfen haben, dem Buch mehr Klarheit und Relevanz zu verleihen.

Die Mitarbeiter von Great Potential Press waren überaus hilfreich, und wir danken ihnen dafür, dass sie diesem Buch und seiner Veröffentlichung einen hohen Wert beigemessen haben.

Unser besonderer Dank gilt jedoch unseren Familien: Sie haben unsere Arbeit unterstützt und uns Zeit zum Schreiben eingeräumt.

Versuche dein Kind als ein Samenkorn zu sehen, das in einer Verpackung ohne Etikett geliefert wurde.
Deine Aufgabe besteht darin, für die geeignete Umgebung und die richtigen Nährstoffe zu sorgen und das Unkraut zu jäten. Es steht nicht in deiner Macht, zu entscheiden, welche Art von Blüte du bekommst oder zu welcher Jahreszeit sie erblühen wird.
Ein moderner Pädagoge (zitiert in Mogel, 2001)

Wir erfreuen uns an der Schönheit des Schmetterlings, denken dabei aber nur selten an den Wandel, den er durchlaufen hat, um diese Schönheit zu erlangen.
Maya Angelou

Je größer der Künstler, desto größer der Zweifel.
Vollkommene Zuversicht bekommen die weniger Begabten als Trostpreis.
Robert Hughes

Was als psychische Störung bezeichnet wird, kann in Wirklichkeit eine Bereicherung sein. Diese Veranlagungen sind der Ursprung von Genialität – und gleichzeitig die problematischsten Verhaltensweisen.
Joanne Barrie Lynn

Für unsere Kognition gibt es wahrscheinlich nichts Komplizierteres, als eine Diagnose zu stellen, und es ist verblüffend, dass wir dabei so häufig richtig liegen.
Mark Graber

Beim Diagnostizieren von Kindern ist besondere Vorsicht geboten.
Kinder sind in ihrer Entwicklung so labil und haben so eine kurze Vorgeschichte, dass bei ihrer Diagnose leicht Fehler gemacht werden. Und sind diese erst einmal passiert, sind sie nur sehr schwer wieder rückgängig zu machen.
Allen J. Frances

Geleitwort

Im Sommer 2004, als ich zur 25. Jubiläumsversammlung der School of Professional Psychology (SOPP) an der Wright State University in Dayton, Ohio, flog, kam ich mit einer Passagierin ins Gespräch, die sich als Ehefrau eines Universitätspräsidenten entpuppte. Als sie den Grund meiner Reise erfuhr, erzählte sie, dass ihr die School of Professional Psychology ein Begriff war – insbesondere ein Programm namens SENG (Supporting Emotional Needs of the Gifted), das sich für Hochbegabte und deren Familien einsetzte und, so die Dame, ein „echter nationaler Schatz" war. Sie konnte ja nicht ahnen, dass ich als Gründungsdekan der SOPP dieses Programm und seinen Gründer, Dr. James T. Webb, kannte. Sie fuhr daher fort, ausführlich darüber zu berichten. Natürlich hörte ich ihr nur allzu gern dabei zu, wie sie meine „weise Entscheidung" lobte, das Programm an der Wright State aufzunehmen, wo ich damals Dekan war.

Die Geschichte, die mir die Dame erzählte, kam mir bekannt vor. Sie ähnelte den vielen anderen, die ich im Laufe der Jahre gehört hatte. Der neunjährige Sohn ihrer Schwester war ein paar Jahre zuvor fast vom Regelunterricht seiner Schule ausgeschlossen worden. Seine schulischen Leistungen waren schlecht, er war unaufmerksam, vernachlässigte seine Hausaufgaben und hatte keine Geduld mit seinen Klassenkameraden. Außerdem zeigte er eine an Besessenheit grenzende Faszination für Elektromotoren, der er hartnäckig nachging, egal, was gerade im Unterricht ablief. Seine Lehrerin war nicht nur verärgert, sondern auch ziemlich ratlos und frustriert, denn der Junge war hochintelligent. Und doch waren alle Versuche, ihn zu ändern, vergebens. Da sie sein Störverhalten nicht in den Griff bekam, wollte die Lehrerin ihn in einem alternativen Programm unterbringen. Die Tante des Jungen, die jetzt mit mir im Flugzeug saß, schlug ihrer Schwester vor, das SENG-Programm zu kontaktieren, das, so hatte sie gehört, an einer staatlichen Universität in Ohio angesiedelt war.

Die Eltern reisten mit ihrem Sohn nach Dayton, um ihn testen zu lassen und um sich Rat zu holen. Wie sich herausstellte, war der Junge intellektuell so begabt, dass seine Schule – er kam aus einer Kleinstadt in Indiana – seinen Bedürfnissen überhaupt nicht gerecht wurde. Die Eltern wurden darüber in Kenntnis gesetzt, welche Ressourcen und Methoden für eine angemessene intellektuelle Förderung zur Verfügung standen, und sie wurden eingehend beraten, wie man die verschiedenen Arten von Störverhalten im Unterricht in den Griff bekommen konnte. Außerdem gab man ihnen praktische Ratschläge zum Umgang mit den Geschwistern.

Die positiven Ergebnisse ließen nicht lange auf sich warten. Das Schulsystem von Indiana bot damals zwar noch keine Hochbegabtenprogramme an, aber dank der Unterstützung durch SENG konnte diese Familie besser auf die intellektuellen Bedürfnisse und Entwicklungsbesonderheiten ihres Sohnes eingehen, und ihre Bemühungen waren erfolgreich. Innerhalb weniger Monate wurde aus dem Problemschüler ein motivierter und eifriger Lerner. Mehr noch – die Verwandlung war so drastisch, dass die Eltern eines anderen Schülers an derselben Schule ihren Sohn aufgrund ähnlicher Verhaltensmuster ebenfalls nach Dayton brachten und damit die gleichen positiven Ergebnisse erzielten.

Die Begegnung im Flugzeug rief bei mir lebhafte Erinnerungen an die Anfänge von SENG wach – wie es dazu kam, dass dieses Programm an der neuen SOPP der damals noch jungen staatlichen Universität in Dayton untergebracht wurde, und welche Arbeit SENG seitdem geleistet hatte. Die Geschichte begann 1980 mit dem Suizid eines hochbegabten und talentierten 17-Jährigen namens Dallas Egbert. Die Eltern des Jungen wandten sich an Dr. Webb, der damals stellvertretender Dekan der SOPP war, und regten die Entwicklung eines Programms für Familien hochbegabter Kinder an der Wright State University an. Da die Eltern Schwierigkeiten hatten, Hilfe für ihren Sohn zu finden, lagen ihnen vor allem die emotionalen Bedürfnisse hochbegabter Kinder am Herzen. Dr. Webb, der zuvor die Psychologische Abteilung des Children's Medical Center in Dayton geleitet hatte, erkannte die Notwendigkeit einer solchen Einrichtung und entwarf innerhalb kurzer Zeit ein Programm, das auch den praktischen Ausbildungsinteressen von Doktoranden an der SOPP gerecht werden sollte. Ich stimmte seinem Vorschlag zu, und wir legten los. Die Gelegenheit, mit einem solch besonderen Pool von Kindern zu arbeiten, deren Bedürfnisse in unserem Schulsystem häufig vernachlässigt werden, stellte für die SOPP eine doppelte Bereicherung dar: eine einzigartige Ergänzung des Angebots für Kinderpsychologen und die Gelegenheit, einen echten sozialen Bedarf zu decken.

Das neue SENG-Programm zog schon bald Studierende und Förderer an und bekam viel öffentliche Aufmerksamkeit. Die finanzielle Unterstützung durch den Dallas-Egbert-Fonds sowie ein örtliches Non-Profit-Unternehmen und weitere, traditionellere Quellen sorgten dafür, dass das SENG rasch zu einem der am besten finanzierten Programme der SOPP wurde. Ein gemeinsamer Auftritt der Egberts und Dr. Webb in der *Phil Donahue Show 1981* rief Reaktionen von mehr als 20 000 Zuschauern aus dem ganzen Land hervor. Offensichtlich herrschte ein enormer Bedarf an einem solchen Programm.

Das SENG-Programm war zielgerichtet auf diesen Bedarf zugeschnitten. Zunächst nahmen Psychologen der SOPP formale Beurteilungen von Intellekt und Persönlichkeit vor. Dann wurden die hochbegabten Kinder und ihre Familien individuell beraten. Da von überall in den USA Anfragen kamen, wurden als Nächstes Beratungsdienste für Psychologen, Berater, Lehrer und andere Fachkräfte entwickelt, die sowohl einzeln als auch in Workshops angeboten wurden. In einem dritten

Schritt wurden angeleitete Diskussionsrunden mit Elterngruppen entwickelt und umgesetzt, in denen wöchentlich zehn Themen zur Sprache kamen, die für Familien mit hochbegabten Kindern von besonderem Interesse waren. Diese Treffen gaben den Eltern Gelegenheit, sich auszutauschen und voneinander zu lernen. Auf diese Weise fiel es ihnen leichter, Probleme zu antizipieren, Lösungen zu finden und Schwierigkeiten von Anfang an zu vermeiden. Sie lernten, dass die Erziehung eines hochbegabten Kindes besondere Fertigkeiten verlangt, auf die nur wenige Eltern vorbereitet sind.

Bei sämtlichen Evaluationen, wie sie bei akademischen Programmen an staatlichen Universitäten üblicherweise durchgeführt werden, schnitt SENG erfolgreich ab. Das Programm deckte nicht nur einen echten sozialen Bedarf, sondern führte auch zu neuen Erkenntnissen und zur Entwicklung neuer Interventionsmethoden. Aus seiner Arbeit sind zahlreiche Beiträge zur Fachliteratur hervorgegangen; es hat zu einer besseren Ausbildung von Fachkräften beigetragen, und es hat externe Sponsoren angezogen. Leider haben sich die Unterstützer im Laufe der Zeit anderen Projekten zugewandt. Wie an den meisten modernen Universitäten brachten zahlreiche neue Fachbereiche und Verwaltungstrends auch neue Prioritäten und Gelegenheiten mit sich, die in andere Richtungen wiesen. Das führte dazu, dass man das SENG-Programm an der Wright State University verkümmern und sterben ließ. Glücklicherweise hat sich SENG als unabhängige Non-Profit-Organisation (www.sengifted.org) reformiert und leistet auch weiterhin gute Arbeit durch Konferenzen, die Bereitstellung von Informationen, Kurse zur Gründung von Eltern-Gesprächsgruppen sowie Weiterbildungsprogramme für Psychologen, Berater und andere Fachkräfte.

Das größere Problem ist die traurige Tatsache, dass die amerikanische Bildungspolitik den sozialen und emotionalen Bedürfnissen von hochbegabten und talentierten Menschen nie einen hohen Stellenwert eingeräumt hat. Ebenso wenig haben Berater oder Therapeuten je besonderes Augenmerk auf diese Klientel gerichtet. In einer Gesellschaft, in der die Anliegen von Armen, Bedürftigen und langsameren Schülern offenbar Vorrang haben, scheint der Förderung von hochbegabten Kindern und Erwachsenen etwas geradezu Elitäres und Undemokratisches anzuhaften. Viele halten es für unnötig und gleichsam verschwenderisch, Programmen für hochbegabte Kinder finanziell unter die Arme zu greifen, wo doch anderswo so große Not herrscht. Das ist kein neues Phänomen.

Im Jahr 1919 unterrichtete die Psychologin Leta Stetter Hollingworth am Lehrerseminar der Columbia University den ersten Kurs auf College-Niveau zum Thema Hochbegabung und begründete damit das Fachgebiet der Hochbegabtenförderung. Sieben Jahre später führte ihre bahnbrechende Arbeit zur Veröffentlichung des ersten Lehrbuchs über Hochbegabtenförderung: *Gifted Children: Their*

Nature and Nurture (Hollingworth, 1926). In diesem Buch ging Hollingworth auf Themen ein, die ebenso gut von Webb und seinen Kollegen siebzig Jahre später hätten formuliert werden können, zum Beispiel, dass öffentliche Schulen ihren außerordentlich begabten Schülern nicht gerecht werden; dass hochbegabte Kinder nicht zwangsläufig alle gleich sind; dass Hochbegabung mit Asynchronie einhergeht; dass es vom Umfeld abhängt, welches Bildungsniveau hochbegabte Kinder später erreichen; und dass außergewöhnlich intelligente Kinder bestimmte Probleme mit der sozialen Anpassung haben können.

Eine demokratische Gesellschaft wie die unsere dazu zu bringen, den emotionalen Bedürfnissen hochbegabter Kinder mehr Aufmerksamkeit und Energie zu schenken, ist seit der Gründung dieses Landes ein problematisches Unterfangen gewesen, und vermutlich wird sich daran auch in absehbarer Zukunft nicht viel ändern, obwohl solche Schüler das „intellektuelle Gold“ unserer Gesellschaft sind. Tatkräftige und kreative Eltern, Lehrer und andere Fachpersonen, die mit Hochbegabten arbeiten, können dem Hang unserer Gesellschaft, in die andere Richtung zu blicken, durch ihr Engagement für diese Kinder zwar entgegenwirken, aber dazu bedarf es kontinuierlicher und mitunter aufreibender Bemühungen. Es ist, als würde man einen Finger in einen aufgeblasenen Ball drücken: Solange der Druck aufrechterhalten wird, gibt der Ball ihm nach, aber sobald man den Finger zurückzieht, kehrt der Ball wieder in seine ursprüngliche Form zurück.

Ohne den konstanten Druck von Gruppen wie solchen, die durch die Autoren dieses Buches vertreten werden (zwei von ihnen, Dr. Ed Amend und Dr. Paul Beljan, wurden vom SENG-Programm der Wright State University ausgebildet), wird Hochbegabung weiterhin verkannt und den Bedürfnissen dieser besonderen Gruppe nicht entsprochen werden. Vielen hochbegabten Kindern und Erwachsenen wird man eine falsche Diagnose, zum Beispiel eine psychische Störung, stellen. Die Autoren und ihr Verlag, Great Potential Press, sind aufs Höchste zu loben. Das Erbe von Leta Hollingworth lebt in ihrer Arbeit weiter, und damit haben sie das amerikanische Bildungssystem ebenso bereichert wie die Gesellschaft als Ganzes. Fachleute und Eltern werden von den Informationen in diesem Buch enorm profitieren, und die Zahl der hochbegabten Kinder und Erwachsenen mit Fehldiagnosen wird deutlich sinken.

Ronald E. Fox
Geschäftsführender Direktor der Consulting Group des HRC, Behavioral Health and Psychology, Chapel Hill, North Carolina
Ehemaliger Präsident der American Psychological Association

Vorbemerkung der Autoren

Dieses nun in zweiter Auflage vorliegende Buch beschreibt eine moderne Tragödie. Vielen unserer intelligentesten, kreativsten und geistig unabhängigsten Kinder und Erwachsenen wird fälschlicherweise emotionale oder psychische Störung oder eine Verhaltensstörung diagnostiziert. Eigenschaften und Verhaltensweisen, die sich besser durch Begabung erklären ließen, werden fälschlicherweise auf Erkrankungen und Störungen zurückgeführt. Begabte Schüler bekommen Medikamente und/oder Therapien, die darauf abzielen, ihr Wesen zu verändern, damit sie sich besser in die Schule, ihre Familie und in andere Gemeinschaften einpassen oder damit sie mit sich selbst und ihrer Situation zufriedener sind. Die Tragödie dieser fehldiagnostizierten Kinder und Erwachsenen besteht darin, dass man ihnen unnötige, stigmatisierende Etiketten verpasst, die ihr Selbstbild beschädigen und in Behandlungen münden, die nicht nur überflüssig sind, sondern den Betroffenen, ihren Familien und der Gesellschaft schaden. Zudem erhalten solche Schüler nur selten Fördermaßnahmen, die ihre besonderen Begabungen berücksichtigen, da ihre Verhaltensweisen auf Probleme zurückgeführt werden. Dadurch wird jede Entwicklung gehemmt, die unter anderen Umständen hätte stattfinden können.

Umgekehrt gibt es außergewöhnlich intelligente Kinder und Erwachsene, die eine andere leidvolle Erfahrung machen. Ihre Störung wird nicht erkannt, weil sie aufgrund ihrer Intelligenz in der Lage sind, ihre Probleme zu verschleiern oder zu kompensieren; oder die Leute denken, sie seien lediglich „sonderbar“. Solche nicht erkannten Diagnosen führen dazu, dass erforderliche Interventionen ausbleiben.

Es gibt noch eine weitere Gruppe von intellektuell hochbegabten Kindern und Erwachsenen, die tatsächlich an einer echten Störung leiden, aber weder sie selbst noch ihr Arzt oder Therapeut erkennen, dass diese Störung irgendwie mit ihrer Intelligenz oder Kreativität zusammenhängt. Folglich berücksichtigt die Behandlung, die diese Gruppe erhält, ihre Begabungen nicht – mit dem Ergebnis, dass die Behandlung ähnlich erfolgreich ist wie der Versuch, eine Hose für jemanden zu kaufen, von dem man weder den Taillenumfang noch die Körpergröße kennt. Und schließlich machen viele intelligente Kinder, die an einer Störung leiden, die Erfahrung, dass ihre intellektuellen Bedürfnisse und Fähigkeiten nicht erkannt, sondern übersehen und vernachlässigt werden. Der Fokus wird auf ihre Unfähigkeit statt auf ihre Fähigkeiten gerichtet. Dieser Fokus auf das, was falsch läuft – statt auf das, was richtig läuft –, kann zu verpassten Gelegenheiten, einem negativen Selbstbild und persönlichem Leid führen.

Wir, die sieben Autoren dieses Buches – allesamt praktizierende klinische Psychologen –, sind unabhängig voneinander zu der alarmierenden Schlussfolgerung gelangt, dass viele hochintelligente Menschen aufgrund von Fehldiagnosen, übersehenen Diagnosen oder Dualdiagnosen nicht richtig behandelt werden. Jedem von uns ist in den vergangenen zwanzig oder mehr Jahren klar geworden, dass wir in unserer klinischen Praxis Patienten betreuen, die von anderen Praktikern – obwohl es sich bei diesen um gut ausgebildete und angesehene Fachleute handelte – falsch diagnostiziert wurden. Manchmal wurden die Merkmale von Hochbegabung falsch interpretiert oder falsch zugeordnet. In anderen Fällen überdeckten die Eigenschaften hochbegabter Kinder und Erwachsener die klinischen Störungen. Es kam aber auch vor, dass die Diagnose zwar korrekt war, die Hochbegabungskomponente bei der Behandlungsplanung jedoch nicht berücksichtigt worden war.

Im Jahr 2003, nachdem wir uns bei verschiedenen beruflichen Anlässen getroffen und ganz zwanglos über diese Probleme gesprochen hatten, beschlossen wir – zunächst noch etwas zögerlich – die erste Auflage dieses Buches zu schreiben. Unser anfängliches Zögern war dem Umstand geschuldet, dass unsere Ideen weder in den psychologischen noch in den medizinischen Mainstream passten. Außerdem war uns klar, dass unsere Vorstellungen bei manchen Kollegen umstritten sein würden. Aber wir waren auch davon überzeugt, dass unsere Informationen korrekt waren und dass Kinder, Eltern und Fachpersonen in hohem Maße davon profitieren würden.

Die erste Auflage wurde sehr gut aufgenommen und war eine Hilfe für viele Betroffene, Angehörige und Therapeuten. Nun haben wir eine zweite Auflage verfasst. Nicht nur weil wir dazugelernt haben, sondern auch weil die Problematik der Fehl- und Dualdiagnosen von hochbegabten Kindern und Erwachsenen heutzutage auf mehr Akzeptanz stößt. Auch wenn die unterstützenden Daten eher auf Einzelfällen als auf kontrollierter Forschung beruhen: die schiere Menge an Reaktionen war überwältigend. So wurde beispielsweise ein Video einer Diskussionsrunde zu Fehldiagnosen bei hochbegabten Kindern an der medizinischen Fakultät der University of Wisconsin über 13000 Mal abgerufen, und die SENG-Initiative „Fehldiagnosen“ erhielt ähnlich viel Aufmerksamkeit.[1] Andere Autoren wurden darum gebeten, solche Diskussionsrunden zu veranstalten, und viele, nicht nur wir sieben Autoren, sprechen auf der ganzen Welt über dieses Thema. Wir hoffen, dass unsere Ideen bald auf noch breitere Akzeptanz in Fachkreisen stoßen werden.

Die Überarbeitung dieses Buches wurde auch durch die Überarbeitung des Diagnostischen und Statistischen Manuals Psychischer Störungen (DSM) und die Veröffentlichung des DSM-5 durch die American Psychiatric Association erforderlich. Die Autoren erkannten den Bedarf für ein Buch, das auf diese häufig verwendete Publikation Bezug nimmt. Ein noch zwingenderer Grund für uns war jedoch vermutlich, erkannt zu haben, dass sich die Problematik der Fehldiagnosen bei hochbegabten Kindern und Erwachsenen nicht auf die Vereinigten Staaten beschränkt, sondern vielmehr ein weltweites Phänomen ist. Zudem wissen wir, dass die Fachpersonen im übrigen Teil der Welt nicht das Klassifikationssystem DSM-5, sondern die ICD-10 (Internationale Klassifikation der Krankheiten) zugrunde legen und die ICD-Diagnosen nicht immer 1 : 1 mit dem DSM übereinstimmen. Dementsprechend haben wir beim Verfassen dieser aktuellen Auflage versucht, beiden diagnostischen Klassifikationssystemen Rechnung zu tragen.

Sie als Leser werden über unsere Qualifikation Bescheid wissen wollen. Daher legen wir Ihnen nahe, mit dem Abschnitt „Über die Autoren" zu beginnen, den Sie ab Seite 403 dieses Buches finden. Sie werden feststellen, dass unser Autorenteam aus zwei klinischen Psychologen, einer Neuropsychologin und einem Neuropsychologen, einem beratenden Psychologen und zwei Kinderärztinnen besteht. Von anderen Experten in unserem Fachbereich unterscheiden wir uns hauptsächlich dadurch, dass wir an allen Personen interessiert sind, die anderen in ihrer Entwicklung voraus sind, und dass wir seit vielen Jahren mit hochbegabten Individuen und ihren Familien zusammenarbeiten. Wir sind bestrebt, unser gesammeltes Wissen mit anderen zu teilen – sowohl mit Fachpersonen als auch mit Eltern. Wir glauben, dass die Beschreibungen, Skizzen und Fallstudien in diesem Buch einen Nerv treffen und Widerhall finden werden, und vielleicht führen sie ja zu einem Paradigmenwechsel – einer neuen Betrachtungsweise, die die Belange hochbegabter Kinder und Erwachsener in ein anderes Licht rückt.

Dieses Buch richtet sich an zwei Gruppen von Lesern. Die erste Gruppe umfasst Fachpersonen medizinischer und therapeutischer Heilberufe – Kinderärzte, Familienärzte, Psychiater, Psychologen, klinische Sozialarbeiter, Pflegefachkräfte, Ehe- und Familienberater sowie psychologische Berater und Schulpsychologen. Zur zweiten Gruppe gehören die Erzieher und Eltern hochbegabter Kinder sowie hochbegabte Erwachsene, die keine Fachpersonen sind. Unsere Erfahrung hat uns gelehrt, dass viele Eltern mit hochbegabten Kindern händeringend – manchmal auch voller Verzweiflung – Informationen suchen, die ihnen dabei helfen, das Verhalten ihrer Kinder zu verstehen. Einordnen zu können, welche Verhaltensweisen auf die Hochbegabung zurückzuführen sind und welche Anteile auf einer Verhaltensstörung, emotionalen Störung oder Erkrankung basieren. Wir wissen, dass auch viele hochbegabte Erwachsene Informationen suchen, die ihnen helfen, sich selbst zu verstehen, und die ihnen Aufschluss darüber geben, warum sie sich so anders, so fremd in ihrer Welt fühlen (Fiedler, 2015; Jacobsen, 1999; Streznewski, 1999; Webb, 2013).

Sämtliche Fallbeispiele in diesem Buch sind authentisch. Wir haben die Geschichten inhaltlich nicht verändert. An manchen Stellen haben wir lediglich den Wortlaut etwas modifiziert, um bestimmte Sachverhalte deutlicher zu machen oder um die

Identität der beteiligten Personen zu schützen. Unserer Überzeugung nach repräsentieren diese Vignetten einen aufrichtigen Erfahrungsquerschnitt. Ähnliche Geschichten können Sie in sozialen Netzwerken und im Internet auf www.hoagiesgifted.org oder auf den in „Adressen und Webseiten" angeführten Webseiten finden.

Abschließend möchten wir darauf hinweisen, dass wir einen Teil der Einkünfte aus dem Erlös dieses Buches an die Non-Profit-Organisation SENG (Supporting Emotional Needs of Gifted) und die SENG-Initiative „Fehldiagnosen" spenden, um deren kontinuierliche Arbeit zu unterstützen.

Die Organisation SENG – sie wurde 1981 in Reaktion auf den tragischen Suizid eines außerordentlich hoch begabten Schülers ins Leben gerufen – wurde von der American Psychological Association anerkannt und bietet Weiterbildungsseminare für Fachleute an, in denen Kenntnisse über die sozialen und emotionalen Bedürfnisse von hochbegabten Kindern und Erwachsenen sowie über Fehldiagnosen und Dualdiagnosen vermittelt werden.

Anmerkung

1 http://videos.med.wisc.edu/videos/32540

Einführung

Wenn man bestimmten Verhaltensweisen, die für hochbegabte und talentierte Personen ganz normal sind, eine Diagnose zuordnen will, ist das unserer Meinung nach ein großes und zudem weitverbreitetes Problem. Es geschieht viel zu oft, dass solche Verhaltensweisen als psychisches Problem klassifiziert werden. Als Ärzte und Therapeuten wurden wir dafür ausgebildet, Verhaltensweisen und Symptome zu bewerten und bestimmten Kategorien zuzuordnen. Manchmal ähneln diese Symptome einem klinischen Zustand, und schon wird das entsprechende Etikett vergeben. Bei hochbegabten Personen gibt es manchmal jedoch eine bessere Erklärung als ein Krankheitsbild.

Wir sind der Ansicht, dass Fehldiagnosen hauptsächlich darauf zurückzuführen sind, dass Vertreter der Gesundheitsberufe oft nicht über die sozialen und emotionalen Bedürfnisse von hochbegabten Kindern und Erwachsenen Bescheid wissen. Erschwerend kommt hinzu, dass selbst Psychologen und Psychiater vielfach ungenaue Einschätzungen vornehmen.

Psychische Diagnosen werden häufig (und bedauerlicherweise) ausschließlich aufgrund von Verhaltensmerkmalen gestellt. Welche Ursachen diesen Verhaltensweisen zugrunde liegen und ob sie im Hinblick auf den Hintergrund oder die Lebensumstände einer Person möglicherweise normal sind, wird dabei kaum berücksichtigt. Um entscheiden zu können, ob es sich bei bestimmten Verhaltensweisen um Symptome handelt, die eine psychische Diagnose rechtfertigen, muss außerdem das Ausmaß der Beeinträchtigungen berücksichtigt werden, die mit diesen Verhaltensweisen einhergehen. Das bloße Vorhandensein einer Verhaltensweise bedeutet nicht, dass die Diagnose richtig ist.

Von einer Beeinträchtigung ist die Rede, wenn das Verhalten eines Individuums nicht den Erwartungen der Umgebung entspricht – wenn also eine Diskrepanz zwischen beobachtetem und erwartetem Verhalten besteht. Oftmals wird aber lediglich das Vorhandensein bestimmter beobachteter Verhaltensweisen als Grundlage für die Diagnose herangezogen. Viel zu selten wird bedacht, welchen Einfluss die Situation auf die betreffende Person ausübt oder dass vielleicht das Umfeld für sie nicht geeignet ist. Verhaltensweisen, die in einer Umgebung als passend gelten, werden in einer anderen möglicherweise als problematisch eingestuft. Zum Beispiel ist spöttisches Parodieren anderer lustig, wenn man gerade herumalbert; in anderen Situationen wirkt es dagegen unverschämt und beleidigend.

Ebenso setzen kreative Verhaltensweisen, die ja per Definition innovativ sind, es voraus, Dinge auf eine Art und Weise zu tun, die von der Norm abweicht. Solche

Abweichungen führen jedoch häufig dazu, dass andere sich unwohl fühlen, und finden erst ihre Berechtigung, wenn daraus ein kreatives Produkt entsteht.

Ein relevanter Faktor – auch wenn viele das als unbequeme Wahrheit ansehen werden – ist hierbei die Rolle kultureller Erwartungen, besonders wenn es um Minderheiten geht, und die Häufigkeit, mit der Erzieher und medizinisches Fachpersonal Hochbegabung und damit verbundene Aspekte übersehen und stattdessen eine Fehldiagnose für Erkrankungen wie ADHS stellen. Viele afroamerikanischen, hispanoamerikanischen und anderen Minderheitskulturen angehörige Schüler landen in Förderklassen oder werden von ihren weißen Lehrkräften als verhaltensauffällig eingestuft. Diese Schüler werden von Lehrern nicht für eine Hochbegabtenförderung vorgeschlagen. Eltern aus Randgruppen wissen viel seltener Bescheid über Fördermittel für hochbegabte Kinder und Erwachsene. Häufig können sie sich auch Tests außerhalb des schulischen Rahmens nicht leisten oder wissen gar nicht, dass es Möglichkeiten gibt, um eine zweite Meinung einzuholen. Folglich haben die Förderprogramme für Hochbegabte an vielen Schulen einen unverhältnismäßig hohen Anteil an Weißen, und hochbegabten Kindern aus Minderheiten geschieht es viel häufiger, dass ihre intellektuellen Fähigkeiten übersehen und ihre Verhaltensweisen als Störungen klassifiziert werden.[1]

Darüber hinaus wird implizit davon ausgegangen, dass alle Menschen in jeder Situation gleich gut funktionieren. Viele Menschen in unserer Gesellschaft zeigen ungewöhnliche oder exzentrische Verhaltensweisen, die sie im Alltag nicht beeinträchtigen. Auf den ersten Blick könnten diese Verhaltensweisen für eine Vielzahl von Störungen symptomatisch sein. Das bedeutet aber noch lange nicht, dass eine klinische Diagnose angemessen ist. Manchmal sind die vermeintlichen Symptome, die als Diagnosekriterien für Verhaltensstörungen oder medizinische Erkrankungen herangezogen werden, in Wirklichkeit normale Verhaltensweisen, die lediglich in einer bestimmten Situation als unkonventionell gelten oder generell als extrem beurteilt werden. So ist zum Beispiel die auf ein Detail gerichtete Aufmerksamkeit, je nach Ausprägung, in den meisten Fällen adaptiv, das heißt, anpassungsfähig. Ist dieses Verhalten dagegen extrem ausgeprägt, spricht man von einer Zwangsstörung. Beispielsweise sind die meisten angehenden Ärzte an medizinischen Fakultäten in einer Weise detailfokussiert, die man für zwanghaft halten könnte; tatsächlich sorgt diese Fokussierung aber dafür, dass sie ihre anspruchsvolle Ausbildung absolvieren können.

Außerdem scheint implizit die Annahme zu bestehen, dass Hochbegabung etwas ist, das es nur bei Kindern und Heranwachsenden gibt und das – wenn überhaupt – nur von geringer Tragweite für ungewöhnlich intelligente oder kreative Erwachsene ist. Zunehmend gibt es jedoch Literatur über hochbegabte Erwachsene und deren Probleme und Herausforderungen. Genau die Eigenschaften, die ihre Stärken ausmachen, können auch ihre Achillesferse sein, und aus ihren Verhaltensweisen können Probleme entstehen. Dies ist von verschiedenen Faktoren abhängig.

In den vergangenen circa zwanzig Jahren haben die Autoren dieses Buches – allesamt kompetente und sehr erfahrene Fachleute in den Bereichen Psychologie, Psychiatrie und Kinderheilkunde – berichtet, dass viele ihrer Patienten mit Diagnosen wie ADHS, Zwangsstörung, Asperger-Störung, Störung mit Oppositionellem Trotzverhalten oder bipolarer Störung behaftet waren, als sie bei ihnen vorstellig wurden. Bei genauerer Untersuchung stellte sich heraus, dass viele dieser Patienten völlig falsch diagnostiziert worden waren – in Wirklichkeit handelte es sich um zu Extremen neigende, sensible und häufig willensstarke hochbegabte Individuen. Das Problem war, dass die Personen im Umfeld dieser Klienten die Verhaltensweisen, die für intellektuell oder kreativ hochbegabte Menschen typisch sind, nicht hinlänglich verstanden beziehungsweise akzeptiert hatten. Die Verhaltensweisen waren in der Tat ungewöhnlich, stellten aber keine Beeinträchtigung dar und waren in manchen Fällen sogar adaptiv.

Außerdem tritt auch eine ganz andere Art von Fehldiagnose auf, und zwar dann, wenn eine Diagnose aufgrund der außerordentlichen Fähigkeiten einer Person übersehen wird. Wir sind auf viele Fälle gestoßen, in denen beispielsweise sehr kluge und intelligente Individuen tatsächlich eine Störung hatten, etwa eine Lernschwäche. Dennoch wurden sie weder als hochbegabt noch als lernbehindert eingestuft, weil beide Zustandsbilder sich gegenseitig verdeckten. Die intellektuellen Fähigkeiten und die Beeinträchtigung blieben entweder verborgen oder wurden schlichtweg übersehen und bestritten. Wir erkannten, dass es sich bei diesen übersehenen Diagnosen tatsächlich um Fehldiagnosen handelte, da die Lebensbereiche, in denen die Menschen begabt waren, keine Beachtung fanden.

Unsere Erfahrungen haben uns zu der Erkenntnis geführt, dass Fehldiagnosen häufig von Fachleuten gestellt werden, die ansonsten durchaus wohlmeinend und gut ausgebildet sind. Unserer Überzeugung nach sind Fehldiagnosen bei hochbegabten Kindern und Erwachsenen nicht nur ein sehr reales Problem, sondern auch ein sehr verbreitetes.

Wie ist das möglich? Wie konnte das passieren? Werden Ärzte, Psychologen, Pflegefachkräfte und andere Angehörige der Gesundheitsberufe im Laufe ihrer Ausbildung nicht in den intellektuellen und emotionalen Merkmalen hochbegabter Kinder und Erwachsener sowie in deren Verhaltensbesonderheiten geschult? Die Antwort lautet Nein. Tatsächlich lernen diese Fachleute, wenn überhaupt, nur äußerst wenig über die intellektuellen Merkmale und die Vielfalt hochbegabter Kinder und Erwachsener, und schon gar nichts über ihre typischen sozialen, emotionalen und Verhaltensmerkmale und besonderen Bedürfnisse. Dieser Mangel an Informationen ist der Hauptgrund für die häufigen Fehldiagnosen – und der

Grund, warum wir dieses Buch geschrieben haben. Dies illustriert das nachfolgende Fallbeispiel.

Mein Sohn ist drei Jahre und drei Monate alt. Ich glaube, dass er hochbegabt ist, aber weder die Kinderärztin noch der Psychologe waren bislang besonders hilfreich, was diesen Punkt betrifft. Ich weiß nicht, ob andere hochbegabte Kinder so sind wie mein Sohn, aber ich hoffe, dass Sie mir ein paar Informationen geben können. Da er mein erstes Kind ist, habe ich keine Vergleichsmöglichkeiten.

Als Säugling war er extrem aufgeweckt, aber er hat erst spät – mit zwei Jahren – angefangen zu sprechen. Da der Verdacht im Raum stand, er könnte autistisch sein, ließ ihn die Kinderärztin noch vor seinem dritten Geburtstag von einem Psychologen untersuchen, und bei einem Individualtest zur Messung seiner Intelligenz erzielte er Werte im oberen 130er-Bereich. Eine besondere Stärke zeigte er in den visuell-räumlichen Bereichen.

Heute, sechs Monate später, spricht er seinem Alter gemäß normal. Als er anfing zu sprechen, hat er fast gleichzeitig auch angefangen zu lesen. Er liest, seit er drei Jahre alt ist. Er kann Wörter phonetisch buchstabieren, und er verfügt über ein fantastisches visuelles Gedächtnis. Außerdem schreibt er seit einiger Zeit Wörter, und er kann lange, komplizierte Wörter aus dem Stegreif buchstabieren, wenn man ihn dazu auffordert. Darüber hinaus kennt er schon die Zahlen und kann ein bisschen rechnen.

Er ist nicht hyperaktiv, aber von morgens bis abends sehr auf Trab. Er will ständig neue Dinge tun, die Spaß machen. Zu seinem dritten Geburtstag bekam er ein Puzzle mit den Vereinigten Staaten geschenkt, und er kann alle fünfzig Bundesstaaten aufzählen, obwohl wir sie nur ein einziges Mal durchgegangen sind. Am darauffolgenden Morgen um sechs Uhr bat er mich, ihn die Staaten abzufragen – ich selbst war noch gar nicht richtig wach.

Er hat ein hervorragendes Gedächtnis für Formen. Kürzlich hat er ein paar Bissen von seinem Sandwich genommen und es dann hochgehalten: „Schau mal", hat er zu mir gesagt, „das sieht aus wie Idaho!" Und tatsächlich hatte das Sandwich genau die Form des US-Bundesstaates. Dann hat er noch ein paarmal davon abgebissen und „Ohio!" gerufen. Ganz klar, das Sandwich hatte jetzt die Form von Ohio. Ein paar Tage später hielt er sein Nevada-Sandwich hoch. Exakt die richtige Form. Einmal sagte er wiederholt „Acht, acht", und zeigte dabei auf das Bücherregal. Dort stehen die Lautsprecher unserer Stereoanlage, und ich stellte fest, dass die beiden Boxen tatsächlich die Form einer Acht bilden.

Er verliebte sich in den Musikfilm *The Sound of Music* und schaute ihn drei Wochen lang jeden Tag an. Er kennt die Texte sämtlicher Lieder, die in diesem Film vorkommen, und singt sie in der perfekten Tonlage und mit viel Feingefühl und Dramatik nach. Er brachte mich sogar dazu, herumzufahren und nach Maria – einer Figur aus dem Film – zu suchen. Dieses „nach Maria suchen" hat mich irgendwie beunruhigt. Ist er vielleicht schizophren? Oder hyperaktiv? Oder handelt es sich um Zwänge?

Jetzt, drei Wochen später, ist die Begeisterung für *The Sound of Music* verflogen. So läuft das bei vielen Dingen, für die er sich interessiert. Eine Zeit lang beschäftigt er sich sehr intensiv mit einer Sache, dann geht er zur nächsten über – zurzeit sind es die Planeten.

Ich denke, die Schwierigkeit wird darin bestehen, ihn in die soziale Welt einzugliedern. Mein Sohn spielt nur ungern allein. In seiner Vorschule kommt er zwar gut zurecht (die anderen Kinder dort sind alle um die fünf, was gut ist, da er ältere Kinder definitiv mag), aber wenn ich mit ihm spiele, ist er rasch frustriert. Wenn er mit seinen kleinen Händen etwas noch nicht so hinkriegt, wie er es möchte, fängt er an zu weinen. Und er kann sehr wütend werden, wenn man ihm etwas verbietet. Allerdings wird er jetzt zusehends vernünftiger, und in der Vorschule hat er keine Wutausbrüche und weint auch nicht.

Ich schätze, ich will einfach nur, dass er ein freundliches, zufriedenes Kind ist und kein Perfektionist. Nun, da die soziale Welt immer komplexer wird (andere Kinder gewinnen bei einem Spiel, oder sie machen etwas nicht so, wie er es will), möchte ich, dass er Mittel und Wege findet, um mit solchen Situationen klarzukommen. Zum Glück besitzt er eine tolle Persönlichkeit und ist sehr lustig.

Jemand aus meinem Umfeld hat zu mir gesagt: „Wenn kleine Kinder gescheit sind, werden sie spätestens in der ersten Klasse von den anderen Kindern eingeholt." Ist das wirklich der Fall, wenn ein Kind mit drei Jahren anfängt zu lesen?

Manche Leute belächeln mich und meine „Probleme" vielleicht, aber – hallo! Er ist doch wirklich ungewöhnlich, oder? Ich spreche mit fast niemandem in der Familie über diese Dinge, und auch nicht mit engen Freunden. Ich habe schon gemerkt, dass (a) einem niemand glaubt; (b) die anderen davon ausgehen, man wolle mit seinem Kind angeben (in meinem Fall habe ich nur darüber geredet, weil mir das Verhalten meines Sohnes manchmal große Angst macht und ich wissen wollte, ob es normal ist); und (c) die anderen denken, man würde sein Kind drillen und es mit Wissen vollstopfen. Als ob es möglich wäre, einem Kleinkind das Lesen beizubringen! Vielleicht ist es ja möglich, aber selbst dann kann man einem Kind nicht beibringen, gerne und ständig zu lesen und sich darin zu vertiefen, so wie er es mit Büchern und anderen Dingen tut. Im Grunde muss ich auch gar nichts erklären, denn früher oder später wird mein Sohn ohnehin vor anderen Leuten er selbst sein.

Können Sie mir Informationen über andere Kinder geben, die wie mein Sohn sind?

Dieses Fallbeispiel beleuchtet viele der Aspekte, mit denen sich die Eltern hochbegabter Kinder konfrontiert sehen: das mangelnde Wissen darüber, was für intelligente Kinder typisch ist, die Mythen darüber, dass sich ihr Verhalten später „ausgleichen“ werde und wie die Eltern lernen, den Diskussionen über das „ungewöhnliche“ Verhalten ihres Kindes aus dem Weg zu gehen. Sie machen sich Gedanken über die Frühreife ihres Kindes und sind vielleicht verwirrt aufgrund der Verhaltensweisen, die sie an ihm beobachten. Sie suchen Zuspruch und Bestätigung bei anderen Eltern oder vielleicht auch bei dafür ausgebildeten Fachpersonen, doch leider begegnet man ihnen allzu häufig mit Unglauben, falschen Informationen oder Kritik. Sie suchen Informationen und haben heutzutage ganz gute Chancen, online auf korrekte Informationen zu stoßen, doch selbst bei Therapeuten und Beratern sind falsche Informationen immer noch weit verbreitet.

Einer der Autoren dieses Buches beschreibt im Folgenden, wie das Thema Hochbegabung während seines Promotionsstudiums abgehandelt wurde. Diese Art von „Schulung“ ist in der Psychologie (und in anderen Gesundheitsberufen) auch heute noch die Norm.

Mein vierjähriges Graduiertenprogramm besaß die volle Akkreditierung der American Psychological Association, um klinische Psychologen auf Doktorandenniveau zu schulen. Im Laufe dieser vier Jahre wurde gerade einmal eine Vorlesung zum Thema hochbegabte und talentierte Kinder angeboten, und keine einzige über hochbegabte Erwachsene. Die Vorlesung dauerte weniger als eine Stunde und handelte fast ausschließlich von den Studien, die Lewis Terman und seine Kollegen mit mehr als 1000 hochbegabten Kindern durchgeführt hatten. Diese Studien begannen in den 1920er-Jahren und dauern bis heute an. Im Wesentlichen ging es aber um die Methoden, die in Termans Längsschnittforschungen zum Einsatz kamen.

In den letzten fünf Minuten sagte der Professor dann: „Ach, übrigens, ich muss Ihnen noch ein bisschen über die Kinder selbst erzählen. Terman fand heraus, dass intellektuell hochbegabte Kinder als Gruppe hohe schulische Leistungen erzielen und dass sie sozial versierter, körperlich gesünder und emotional stabiler sind als andere. Um diese Kinder brauchen Sie sich in Ihrer klinischen Praxis also keine Gedanken zu machen.“ Dann fügte der Professor noch hinzu: „Ach ja: Sollten Sie je ein solches Kind mit dem Wechsler-Intelligenztest oder einem anderen Test evaluieren, können Sie damit aufhören, sobald ein IQ-Wert von 130 erreicht ist, denn die Werte oberhalb dieser Marke spielen sowieso keine Rolle.“ In den nächsten Vorlesungen wandte sich der Professor dann anderen Kategorien außergewöhnlicher Kinder zu, um die wir uns seiner Meinung nach sehr wohl Gedanken machen sollten.

Terman und seine Kollegen (Cox, 1926; Terman, 1925; Terman, Burks & Jensen, 1935; Terman & Oden, 1947, 1959) fanden im Wesentlichen heraus, was der Professor berichtete. Was dieser Professor allerdings nicht erwähnte, waren die späteren Ergebnisse aus Termans Studien (z. B. Coleman, 1980). Wie sich nämlich herausstellte, zeigten 20 Prozent von Termans Studienteilnehmern Underachievement oder emotionale Probleme. Außerdem versäumte der Professor, einige Schwachstellen zu erwähnen, die die Ergebnisse von Termans Studie beeinflussten.

Ohne sich dessen bewusst zu sein, arbeitete Terman bei der Auswahl seiner Studienteilnehmer mit einem Selektionsbias, der dazu führte, dass nur solche Kinder aufgenommen wurden, bei denen ohnehin keine große Verhaltensabweichung gegenüber der Norm zu erwarten war. Die Kinder in Termans Studie wurden ausgewählt, weil sie (a) die jüngsten in der Klasse waren, (b) bei einem Gruppentest gut abgeschnitten hatten, (c) von ihrem Lehrer empfohlen worden waren und (d) bei einem individuell durchgeführten Intelligenztest (dem Stanford-Binet) herausragende Ergebnisse erzielt hatten. Kurzum, die intellektuellen Bedürfnisse dieser Kinder waren identifiziert worden, und in ihrem schulischen Umfeld wurde entsprechend darauf eingegangen. Darüber hinaus wurden die Kinder akzeptiert, und sie waren nicht isoliert.

Die hochbegabten Kinder, die Termans Auswahlkriterien erfüllten, besaßen also von vornherein eine gute intellektuelle, schulische, soziale und emotionale Funktionsfähigkeit. Die Studienteilnehmer waren keine Underachiever, und sie hatten auch keine signifikanten sozialen oder emotionalen Probleme.

Darüber hinaus standen Terman und seine Mitarbeiter in engem Kontakt mit den Familien der Kinder. Mindestens einmal, manchmal sogar zwei- oder dreimal pro Jahr fanden persönliche Treffen oder Telefongespräche statt, um den Familien bei der Bildungsplanung, innerfamiliären Problemen, dem Umgang mit Gleichaltrigen etc. zu helfen. Diese fürsorgliche Beratung und Unterstützung trug zweifellos dazu bei, die soziale, emotionale und letztlich auch die schulische Funktionsfähigkeit der Kinder zu fördern. Wenn alle hochbegabten Kinder solche Dienste in Anspruch nehmen könnten, würde man sie auch besser verstehen und fördern, und sie hätten heute mit weniger Schwierigkeiten zu kämpfen. Der Bedarf an diesem Buch wäre ebenfalls deutlich geringer.

Zu der Zeit, als Terman seine Studie begann, herrschte die Auffassung vor, intellektuell frühreife Kinder seien besonders anfällig für soziale, nervöse und psychische Störungen. „Früh gereift, früh verfault“, hieß es damals. Wenn sich ein Kind früh entwickelte, würde es später einen hohen sozialen und emotionalen Preis dafür zahlen und womöglich als Versager enden. Terman und seine Kollegen wollten diese Annahme widerlegen und waren daher hocherfreut, dass ihre Studie zu anderen Ergebnissen gelangte. Leider trugen Termans Forschungen vermutlich dazu bei, die öffentliche Meinung zu weit in die entgegengesetzte Richtung zu lenken.

Die meisten klinischen Psychologen, klinischen Sozialarbeiter, Psychiater, Kinderärzte oder andere Vertreter der Gesundheitsberufe lernen heutzutage in ihrer Ausbildung überhaupt nichts über die Merkmale und besonderen Bedürfnisse von hochbegabten Kindern oder hochbegabten Erwachsenen.[2] Hin und wieder wird für diese Zielgruppe ein Artikel über dieses Thema geschrieben, etwa „Gifted and talented children: Issues for pediatricians" (Robinson & Olszewski-Kubilius, 1996), „The role of physicians in the lives of gifted children" (Amend & Clouse, 2007), „The antecedents of misdiagnosis: When normal behaviors of gifted children are interpreted as pathological" (Amend & Beljan, 2009), „Discovering gifted children in pediatric practice" (Liu, Lien, Kafka & Stein, 2010) oder „Gifted children and adults: Neglected areas of practice" (Webb, 2014), aber im Großen und Ganzen gibt es in diesem Bereich keine Weiterbildungen.

Die SENG-Initiative „Fehldiagnosen" hat dazu beigetragen, ein tieferes Bewusstsein für die einzigartigen Charakteristika von Hochbegabung, die in diesem Zusammenhang möglicherweise auftretenden Probleme und die Risiken für Fehldiagnosen zu schaffen. Organisationen wie die American Academy of Pediatrics haben dazu beigetragen, ein besseres Verständnis für die Belange Hochbegabter und zweifach Außergewöhnlicher zu erlangen sowie für die Möglichkeiten, wie Kinderärzte diese Informationen zur vorausschauenden Begleitung von Betroffenen und deren Eltern einsetzen können.[3] Die meisten Fachpersonen aus Gesundheitswesen und Erziehung scheinen jedoch immer noch an den Mythen festzuhalten, dass hochbegabte Kinder nur äußerst selten weitere besondere Herausforderungen haben, mit wenigen unterstützenden Maßnahmen (oder auch gar keinen) bestens alleine zurechtkommen und dass hohe intellektuelle oder kreative Fähigkeiten keinerlei Auswirkungen auf Diagnosen oder Therapien haben.

Was genau ist mit dem Begriff „hochbegabt" gemeint?

Hochbegabt ist nicht dasselbe wie genial und tatsächlich eine Eigenschaft, die auf weit mehr Individuen zutrifft, als gemeinhin erkannt wird. Eine Person kann beispielsweise außergewöhnlich hohe Fähigkeiten in einem oder zwei Bereichen haben und bei allen anderen Fähigkeiten nur durchschnittlich oder sogar unterdurchschnittlich abschneiden. Gleichwohl scheinen die meisten Menschen immer noch zu erwarten, dass hochbegabte Kinder oder Erwachsene in allen Bereichen außergewöhnlich hohe Fähigkeiten besitzen.

Während die Gesundheitsberufe hochbegabten Individuen im Allgemeinen wenig Aufmerksamkeit schenken, wird im pädagogischen Bereich deutlich mehr über Hochbegabung geschrieben. Pädagogische Fachpersonen bestätigen zwar, dass hochbegabte Menschen anderen in ihrer Entwicklung voraus sind, aber ihr Schwerpunkt liegt eher auf der Definition und Identifizierung von hochbegabten Individuen – ein Punkt, der nach wie vor umstritten ist. Wie bei den meisten menschlichen Merkmalen handelt es sich bei der Hochbegabung um eine komplexe Konstellation von Verhaltensweisen, die auf unterschiedliche Weise zum Ausdruck kommen können, und es herrscht große Uneinigkeit darüber, welche Verhaltensweisen besonders ausgeprägt sein müssen, um ein Kind oder einen Erwachsenen als hochbegabt einzustufen.

Wir werden in diesem Buch nicht allzu ausführlich auf die Definition von Hochbegabung eingehen, wenngleich wir im nächsten Kapitel die Merkmale beschreiben, die für hochbegabte Kinder und Erwachsene kennzeichnend sind. Was diesen Punkt betrifft, so werden wir unsere Leser an andere Quellen verweisen, die im Literaturteil am Ende dieses Buches zu finden sind. Für den Moment möge die Definition genügen, an der sich die Gesetzgebung der meisten US-Bundesstaaten orientiert: Hochbegabte Kinder und Erwachsene sind anderen in ihrer Entwicklung voraus und gehören in einem oder mehreren der folgenden Bereiche zu den begabtesten drei bis fünf Prozent der Bevölkerung:

- Allgemeine intellektuelle Begabung
- Spezifische akademische Begabung
- Kreatives Denken
- Bildende oder darstellende Künste
- Führungsqualität

Die National Association for Gifted Children (2010) empfiehlt, die Definition breiter zu fassen: *„Hochbegabte Individuen weisen ein außerordentliches Niveau an Eignung (definiert als außerordentliche Denk- und Lernfähigkeit) oder Kompetenz (dokumentierte Leistung oder Erfolg unter den oberen 10 %) in einer oder mehreren Domänen auf.“*[4] Diese neue Definition, die speziell Erwachsene miteinschließt, ist aus zwei Gründen besonders bemerkenswert. Erstens wird durch sie die Prozentzahl der als hochbegabt angesehenen Kinder und Erwachsenen mehr als verdoppelt, und zweitens verzichtet sie auf die Anforderung, dass eine Person zwangsläufig in allen Bereichen hochbegabt, also „umfassend hochbegabt“ sein müsse. Dies deckt sich absolut mit unserer Erfahrung mit talentierten Menschen, die in einem Bereich unglaublich kompetent oder geschickt sind – aber nicht zwangsläufig in allen Bereichen. Manche von ihnen haben vielleicht sogar eine Lernschwäche in einem oder mehreren Bereichen und sind gleichzeitig auf anderen Gebieten hochbegabt.

Ganz gleich, ob wir sie nun als die oberen drei bis fünf Prozent oder als die oberen zehn Prozent definieren: Hochbegabte Individuen sind eine Minderheit, und je höher ihr IQ-Niveau ausfällt, desto einzigartiger sind sie. IQ-Werte stellen zwar keine Verhältnisskala dar, aber wie **Tabelle 1** zeigt, ist es durch sie dennoch möglich, sich ein erstes Bild von der Häufigkeit (oder der Seltenheit) des Auftretens verschiedener Stufen von Hochbegabung zu machen.

Ebenso ist bemerkenswert, dass die Kategorie der Hochbegabung ein Spektrum an Fähigkeiten umfasst, das von leicht erhöhter Intelligenz bis weit in den sogenannten Geniebereich hineinreicht. Tatsächlich „... decken die obersten 1 % der Schüler in fast jeder Fähigkeits- oder Leistungsverteilung ein Spektrum ab, das ebenso breit ist wie das von der 2. bis zur 98. Perzentile umfasste Spektrum ... die IQ-Werte der oberen 1 % der Kinder (135 bis über 200) weisen ein ebenso breites Spektrum auf wie die Werte zwischen der 2. Perzentile (IQ 64) und der 98. (IQ 132).“[5] Demnach ist es nicht überraschend, dass hochbegabte Kinder und Erwachsene im Vergleich zu den meisten anderen Menschen ungewöhnliche Verhaltensweisen zeigen, denn mit zunehmenden Fähigkeiten geht auch eine zunehmend unausgeglichene Entwicklung einher.[6]

Außerdem muss betont werden, dass Hochbegabung bei Erwachsenen nicht zwangsläufig mit Berühmtheit einhergeht. Rinn und Bishop (2015) merken an:

Hochbegabung kann als inhärente Fähigkeit angesehen werden, außergewöhnliche Leistungen innerhalb einer bestimmten Begabungsdomäne zu erbringen. Dies gilt nicht zwangsläufig für das Ergebnis dieses Talents. Nicht alle hochbegabten Erwachsenen streben danach, mit ihrer Begabung Ruhm zu erlangen. Sie haben auch nicht immer Gelegenheit dazu. Wenn Berühmtheit als Voraussetzung für die Klassifikation als „hochbegabter Erwachsener“ festgelegt wird, wenn Ergebnisse oder Produkte notwendige Kriterien werden, kommt es zu Ungerechtigkeiten, und wir missachten die Rolle des freien Willens bei der Entscheidung, wie Begabungen eingesetzt werden. Deshalb empfehlen wir, Hochbegabung und Berühmtheit bei Erwachsenen in der Forschung zukünftig als voneinander unabhängige Konstrukte zu untersuchen.

Tabelle 1: Wie häufig tritt welche Stufe von Hochbegabung bei Kindern auf? (Borland & Gross, 2007, S. 159)

Stufe	IQ-Bereich	Häufigkeit
Leicht	115–129	1 : 6 bis 1 : 40
Moderat	130–144	1 : 40 bis 1 : 1000
Stark	145–159	1 : 1000 bis 1 : 10 000
Außerordentlich	160–179	1 : 10 000 bis 1 : 1 Million
Höchstgradig	180 +	Seltener als 1 : 1 Million

Tragen hochbegabte Kinder und Erwachsene ein besonderes Risiko für soziale und emotionale Probleme?

Dr. Leta Hollingworth, eine frühe Psychologin und Zeitgenossin von Terman, betonte bereits in den 1920er- und 30er-Jahren, dass hochbegabte Kinder für bestimmte Probleme anfälliger seien. Außerdem wies sie darauf hin, dass es einen optimalen Intelligenzbereich gebe, der bei einem IQ zwischen 120 und 145 angesiedelt sei. Innerhalb dieser Bandbreite, so Hollingworth, sei das Risiko für soziale oder emotionale Probleme unter normalen Umständen eher gering, da diese Menschen intelligent genug seien, um in Schule und Beruf erfolgreich zu sein, aber nicht so intelligent, dass sie beim Umgang mit anderen Menschen größere Probleme hätten. Ihrer Hypothese nach könnte man die meisten Führungspersönlichkeiten unserer Gesellschaft dieser Bandbreite zuordnen. In ihrem bahnbrechenden Buch *Children above 180 IQ* (Hollingworth, 1975) kam sie aufgrund ihrer Forschungen zu dem Ergebnis, dass Personen über dem optimalen Intelligenzbereich ein signifikantes Risiko für Entfremdungsgefühle tragen, eine Annahme, die bis heute gewisse Unterstützung findet (z. B. Brody & Benbow, 1986; Delisle, 1999; Shaywitz et al., 2001; Webb, 2013). Unglücklicherweise starb Hollingworth noch bevor ihre Ideen die volle Aufmerksamkeit der Fachwelt auf sich zogen, und ihr Werk geriet fast in Vergessenheit (Klein, 2002).

Im Jahr 1972 stellte der Marland-Report des US-amerikanischen Kultusministeriums fest: „Hochbegabte und talentierte Kinder werden in der Tat benachteiligt und können psychische Schädigungen und eine dauerhafte Beeinträchtigung ihrer Funktionsfähigkeiten erleiden (...)" (Marland, 1972). Leider war der Mythos – hochbegabte Kinder hätten, wenn überhaupt, nur wenige besondere Bedürfnisse – zu jenem Zeitpunkt bereits fest in der Gesellschaft verankert, und die Warnungen dieses Berichts an den Kongress verhallten ungehört.

Heute gibt es zwei Lehrmeinungen darüber, ob hochbegabte Kinder ein besonderes Risiko für soziale und emotionale Schwierigkeiten tragen. Die eine Gruppe von Autoren betrachtet hochbegabte und talentierte Kinder als besonders problemanfällig. Ihrer Meinung nach brauchen diese Kinder besondere Interventionen, die ihnen helfen, ihre einzigartigen Schwierigkeiten zu überwinden, beziehungsweise verhindern, dass solche Schwierigkeiten überhaupt entstehen (z. B. Altman, 1983; Delisle, 2015; Hayes & Sloat, 1989; Lovecky, 2004; Silverman, 1991; Webb, 2013). Die andere Gruppe vertritt die Auffassung, dass hochbegabte Kinder im Allgemeinen ganz gut allein zurechtkommen und dass hochbegabte Kinder mit Problemen und speziellem Interventionsbedarf eher eine Minderheit darstellen (z. B. Janos & Robinson, 1985; Neihart, Pfeiffer & Cross, 2015; Neihart, Reis, Robinson & Moon, 2002; Robinson, Shore & Enerson, 2006).

In der Tat kam eine von der National Association for Gifted Children geförderte Veröffentlichung (Neihart, Reis, Robinson & Moon, 2002) zu dem Schluss, dass hochbegabte Kinder als Gruppe weder mehr noch weniger anfällig für soziale und emotionale Schwierigkeiten seien als andere Kinder. Allerdings nannten die Autoren einige Risikofaktoren, beispielsweise Perfektionismus oder asynchrone Entwicklung, und sie betonten, dass mehr Forschungen erforderlich sind. Was hochbegabte Erwachsene betrifft, so gibt es noch weniger Forschungen, und alle bisherigen Erkenntnisse stammen aus klinischen Studien.

Diese beiden Sichtweisen sind gar nicht so widersprüchlich, wie sie auf den ersten Blick erscheinen mögen. Jene Autoren, die zu dem Schluss kommen, hochbegabte Kinder kämen ganz gut zurecht, haben sich in der Regel auf Schüler aus akademischen Programmen konzentriert, die speziell für hochbegabte Kinder angelegt waren. Für gewöhnlich funktionieren solche Kinder gut in der Schule – was schon in der Natur des Auswahlprozesses begründet ist – und haben folglich auch keine größeren sozialen oder emotionalen Probleme. Allerdings kann davon ausgegangen werden, dass die Stichprobe der hochbegabten Kinder, mit denen geforscht wird, aufgrund dieser Auswahlverfahren nicht besonders repräsentativ ist, denn sie schließen jene hochbegabten Kinder aus, die wegen ihrer sozialen und emotionalen Probleme in der Schule nicht die Leistungen erbringen, zu denen sie eigentlich fähig wären, und daher nicht in speziellen Programmen für hochbegabte Kinder gefördert werden. Durch diese Stichprobenverzerrung werden soziale und emotionale Probleme mit hoher Wahrscheinlichkeit unterschätzt. Im Gegensatz dazu stützen sich diejenigen Autoren, die regelmäßig von sozialen und emotionalen Problemen bei hochbegabten Kindern berichten, häufiger auf Daten aus klinischen Settings und aus individuellen Fallstudien, bei denen die Population sich selbst dazu entschlossen hatte, Hilfe in Anspruch zu nehmen. Folglich tritt mit hoher Wahrscheinlichkeit eine Stichprobenverzerrung auf, die die Inzidenz sozialer und emotionaler Schwierigkeiten überschätzt.

Beide Sichtweisen haben zumindest teilweise ihre Berechtigung. Hochbegabte Kinder, die in der Schule identifiziert werden, erhalten mit größerer Wahrscheinlichkeit Fördermaßnahmen, die im Idealfall vielen ihrer Bedürfnisse gerecht werden. Und wenn sie in der Schule gut funktionieren, funktionieren sie häufig auch in anderen Lebensbereichen gut, das heißt, sie tragen kein besonderes Risiko für soziale und emotionale Probleme, vor allem dann nicht, wenn das Schulprogramm aktiv auf ihre schulischen und sozialen Bedürfnisse eingeht.

Auf der anderen Seite gibt es genügend Kinder mit hohem Potenzial, die nicht als hochbegabt identifiziert werden und auch keine speziellen Fördermaßnahmen erhalten, *weil* sie soziale und emotionale Probleme haben, die sich oftmals schon in den ersten Schuljahren entwickeln, also zu einem Zeitpunkt, zu dem kaum Versuche unternommen werden, diese Kinder zu identifizieren und entsprechend zu unterstützen (Ballering & Koch, 1984; Webb, 1993).

Manche Schüler werden gerade wegen ihrer sozialen und emotionalen Probleme sogar von Förderprogrammen und -maßnahmen für Hochbegabte ausgeschlossen. Dadurch verringern sich die Chancen, dass diese Schüler Maßnahmen erhalten, die ihnen helfen würden, die sozialen und emotionalen Schwierigkeiten zu lindern, die zu ihrem Ausschluss führten – ein unlösbares Dilemma. Bei anderen Schülern, die zu ethnischen Minderheiten gehören, ist es möglicherweise der Fall, dass ihre Hochbegabung gar nicht erkannt wird. Aus historischen Gründen wurde ethnische und kulturelle Diversität bei der Identifizierung und Förderung hochbegabter Kinder nur mangelhaft berücksichtigt, was das Risiko für die Entwicklung sozialer und emotionaler Probleme sowie für Fehldiagnosen erhöhte (Beljan, 2011; Davis, 2010; Ford, 2011).

Wenn diese Schüler in die dritte oder vierte Klasse kommen, sind viele von ihnen bereits Underachiever, das heißt, es ist unwahrscheinlich, dass sie überhaupt für eines der häufig intensiveren Förderprogramme für hochbegabte Schüler in Betracht gezogen werden. Wenn Kinder egal welcher Schulart oder Klassenstufe, die eigentlich für spezielle Hochbegabten-Förderprogramme qualifiziert wären, aufgrund von sozialen, emotionalen oder Verhaltensproblemen – allen Gesetzen und Regelungen zum Trotz – nicht aufgenommen werden, verschärfen sich ihre Probleme. So ist es zum Beispiel sehr unwahrscheinlich, dass Schüler, denen eine Zwangsstörung oder eine Störung mit Oppositionellem Trotzverhalten diagnostiziert wurde, in ein Programm aufgenommen werden, das ihre hohen intellektuellen Fähigkeiten oder ihr hohes kreatives Potenzial fördert. Ein solches Programm könnte allerdings einen Teil der identifizierten Probleme abschwächen. Entweder wird die Hochbegabung dieser Schüler nicht entdeckt, weil sie Probleme haben, oder sie werden als hochbegabt identifiziert, erhalten aufgrund ihrer Probleme aber keine angemessenen schulischen Anpassungen. In beiden Fällen erhalten die Schüler nicht die Förderung, die sich sowohl auf ihre Lebensqualität als auch auf ihren Lernfortschritt positiv auswirken würde.

In der zweiten Klasse wurde Amari wegen seiner Verhaltensprobleme in der Schule an ein gemeindepsychiatrisches Zentrum überwiesen. Die Schulvertreter glaubten, Amari leide an einer Aufmerksamkeitsdefizit-/Hyperaktivitätsstörung (ADHS) und benötige Medikamente. Bei der Evaluation stellte sich dann heraus, dass Amari zwar ein paar der Symptome zeigte, die oft mit ADHS in Verbindung gebracht werden, aber auch ein erstaunliches Hochbegabungsmuster aufwies. Tatsächlich lagen seine intellektuellen und akademischen Fähigkeiten bei der 99. Perzentile seiner Altersgruppe, eventuell sogar darüber.

Diese Testergebnisse wurden Amaris Schule vorgelegt, zusammen mit einer eindringlichen Empfehlung des klinischen Psychologen, die Schule solle Amari ein differenziertes Förderprogramm anbieten, um seiner Hochbegabung angemessen zu begegnen. Solche schulischen Anpassungen würden den Bedürfnissen des Jungen besser gerecht, so der Psychologe, und könnten auch seine Verhaltensprobleme mildern, vor allem, wenn sie in Verbindung mit einfachen Strategien zur Verhaltensmodifikation erfolgten.

Doch selbst diese Daten von einem Experten konnten die Schule nicht dazu bewegen, Amari in ein Hochbegabtenprogramm aufzunehmen. Stattdessen schickte sie ihn in eine Klasse für Kinder mit emotionalen und Verhaltensstörungen. Wie vorherzusehen war, erwies sich dieser Weg als unproduktiv, und Amaris Verhaltensprobleme wurden nicht besser. Daraufhin schrieben Amaris Eltern ihren Sohn auf einer Privatschule ein, obwohl sie sich das eigentlich gar nicht leisten konnten.

Zu der Gruppe von hochbegabten Kindern, die von ihrer Schule nicht als solche identifiziert werden, gibt es so gut wie keine empirischen Studien. Das liegt daran, dass solche potenziellen Studienteilnehmer im Rahmen der allgemein anerkannten Forschungsdesigns nur schwer auszumachen sind. Außerdem betrachten manche Forscher nur solche Kinder als hochbegabt, die in der Schule besonders gute Leistungen erzielen. Ironischerweise haben andere Studien jedoch gezeigt, dass die soziale und emotionale Anpassung hochbegabter Kinder sehr stark dadurch beeinflusst wird, in welchem Maße ihren besonderen schulischen Bedürfnissen entsprochen wird (Neihart, 1999; Neihart, Reis, Robinson & Moon, 2002). Kinder, die nicht als hochbegabt identifiziert werden und/oder nicht die entsprechende Förderung bekommen, haben in der Schule – und möglicherweise auch in ihrem Erwachsenenleben – mit hoher Wahrscheinlichkeit größere Schwierigkeiten.

Hochbegabung ist kein Begriff, der nur auf intelligente Kinder zutrifft. Auch Erwachsene sind hochbegabt. Tatsächlich entwickelt sich Hochbegabung über die gesamte Lebensspanne eines Menschen hinweg und wird nicht nur durch seine angeborenen Eigenschaften, sondern in gleichem Maße auch durch seine Lebenserfahrung, die Umstände im Gesamtsystem der Welt und seine Fähigkeit zur Selbstregulation geprägt.[7] Die meisten Forschungen zu Hochbegabung konzentrieren sich jedoch auf Kinder. Über hochbegabte Erwachsene wird wenig geforscht – als ob die Hochbegabung im späteren Leben irrelevant wäre oder nicht mehr existieren würde (Fiedler, 2015). Unsere Praxis zeigt, dass das genaue Gegenteil der Fall ist. Immer wenn wir mit Eltern über ihre hochbegabten Kinder sprechen, kommt üblicherweise ein Elternteil zu der Erkenntnis, dass wir nicht nur über das Kind, sondern auch über ihn bzw. sie selbst sprechen. Manche Forscher haben einen Zusammenhang zwischen Kreativität und bipolaren und/oder depressiven Zuständen nahegelegt (z.B. Andreasen, 2008; Jamison, 1996; Ludwig, 1995; Piirto, 2004). Es wurden jedoch beträchtliche Mängel in den Forschungsdesigns dieser Wissenschaftler entdeckt (Kaufman, 2013; Schlesinger, 2012). Andere haben darauf hingewiesen, dass bei hochbegabten Jugendlichen und Erwachsenen häufiger existenzielle Depressionen (Webb, 2013), Alkoholkonsum (Kanazawa & Hellberg, 2010), illegaler Drogenkonsum (White & Batty, 2012; Wilmoth, 2012), Essstörungen (Kerr & Robinson-Kurpius, 2004), zwischenmenschliche Probleme (Jacobsen, 1999; Streznewski, 1999) und Eheprobleme (Kerr & McKay, 2014; Kerr & Cohn, 2001) auftreten würden.

Wo es keine Forschungen gibt, müssen sich Fachleute auf ihre eigenen Erfahrungen und auf ihre Beobachtungsgabe in der klinischen Praxis verlassen. In der Tat stehen klinische Beobachtungen und Fallstudien am Anfang vieler Forschungen. Aus unserer klinischen Perspektive sind hochbegabte Kinder und Erwachsene, wie bereits erwähnt, zweifellos stärker gefährdet, bestimmte Störungen zu entwickeln. Man sollte auch in Betracht ziehen, dass bestimmte Aspekte der Hochbegabung möglicherweise sogar eine Schlüsselrolle bei bestimmten Störungen spielen, wie etwa Asperger (jetzt im DSM-5 unter dem Oberbegriff Autismus-Spektrum-Störung gefasst, in der ICD dagegen als Asperger-Syndrom bezeichnet), der existenziellen Depression oder der im DSM-5 neu hinzugekommenen Sozialen (Pragmatischen) Kommunikationsstörung. Unserer Erfahrung nach gibt es aber dennoch eine große Zahl an Fehldiagnosen, und es wird sich zeigen, ob das Problemverhalten vieler nicht vermeidbar wäre oder sich rasch bessern würde, wenn hochbegabte Kinder und Erwachsene auf ein besseres Verständnis ihrer Verhaltensweisen und auf mehr Akzeptanz und Orientierungshilfe stoßen und hochbegabte Kinder eine geeignete Lernumgebung vorfinden würden.

In diesem Buch finden sich zahlreiche Fallbeispiele von hochbegabten Individuen. Die meisten von ihnen kommen gut im Leben zurecht, wenn ihren schulischen und emotionalen Bedürfnissen entsprochen wird. Außerdem verringert sich die Wahrscheinlichkeit für soziale und emotionale Probleme bei hochbegabten Erwachsenen, wenn sie ihre Einzigartigkeit verstehen und auf eine unterstützende Gemeinschaft sowie zumindest ein paar gute Kontakte bauen können (Fiedler, 2015; Nauta & Ronner, 2013; Webb, 2013). Umgekehrt gibt es aber auch Beispiele von Kindern, die falsch diagnostiziert und unangemessen behandelt werden und deren Geschichten sich weitaus weniger erfolgreich lesen.

Die verschiedenen diagnostischen Kategorien, die in den folgenden Kapiteln verwendet werden, mögen fachfremden Lesern mitunter merkwürdig erscheinen. Die Begrifflichkeiten stammen vorwiegend aus der 5. Auflage des Diagnostischen und Statistischen Manuals Psychischer Störungen (DSM-5) der American Psychiatric Association (2018) und der Internationalen Klassifikation psychischer Störungen (ICD-10) von 2015, die in den meisten öffentlichen Bibliotheken ausliegen. Das DSM-5 wird standardmäßig von Ärzten, Psychologen, klinischen Sozialarbeitern und Beratern in den Vereinigten Staaten herangezogen. Außerhalb der Vereinigten Staaten verwenden diese Fachpersonen die ICD-10. Es ist geplant, diese beiden Systeme in den nächsten Jahren in der ICD-11 zu vereinen, dessen Verwendung für alle Mitgliedsstaaten der Weltgesundheitsorganisation (WHO) vorgeschrieben wird. Die DSM-Diagnosen sollen dann nur als Richtschnur für die ICD-Diagnosen gelten. Die diagnostischen Kategorien stellen den jüngsten Versuch im Bereich der psychischen Gesundheit dar, ein nützliches Rahmenwerk zu entwickeln, welches behandlungsbedürftige medizinische oder psychische Zustände so beschreibt, dass sich daraus klar abgegrenzte Diagnosen ableiten lassen. In den folgenden Kapiteln haben wir die Diagnosen so gruppiert, dass ihre Verbindung mit hochbegabten Kindern und Erwachsenen deutlich wird.

Wir hoffen, dass dieses Buch Fachleuten und Eltern Richtlinien an die Hand gibt, die häufiger zu korrekten Diagnosen und entsprechenden Behandlungen führen. Unser Ziel ist außerdem, Fachpersonen dabei zu helfen, Betroffene angemessen zu beraten und ihnen so unnötiges Leid und Unannehmlichkeiten zu ersparen. Darüber hinaus hoffen wir, dass dieses Buch einen Anstoß zu mehr Forschungen über das wichtige Thema Fehldiagnosen und Dualdiagnosen bei hochbegabten, talentierten und kreativen Kindern und Erwachsenen geben wird.

Anmerkungen

1 Siehe Beljan, 2011; Davis, 2010; Ford, 2011.

2 Wie ein Autor des vorliegenden Buches berichtet: „Während meines Psychologiestudiums habe ich überhaupt keine Informationen über die sozialen oder emotionalen Bedürfnisse von Hochbegabten bekommen. Das Einzige, was während meines Studiums zum Thema ‚besondere Intelligenz' zur Sprache kam, war der höhere Abstraktionsgrad der Fragen des Wechsler-Intelligenztests (WISC) gegenüber anderen Verfahren." Das ist bedauerlicherweise die Regel. Die überwiegende Mehrheit der pädagogischen Ausbildungsprogramme bietet nur wenig – oder gar keine – Möglichkeiten, zu lernen, wie mit den kognitiven oder affektiven Bedürfnissen hochbegabter Kinder umzugehen ist.

3 Die Non-Profit-Organisation SENG (Supporting Emotional Needs of the Gifted) versucht, diese Situation durch Fortbildungsveranstaltungen für Psychologen und andere Fachpersonen sowie durch die SENG-Initiative „Fehldiagnosen" (http://sengifted.org/programs/seng-misdiagnosis-initiative) zu verbessern.

4 http://www.nagc.org/sites/default/files/Position%20Statement/Redefining%20Giftedness%20for%20a%20New%20Century.pdf

5 Borland & Gross, 2007, S. 159.

6 Webb und Kleine (1993) sowie andere haben diese Daten zusammengefasst.

7 Olenchak (2009a) verwendet das Wort Meta-Affekt zur Beschreibung der Fähigkeit, die eigenen persönlichen Emotionen das ganze Leben lang durch eine affektive und eine kognitive Linse zu beobachten und zu kontrollieren (Goldin, 2004). Auf dieselbe Weise wie Metakognition wichtig ist, um die eigenen Gedanken und Ideen zu beurteilen, befähigt Meta-Affekt Individuen dazu, Selbstkontrolle und exekutive Funktionen in angemessener Form auszuüben. Eine derartige Selbstkontrolle ist in allen Lebensphasen wesentlich für die Entwicklung und spielt eine ganz besondere Rolle bei der Entwicklung und Selbstverwirklichung hochbegabter Menschen im Erwachsenenalter.

Kapitel 1: Merkmale von hochbegabten Kindern und Erwachsenen

Um festzustellen, ob bestimmte Verhaltensweisen auf eine Störung zurückgehen oder ob sie zu einem Zustand gehören, den wir als Hochbegabung bezeichnen, muss man zunächst die Verhaltensweisen kennen, die am häufigsten mit hochbegabten Kindern und Erwachsenen assoziiert sind. Denn ohne dieses Wissen kann man weder das Verhalten beurteilen noch wie stark dieses die emotionale oder mentale Funktionsfähigkeit eines Individuums beeinträchtigt.

Der Begriff „hochbegabt“ ist eine breit gefächerte Kategorie und dient der Beschreibung einer heterogenen Gruppe von Personen, die in einem oder mehreren der folgenden Bereiche „ein außergewöhnliches Leistungsniveau oder -potenzial“ zeigen:[1]

- Allgemeine intellektuelle Begabung
- Spezifische akademische Begabung
- Kreatives Denken
- Führungsqualität
- Bildende oder darstellende Künste

Diese Definition deckt ein breites Spektrum an Fähigkeiten ab, das über die einfache akademische Intelligenz, ein bestimmtes Talent oder eine besondere Fähigkeit hinausreicht. Eine Person kann in einem oder auch in mehreren der oben angeführten Bereiche hochbegabt sein. Nur selten ist jemand in allen diesen Bereichen gleichermaßen hochbegabt, aber viele Hochbegabte zeigen außergewöhnliche Fähigkeiten oder ein besonderes Potenzial in zwei, drei oder sogar vier dieser Bereiche. Eine Person kann auch auf einem sehr speziellen Gebiet (z.B. handwerkliches Geschick, Musik, Mathematik) hochbegabt und in anderen Bereichen nur „durchschnittlich“ sein. Obwohl sie auch für Erwachsene gelten, beziehen sich diese Kategorien meist auf Kinder und ihre schulischen Erfahrungen.

Wie verbreitet ist Hochbegabung? Wie außergewöhnlich müssen die Fähigkeiten oder Potenziale von Kindern sein, um sie als hochbegabt zu betrachten? Nicht alle intelligenten Kinder sind hochbegabt, und nicht alle hochbegabten Kinder sind Genies.

Die meisten Experten gehen davon aus, dass Kinder, deren Fähigkeitsniveau im Bereich der oberen drei bis fünf Prozent der Allgemeinbevölkerung liegt, als hochbegabt einzustufen sind, und dieser Prozentsatz wird auch in den gesetzlichen Regelungen der meisten US-Bundesstaaten verwendet (Karnes & Johnson, 1986). Diese Prozentzahlen entsprechen denen von Kindern, die als geistig behindert gelten. Die meisten Fachleute stimmen außerdem darin überein, dass ein Kind nur in einem der genannten fünf Bereiche zu den oberen drei bis fünf Prozent gehören muss, um als hochbegabt eingestuft zu werden. Allerdings fallen viele hochbegabte Kinder (wenn nicht sogar alle) in mehr als einem der fünf Bereiche in die Kategorie „hochbegabt". Wie jedoch bereits zuvor angemerkt, ist es gemäß neuerer Definitionen (National Association for Gifted Children, 2010) ausreichend, wenn Fähigkeiten oder Leistungen auf einem Gebiet in den oberen 10 Prozent erzielt werden.

Wenn wir die ältere Angabe zwischen drei und fünf Prozent zugrunde legen, sind drei bis fünf von hundert Kindern in einem oder mehreren der genannten Bereiche hochbegabt. Das entspricht etwa einem Kind pro Klasse mit 30 Schülern. Ein bis zwei Kinder von tausend können dagegen als höchstbegabt oder außerordentlich hoch begabt eingestuft werden. Während ein Kind bei IQ-Werten von 130 bis 155 lediglich als hochbegabt gilt, spricht man bei Werten von 155 und höher im Allgemeinen von höchstbegabt (Albert, 1971; Gross, 2000a). Manche Fachleute bezeichnen Kinder mit IQ-Werten von 180 und höher als außerordentlich hoch begabt (Gross, 2006).[2]

Was die Art und Bandbreite ihrer Fähigkeiten anbelangt, so bilden hochbegabte Kinder und Erwachsene eine weitaus heterogenere Gruppe als Individuen mit kognitiven Einschränkungen (Robinson & Olszewski-Kubilius, 1996), und Höchstbegabte und außerordentlich hoch Begabte weisen sogar noch größere Heterogenität auf. Rogers merkte dazu an: „Man kann nicht oft genug darauf hinweisen, dass höchstbegabte Kinder sich mit höherer Wahrscheinlichkeit voneinander unterscheiden, als dass sie sich ähneln" (Rogers, 2007a).

Moderne Intelligenztests wie der Wechsler Intelligenztest für Kinder (WISC) und die Stanford-Binet-Skalen, 5. Auflage, haben den oberen Messbereich der IQ-Werte komprimiert, was zu einer stark reduzierten Bandbreite bei den möglichen oberen IQ-Werten geführt hat (Gilman, 2008). Während der WISC IV die erreichbaren IQ-Werte auf 175 erweitert hatte, ist dies beim WISC V nicht der Fall. Bei älteren Intelligenztests wie dem Stanford Binet L-M war es möglich, IQ-Werte über 200 zu erzielen, und Werte über 140 waren recht häufig. Da die „Ausreißer" nach oben bei modernen Testverfahren nun statistisch in eine normale Kurvenverteilung gepresst werden, sind Werte über 140 seltener geworden – wenngleich sie einem mentalen Verhalten entsprechen, das früher durch IQ-Werte von 160 oder mehr repräsentiert wurde. Die Testersteller haben versucht, diesem Problem mit einer Erweiterung der normativen Daten und anderen Änderungen zu begegnen. Dennoch bleiben Items am oberen Testende vor allem bei kürzeren Testverfahren beschränkt, wodurch hohe Werte unterbunden werden.

Der Unterschied zwischen einer hochbegabten und einer außerordentlich hoch begabten Person ist enorm (Shaywitz et al., 2001; Webb, 2013). Die intellektuellen Fähigkeiten von außerordentlich hoch begabten Kindern – vor allem von solchen mit IQ-Werten über 165 – unterscheiden sich so deutlich von anderen hochbegabten Kindern, dass wir sie getrost als „Wunderkinder" bezeichnen können. Auch in anderen Bereichen, wie zum Beispiel Kreativität, Humor oder Führungsqualität, sind die Unterschiede meist eklatant.

Hochbegabung ist daher keine einheitliche Kategorie, sondern ein Spektrum mit unterschiedlichen Dimensionen, und viele nicht kognitive, aber relevante Merkmale werden von Intelligenztests nicht gemessen (Warne, 2016). Sicher ist, dass die typischen Hochbegabungsmerkmale, die wir in diesem Kapitel noch beschreiben werden, bei höchstbegabten Kindern viel ausgeprägter sind, mehr Bereiche umfassen als bei gewöhnlich begabten Kindern und außerdem viel früher im Leben auftreten (Ruf, 2009). Für außerordentlich hoch begabte Kinder sind die intellektuelle Stimulation und der kreative Ausdruck häufig ein emotionales Bedürfnis, das so intensiv erscheinen kann wie die körperlichen Bedürfnisse bei Hunger und Durst.

Doch obwohl das Konzept der außerordentlich hohen Begabung seit Jahrhunderten bekannt ist, werden bei den meisten derzeit gebräuchlichen Intelligenztests ironischerweise höchstens vier Standardabweichungen oberhalb des Mittelwerts (sprich: ein IQ-Wert von maximal 160) gemessen. Durch die Verwendung „erweiterter Normen", sofern verfügbar, können Werte über 160 erzielt werden. Diese erweiterten Normen sind jedoch nur für ausgewählte Tests verfügbar, die ausreichend genau untersucht wurden, um solche Daten erheben und ausarbeiten zu können (Gilman, 2008). Die „Decken" derzeit gängiger Intelligenztests sind vermutlich schlichtweg nicht hoch genug, um das bei einigen hochbegabten Kindern vorhandene Ausmaß an Hochbegabung zu messen.

Die weitverbreitete Annahme, Personen mit IQ-Werten über 160 seien so selten, dass man sie getrost vernachlässigen könne, ist in den letzten Jahrzehnten durch klinische Daten infrage gestellt worden (Webb & Kleine, 1993). Geht man von der Normalverteilungskurve aus, dürfte nur eine von 32000 Personen einen IQ-Wert von 160 oder höher haben und nur eine von 2590000 einen IQ-Wert von 180 oder höher. Durch zuvor durchgeführte Fähigkeitstests waren diese Kinder leichter zu finden, und Feldberichte von Psychologen, die auf höchstbegabte Personen spezialisiert sind (z. B. Ruf, 2009; Webb & Kleine, 1993), deuten darauf hin, dass mindestens doppelt so viele Personen IQ-Werte oberhalb von 160 erreichen und mindestens dreimal so viele IQ-Werte oberhalb von 180. Es könnte also sein, dass die symmetrische Normalkurve gar nicht so symmetrisch verläuft wie gemeinhin angenommen, zumindest im oberen Bereich.

Der Grund, weshalb so viele Personen den Rahmen der tabellierten Normwerte sprengen, ist unklar. Die Möglichkeiten reichen von assortativer Paarbildung[3] über inadäquate Testmethoden in den normativen Stichproben bis hin zu der Hypothese, das obere Ende des intellektuellen Spektrums könne mit der symmetrisch verlaufenden Normalkurve möglicherweise gar nicht erfasst werden. Was auch immer der Grund ist, offenbar gibt es ungefähr bei 160 einen deutlichen „Höcker" beziehungsweise Ausschlag auf der IQ-Normalkurve, und es gibt eindeutig mehr Individuen mit solch hohen Fähigkeiten, als die meisten Fachleute glauben (Webb & Kleine, 1993). Obgleich dieses Ergebnis nur wenig bekannt ist, sollte es eigentlich keine große Überraschung sein, denn schon Wechsler (1935), Cronbach (1970), Dodrill (1997) und andere haben darauf hingewiesen, dass unsere Annahme, Intelligenz folge einer gleichmäßigen, glockenförmigen Normalkurve, ein Irrtum sei.

Da sich die Schulung von Psychologen und Psychiatern zum Thema Hochbegabung in der Regel auf Intelligenztests wie die Wechsler-Reihe und den Stanford-Binet beschränkt, ist es nicht weiter verwunderlich, dass Hochbegabung ausschließlich in IQ-Werten beschrieben wird. Dazu trägt auch der Umstand bei, dass die Öffentlichkeit im Allgemeinen mit diesen Werten vertraut ist. Doch ebenso wenig wie niedrige IQ-Werte gleichbedeutend mit geistiger Behinderung sind, lassen sich hohe IQ-Werte mit Hochbegabung gleichsetzen. So ist zum Beispiel die Korrelation der Ergebnisse von Kreativitätstests und Intelligenztests bei IQ-Werten oberhalb von 120 extrem gering (Amabile, 1983; Piirto, 2004). Ebenso geben Intelligenztests nur selten adäquat Aufschluss über „Talente" in bestimmten Bereichen (vor allem Führungsqualität, musikalische oder körperliche Begabungen). Ein einzelner, globaler IQ-Wert setzt sich aus einer Reihe von zugrunde liegenden Fähigkeiten zusammen, und viele Fähigkeiten werden von einem Gesamt-IQ-Wert nur unzureichend erfasst (Winner, 1997a). Ein globaler IQ-Wert ist ein Gesamtwert aus allen Fähigkeiten zusammengenommen, und er kann die Spitzen und Täler einzelner Leistungen künstlich glätten. Oft steht die Zahl des IQ-Wertes zu stark im Mittelpunkt, was dazu führen kann, dass wichtige Informationen, die in den Testergebnissen enthalten sind, nicht berücksichtigt werden oder dass ein Talent im Bereich der Musik oder der bildenden Künste übersehen wird, weil der Test diese Bereiche ausklammert. Kein Kind sollte durch einen Wert definiert werden, ganz egal, welches Fähigkeitsniveau der Test bei ihm festgestellt hat. Testwerte sollten den weiteren Verlauf des Lebens eines Kindes weder beschränken noch bestimmen. Wie jedes andere Merkmal ist Hochbegabung nur ein Teil eines Individuums, wenngleich ein unglaublich wichtiger Teil, der zweifelsohne weitreichende Konsequenzen auf sein Leben hat.

Sowohl in der Psychologie als auch in der Pädagogik setzt sich immer mehr der Gedanke durch, dass Hochbegabung nicht zwangsläufig ein allgemeiner Faktor ist und dass Personen nicht unbedingt in allen Bereichen hochbegabt sind (und sein müssen). Mit anderen Worten, selbst wenn eine Person „nur" in einem oder zwei Bereichen ein außergewöhnliches Potenzial oder besondere Fähigkeiten zeigt, kann sie dennoch die Kriterien für Hochbegabung erfüllen. Früher hätte man das vermutlich als „talentiert", nicht als „hochbegabt" bezeichnet, aber in letzter Zeit werden die beiden Begriffe im allgemeinen Sprachgebrauch zunehmend synonym verwendet. Tatsächlich spricht einiges dafür, dass eine unterschiedliche Ausprägung der Fähigkeiten akademisch hochbegabter Kinder sogar typisch ist. Eine globale Hochbegabung, bei der eine Person in allen Bereichen gleich hohe Fähigkeiten aufweist, ist hingegen selten (Winner, 1997b).

Verhaltensmerkmale

Die aktuelle Literatur konzentriert sich vor allem auf die intellektuellen und akademischen Aspekte, wenn sie die Merkmale hochbegabter Kinder beschreibt. Nur wenige Bücher und Fachartikel (z.B. Baum & Olenchak, 2002; Hébert, 2010; Lovecky, 2004; Neihart, Pfeiffer & Cross, 2015; Neihart, Reis, Robinson & Moon, 2002; Silverman, 1993a, 2002; Webb, 1993; Webb, Meckstroth & Tolan, 2007; Winner, 1997b) haben die sozialen, emotionalen und Verhaltensmerkmale beschrieben, doch gerade diese Verhaltensweisen sind besonders relevant, wenn es um Fehldiagnosen und Doppeldiagnosen geht.

Es scheint tatsächlich eine Konstellation von Verhaltensmerkmalen zu geben, die sehr häufig bei akademisch hochbegabten Kindern anzutreffen ist, sodass man – wenngleich nicht ausnahmslos – behaupten kann, die meisten hochbegabten Kinder zeigen die meisten dieser Merkmale in den meisten Fällen. Viele dieser Verhaltensmerkmale hochbegabter Kinder wirken auch im Erwachsenenleben fort, wobei es nur zu leichten Veränderungen kommt. Obwohl mehrere dieser Attribute auf akademische und intellektuelle Verhaltensweisen zutreffen, werden wir uns nun auf soziale und emotionale Verhaltensweisen konzentrieren.

Die folgende Liste mit Verhaltensweisen wurde aus solchen Quellen zusammengestellt. Viele dieser Merkmale fallen unter die oben genannte allgemeine Definition.

- Für ihr Alter verfügen sie über einen außerordentlich großen Wortschatz und können ungewöhnlich komplexe Sätze bilden.
- Können Feinheiten von Sprache besser erfassen als andere Kinder ihres Alters.
- Längere Aufmerksamkeitsspanne; Ausdauer.
- Intensität und Sensitivität.
- Breites Interessenspektrum.
- Hoch entwickelte Neugierde und unerschöpfliches Fragenreservoir.

- Interesse am Experimentieren und daran, Dinge anders zu tun als allgemein üblich.
- Divergentes Denken und eine Neigung dazu, Ideen oder Dinge in einer Weise miteinander zu verknüpfen, die ungewöhnlich und kreativ ist.
- Haben die Fähigkeit, Grundfertigkeiten schneller zu lernen, und brauchen dazu weniger Übung.
- Verfügen bereits im Vorschulalter über Lese- und Schreibfertigkeiten, die sie sich weitgehend selbst beigebracht haben.
- Können sich viele Informationen merken; haben ein ausgesprochen gutes Gedächtnis.
- Haben mehrere imaginäre Spielkameraden.
- Haben einen ungewöhnlichen Sinn für Humor.
- Haben das Bedürfnis, Dinge und Personen durch komplexe Spiele oder nach bestimmten Schemata anzuordnen.

Wie wir später noch erörtern werden, können einige der oben genannten Verhaltensweisen – wenn sie nicht als Teil der Hochbegabung verstanden werden – der Anlass sein, warum Eltern einen Arzt oder Psychologen konsultieren, und nicht selten werden diese Verhaltensweisen dann als Verhaltensstörung missinterpretiert. Hochbegabte Kinder und Erwachsene werden viel häufiger aufgrund von Verhaltensproblemen an eine Fachperson überwiesen als zur Feststellung oder Erklärung ihrer Hochbegabung. Dabei werden vor allem die unten angeführten Verhaltensweisen als Überweisungsgrund angegeben.

Die charakteristischen Verhaltensweisen hochbegabter Kinder und Erwachsener an sich erhöhen nur selten die Auftretenswahrscheinlichkeit sozialer und emotionaler Probleme. Stattdessen entstehen die häufigsten Schwierigkeiten aus der Interaktion dieser Merkmale mit den Einstellungen und Erwartungen in ihrem kulturellen Setting und der Familie. Dennoch gibt es einige Merkmale hochbegabter Kinder und Erwachsener, die ungeachtet der Einflüsse aus dem kulturellen Milieu tatsächlich die Auftretenswahrscheinlichkeit für soziale und emotionale Schwierigkeiten erhöhen. Diese sind:

- Das Bestreben, die eigenen Fähigkeiten einzusetzen.
- Das Verständnis von und das Streben nach Beständigkeit.
- Die Fähigkeit, Möglichkeiten und Alternativen zu sehen.
- Emotionale Intensität (Fokus; intrinsische Motivation; Beharrlichkeit).
- Interesse an sozialen und moralischen Fragestellungen (Idealismus; Sensibilität).
- Auf verschiedenen Stufen oder Ebenen der körperlichen und seelischen Entwicklung.

Ironischerweise sind die Merkmale hochbegabter Individuen, die ihre größten Stärken ausmachen, mit hoher Wahrscheinlichkeit auch ihre Achillesferse, die zu Problemen führen kann. Hier einige häufige Stärken in Kombination mit den wahrscheinlich aus ihnen hervorgehenden Schwierigkeiten (Clark, 2012; Webb, 1993; Webb, Gore, Amend & DeVries, 2017):

- Eignet sich schnell Informationen an vs. ist ungeduldig, dass andere dabei so langsam sind.
- Forschende Haltung vs. stellt peinliche Fragen.
- Ist entschlossen, Aufgaben zu Ende zu bringen, vs. starker Widerwille gegen Anweisungen.
- Sucht nach einem System und strebt nach Ordnung vs. wird als rechthaberisch und dominant angesehen.
- Kreativ und einfallsreich vs. kann die Pläne anderer durchkreuzen.
- Hohe Konzentrationsfähigkeit vs. lässt sich nicht unterbrechen; wird als stur angesehen.
- Hohe Energie vs. Frustration bei Untätigkeit.
- Vielfältige Interessen vs. wird als zerrissen angesehen.
- Viel Sinn für Humor vs. Humor könnte den Unterricht bzw. die Arbeit stören.
- Guter Beobachter vs. sieht Inkonsistenzen und kann dadurch enttäuscht werden.

Wenngleich diese Merkmale an sich nur selten inhärent problematisch sind, kann eine Kombination dieser Merkmale in Zusammenwirkung mit bestimmten Situationsfaktoren zu problematischen Verhaltensmustern und der Überweisung an einen Psychologen oder Berater führen. Hier einige der häufigsten Gründe, weshalb hochbegabte Kinder und Erwachsene an Fachpersonen überwiesen werden.

Häufige Gründe, warum hochbegabte Kinder an eine Fachperson überwiesen werden

- Er hat ein hohes Aktivitätsniveau und eine geringe Impulskontrolle. Ist es ADHS?
- Der Lehrer meiner Tochter glaubt, dass sie ADHS hat.
- Dieses Mädchen ist zu ernst für ihr Alter. Sie macht sich ständig über moralische, ethische oder philosophische Dinge Gedanken. Ist sie depressiv?
- Er zeigt so starke emotionale Reaktionen! Sie stehen in keinem Verhältnis zu den Ereignissen, die diese Reaktionen hervorzurufen scheinen.
- Er will die Dinge genau ergründen und baut alles auseinander. Warum kann er das nicht einfach lassen?

- Für jemanden, der so intelligent ist wie er, hat er ein erstaunlich schwaches Urteilsvermögen. Wie können wir ihm beibringen, einfache Urteile zu fällen?
- Sie ist eine richtige Perfektionistin. Sie erwartet viel zu viel von sich und von anderen.
- Sie schläft wenig, träumt aber äußerst lebhaft; manchmal hat sie sogar Albträume oder Nachtangst.
- Er ist ein Bettnässer und ein Schlafwandler.
- Sie ist so pingelig und empfindlich. Ich muss die Schilder aus ihrer Kleidung heraustrennen, weil sie sie hinten am Nacken stören, und sie beschwert sich darüber, dass das Flackern der Leuchtstofflampen in der Schule sie von ihren Aufgaben ablenkt.
- Er ist viel zu emotional. Er reagiert äußerst frustriert, wenn er ein Ziel nicht erreichen kann; dann bekommt er Wut- und Trotzanfälle. Um diese Ausraster zu vermeiden, führen wir zu Hause wahre Eiertänze auf.
- Er scheint nicht in der Lage zu sein, eine Aufgabe zu Ende zu führen oder am Ball zu bleiben. Sein Zimmer und sein Schreibtisch sind ein einziges Chaos. In der Schule vergisst er oft, Hausaufgaben abzugeben, von denen wir wissen, dass er sie gemacht hat.
- Sie erscheint narzisstisch und viel zu sehr mit sich selbst beschäftigt. Alles dreht sich nur um sie.
- Er hat Probleme, eine Beziehung zu Gleichaltrigen herzustellen. Er will sie herumkommandieren und hat nicht die gleichen Interessen wie seine Altersgenossen. Er verbringt seine Zeit lieber allein oder zusammen mit älteren Kindern oder Erwachsenen.
- Sie stellt pausenlos Fragen, unterbricht andere und gibt mit ihrem Wissen an.
- Er ist viel zu sensibel und beschäftigt sich ständig mit den Ungerechtigkeiten in der Welt. Wenn er etwas Schlimmes in den Abendnachrichten sieht, bricht er in Tränen aus. Ist das für ein Kind seines Alters normal?
- Die Lehrerin meint, meine Tochter sei intelligent; aber sie macht keine Hausaufgaben. Möglicherweise wird sie nicht in die nächste Klasse versetzt, und das, obwohl sie bei Tests immer gut abschneidet.
- Sie streitet dauernd mit uns und lässt sich nichts sagen. Sie versucht ständig, uns auszutricksen. Wir wissen nicht, was wir tun sollen. Sie möchte nur das tun, worauf sie Lust hat.
- Er besitzt überhaupt keine sozialen Fertigkeiten und liest nichts außer Science-Fiction-Büchern. Ich mache mir Sorgen, weil er keine Freunde hat, abgesehen von zwei älteren Jungen aus seinem Wissenschaftsklub. Jemand meinte, dass er vielleicht die Asperger-Störung hat.
- Sie ist wütend und ungeduldig; sie wirkt regelrecht antisozial.

- In manchen Bereichen ist er anderen weit voraus, in anderen überhaupt nicht; seine Handschrift ist ganz besonders schlecht. Hat er eine Lernstörung?
- Sie ist eine chronische Tagträumerin und verliert ständig Dinge. Hat sie irgendein mentales Problem?
- Er ist so launisch und mitunter richtig explosiv. Es ist, als habe er zwei Persönlichkeiten. Er kann überschwänglich fröhlich sein und im nächsten Moment wütend herumschreien. Jemand hat gesagt, er könnte eine bipolare Störung haben.
- Nach allem, was ich in Zeitschriften gelesen habe, bin ich sicher, dass mein Kind eine bipolare Störung oder das Asperger-Syndrom hat.

Häufige Gründe, warum hochbegabte Erwachsene Hilfe benötigen

- Ich habe schon oft meinen Job verloren, weil mir Gerechtigkeit wichtiger ist, als Gewinne zu machen.
- Mein Mann sagt, ich sei zu sensibel und zu ernst.
- Ich fühle mich anders als die anderen; es macht mir einfach keinen Spaß, Kontakte zu knüpfen und unter Leuten zu sein.
- Wie bin ich bloß zum Kummerkasten geworden? Jeder erzählt mir von seinen Problemen, aber keiner fragt mich nach meinen. Ich fühle mich richtig ausgelaugt.
- Ich habe mir immer gesagt, dass ich später nicht so werden möchte wie mein Vater, aber jetzt trinke ich genauso viel wie er.
- In meiner Arbeitsbeurteilung steht, ich sei Kollegen gegenüber zu ungeduldig und dass die anderen deswegen nicht mit mir zusammenarbeiten wollen.
- Ich habe den Drang, die Vorstellungen der anderen zu hinterfragen. Natürlich gefällt das den Leuten nicht, und ich habe deswegen soziale Probleme.
- Ich finde einfach keinen geeigneten Partner für eine dauerhafte Beziehung. Niemand teilt meine Interessen. Wahrscheinlich bin ich einfach „anders“.
- Meine Frau meint, ich vernachlässige die Familie, weil ich zu sehr mit allen möglichen Dingen beschäftigt sei. Sie fragt sich, ob ich manisch-depressiv bin, und manchmal glaube ich, dass sie recht haben könnte. Bin ich wirklich bipolar?
- Meine Familie sagt, die Intensität, mit der ich die Dinge angehe – ob bei der Arbeit oder zu Hause –, mache sie völlig verrückt.
- Ich habe das Gefühl, anders als die anderen zu sein, und habe keine Geduld für die Absurditäten der Gesellschaft. Ich fühle mich wirklich einsam und deprimiert.
- Alles um mich herum wirkt so oberflächlich, und mein Leben scheint so bedeutungslos zu sein. Was ist der Sinn von alledem?

- Ich glaube, dass ich verrückt bin. Ich kann niemanden finden, den ich mag. In meiner Jugend hat man mir gesagt, ich sei verrückt und ein Freak, sogar meine eigene Familie hat das gesagt. Ich möchte so nicht mehr weiterleben. Sie haben recht. Ich muss herausfinden, wie ich ein normaler Mensch werden kann.
- Zufällig bin ich auf Informationen über hochbegabte Erwachsene gestoßen. Ich musste weinen, denn ich dachte all die Jahre, dass mit mir wirklich etwas nicht in Ordnung sei. In den Informationen, die ich gefunden habe, war eine exakte Beschreibung von mir selbst.

Alle diese Verhaltensweisen können ein echtes Problem sein, auch wenn man sie nicht im Kontext von Hochbegabung betrachtet, aber kein Problem lässt sich verstehen oder behandeln, wenn man die Person und das Umfeld, in dem sie lebt und arbeitet, nicht gründlich durchleuchtet. Leider gehen Ärzte und Therapeuten solche Probleme oft nach einem sehr engen Schema an, ohne die Eigenschaften und typischen Merkmale von hochbegabten und talentierten Individuen oder den Zusammenhang, in dem diese Probleme auftreten, zu berücksichtigen.

Es ist wichtig, herauszufinden, ob und inwieweit diese Verhaltensprobleme ursächlich auf eine ungewöhnlich hohe Intelligenz und Kreativität zurückgehen beziehungsweise Nebenerscheinungen von Hochbegabung sind. Denn sonst kann es passieren, dass diese Verhaltensweisen fälschlicherweise als Symptome einer Störung interpretiert werden. Wie bereits erwähnt, haben wir in unserer Praxis häufig mit hochbegabten Kindern und Erwachsenen zu tun, die aufgrund von Problemen wie den oben genannten eine Fehldiagnose bekommen haben, zum Beispiel eine Aufmerksamkeitsdefizitstörung (ADS), eine Asperger-Störung, eine Störung mit Oppositionellem Trotzverhalten, eine Verhaltensstörung, eine Zwangsstörung, eine Schlafstörung wie Pavor nocturnus (auch Nachtangst oder Schlafterror genannt), eine Narzisstische Persönlichkeitsstörung oder sogar eine bipolare Störung. Wir haben es aber auch mit korrekten Diagnosen zu tun – zum Beispiel einem ehelichen Zerwürfnis oder anderen Beziehungsproblemen bei Erwachsenen –, bei denen intellektuelle und kreative Komponenten völlig außer Acht gelassen wurden, obwohl sie für das Problem von zentraler Bedeutung sind.

Wir möchten jedoch nicht behaupten, dass hochbegabte Individuen immun gegen emotionale oder Verhaltensstörungen seien. Selbstverständlich können sie auch ADS, eine Asperger-Störung oder irgendeine andere der im DSM-5 beschriebenen Störungen entwickeln. Es geht uns nicht darum, unangemessenes oder maladaptives Verhalten auf Grundlage der Hochbegabung zu entschuldigen oder echte psychische oder medizinische Störungen wegzureden. Wir sind jedoch davon überzeugt, dass die Merkmale von hochbegabten Kindern und Erwachsenen den Anschein erwecken können, als läge eine Pathologie vor, obwohl das gar nicht der

Fall ist. Wenn wir Eltern, medizinischen und therapeutischen Fachpersonen oder Pädagogen erkennen helfen, dass bestimmte Verhaltensweisen für hochbegabte Individuen ganz normal sind, können sie das Problemverhalten ganz anders einordnen und angemessen darauf reagieren, anstatt es mit einer Diagnose zu etikettieren, die dann eine völlig unangemessene Behandlung zur Folge hat, nämlich eine, die darauf zielt, die vermeintlich pathologischen Verhaltensweisen zu unterbinden. Obwohl Hochbegabung einige sogar recht ungewöhnliche Verhaltensweisen erklären kann, unterstellen wir nicht, dass sie als Entschuldigung für unangemessenes Verhalten verwendet werden sollte, also zum Beispiel, „Ah, er ist hochbegabt, dann ist es schon in Ordnung." Es ist wichtig, Hochbegabung und die mit ihr verbundenen Implikationen zu erkennen, dabei aber gleichzeitig ihre unangemessenen Ausprägungen anzugehen. Dieser kleine, aber entscheidende Paradigmenwechsel führt auch dazu, dass die als problematisch empfundenen Verhaltensweisen klarer hervortreten und zielgerichteter, sinnvoller und effektiver behandelt werden können.

Solange die Verhaltensweisen, die für hochbegabte Kinder und Erwachsene kennzeichnend sind, nicht als solche erkannt werden, reimen sich Ärzte und Therapeuten (aber auch Eltern und Betroffene) ihre eigenen Erklärungen dafür zusammen. Selbst wenn keine Verhaltensstörung diagnostiziert wird, neigen Eltern, Lehrer und Angehörige der Gesundheitsberufe sehr stark dazu, die Verhaltensmuster von hochbegabten Kindern und Erwachsenen als Disziplinprobleme, Unreife, Sozialisationsprobleme oder auch als angeborene Temperamentschwierigkeiten zu etikettieren. Dies gilt besonders für hochbegabte Kinder und Erwachsene aus anderen Kulturen oder Sprachgemeinschaften. Hochbegabte Kinder aus Minderheitengruppen werden häufig von den Lehrern einfach nicht als solche erkannt (Davis, 2010; Ford, Moore & Whiting, 2006; Grantham, 2012).[4] Wenn diese Kinder nicht als hochbegabt identifiziert werden, können die Lehrer nicht den Rahmen der Hochbegabung heranziehen, um ihr Verhalten zu verstehen oder geeignete Förder- und Therapiemaßnahmen in die Wege zu leiten. Wenn ihre Bedürfnisse in der Kindheit nicht erfüllt werden, ist es wahrscheinlicher, dass sie als Erwachsene Probleme haben. Da die Verhaltensweisen von Individuen aus anderen Kulturen von ihnen selbst und anderen durch eine andere Brille gesehen werden, ist bei ihnen eine Fehldiagnose ganz besonders wahrscheinlich (Beljan, 2011).

Hochbegabte Individuen und Menschen, die mit ihnen interagieren, werden eine andere Erklärung für die beobachteten Verhaltensweisen finden, wenn sie nicht durch die richtige Brille betrachtet werden, und diese Erklärungen sind in der Regel keine positiven. Sie reichen von gängigen Begriffen wie „komisch" oder „seltsam" bis hin zu pathologischen Begriffen wie „manisch", „verrückt" oder „schizo". Die Verhaltensweisen in den Kontext von Hochbegabung zu stellen und neu zu bewerten, ermöglicht eine zwischenmenschliche Bestätigung und Rückversicherung (Mahoney, 1998). Wenn sie diese Verhaltensweisen als Teil von sich akzeptieren, können hochbegabte Menschen wachsen und sich weiterentwickeln, während sie gleichzeitig an der Wirkung dieser Verhaltensweisen auf andere arbeiten. Hochbegabung wird dann zu einer Stärke, die es zu fördern gilt, und ist eine positive Erklärung – keine Entschuldigung oder ein Merkmal, das man unterdrücken, abstellen oder als Störung behandeln sollte.

Wir erkennen aber auch, dass einige dieser Verhaltensweisen problematisch oder sogar pathologisch werden können, wenn Hochbegabung einfach als Entschuldigung für sie verwendet wird. Hochbegabte Kinder und Erwachsene müssen eine genaue Vorstellung von ihrer Hochbegabung entwickeln, um Verantwortung übernehmen zu können. Das bedeutet nicht, dass sie alles an sich ändern müssen, aber sie müssen sich ihrer Verhaltensweisen und Eigenschaften bewusst werden, um zu verstehen, wie diese sie selbst und ihre Interaktion mit anderen beeinflussen.

Ich fand Ihren Workshop sehr interessant. Wir haben gerade einen sehr schwierigen Prozess durchlaufen, der zu einer ADHS-Diagnose bei unserem siebenjährigen Sohn geführt hat. Der Arzt, der die Evaluation durchgeführt hat, ist ein Kinderarzt, der auf die Entwicklung und das Verhalten von Kindern spezialisiert ist. Wir haben ihn gefragt, welchen Zusammenhang es zwischen den Verhaltensweisen, die mit den Aufmerksamkeitsproblemen in Verbindung gebracht werden, und der wahrscheinlichen Hochbegabung unseres Sohnes geben könnte. (Er hat zwar keinen IQ-Test gemacht, aber er liest seit seinem dritten Lebensjahr Kinderbücher, und es gibt weitere Hinweise darauf, dass er außergewöhnlich intelligent ist.) Der Kinderarzt meinte, die Aufmerksamkeitsprobleme würden nicht damit zusammenhängen, denn „die meisten hochbegabten Kinder sind so gescheit, dass sie mit Langeweile umgehen können und sich dadurch nicht ablenken lassen oder mit den Gedanken abschweifen". Als ich darüber nachgedacht habe, ist mir klar geworden, dass das nicht einmal auf mich selbst zutrifft, und ich bin keine sieben mehr.

Der ADHS-„Typ", der bei unserem Sohn festgestellt wurde, ist, dass er „Probleme hat, aufmerksam zu bleiben, wenn ein Thema uninteressant oder langweilig ist". Er zeigt aber auch Verhaltensweisen, die Sie in Ihrem Workshop als sensorische Besonderheiten bezeichnet haben (er reagiert sehr empfindlich auf Temperatur, starke Gerüche oder unbequeme Kleidung), sowie auditive Probleme (er lässt sich sehr stark durch Hintergrundgeräusche ablenken).

Natürlich fanden mein Mann und ich die Beurteilung des Arztes sehr befremdlich, da sie die Verhaltensweisen unseres Sohnes lediglich in allgemeine Kategorien einzuordnen schien, ohne darauf einzugehen, was genau sich in seinem Gehirn abspielen könnte. Mit den neuen Informationen aus Ihrem Workshop können wir jetzt nach Antworten suchen, die mehr sind als bloße Etiketten.

Der Sinn und Zweck einer Diagnosestellung besteht darin, die beste Behandlung zu finden, und Verallgemeinerungen sollen Arzt und Patient auf den richtigen Weg bringen. Die Diagnose steht dabei am Anfang des Prozesses, nicht am Ende. Für eine akkurate Diagnose muss aber nicht nur das Individuum, sondern auch seine Umwelt berücksichtigt werden, denn wenn die Umgebung für eine Person ungeeignet ist, kann das zu Verhaltensproblemen führen. So wirkt sich beispielsweise Schlafentzug negativ auf die Aufmerksamkeit aus und kann auf Dauer sogar Halluzinationen zur Folge haben; dennoch würde niemand behaupten, der Betroffene sei anormal oder leide an Schizophrenie, es sei denn, der Auslöser der Störungen – in diesem Fall der Schlafentzug – wird nicht beachtet. Ebenso wenig macht es Sinn, eine Depression zu diagnostizieren, ohne den Kontext zu berücksichtigen, in dem diese Depression auftritt. Hat der Patient vor Kurzem den Ehepartner verloren, oder hat er bereits eine Vorgeschichte mit spontanen Depressionen? Nimmt er ein neues Medikament ein? Wird das Kind seit Längerem von seinen Peers abgelehnt? Oder ist es gerade in den Kindergarten gekommen und kann als einziges Kind schon lesen? Das alles sind entscheidende Faktoren, wenn es darum geht, eine akkurate Diagnose zu stellen und eine geeignete Behandlung einzuleiten.

Im Folgenden gehen wir ausführlich auf einige besondere Merkmale und Verhaltensmuster ein, die offenbar sehr häufig zu Fehldiagnosen bei hochbegabten Kindern und Erwachsenen führen.

Intensität und erhöhte Sensitivität

Ein geradezu universelles Merkmal von hochbegabten Kindern und Erwachsenen ist die Intensität. Eine Mutter hat das folgendermaßen beschrieben: „Mein Kind lebt nach dem Motto: Alles, was sich zu tun lohnt, ist es wert, dass man es bis zum Exzess betreibt, und alles, was sich zu fühlen lohnt, ist es wert, dass man es übermäßig fühlt." Diese Kinder neigen in allem, was sie tun, zu einer solchen Intensität, dass man sie als „exzessive Persönlichkeiten" bezeichnen kann, und je höher ihr IQ, desto intensiver sind ihre Interessen ausgeprägt (Rogers, 2007a). Intensität, Konzentration und Ausdauer sind schon recht früh im Leben erkennbar und werden seit Langem als Zeichen für eine hoch entwickelte Intelligenz angesehen (Kolata, 1987; Tucker & Hafenstein, 1997; Webb, 1993; Webb et al., 2007). Bei hochbegabten Kindern besteht nicht nur eine größere Wahrscheinlichkeit für eine erhöhte emotionale, sondern auch für eine erhöhte physiologische Sensitivität im Vergleich zu nicht hochbegabten oder durchschnittlichen Kindern (Gere, Capps, Mitchell & Grubbs, 2009).

Der polnische Psychiater und Psychologe Kazimierz Dabrowski (1902–1980) entwickelte eine Theorie, die unser Verständnis von hochbegabten Kindern und Erwachsenen sehr stark beeinflusst hat (z. B. Daniels & Piechowski, 2008; Kitano, 1990; Lind, 2001; Mendaglio, 2008; Piechowski, 2006; Piechowski & Colangelo, 1984; Tucker & Hafenstein, 1997). Teil dieser Theorie ist das Konzept der „overexcitabilities", der erhöhten Sensitivität. Damit ist die gesteigerte Reaktion auf Reize gemeint. Dieses Konzept gibt Aufschluss über die Intensität und Sensibilität, die Personen mit ungewöhnlich hohen mentalen Fähigkeiten so häufig aufweisen.[5]

Dabrowski knüpfte mit seiner Theorie an die jahrhundertealte Erkenntnis an, dass Kinder die Welt um sie herum aufregend finden. Schon Neugeborene werden instinktiv von bestimmten Reizen angezogen. Mit wenigen Wochen beobachten sie Lichter, sind fasziniert von Gesichtern und Dingen, die sich bewegen. Später folgen sie dem inneren Drang, die Dinge zu berühren, zu schmecken und zu riechen. Was sie in ihrer Umwelt entdecken, ist für sie in hohem Maße anregend.

Dabrowski und andere nach ihm beobachteten, dass hochbegabte Kinder und Erwachsene wegen ihrer angeborenen Intensität zu einer erhöhten Sensitivität neigen, aufgrund der sie Reize besonders stark wahrnehmen (und damit alltägliche Ereignisse intensiver erleben) oder besonders stark auf Reize reagieren (und damit intensivere Reaktionen auf Erlebnisse zeigen). Diese Intensität wird gemäß der direkten Übersetzung aus Dabrowskis Arbeit oft als „overexcitability", also als erhöhte Sensitivität bezeichnet (Bouchet & Falk, 2001; Daniels & Piechowski, 2008; Lind, 2001; Tucker & Hafenstein, 1997). Die Leidenschaft und Intensität hochbegabter Individuen, so Dabrowski, führe dazu, dass sie auf diese Art und Weise reagieren und dass ihre Wahrnehmung, ihre Empfindungen und ihre Reaktionen weit über das übliche Maß hinausgehen.

Ich war begeistert, als ich zum ersten Mal Roland Barthes' *Die Lust am Text* (Barthes, 1975) las. In diesem Essay schreibt der französische Philosoph über die „Erotik des Lesens" und schildert, wie fesselnd und erregend ein solch intimer Kontakt mit den Gedanken eines anderen sein kann. Kaum etwas vermag die eigene Sicht der Dinge so intensiv und abrupt zu verändern wie ein brillanter Denker. Ob persönlich oder durch eines seiner Werke – ein Autor oder Künstler kann in die Psyche eindringen und sie für immer verändern. Welch eine großartige Definition für eine intime Handlung. Doch für Außenstehende, die eine solche Erfahrung nie gemacht haben, kann sie verwirrend sein. Bei Magie denken wir an die amourösen Verwicklungen im Freundeskreis, doch manchmal ist das Magische nicht so offensichtlich. Wir haben gelernt, dass es normal ist, für eine Person zu schwärmen, nicht aber, sich in eine Idee zu verlieben.

Dabrowski stellte außerdem fest, dass erhöhte Sensitivität in einem oder mehreren der fünf Bereiche auftreten kann. Theoretiker haben jedoch beobachtet, dass Kinder oder Erwachsene, die in einem Bereich eine erhöhte Sensitivität aufweisen, auch in einem anderen der fünf Bereiche besonders stark auf Reize reagieren. Die folgende Beschreibung der fünf Bereiche orientiert sich an den Arbeiten von Lind (2001) und Piechowski (1991).

Erhöhte intellektuelle Sensitivität

Neugierde, untersuchende und testende Fragen, Konzentration, Problemlösen, theoretisches Denken – das alles sind Zeichen beziehungsweise Erscheinungsformen von intellektueller Hochsensitivität. Diese Individuen sind geistig unglaublich rege: Sie wollen sich Wissen aneignen, streben nach tieferem Verständnis und Wahrheit und bemühen sich, Probleme zu lösen. Als Kinder verschlingen sie ein Buch nach dem anderen, aber auch im Erwachsenenalter sind sie Vielleser.

Intellektuell hochsensitive Kinder sind sehr neugierig und stellen oft so viele Fragen, dass die Erwachsenen müde werden, sie zu beantworten. Sie sind introspektiv und mögen Denkaufgaben, bei denen es auf Fokussierung, Konzentration und Problemlösen ankommt. Manche sind zufrieden, wenn sie einfach nur längere Zeit dasitzen und in Ruhe nachdenken können. Dabei beschäftigen sie sich oft mit Metakognition, denken also über das Nachdenken an sich nach. Intellektuell hochsensitive Personen befassen sich auch häufig mit moralischen Fragen und Gerechtigkeit. Sie sind unabhängige Denker und scharfe Beobachter. Wenn andere ihre Begeisterung für eine Idee nicht teilen, können sie ungeduldig oder ärgerlich werden.

Sarenda ist eine gute Schülerin und weiß unendlich viel über bestimmte Themen. Einmal schrieb die Lehrerin die Namen berühmter Persönlichkeiten an die Tafel und fragte: „Wer kann mir etwas über eine dieser Personen erzählen?“ Sarenda hörte aufmerksam zu, während ihre Klassenkameraden einfache Informationen zu den einzelnen Personen beisteuerten, die weitgehend korrekt waren. Doch dann sah sie sich veranlasst, weniger bekannte Einzelheiten über das Leben eines Künstlers hinzuzufügen. Nachdem sie ein korrektes, aber eher unbekanntes Detail genannt hatte, meinte die Lehrerin, sie müsse das nachprüfen, weil sie nicht sicher sei, ob das stimme. Daraufhin meldete sich ein Schüler, der hinter Sarenda saß, zu Wort: „Sie können ihr ruhig glauben – sie hat nämlich immer recht."

Erhöhte imaginäre Sensitivität

Eine lebendige Vorstellungskraft, Fantasiespiel, animistisches Denken*, Tagträumen, dramatische Wahrnehmung und die Verwendung von Metaphern sind für diese intelligenten, kreativen Kinder kennzeichnend. Etwa drei Viertel aller hochbegabten Kinder haben im Vorschulalter einen oder mehrere imaginäre Spielkameraden, die wiederum imaginäre Haustiere haben und auf imaginären Planeten in imaginären Universen leben (Webb et al., 2007; Webb, 2000). Hochbegabte Individuen mit einer erhöhten imaginären Sensitivität haben eine Vorliebe für komplexe imaginäre Abläufe, die sie oft dramatisch in Szene setzen. „Bei uns zu Hause wird so etwas Banales wie das Weiterreichen des Salzstreuers zu einem Schauspiel in drei Akten", berichtet eine Mutter. Junge Kinder neigen dazu, Realität und Fiktion zu vermengen; im Unterricht schweifen ihre Gedanken häufig ab; mit ihrer imaginären Kreativität können sie sich Ereignisse deutlich vorstellen.

Erwachsene mit erhöhter imaginärer Sensitivität sind in ihren Interaktionen mit anderen oft sehr dramatisch, wie die Improvisationskomödien des verstorbenen Robin Williams veranschaulichen. Ihr Gedankenschweifen kann sehr kreativ und divergent sein, obwohl sie den Eindruck erwecken, sie seien „weggetreten". Der Comiczeichner und Karikaturist Mike Peters (Schöpfer des Comicstrips *Mother Goose and Grimm*) galt in der Schule als Niete, weil er ständig seine Lehrer karikierte, anstatt sich am Unterricht zu beteiligen. Ein Lehrer schrieb in sein Jahrbuch: „Werden Sie erwachsen, Mr. Peters! Sie können nämlich nicht Ihr Leben lang Comics zeichnen" (Peters, 2003). Weit gefehlt, denn Peters arbeitete schon bald für eine große amerikanische Tageszeitung und wurde 1981, noch bevor er 38 Jahre alt war, mit dem renommierten Pulitzer-Preis für seine Karikaturen ausgezeichnet.

---

* Die Neigung junger Kinder, unbelebten Objekten Eigenschaften lebender Wesen zuzuschreiben.

Erhöhte emotionale Sensitivität

Dieser Bereich mit seinen extremen und komplexen Emotionen und intensiven Gefühlen fällt Eltern meist als Erstes bei ihren Kindern auf (Lind, 2001). Emotional hochsensitive Personen zeigen eine erhöhte Sensitivität und machen sich übermäßig viele Gedanken über das Wohlergehen anderer Menschen; sie zeigen sich hoch besorgt um ihre Umwelt und reagieren auch stärker auf sie. Außerdem entwickeln sie eine starke emotionale Verbundenheit mit Menschen, Orten und Dingen und haben oft Schwierigkeiten, sich an neue Situationen oder Umgebungen anzupassen; oft wird ihnen vorgeworfen, sie würden überreagieren. Die Intensität ihrer Gefühle äußert sich in Mitgefühl, Empathie und Sensibilität, manchmal auch in Wut. Eine Mutter erzählte uns, wie sie mit ihrer achtjährigen Tochter im Auto unterwegs war und es eilig hatte. Plötzlich rief das Mädchen: „Halt! Fahr langsamer!" Als die Mutter sie fragte, was denn los sei, antwortete das Mädchen: „Wir töten Insekten, die gegen die Windschutzscheibe fliegen. Und für jemanden in meinem Alter habe ich schon zu viel Tod gesehen!" Kinder mit erhöhter emotionaler Sensitivität können in Tränen ausbrechen, wenn sie einen Obdachlosen auf der Straße sehen, oder durch häufige Trotzanfälle (nach dem dritten Lebensjahr) und Wut auffallen, etwa wenn sie ein Spiel verloren haben oder sich übergangen fühlen oder weil sie unbedingt der Beste sein wollen oder ihren Kopf nicht durchsetzen können. Sie möchten alle Dinge aufbewahren, die mit ihren besonderen Interessengebieten zu tun haben, denn sie verbinden sie mit der Begeisterung für ihre Leidenschaft. Das Kaugummipapier vom ersten Besuch in Disneyworld, ein Stückchen von dem besten Gebäck, das sie je gegessen haben, oder gar der Bleistift, den sie benutzt haben, als sie ein perfektes Testergebnis erzielt haben, werden durch die starke emotionale Verbundenheit zu besonderen Schätzen. Ihre starken Gefühle – tiefe Traurigkeit über die Not anderer Menschen ebenso wie Euphorie angesichts unverhofften Glücks – können extrem sein und den Erwachsenen Rätsel aufgeben. Diese extremen, intensiven und wiederholt auftretenden Gefühle können von einem Arzt ohne nähere Kenntnisse über Hochbegabung leicht als bipolare Störung fehldiagnostiziert werden.

Erwachsene mit emotionaler Hochsensitivität sind oft sozial engagiert und versuchen aus Idealismus anderen Menschen zu helfen oder setzen sich für die Umwelt ein.[6] Wenn sie merken, dass andere ihren Idealismus und ihre Sensibilität nicht teilen, können sie sehr enttäuscht, zynisch oder wütend reagieren. Manche dieser Menschen erleben dies nur in Einzelfällen, doch bei anderen kann es nahezu ein Dauerzustand sein.[7]

Der sechsjährige Anthony war für seine Empfindsamkeit im Umgang mit anderen und für seine emotionale Verbundenheit mit anderen Menschen bekannt. Obwohl er noch so jung war, machte er sich über Dinge wie die Vernichtung des Regenwalds, Terrorismus, Kriege und den Hunger in der Welt Sorgen. Diese Dinge und ihre Auswirkungen auf andere, sowohl auf globaler als auch auf lokaler Ebene, beschäftigten ihn sehr, und oft grübelte er bis spät in die Nacht darüber, was er tun konnte, um zu helfen.

Da er sich so sehr über negative Ereignisse aufregte, über die in den Nachrichten berichtet wurde, achteten seine Eltern sehr darauf, welche Fernsehsendungen er sehen durfte. Eines Abends wurde zu ihrem großen Schrecken in den Abendnachrichten eine Dokumentation angekündigt: „Erfahren Sie mehr über die Obdachlosen in Ihrer Stadt. Heute um 23.00 Uhr berichten wir über die Not dieser Menschen." Anthony sagte: „Mommy, um die Uhrzeit bin ich nicht mehr auf, aber können wir nicht etwas für die Obdachlosen tun? Bei uns steht doch ein Zimmer leer, seit Jenise ins College gegangen ist, und Dad benutzt den Hobbyraum ja auch nicht so oft ..."

Im Alter von sechs Jahren war Anthony eindeutig empfindsam, was Missstände betraf, und er war entschlossen, etwas dagegen zu unternehmen. Seine Eltern nahmen zwar keine Obdachlosen bei sich zu Hause auf, aber sie gaben Anthony die Gelegenheit, etwas zu bewirken. Die Familie begann, sich für Bedürftige zu engagieren und Spenden für Essen und Kleidung zu sammeln.

Mithilfe seiner Eltern gelang es Anthony, eine gewisse emotionale Kontrolle zu gewinnen.

Erhöhte psychomotorische Sensitivität

Personen mit erhöhter psychomotorischer Sensitivität haben offenbar eine gesteigerte neuromuskuläre Erregbarkeit und sind besonders „aktiv und energiegeladen" (Piechowski, 1991, S. 287). Sie lieben Bewegung um ihrer selbst willen und zeigen ein Übermaß an Energie, das sich oft in schnellem Sprechen, einer leidenschaftlichen Begeisterungsfähigkeit, ausgiebiger körperlicher Betätigung und in einem erhöhten Bedürfnis nach Aktivität äußert (Piechowski, 1991, 1997). Unter emotionaler Anspannung neigen diese Kinder zu zwanghaftem Reden, impulsivem Handeln, nervösen Angewohnheiten, starkem Handlungsdruck („Workaholic"), zwanghaftem Organisieren, Konkurrieren, schlechtem Benehmen oder Ausagieren (Lind, 2001). Obgleich sie aus ihrer grenzenlosen körperlichen und verbalen Begeisterung und Aktivität große Freude beziehen, fühlen sich andere dadurch oft erdrückt. Zu Hause und in der Schule sind diese Kinder ständig in Aktion und können pausenlos reden. Erwachsene und Gleichaltrige möchten sie oft dazu auffordern, sich doch bitte einmal hinzusetzen und ruhig zu sein! Wenn diese Kinder erwachsen sind, empfinden andere sie oft als anstrengend.[8] Sir Ken Robinson führt hierzu in seinem Video *How do schools kill creativity* das Beispiel der Tänzerin und Choreografin Dame Gillian Lynne an, die aus *Das Phantom der Oper* und *Cats* bekannt ist. Als Kind war sie immer in Bewegung, ihre Aufmerksamkeitsspanne schien gering zu sein, und ihre Eltern befürchteten, dass sie eine Lernschwäche habe. Robinson bringt es auf den Punkt: „Sie war geboren, um zu tanzen", und sie musste sich bewegen, um denken zu können.[9]

Bei einem Kind mit psychomotorischer Hochsensitivität ist die Wahrscheinlichkeit groß, dass man ihm fälschlicherweise eine Aufmerksamkeitsdefizit-/Hyperaktivitätsstörung (ADHS) diagnostiziert. Anders als ADHS-Betroffene sind psychomotorisch hochsensitive Kinder aber durchaus in der Lage, sich auf eine Aufgabe zu konzentrieren; lediglich ihr Körper zappelt vor Erregung, ähnlich wie bei der Hyperaktivität. Das motorische System ist eng mit dem kognitiven System verbunden, doch unglücklicherweise taucht Zappeln auf den meisten Verhaltens-Checklisten nur als Faktor für ADHS auf, aber nicht für Intelligenz oder Fokus. Enthemmung – damit sind Verhaltensweisen wie die Zunge herausstrecken, mit dem Bein wippen, mit den Fingern trommeln oder vor sich hin summen gemeint – tritt oft sekundär bei intensivem Nachdenken auf und wird als normal angesehen. Man kann sich gut vorstellen, wie Lehrer auf ein solches Zappelverhalten im Unterricht vermutlich reagieren. Viele Erwachsene lernen, ihre psychomotorische Hochsensitivität in den Griff zu bekommen, etwa indem sie ausgiebig Sport treiben; manche kritzeln vor sich hin oder stricken – Aktivitäten, die gesellschaftlich allgemein akzeptiert werden; andere wackeln mit dem Fuß oder mit dem ganzen Bein, besonders dann, wenn sie ihre Aufmerksamkeit auf etwas richten.

Erhöhte sensorische Sensitivität

Bei sensorisch hochsensitiven Kindern sind die Sinneswahrnehmungen im Alltag – Sehen, Riechen, Schmecken, Berühren, Hören – viel stärker ausgeprägt als bei anderen. Zu Hause können diese Kinder sich weigern, bestimmte T-Shirts oder Hemden anzuziehen, weil sie das Schild hinten am Kragen stört; oder sie wollen keine Strümpfe anziehen, weil sie sie als kratzig empfinden oder weil die Nähte sie stören, oder die Nähte müssen absolut gerade sein. Manche Kinder reagieren besonders empfindlich auf Licht, und das Flackern der Leuchtstofflampen in der Schule stört sie sehr und macht ihnen Kopfschmerzen. Bestimmte Gerüche, wie etwa Lufterfrischer, die man an die Steckdose anschließt, sind unerträglich für sie. Bereits im Säuglings- und Kleinkindalter reagieren hochbegabte Kinder mit dieser

Hochsensitivität sehr stark auf die Konsistenz oder den Geschmack von bestimmten Nahrungsmitteln. Der ständige Lärm in den Klassenzimmern kann sensorisch hochsensitive Kinder erschöpfen. Erwachsene empfinden den Geräuschpegel am Arbeitsplatz oder bei Besprechungen als sehr störend, oder sie haben eine Abneigung gegen starke Gerüche und Düfte, etwa Parfums oder Aftershaves. Manche dieser Personen haben vielleicht eine Synästhesie – sie erleben, dass sich eine Sinneswahrnehmung mit einer anderen in Gestalt von Farben, Lauten, Zahlen, Formen, Texturen, Gerüchen oder Emotionen verknüpft. Zum Beispiel verbinden sie immer eine bestimmte Farbe mit einem bestimmten Buchstaben des Alphabets, hören Klänge in Verbindung mit Gerüchen oder nehmen einen Geruch als Reaktion auf eine Berührung wahr. Ein intensives Gefühl (das gut oder schlecht sein kann) schwappt buchstäblich über auf eine andere Sinneswahrnehmung und vermischt sich mit dieser.[10] Manchmal wird dieses skurrile Verhalten fälschlicherweise als Indikator für Autismus interpretiert.

Nicht umsonst versuchen viele hochbegabte Kinder und Erwachsene mit erhöhter sensorischer Sensitivität, Orte zu meiden, an denen sie mit einer Reizüberflutung rechnen müssen. Auf der anderen Seite können sie aus ihrer ungewöhnlichen Sensitivität gegenüber Musik, Sprache oder Essen aber auch großen Genuss beziehen. Mitunter konzentrieren sie sich so sehr auf diese genüsslichen Erfahrungen, dass die Welt um sie herum vorübergehend aufhört zu existieren.

Erhöhte Sensitivität und Fehldiagnosen

Unserer Erfahrung nach ist die erhöhte Sensitivität bei höchstbegabten und außerordentlich hoch begabten Individuen meist besonders offensichtlich. Aus der Beschreibung der einzelnen Bereiche geht vielleicht schon hervor, dass bestimmte hochsensitive Verhaltensweisen leicht als Symptome von Störungen fehlinterpretiert werden können. So führt zum Beispiel die erhöhte intellektuelle und psychomotorische Sensitivität eines hochbegabten Kindes leicht zu einer ADHS-Fehldiagnose (Hartnett, Nelson & Rinn, 2004). Die Erregung des Kindes angesichts neuer Informationen und seine Wissbegierde veranlassen es manchmal dazu, im Unterricht einfach mit der Antwort auf eine Frage herauszuplatzen, oder es stellt Fragen, die auf den ersten Blick irrelevant erscheinen, weil das Kind schon viel weiter gedacht hat und bereits Überlegungen anstellt, wie es einen Sachverhalt auf andere Situationen übertragen kann. Selbst wenn das Kind beim Lernen mit dem Fuß wackelt oder mit dem Stift auf den Tisch trommelt oder klopft, ist das noch kein Zeichen für ein Off-Task-Verhalten. Mit ungebremstem Enthusiasmus versucht es vielleicht, anderen seine starken Meinungen aufzudrängen. Obwohl sein Verhalten keine Beeinträchtigung für das eigene Lernen darstellt, kann es andere stören, was dazu führt, dass es an eine Fachperson überwiesen wird und vielleicht eine Fehldiagnose bekommt. Ist das Kind zudem gelangweilt, weil es das, was im Unterricht durchgenommen wird, bereits weiß, fängt es womöglich tatsächlich mit Tagträumen an, was die ADHS-Diagnose noch wahrscheinlicher macht.

Die Intensität hochbegabter Kinder äußert sich oft auch in aufsässigem Verhalten, das mitunter als Störung mit Oppositionellem Trotzverhalten missdeutet wird. Ein starker Wille und verfestigte Meinungen bringen Kinder häufig dazu, Dinge zu sagen oder zu tun, die sie nach Ansicht ihrer Eltern und Lehrer lieber nicht sagen oder tun sollten. Ein hochbegabtes Kind, das nicht locker lässt und ein Thema oder eine historische Persönlichkeit in allen Einzelheiten beschreibt, kann seinen Lehrer in unproduktive Streitereien oder Machtkämpfe verwickeln. Betrachten wir diese Eigenschaft in Kombination mit einer längeren Aufmerksamkeitsspanne, besseren Konzentrationsfähigkeit und stärkeren Motivation, wird klar, dass wir es hier mit hochbegabten Individuen zu tun haben, die sich selbst bei schwierigen Aufgaben, die viel Zeit in Anspruch nehmen, hervorragend einbringen können. Bittet man sie jedoch, sich auf die Pläne oder Interessen einer anderen Person zu konzentrieren, kann dies Trotzverhalten auslösen. Wenn jemand eine andere Meinung äußert oder versucht, die Aufmerksamkeit einer hochsensitiven Person auf etwas anderes zu lenken oder sie zu einer anderen Aktivität zu bewegen, führt das oft zu erbosten Machtkämpfen. Wie die entnervte Mutter eines hochbegabten Kindes bemerkte: „Mein Kind würde sogar mit einem Aufzug streiten!"

Die Intensität, die für diese klugen Kinder und Erwachsenen so kennzeichnend ist, durchdringt sämtliche Handlungen, Gedanken und Empfindungen und wirkt sich daher auch auf viele Bereiche der sozialen und emotionalen Funktionsfähigkeit aus. Beispielsweise haben manche Erwachsene mit erhöhter psychomotorischer Sensitivität festgestellt, dass sie sich besser auf Aufgaben konzentrieren können, wenn ihre Hände oder ihr Mund beschäftigt sind. Diese Erwachsenen kauen bei beruflichen Besprechungen vielleicht Kaugummi, kritzeln vor sich hin oder stricken. Verständnisvolle Lehrer lassen es zu, dass Kinder mit erhöhter psychomotorischer Sensitivität während des Unterrichts Hilfsmittel einsetzen; sie stellen zum Beispiel Massagebälle zur Verfügung, die sie in der Hand halten und drücken können, um ihrem Bewegungsdrang entgegenzukommen; auf diese Weise sind ihre Hände beschäftigt, und sie stören die anderen Kinder nicht. Mit dem Fuß wackeln und herumzappeln dient oft dem Abbau von Spannungen auf körperlicher Ebene; insofern kann ein solches Verhalten auch adaptiv sein (Soussignan & Koch, 1985). Aufmerksam sein bedeutet nicht unbedingt, reglos in einer Haltung zu verharren; umgekehrt kann jedoch erzwungenes Stillsitzen bei manchen – insbesondere bei hochsensitiven – Kindern negative Auswirkungen auf die Aufmerksamkeit haben.

Denkstile

Die Intensität und Sensitivität hochbegabter Kinder hat auch signifikante Auswirkungen auf ihren Denkstil. Pädagogen und andere haben die beiden vorherrschenden Lernstile geraume Zeit als „Linkshirn" und „Rechtshirn" bezeichnet, nicht etwa, weil es dafür eine klare neurologische Entsprechung gäbe, sondern weil diese Metaphern gut geeignet sind, um individuelle Unterschiede beim Denk- und Lernstil zu verstehen (Ornstein, 1997). Heute spricht man im Allgemeinen vom akustisch-sequenziellen und vom visuell-räumlichen Lern- oder Denkstil (Lovecky, 2004; Silverman, 2002), wenngleich wir erneut betonen, dass es sich hier um eine starke Verallgemeinerung handelt, da für effizientes Denken und Lernen weitläufige Netzwerke im Gehirn zusammenarbeiten müssen.

Obgleich diese Merkmalsbeschreibung den Sachverhalt stark vereinfacht, deutet sie auf bestimmte Probleme hin, die zu Fehldiagnosen bei hochbegabten Kindern und Erwachsenen führen können. Vielen Menschen ist bewusst, dass sie einen bevorzugten Denkstil besitzen, doch manche sagen, dass sie an sich Merkmale beider Stile feststellen. Manche Individuen besitzen eine extreme Präferenz für einen der Denkstile, und es sind diese Extreme, die bei hochbegabten Menschen in Verhaltensweisen münden, die fälschlicherweise als Psychopathologie gedeutet werden können.

Außerhalb dieser einfachen Dichotomie sind zwischenzeitlich viele weitere Denkstile beschrieben worden. Vermutlich am bekanntesten ist die Arbeit von Howard Gardner (1983), doch auch andere haben sich mit diesem Thema beschäftigt. Manche Forschungsarbeiten sprechen sich dafür aus, dass Lernstile eine wichtige Rolle in der Bildung spielen (Zhang, 2006), wohingegen andere (Pashler, McDaniel, Rohrer & Bjork, 2008) betonen, es sei viel wichtiger, dass Lernstoff und Unterrichtsstil zusammenpassen, als dass der Unterricht dem individuellen Lernstil einer Person entspricht.

Die Kontroverse über Lernstile und ihre Bedeutung in der Bildung würde den Rahmen dieses Buches sprengen. Wir haben uns dafür entschieden, den Begriff „Denkstil" zu verwenden, um auf eine bevorzugte Denkweise Bezug zu nehmen, ungeachtet ihrer Auswirkungen auf das Lehren oder Lernen. Der Denkstil einer Person mag sich auf ihre Bildung auswirken oder auch nicht – zur Untersuchung der Problematik von Fehldiagnosen bei hochbegabten Individuen ist er unseres Erachtens sehr wichtig. Man trifft sowohl auf hochbegabte Individuen mit einer lebhaften Fantasie, die in Bildern denken, als auch auf andere, deren Merkmale eher denen entsprechen, die man früher „verbalen" Denkern zugeschrieben hat. Um die Auswirkungen von Denkstilen auf Fehldiagnosen besser verstehen zu können, stellen wir in **Tabelle 2** den akustisch-sequenziellen und den visuell-räumlichen Stil einan-

Tabelle 2: Denkstile

Akustisch-sequenziell	**Visuell-räumlich**
Denkt überwiegend in Worten; lernt leichter, wenn der Lernstoff phonisch dargeboten wird.	Denkt überwiegend in Bildern; lernt leichter, wenn der Lernstoff visuell dargeboten wird.
Bevorzugt verbale Erklärungen.	Bevorzugt visuelle Erklärungen.
Verarbeitet Informationen und Aufgaben sequenziell.	Verarbeitet Informationen holistisch; verschafft sich lieber als Erstes einen allgemeinen Überblick.
Lernt lieber Fakten und Einzelheiten; bevorzugt spezifische Anweisungen.	Bevorzugt Aufgaben, bei denen abstraktes Denken gefragt ist; bevorzugt allgemeine Ziele und Vorgaben.
Erledigt Aufgaben nacheinander; geht linear und geordnet vor.	Beschäftigt sich lieber mit mehreren Aufgaben gleichzeitig (Multitasking).
Schätzt Strukturen und ist gut organisiert; bevorzugt zweckentsprechendes Material und Setting.	Bevorzugt offene, fließende Erfahrungen; schafft eigene Strukturen; improvisiert häufig; sucht nach Mustern.
Ist ein analytischer Denker; bringt Ideen mittels Logik hervor.	Zieht es vor, Aktivitäten zu integrieren; bringt Ideen intuitiv hervor.
Löst lieber bereits bestehende Probleme.	Löst lieber neue oder selbst gemachte Probleme.
Bevorzugt konkrete Aufgaben mit einer möglichen Lösung.	Bevorzugt abstrakte Konzepte; kann besser schlussfolgern als berechnen.
Geht mit Ernst an Probleme heran.	Geht spielerisch an Probleme heran.

Adaptiert aus Silverman, L. K. (2002). *Upside-Down Brilliance: The Visual-Spatial Learner.* Denver, CO: DeLeon.

der gegenüber, jeweils ergänzt um die mit den Denkstilen in Zusammenhang stehenden Probleme.

Die beiden in Tabelle 2 beschriebenen Denkstile werden manchmal immer noch nach dem zu kurz gegriffenen Linkshirn-/Rechtshirn-Konzept beschrieben, das am besten als Metapher betrachtet werden sollte. Zwar hängen bestimmte Funktionen stärker mit der linken oder der rechten Hirnhälfte zusammen, aber auch innerhalb jeder Hirnhälfte werden verschiedene Funktionen erfüllt, und bei fast allen Aufgaben findet eine Interaktion zwischen beiden Gehirnhälften statt (Goldberg, 2001).

Problematisch wird das Ganze dann, wenn man die Aufgaben, die mit einer Hirnhälfte assoziiert sind, so gruppiert, dass das Denken mit der rechten Hirnhälfte ausschließlich „visuell-räumlich" und „nicht linear", und das Denken mit der linken Hirnhälfte ausschließlich „akustisch-sequenziell" und „linear" erscheint. Wenn man unterschiedliche Aufgaben zu einer Gruppe zusammenfasst, nur weil die entsprechenden Funktionssysteme in unmittelbarer Nähe liegen, ist das ein bisschen so, als würde man behaupten, dass wir mit den Augen riechen können, weil sie sich nahe der Nase befinden. Die linke Hirnhälfte dominiert beim Problemlösen, während die rechte vor allem für visuell-räumliche und musikalische Aufgaben zuständig ist, doch in Wirklichkeit nutzen wir für die meisten Aufgaben beide Hirnhälften. So löst zum Beispiel ein Ingenieur, der eine Brücke entwirft, ein visuell-räumliches Problem (Denken mit der rechten Hirnhälfte), geht dabei jedoch relativ linear vor (Denken mit der linken Hirnhälfte). Ein Dichter arbeitet mit Sprache (linke Hirnhälfte), geht dabei aber meist assoziativ vor (rechte Hirnhälfte). Bei beiden Aufgaben arbeiten beide Hirnhälften zusammen.

Fest steht jedoch, dass manche Individuen bestimmte Denkstile bevorzugen – und das kann dramatische Ausmaße annehmen. Manche denken visuell in Form einer Grafik oder in geschriebener Sprache. Andere können beim Zuhören am besten denken, wenn Informationen mündlich vorgetragen werden. Es hängt vom bevorzugten Denkstil ab, auf welche Weise Informationen am besten dargeboten werden.

Der sogenannte akustisch-sequenzielle Denkstil ist in hohem Maße verbal, konkret, sequenziell und linear. Personen, die diesen Stil bevorzugen, sind eher an Fakten und Einzelheiten interessiert. Sie schaffen gern klare Strukturen oder organisieren Dinge nach bestimmten Gesichtspunkten. Sie ziehen praktische und konkrete Aufgaben vor, die klar umrissen sind. Sie beschäftigen sich nicht mit mehreren Aufgaben oder Konzepten gleichzeitig, sondern behandeln sie nacheinander, wobei sie systematisch und präzise vorgehen. Bei ihnen hat alles seinen Platz und seine Ordnung. Sie mögen Perfektion. Aufgaben, die Synthese oder Intuition verlangen, wie zum Beispiel soziale Interaktionen, können ihnen Probleme bereiten. Ist dieser Denkstil extrem ausgeprägt, wirken akustisch-sequenzielle Denker oft, als hätten sie eine Zwangsstörung oder Asperger (und manche sind tatsächlich davon betroffen). Eine laute, ungeordnete Umgebung mit unklaren Erwartungen ist für einen solchen Lerner geradezu unerträglich.

Im Gegensatz zu diesen äußerst geordneten Individuen kommen Personen, die manche (z.B. Silverman, 2002) als visuell-räumliche Denker bezeichnen, ausgesprochen gut mit offenen und unstrukturierten Situationen zurecht. Oft erwecken sie den Anschein, als würden sie sich nicht für Fakten oder Einzelheiten interessieren. Sie ziehen die Übersicht und das große Bild vor. Sie sind divergente Denker und improvisieren gerne. Es reizt sie, herauszufinden, was passiert, wenn sie die Dinge nicht auf traditionelle Weise tun. Visuell-räumliche Lerner mögen keine starre, strukturierte Umgebung mit vielen Regeln und Konsequenzen; sie ziehen offene, fließende und unstrukturierte Erfahrungen vor. Mechanisches Üben und monotone

Aufgaben wie Auswendiglernen lehnen sie ab. Bekannte Comiczeichner wie Gary Larson, der Schöpfer der *Far Side*-Cartoons, verkörpern solch einen Stil.

Hochbegabte Kinder, die den visuell-räumlichen Denkstil bevorzugen, folgen einer anderen Art von Logik als ihre akustisch-sequenziellen Peers. Beim Problemlösen gehen akustisch-sequenzielle Denker typischerweise nach einer deduktiven Logik vor, das heißt, sie schließen vom Allgemeinen auf das Besondere. Sie nehmen zum Beispiel ein Prinzip und leiten daraus logische Implikationen ab. Visuell-räumliche Denker bedienen sich dagegen einer induktiven Logik (das heißt, sie schließen vom Besonderen auf das Allgemeine), um Erfahrungen und Informationen intuitiv zu integrieren. Dabei schaffen sie einen neuen Bezugsrahmen für eine Situation oder ein Problem. Induktives Denken fällt ihnen viel leichter, während akustisch-sequenzielle Denker linear und sequenziell denken und Aufgaben nacheinander erledigen. Anders die visuell-räumlichen Denker: Da sie Multitasker sind und viele verschiedene Informationen gleichzeitig verarbeiten, beschäftigen sie sich mit mehreren unvollendeten Aufgaben auf einmal. Visuell-räumliche Denker kommen ausgesprochen gut mit offenen und unstrukturierten Situationen zurecht, und manchmal stoßen sie damit auf den Unmut der Menschen in ihrer Umgebung. Häufig sehen sie keine oder nur wenig Veranlassung, Aufgaben zu Ende zu führen. Sie können sich Probleme und Lösungen visuell und räumlich vorstellen und lernen meist am besten, wenn sie beim Problemlösen körperlich aktiv werden können.

Probleme, die mit dem visuell-räumlichen, nicht linearen Denkstil in Verbindung gebracht werden

In der heutigen Gesellschaft, in der Technologien, Systeme, Institutionen und Wechselbeziehungen einen hohen Stellenwert einnehmen, wird das sequenziell-räumliche Denken im Allgemeinen bevorzugt. Der visuell-räumliche Denkstil kann für den Betroffenen dagegen zum Problem werden, vor allem dann, wenn er mit anderen Merkmalen von Hochbegabung einhergeht. Erstens wird ein Kind oder ein Erwachsener, der nicht detailorientiert ist und dazu neigt, Aufgaben, die ihn nicht interessieren, nicht zu Ende zu bringen, rasch als Faulpelz oder Underachiever abgestempelt. In der Schule wird das hohe akademische Potenzial des Kindes oftmals gar nicht erkannt. Der kreative, innovative Erwachsene wird bei der Jobsuche häufig übergangen, hat Probleme am Arbeitsplatz oder in der Beziehung, weil er chaotisch ist und sich nicht um Details kümmert, die den Präferenzen und Anforderungen vieler Arbeitgeber an die Ordnung entsprächen.

Dic Intensität des hochbegabten Kindes, in Verbindung mit einem kreativen und chaotischen Denkstil, kann zu Machtkämpfen führen, wenn es mit sequenziellen

Erwachsenen zu tun hat, die das Kind als „konfus", faul oder undiszipliniert abstempeln. Die erbitterten Machtkämpfe können wiederum eine Fehldiagnose, etwa eine Störung mit Oppositionellem Trotzverhalten, zur Folge haben. Wenn ein intensives, sensitives und visuell-räumliches Kind auf akustisch-sequenziell denkende Eltern oder Lehrer trifft, kann die Interaktion problematisch werden.

Das divergente Denken dieser hochbegabten Kinder kann reizvoll sein, die Personen in ihrem Umfeld aber auch auf die Palme bringen, etwa wenn sie sich Fragen ausdenken und sie selbst beantworten: „Kann ich exakt bestimmen, wie viel man mindestens lernen muss, um in der Prüfung eine Zwei zu kriegen?" Oder: „Warum fragen wir ‚Wie geht es Ihnen?', wenn es uns gar nicht wirklich interessiert?" Oder: „Wenn die Qualität des Inhalts am wichtigsten ist, was würde passieren, wenn ich den Aufsatz auf die Außenseite eines Luftballons schreiben würde anstatt auf ein Blatt Papier?" Diese Kinder sehen sich oft veranlasst, den Sinn und Zweck einer sozialen Regel zu hinterfragen; sie wollen herausfinden, ob es Ausnahmen oder Widersprüche bei ihrer Umsetzung gibt. Dabei nehmen sie wenig Rücksicht darauf, ob die Schule oder der Arbeitsplatz der geeignete Rahmen ist, um diese Regeln zu testen.

Bei Erwachsenen verhält es sich mit dem divergenten Denken ganz ähnlich. Wissenschaftler oder Künstler identifizieren häufig Probleme, für die sie eine Lösung finden möchten. So versucht zum Beispiel ein Künstler, eine Zweipunktperspektive in ein Gemälde zu integrieren, oder er probiert einen innovativen Gebrauch von Acrylfarben aus. Ein Forscher stellt sich selbst eine Frage, in der Absicht, eine Antwort darauf zu finden. Ein Lehrer fragt sich vielleicht, welche Rolle die psychische Übertragung im Unterricht spielt. Problemfindung und Problemlösung sind kreative Aufgaben.

Erwachsene visuell-räumliche Denker haben häufig das Gefühl, nicht in ihre Arbeitsumgebung zu passen. Sie stellen die Regeln infrage, machen sich über die Unternehmenstraditionen lustig und werden von Kollegen häufig missverstanden oder geächtet.

Diese Personen sind oft besonders erfindungsreich, eine Eigenschaft, die allgemein geschätzt wird. Ihr Verhalten kann jedoch sehr unkonventionell sein und anderen Unbehagen bereiten, weil es vertraute Strukturen durcheinanderbringt. Visuell-räumliche Denker werden oft als unorganisiert und diffus wahrgenommen. Ihre Neigung, Aufgaben nicht zu Ende zu führen, ist für andere meist nicht akzeptabel, zumindest nicht für methodische Lehrer, Ehepartner, Kollegen oder Vorgesetzte. In der Folge kommt es zu Stress aufgrund von Konflikten mit den Kollegen, Ängsten, die vom Grübeln über mehrdeutige oder unlösbare Fragen herrühren, oder zu einer Überweisung an eine Fachperson wegen Underachievement oder ADHS, weil die Kreativität der visuell-räumlichen Denker als Faulheit wahrgenommen wird. Missverstandene kreative Individuen laufen definitiv Gefahr, eine Fehldiagnose zu erhalten, insbesondere aufgrund des weitverbreiteten Mythos „Kreative Köpfe sind verrückt". Sie sind dadurch anfälliger für Depressionen, bipolare Störungen und ähnliche Erkrankungen (Schlesinger, 2012).

Probleme, die mit dem akustisch-sequenziellen, linearen Denkstil in Verbindung gebracht werden

Hochbegabte Kinder und Erwachsene mit akustisch-sequenziellem Denkstil neigen ebenfalls zu bestimmten Verhaltensmustern, die als Störung fehlinterpretiert und etikettiert werden können. Zum Beispiel setzen sich hochbegabte Kinder mit akustisch-sequenziellem Denkstil im Allgemeinen besonders ernsthaft mit Fakten und Einzelheiten auseinander und verstehen oft nicht, warum sich andere Fünft- oder Sechstklässler schlecht benehmen, sich nicht an die Klassenregeln halten und mit so „unwichtigen" Themen beschäftigen wie dem neuesten Rockstar-Hype. Aufgrund ihrer Intensität sind diese Kinder oft extrem ernsthaft. Akustisch-sequenzielle Kinder und Erwachsene können derart ernsthaft und regelgebunden sein, dass sie im Leben nur wenig Freude und Spontaneität erfahren. Auf andere wirken sie starr, übermäßig besorgt oder depressiv, obwohl sie sich mit ihrem Lebensstil wohlfühlen.

Manche dieser hochbegabten Kinder und Erwachsenen sind Perfektionisten. Zwar kann ein gewisses Maß an Perfektionismus eine nützliche Triebfeder sein, wenn man eine hohe Leistungsexzellenz anstrebt, aber eine beträchtliche Zahl von hochbegabten Kindern, 20 Prozent oder mehr, sind so perfektionistisch, dass daraus Beeinträchtigungen entstehen; in diesem Fall spricht man von einem „dysfunktionalen Perfektionismus" (Parker & Mills, 1996; Peters, 2013a, 2013b). Sie versuchen ihren Perfektionismus einzusetzen, um mit Schuld- oder Schamgefühlen fertigzuwerden (Mofield & Peters, 2015), ein Merkmal, hinter dem Fachpersonen der Gesundheitsberufe ein Anzeichen für eine Zwangsstörung vermuten könnten.

Manche hochbegabte Kinder und Erwachsene sind überkritisch und anderen gegenüber intolerant und ungeduldig. Für außergewöhnlich intelligente Menschen kann es schwierig sein, die Dinge aus der Perspektive eines anderen zu betrachten, insbesondere wenn diese in ihren Augen unangemessen stark vereinfacht. Sie stellen hohe Erwartungen an sich, aber auch an die anderen. Die meisten haben kein Gespür dafür entwickelt, was „normal" ist. Sie gehen davon aus, dass alles, was ihnen so leichtfällt, auch für alle anderen eine Kleinigkeit sein muss. Hochbegabte Kinder und Erwachsene gehen oft (und zu Unrecht) davon aus, die anderen würden sich „dumm anstellen" oder nur so tun, als sei ihnen eine Aufgabe zu schwierig oder zu kompliziert. Das sozial unsensible Verhalten vieler hochbegabter Kinder und

Erwachsener geht auf diese Fehlwahrnehmung zurück und nicht auf irgendeine Absicht, andere zu verprellen oder zu verletzen. Persönlichkeitsstörungen wie die Zwanghafte und die Schizoide Persönlichkeitsstörung, aber auch Zwangsstörungen und Ängste werden bei diesen Individuen häufig diagnostiziert – sowohl zu Recht als auch zu Unrecht.

Idealismus

Man könnte meinen, dass Idealismus, der sich bei hochbegabten Kindern und jungen Erwachsenen schon früh im Leben manifestiert, eigentlich etwas Gutes ist. Doch in Verbindung mit der Metakognition und Intensität einer hochbegabten Person kann ein ausgeprägter Idealismus zwischenmenschliche Spannungen, Enttäuschungen, Schmerz und Depressionen hervorrufen (Fiedler, 2015; Webb, 2013).

Geistig rege Personen können sich vorstellen, wie die Dinge idealerweise sein müssten, doch sie wissen genau, dass zwischen Sein und Sollte eine tiefe Kluft herrscht. Diese Tatsache empfinden sie als schmerzhaft, ganz gleich, ob es um Beziehungen, Luftverschmutzung oder die Zersiedlung der Städte geht. Sie durchschauen die Heucheleien und Absurditäten des Lebens und die vielen unlogischen Dinge in unserer Gesellschaft. Es schmerzt sie, dass Restaurants gutes Essen einfach wegwerfen, wo es doch so viele hungrige und obdachlose Menschen gibt, die glücklich wären, wenn sie so etwas essen könnten.

Hochbegabte Kinder können bitter enttäuscht sein, wenn sie merken, dass Lehrer, Eltern oder die Gesellschaft ihre Ideale nicht teilen. Auch hochbegabte Erwachsene sind bestürzt über die Heuchelei und die Ungerechtigkeit in der Gesellschaft. Das hat zur Folge, dass diese Kinder – und manchmal auch die Erwachsenen – desillusioniert, zynisch, wütend oder depressiv werden und ihrer Enttäuschung durch destruktives Verhalten Luft machen, etwa, indem sie die Computer in der Schule oder am Arbeitsplatz sabotieren. Dies könnte wiederum als antisoziale Verhaltensstörung fehlgedeutet werden.

Intensive und idealistische hochbegabte Kinder oder Erwachsene, die von ihren Eltern, Lehrern, Angestellten oder Kollegen missverstanden werden, gelten oft als hyperempfindlich, unrealistisch, zu ernst, pessimistisch oder als depressiv. Manchmal ziehen sich diese Menschen an den Rand der Gesellschaft oder in ihre eigene, geheime, private Welt zurück – eine Welt, die sie kontrollieren können und die ihnen zufriedenstellender und weniger bedrohlich erscheint. Andere versuchen vielleicht, sich durch Substanzkonsum oder -missbrauch abzustumpfen, oder errichten eine Fassade aus vorgetäuschter Geselligkeit. So oder so: Diese Individuen kämpfen darum, mit einer für sie absurden Welt in Verbindung zu bleiben, was Schmerz und

Schwierigkeiten mit sich bringt, die ohne Einbeziehung des Kontextes oder Berücksichtigung ihrer Hochbegabung als pathologisch angesehen werden können.

Peerbeziehungen

Probleme mit Peers* gehören vermutlich zu den häufigsten Sorgen von Eltern, Erziehern und Lehrern hochbegabter und talentierter Kinder, und das ist auch verständlich. Eltern und Pädagogen wissen, dass interpersonelle Beziehungen nicht nur in der Schulzeit, sondern auch später im Leben äußerst wichtig für ihr Kind sind. Peerbeziehungen beginnen im Kindergarten, und die Akzeptanz der Peergruppe im Kindergarten korreliert mit einer positiven Einstellung zur Schule (Ladd & Coleman, 1997; Szewczyk-Sokolowski, Bost & Wainwright, 2005). Mindestens eine Studie hat herausgefunden, dass „die Ablehnung durch Peers am Ende der Grundschule zu emotionaler Instabilität im Jugendalter beitrug" (Scholte, Haselager, van Aken & van Lieshout, 1999), und ein Forschungsüberblick hat gezeigt, dass Kinder ohne Freunde ein höheres Risiko tragen, die Schule abzubrechen (Bullock, 1992).

Dass Peerbeziehungen für hochbegabte Kinder ein Problem darstellen, war der Psychologin Leta Hollingworth bereits in den 1920er-Jahren bekannt. Hochbegabte Kinder und Erwachsene müssten lernen, so Hollingworth, „Torheit lächelnd zu ertragen" (Klein, 2002). Das mag hart klingen, und vielleicht hat Hollingworth es ja ironisch gemeint, aber immerzu darauf warten zu müssen, bis die anderen so weit sind, ist ein echtes Problem für Hochbegabte. Zahlreiche Studien zeigen, dass Entfremdungsgefühle und Ablehnung bei jungen hochbegabten Kindern häufig zu einer Beeinträchtigung ihrer sozialen und emotionalen Entwicklung führen, und die damit einhergehenden Schwierigkeiten haben oft zur Folge, dass man ihnen fälschlicherweise eine psychische Störung diagnostiziert (Cillessen, 1992; Hymel, Rubin, Rowden & LeMare, 1990; Parke et al., 1997; Strop, 2001).

Für hochbegabte Kinder kann es schwierig sein, Peers zu finden. Im Vorschulalter lassen hochbegabte Kinder das Stadium des Parallelspiels rasch hinter sich und gehen zum interaktiven Spielen über. Sehr oft versuchen sie, die anderen Kinder in komplexen Spielen zu organisieren, die sie sich selbst ausdenken. Ihre neuen Spiele

---

* Peergruppen sind Gruppen von etwa gleichaltrigen Kindern oder Jugendlichen (Jugendgruppen, Cliquen, Banden). „Peer" bedeutet aber auch ebenbürtig sein bezüglich des Rangs und Status, folglich ist das Alter nur ein Kriterium neben dem des Status.
Quelle: http://www.stangl.eu/psychologie/entwicklung/peergroup.shtml [Stand: 28.10.2019].

haben viele Regeln und Ausnahmen für die Regeln, und die anderen Kinder haben große Schwierigkeiten, das Spiel geschweige denn die Regeln zu verstehen. Das endet dann oft für alle Beteiligten mit Frustration und verletzten Gefühlen.

Wenn sie etwas älter sind, fühlen sich hochbegabte Kinder oft auf andere Weise von ihren Peers entfremdet. Sie merken, dass Gleichaltrige nicht die gleichen Interessen haben wie sie. Ein hochbegabter Erstklässler, der gut Schach spielt, reagiert frustriert, wenn er merkt, dass seine Klassenkameraden nicht einmal die Bezeichnungen geschweige denn die Züge der einzelnen Schachfiguren kennen. Ein hochbegabter Zweitklässler, der Kinderbücher liest, ist bestürzt, wenn er feststellt, dass seine Altersgenossen noch das Buchstabieren lernen. Es fällt schwer, anderen gegenüber tolerant zu sein, wenn sie so langsam erscheinen und so wenig mit einem selbst gemein haben. Sprachlich hochbegabte Kinder scheinen sich mit Peerbeziehungen schwerer zu tun als hochbegabte Kinder, deren Stärken in nicht sprachlichen Bereichen liegen. Um in soziale Gruppen hineinzupassen, die nicht dieselben verbalen Stärken aufweisen, fühlen sich sprachlich hochbegabte Kinder fortwährend gezwungen, eine Rolle zu spielen. Hochbegabte Mädchen sind in der Regel besser darin, soziale Interaktionen wahrzunehmen und zu erwidern als hochbegabte Jungen (Lee, Olszewski-Kubilius & Thompson, 2012).[11] Oftmals verhindern auch kulturelle und ethnische Barrieren, von Peers akzeptiert zu werden. Hochbegabte Kinder mit afroamerikanischen Wurzeln haben in überwiegend weißen Klassen eventuell mit ihrer Identität, dem Zugehörigkeitsgefühl und Peerbeziehungen zu kämpfen (Moore, Ford & Milner, 2005).[12]

Mein Sohn George spielte früher oft alleine, und er hasste die Schule. Es war alles andere als einfach, ihn überhaupt dazu zu bewegen, zur Schule zu gehen. Er reagierte sehr gereizt und nicht selten mit heftigen Trotzanfällen, wenn jemand anderer Meinung war als er, ihn kritisierte oder ihm nachwies, dass er im Unrecht war. Als er in der Schule in eine neue Klasse kam, in der auch andere hochbegabte Kinder waren, kam er überglücklich nach Hause und erzählte: „Mama, da ist ein Typ in meiner Klasse, der alles zeichnen kann, und ein anderer, der alles über Computer weiß. Und ich kann richtig gut Vorträge vor der Klasse halten." Die Erleichterung in seiner Stimme war nicht zu überhören, und sein Verhalten verbesserte sich im Laufe des Schuljahres zusehends.

Manche hochbegabte Kinder reagieren auf diese Situation, indem sie sich in Bücher vertiefen, die sie unterhaltend finden und mit deren Charakteren sie sich identifizieren können. Ein Buch von Judith Halsted (2009) mit dem Titel *Some of My Best*

Friends Are Books („Einige meiner besten Freunde sind Bücher") erklärt dieses Phänomen sehr gut und listet fast 300 Bücher auf, die besonders für hochbegabte Kinder – von der Vorschule bis zur Oberstufe – geeignet sind. Nicht selten ziehen diese eifrigen Leser die Bücher ihren Spielkameraden vor. Das kann so weit gehen, dass die Charaktere in den Büchern die Peers ersetzen. In den Schulpausen lesen diese hochbegabten Kinder lieber, als draußen mit den anderen zu spielen, was Eltern und Lehrer natürlich alarmiert.

Oft interagieren hochbegabte Kinder lieber mit Erwachsenen oder versuchen ältere Spielkameraden zu finden. Mit ihnen kann sich das Kind unterhalten und Kameradschaft entwickeln. Erwachsene versuchen normalerweise, das Kind davon abzubringen. Sie ziehen es vor, dass das Kind mit Gleichaltrigen zusammen ist statt mit Gleichgesinnten. Dadurch kann ein hochbegabtes Kind in eine unhaltbare und sehr einsame Lage geraten.

Wir sind der Meinung, dass erst einmal geprüft werden muss, wer überhaupt als Peer für ein hochbegabtes Kind infrage kommt. In der Regel ist das kein gleichaltriges Kind, sondern jemand, der die gleichen Interessen hat und bei bestimmten Aktivitäten ähnliche Fertigkeiten aufweist. Obwohl wir wissen, dass Kinder innerhalb ihrer Altersklasse sehr stark variieren, was ihre Fähigkeiten und Interessen betrifft, werden Kinder in der Schule nach wie vor strikt nach Alter gruppiert – eine Praxis, die sowohl aus akademischen als auch aus sozialen Gründen wahrscheinlich längst überholt ist. Eine besonders drastische Bestätigung dieser Vermutung liefern Studienergebnisse, die zeigen, dass die meisten hochbegabten Kinder im Regelunterricht ein Viertel bis zur Hälfte der Unterrichtszeit damit verbringen, auf die anderen zu warten (Reis et al., 1993; Webb et al., 2007).

Eltern und Lehrer drängen hochbegabte Kinder oft dazu, sich mehr zu bemühen, mit ihren Peers auszukommen und sich in die Gemeinschaft einzufügen. Ironischerweise beschweren sich dieselben Eltern und Lehrer später darüber, dass die Kinder zu sehr dem Peerdruck nachgeben. In der Mittelstufe passen sich hochbegabte Teenager oft so sehr den Gepflogenheiten der Gleichaltrigen an, dass die Entwicklung ihrer intellektuellen Fähigkeiten darunter leidet. Die Mädchen wollen oft nicht mehr an den Förderprogrammen für Hochbegabte teilnehmen, während die Jungen versuchen, die Erwartungen des „Boy Code" zu erfüllen, bei dem vor allem sportliche, aber keine intellektuellen, kreativen oder künstlerischen Leistungen zählen. Sie wollen Stärke demonstrieren, tough, stoisch und unabhängig sein (Kerr, 1997; Kerr & Cohn, 2001; Kerr & McKay, 2014).

Der Wunsch nach Zugehörigkeit trägt dazu bei, dass im Erwachsenenalter die Hochbegabung so häufig in Vergessenheit geraten ist. Dies gilt besonders für Mädchen und junge Frauen, die oftmals nicht verstehen und leise daran verzweifeln, dass ihr Leben so unerfüllt ist. Ein Arzt führt dazu aus: „Ich habe eine Klientin, die gerade damit zu kämpfen hat. Es überrascht mich nicht, dass sie schwer depressiv ist und jahrelang in Behandlung war, denn sie ist bis jetzt auf keinen Therapeuten getroffen, der sich mit Hochbegabung auskennt."

Der Umgang mit Gleichaltrigen ist nicht nur bei hochbegabten Kindern problematisch. Auch hochbegabte Erwachsene haben Schwierigkeiten mit ihren Peers (Jacobsen, 1999; Streznewski, 1999; Webb, 2013). Sie sagen zum Beispiel: „Ich würde lieber zu Hause bleiben und lesen, als auf solche Partys zu gehen." Oder: „Die Leute sagen mir ständig, ich solle nicht so empfindlich sein." Oder: „Ich fühle mich wie ein Fremder in einem fremden Land." Oft fällt es diesen Erwachsenen schwer, einen (Ehe-)Partner zu finden, der zu ihnen passt. Wie wir in Kapitel 11 sehen werden, haben Kerr und Cohn (2001) einige sehr interessante Partnerschaftsmuster bei hochbegabten Männern und Frauen gefunden.[13]

Man sieht, wie diese Herausforderungen mit ihren Peers bei Hochbegabten zu Problemen führen können, die als pathologisch oder zumindest problematisch angesehen werden könnten. Rechthaberische oder vermeidende Kinder könnten den Anschein erwecken, als würden sie die Auswirkungen ihres Verhaltens nicht verstehen, was Anlass zum Verdacht auf eine Autismus-Spektrum-Störung oder eine Soziale (Pragmatische) Kommunikationsstörung geben kann. Außerdem können diese Kinder für trotzig gehalten werden, weil sie mit anderen Kindern nicht so gut zurechtkommen wie erwartet.

Asynchrone Entwicklung

Hochbegabte Kinder, ebenso wie viele hochbegabte Erwachsene, sind nicht nur mit ihren Peers nicht im Gleichklang, sondern weisen auch innerhalb ihrer intellektuellen Fähigkeiten Unterschiede auf. Dieses Phänomen wird als „asynchrone Entwicklung" bezeichnet. Manche Experten sind der Auffassung, asynchrone Entwicklung sei ein definierendes Merkmal von Hochbegabung (Silverman, 1997).

Konkret bedeutet asynchrone Entwicklung, dass hochbegabte Kinder – insbesondere die höchst- und außerordentlich hoch begabten unter ihnen – in sich substanzielle Unterschiede aufweisen, was die Entwicklung ihrer Fähigkeiten angeht (Guenole, Louis, Creveuil, Baleyte, Montlahuc, Fourneret & Revol, 2013; Guenole, Speranza, Louis, Fourneret, Revol & Baleyte, 2015; Mofield & Peters, 2015; Rivero, 2002; Rogers, 2002; Silverman, 1993b; Strip & Hirsch, 2000; Winner, 1997b). Außerdem befinden sie sich häufig nicht auf derselben Stufe wie ihr Umfeld. Manchmal sind hochbegabte Kinder in ihren intellektuellen Fähigkeiten ihrem Alter weit voraus, aber in den motorischen und sozialen Fähigkeiten hinken sie weit hinterher. Oder sie sind unschlagbar, wenn es um Puzzles oder die Bedienung von Geräten geht, zeigen aber nur durchschnittliche verbale oder mathematische Fähigkeiten. Oder ihr Urteilsvermögen liegt weit hinter ihrem Faktenwissen zurück.

Wenn diese Kinder älter werden, holen sie oft auf, was die Entwicklung ihrer weniger ausgeprägten Fähigkeiten betrifft. Bei manchen sind die Fähigkeiten dagegen auch noch im Erwachsenenalter unterschiedlich entwickelt. Diese Asynchronie ist bei den in zweifacher Hinsicht außergewöhnlichen Schülern – den hochbegabten Schülern, die zusätzlich eine Lernschwäche haben – noch stärker ausgeprägt.

Mit seinen sieben Jahren war Josh ein unglaublicher Denker mit erstaunlichen Problemlösungsfertigkeiten und ein leidenschaftlicher Leser. Wie die meisten Siebenjährigen hatte er aber auch gerne einfach nur Spaß.

Eines Nachmittags, als er in einem Geschäft am Bücherregal vorbeilief, entdeckte er ein Buch, das einen Teddybär auf dem Cover zeigte. „So ein süßer Bär", dachte Josh. „Das Buch gefällt mir bestimmt." Er begann also zu lesen und konnte gar nicht mehr aufhören. Wie sich herausstellte, war das kein Kinderbuch, sondern ein Roman, in dem es um eine Entführung ging, und um ein Kind mit einem Teddybär. Josh las es von der ersten bis zur letzten Seite. Nur wenige Kinder seines Alters wären in der Lage gewesen, ein solches Buch zu lesen und zu verstehen, doch Josh brachte das fertig, obwohl es ja ursprünglich der Teddybär gewesen war, der ihn angezogen hatte. Seine Eltern waren nicht besonders glücklich über den Inhalt des Buches.

Emotional war Josh ein kleiner, siebenjähriger Junge, der auf Teddybären steht; intellektuell war er beinahe ein Teenager.

Die Asynchronie, wie sie der kleine Junge im obigen Beispiel aufweist, erscheint umso drastischer, wenn man bedenkt, wie breit die Fähigkeitsspanne bei hochbegabten Kindern ist. Angesichts ihrer asynchronen Entwicklung bilden hochbegabte Kinder eine weniger homogene Gruppe als durchschnittliche Kinder (Gagné, 1991). Das heißt, ihre individuellen Merkmale und Verhaltensweisen sind sehr breit gefächert. Außerdem gilt: Je stärker die Hochbegabung ausgeprägt ist, umso größer ist die Wahrscheinlichkeit, dass das Kind innerlich nicht im „Gleichklang" ist und große Diskrepanzen zwischen Bereichen der Stärke und Bereichen der relativen Schwäche aufweist (Neihart, Reis, Robinson & Moon, 2002; Rogers, 2007a; Silverman, 2012; Webb & Kleine, 1993).

Entgegen der verbreiteten Annahme entwickeln sich hochbegabte Kinder nicht in allen Fertigkeitsbereichen gleich. Es kann zum Beispiel sein, dass ein siebenjähriges hochbegabtes Kind wie ein Achtklässler liest, im Rechnen aber eher auf dem Niveau eines Sechstklässlers ist und die feinmotorischen Fertigkeiten eines Zweitklässlers hat. Bei IQ-Tests kommt es oft zu signifikanten Abweichungen bei den Subtestwerten; sie können im durchschnittlichen Bereich liegen oder auch so hoch ausfallen, dass die Skalen sie gar nicht mehr erfassen (Gilman et al., 2013; Webb & Kleine, 1993).[14] Wie wir in Kapitel 7 sehen werden, können solche Diskrepanzen auf eine Lernstörung hinweisen, selbst wenn die niedrigsten Werte der Fähigkeitstests im durchschnittlichen Bereich liegen. Bei jungen hochbegabten Kindern spiegeln solche Diskrepanzen manchmal vorübergehende Entwicklungsschübe oder -verzögerungen wider, oder sie deuten auf andere Anomalien hin. Bei anderen hochbegabten Kindern handelt es sich hingegen um persistierende Merkmale, die sie daran hindern, ihre schulischen Fähigkeiten vollumfänglich zu zeigen, da der schwächere Bereich interferiert. Es ist wichtig, zu wissen, dass eine Person in einem Bereich außergewöhnlich hohe Fähigkeiten aufweisen kann, während sie in einem anderen normale oder sogar unterdurchschnittliche Leistungen zeigt.

Hochbegabte Kinder sind sich ihrer Asynchronie oft schmerzlich bewusst. Oft sind sie frustriert, weil sie manche Dinge sehr gut können, andere dagegen nicht annähernd so gut. Wenn sie zum Beispiel etwas bauen wollen, können sie sich das Ergebnis in allen Einzelheiten vorstellen, aber die motorischen Fertigkeiten reichen noch nicht aus, um es zu bauen. Es scheint in ihrer Natur zu liegen, dass sie Aufgaben, die ihnen leichtfallen, für trivial halten und nur solchen Aufgaben einen Wert beimessen, die ihnen schwerfallen. Ihren Selbstwert messen sie daher an den schwierigen Aufgaben, nicht an denen, für die sie sich nicht anstrengen müssen. Wenn ein Kind dann noch intensiv und perfektionistisch ist und in Alles-oder-nichts-Kategorien denkt, können Verzweiflung und Stress dazu führen, dass es das Gefühl bekommt, „überhaupt nichts richtig zu machen“, und die Folge kann eine Depression sein.

Und nicht nur das: Eine missverstandene asynchrone Entwicklung kann leicht auch pathologisch wirken. Wenn die Intelligenz weiter entwickelt ist als das Urteilsvermögen, kann impulsives Verhalten zu einer Überweisung an eine Fachperson wegen Verdachts auf ADHS führen. Oder wenn die Lese- und Rechtschreibfertigkeiten nicht so stark ausgeprägt sind wie andere Bereiche, kann es zu einer Überweisung wegen Verdachts auf eine Lernschwäche kommen. Asynchronie kann auch zu emotionalem Stress führen, wenn ein junges Kind etwas liest, das es zwar intellektuell verstehen, aber bestimmte inhaltliche Aspekte emotional nicht fassen oder verarbeiten kann.

Oft hinkt das Urteilsvermögen dem Intellekt hinterher

Die Entwicklung des Urteilsvermögens (manche Fachleute sprechen hier auch von den „exekutiven Funktionen“) hinkt der intellektuellen Entwicklung des hochbegabten Kindes für gewöhnlich hinterher. Dieser besondere Bereich der asynchronen Entwicklung verdient besonderes Augenmerk, denn häufig entstehen dadurch Spannungen zwischen dem hochbegabten Kind und den Personen in seinem Umfeld. Die Erwachsenen sind oft konsterniert, wie ein Kind emotional so unreif erscheinen kann, wo es doch in anderen Bereichen so „gescheit“ ist.

Was bis ins frühe Teenageralter als schlechtes Urteilsvermögen oder Selbstbezogenheit ausgelegt wird, kann in Wirklichkeit ein Fehler im Gehirn der hochbegabten Kinder sein, der es ihnen schlichtweg unmöglich macht, zu interpretieren, priorisieren und Vorhersagen zu treffen. Und zwar einfach aus dem Grund, weil ein Teil des Präfrontallappens noch nicht vollständig ausgereift ist. Obwohl dies alle Heranwachsenden betrifft, scheint die Reifung des Frontallappens bei hochbegabten Schülern noch weiter verzögert zu sein als bei ihren altersgleichen Klassenkameraden (Henderson & Ebner, 1997). In vielen Forschungszentren wird aktiv daran geforscht, die funktionalen und strukturellen Aspekte von Intelligenz nachvollziehen zu können. Dabei wird den frontalen und parietalen Hirnregionen, den miteinander verbundenen neuronalen Netzwerken im Gehirn und der Suche nach Genen oder genetischen Variationen, die mit Intelligenz in Verbindung stehen, viel Aufmerksamkeit gewidmet. Vielleicht bringt uns das nächste Jahrzehnt einer umfassenden klinischen Beschreibung von Begabung auf neurowissenschaftlicher Basis näher.

Es deutet vieles darauf hin, dass hochbegabte Individuen atypische Gehirne und Hirnfunktionen besitzen (Mrazik & Dombrowski, 2010). Eine Untersuchung mit 307 Kindern über mehr als zehn Jahre ergab, dass sich bei Kindern mit höchsten IQ-Werten (121 bis 149) die Hirnrinde erst später verdickt und dann wieder verdünnt, als dies bei normal begabten Kindern der Fall ist. Sieben Jahre alte Studienteilnehmer mit einer Hochbegabung wiesen anfangs einen vergleichsweise dünnen Kortex auf, der rasch dicker wurde, mit elf oder zwölf Jahren seinen Spitzenwert erreichte und dann wieder dünner wurde. Kinder, deren Intelligenz nur etwas darunter lag, erreichten diesen Punkt schon mit etwa neun Jahren; durchschnittlich intelligente Kinder durchliefen ein rasches Wachstum der Hirnrinde und erreichten den höchsten Wert bis zum Alter von sechs Jahren. Bei allen Kindern verdünnte sich der Kortex in Laufe des Reifungsprozesses wieder. Das Gesamtergebnis war besonders aussagekräftig für die Kortexentwicklung im Frontallappen, wo komplexe mentale Aufgaben ausgeführt werden. Darüber hinaus ergab die Studie, dass sich die Hirnrinde in der Gruppe mit dem höchsten IQ trotz der später einsetzenden Hirnentwicklung mit höherer Geschwindigkeit verdickte und wieder verdünnte als in den anderen Gruppen (Shaw et al., 2006).[15]

Wir dürfen nicht vergessen, dass wir mit einem guten Urteilsvermögen in der Regel die komplexen, ungeschriebenen Regeln des Sozialverhaltens meinen. Es könnte zum Beispiel passieren, dass ein hochbegabtes siebenjähriges Kind andere Personen in einem Aufzug nach ihrem Gewicht fragt, weil es das Schild mit dem zulässigen Höchstgewicht gelesen hat. Obwohl das Kind also logisch denkt, empfinden die Erwachsenen seine Frage als unangebracht oder ungezogen. Die soziale Regel, dass man andere nicht nach ihrem Körpergewicht fragt, hat nichts mit Logik zu tun, sondern mit Emotionen und Traditionen. Dem Kind mangelt es an Erfahrung und Urteilsvermögen, und daraus kann ein Konflikt entstehen.

Ein achtjähriges hochbegabtes Kind kann auf intellektueller Ebene wie ein 16-Jähriger wirken, aber sein Urteilsvermögen entspricht eher dem eines Achtjährigen, eventuell sogar dem eines jüngeren Kindes. Erwachsene machen oft den Fehler, zu erwarten, das soziale und emotionale Verhalten eines hochintelligenten Kindes müsse ebenso entwickelt sein wie sein Intellekt. Schließlich, so denken sie, redet das Kind doch wie jemand, der viel älter ist. Infolgedessen erwarten sie von einem hochbegabten Kind ein besseres Urteilsvermögen als von einem anderen Kind gleichen Alters. Aber Urteilsvermögen, soziales Geschick und Taktgefühl lernt der Mensch nicht über den Verstand oder durch Logik; vielmehr eignet er sie sich mit der Zeit über die Erfahrungen an, die er in zwischenmenschlichen Situationen sammelt.

Im Allgemeinen ist die Diskrepanz zwischen Urteilsvermögen und Intellekt umso größer, je begabter das Kind ist. Doch mit jedem Jahr wird diese Diskrepanz kleiner. Spätestens Mitte zwanzig hat das Urteilsvermögen den Intellekt eingeholt – meistens zumindest. Uns sind auch hochbegabte Erwachsene begegnet, die zwar außerordentlich intelligent waren, aber nach wie vor ein schlechtes Urteilsvermögen hatten.

Die Entwicklung des Urteilsvermögens – beziehungsweise der exekutiven Funktionen – scheint biologisch gesteuert zu werden und nach einem bestimmten Zeitplan zu verlaufen, ähnlich wie die Pubertät. Die Bereiche des präfrontalen Kortex im Gehirn, die Planung und Beurteilung, Impulskontrolle und Aufmerksamkeit kontrollieren, reifen zuletzt und sind meist erst zwischen 16 und 20 fertig entwickelt. Dagegen entwickeln sich die Hirnbereiche, die für Sprache, Rechnen, visuell-räumliche Fertigkeiten, musikalisches Talent und Feinmotorik zuständig sind, viel früher. Was wir Fachleute oft vergessen, ist, dass sich der Frontallappen des Gehirns – also jener Bereich, der mit exekutiven Funktionen und Urteilsvermögen assoziiert ist – langsamer entwickelt als die Hirnareale, die mit Wahrnehmung, Denken und Handeln zusammenhängen. Was die Sache noch komplizierter macht, ist die Tatsache, dass bei hochbegabten Kindern die Reifung des präfrontalen Kortex im Vergleich zu anderen Kindern häufig erst später einsetzt, aber dann ungewöhnlich rasch voranschreitet (Willis, 2009). Intellektuelle Reife und emotionale Reife sind nicht dasselbe, weder neurologisch noch auf Verhaltensebene.

Ein weiterer wichtiger Faktor bei dieser Asynchronie ist die Intensität von hochbegabten Kindern und Erwachsenen. Sie kann dazu führen, dass ihre intellektuelle Neugierde ihr Urteilsvermögen „ausbootet“. Das heißt, obwohl das Kind auf intellektueller Ebene genau weiß, dass es andere nicht nach ihrem Körpergewicht fragen darf, fragt es trotzdem danach, weil es sich große Sorgen um die Sicherheit der Leute im Aufzug macht. Der hochbegabte Erwachsene, der sehr viel Wert auf Fairness legt, platzt bei einem Meeting öffentlich mit der Frage heraus, ob die Vorgehensweise seiner Firma denn moralisch vertretbar sei. Ein neugieriger Geist will Antworten, auch wenn die Frage die Konventionen sprengt.

Interessenmuster

Die meisten hochbegabten Kinder und Erwachsenen haben ein sehr breites Interessenspektrum. Manchmal hat ein und dieselbe Person so unterschiedliche Interessen, dass sie sich anscheinend nur konfus und bruchstückhaft damit beschäftigt. Das ist vor allem dann der Fall, wenn die Person von sich behauptet, einen visuellräumlichen Denkstil zu haben. Häufig bringt sie Aufgaben nicht zu Ende, weil ein neues Interesse ihre Aufmerksamkeit auf sich zieht. Sie springt von Interesse zu Interesse wie ein Grashüpfer von Grashalm zu Grashalm. Andere können nur schwer verstehen, wie jemand so viel Leidenschaft für etwas aufbringen kann und sich dann abrupt einer neuen Aktivität zuwendet.

Im Vergleich zu ihren Altersgenossen haben hochintelligente Kinder und Erwachsene typischerweise fortgeschrittene Interessen. Je nachdem, wie ungewöhnlich (z. B. Kryptografie) oder spezifisch (z. B. die Schlacht von Gettysburg) diese Interessen sind, können sie auf Eltern, Lehrer, Freunde, den Arbeitgeber etc. merkwürdig oder verschroben wirken. So hatte zum Beispiel der Microsoft-Gründer Bill Gates schon in jungen Jahren ein leidenschaftliches Interesse an Computern; mit dreizehn schrieb er sein erstes Computerprogramm, und das zu einer Zeit, als sich noch sehr wenig junge Leute für dieses Thema interessierten. Später, als er die Harvard-Universität besuchte, nahm er nur selten an den Seminaren teil (er fand sie im Großen und Ganzen langweilig) und verbrachte stattdessen so viel Zeit wie möglich im Computerzentrum oder mit Pokerspielen. Schließlich brach er die Universität ab, und aus dem Computer-Nerd wurde ein Multimilliardär (Goertzel, Goertzel, Goertzel & Hansen, 2004).[16]

Hochbegabte Kinder und Erwachsene mit breit gefächerten Interessen haben oft mit ihrer Multipotenzialität – ihrem hohen Potenzial in vielen verschiedenen

Bereichen – zu kämpfen. Es ist nicht ungewöhnlich, dass ein hochbegabtes Kind verkündet, es möchte später Musiker, Arzt, Feuerwehrmann und Astronaut werden. Einem solchen Kind kann es noch im Erwachsenenalter schwerfallen, seine vielen Interessen unter einen Hut zu bringen, ohne sich dabei total zu verausgaben. Hochbegabte College-Studenten wechseln ihr Hauptfach häufiger als durchschnittlich begabte Studierende (Simpson & Kaufmann, 1981), und hochbegabte Erwachsene wechseln offenbar häufiger den Job – oft zum Missfallen ihrer Familien (Jacobsen, 1999; Streznewski, 1999).

Bei der psychologischen Beurteilung der intellektuellen Fähigkeiten der fünfjährigen Elena äußert sich ihr Vater besorgt über ihre Aufmerksamkeit: „Da wäre noch etwas: Sie bleibt an keiner Sache richtig dran. Noch bevor sie eine Aufgabe zu Ende gebracht hat, springt sie schon zur nächsten. Zum Beispiel hat sie gesagt, sie wolle Schachspielen lernen, doch kaum hatte sie damit begonnen, hat es sie schon nicht mehr interessiert."

Der Vater berichtet, dass Elena ihm und ihrer älteren Schwester gerne beim Schachspielen zusah. Irgendwann wollte sie aber nicht mehr bloß Zuschauerin sein und bat den Vater, ihr das Spiel beizubringen. Der holte das Brett hervor und erklärte der Fünfjährigen die einzelnen Figuren und Spielzüge. Dann fragte er sie, ob sie eine Partie spielen wolle, was Elena ablehnte. Der Vater dachte, die vielen Informationen hätten sie vielleicht ermüdet, und ließ es dabei bewenden. In den folgenden Tagen fragte er sie immer wieder, ob sie Schach spielen wolle, aber Elena sagte jedes Mal Nein. Für den Vater war das ein Beispiel für Elenas Unfähigkeit, an einer Sache dranzubleiben. Als der Psychologe mit Elena darüber sprach, stellte sich heraus, dass es Elena genügte, zu wissen, wie man Schach spielt. So konnte sie sich bei den Partien zwischen ihrer Schwester und ihrem Vater, die sie als Zuschauerin verfolgte, noch besser amüsieren – aber spielen wollte sie es eigentlich nicht. Sie war ihrem Interesse also in dem Maße nachgegangen, wie sie es für richtig hielt; dabei hatte sie die Erwartungen der anderen nicht erfüllt. Dass sie rasch ihre Interessen wechselte, war für sie selbst offenbar kein Problem, für andere dagegen schon.

Während manche Hochbegabte zahlreiche Interessen haben, beschäftigen sich andere intensiv mit auffallend wenigen Interessen. Versuche der anderen, das Interessenspektrum dieser Hochbegabten zu erweitern, scheitern oft. Egal, ob Mathematik, Meeresbiologie oder die Entwicklung einer Webseite – ihre Intensität zeigt sich darin, dass sie sich ganz in einen einzelnen Bereich vertiefen. Es kann schwierig sein, diesen Personen – insbesondere Kindern – dabei zu helfen, neue Dinge auszuprobieren. Hier ist viel Geduld und Feingefühl von Eltern und Lehrern gefragt. Eine nicht unerhebliche Zahl hochbegabter Kinder entwickelt spezifische Interessen, die regelrecht zur Obsession werden, so intensiv beschäftigen sie sich damit (Winner, 1997b). Häufig zeigt sich dieses Interesse schon sehr früh in der Kindheit und ist auf eng gefasste Themen wie Spinnen, Vulkane oder die Literatur von Isaac Asimov beschränkt. Solch eine ungewöhnliche Fokussierung kann Eltern und Lehrern Sorgen bereiten, und in der Regel versuchen sie, das Interessenspektrum des Kindes zu erweitern.

Hochbegabte Mädchen und hochbegabte Jungen sind im Allgemeinen androgyner als andere Kinder (Kerr, 1997; Kerr & Cohn, 2001) – sowohl in ihrem Verhalten als auch bei ihren Interessen; ein Umstand, der sowohl Vorteile als auch Probleme mit sich bringt. Das Interessenspektrum hochbegabter Mädchen ist in der Regel breiter gefächert als bei durchschnittlich begabten Mädchen. Handarbeiten, Tanz oder Aktivitäten mit den Pfadfindern können ihnen ebenso Spaß machen wie Bergsteigen, Fischen oder Langstreckenlauf, also traditionell eher männliche Interessen. Hochbegabte Jungen haben für gewöhnlich ebenfalls androgynere und breiter gefächerte Interessen (Hébert, 2002). Sie können sich ebenso für Fußball wie für Tanz oder Gärtnern begeistern. Zu beobachten, wie diese Kinder ihr Potenzial in so vielen verschiedenen Bereichen entfalten, macht Eltern viel Freude. Erwachsene mit breit gefächerten und androgynen Interessen können aber Probleme mit ihrer Multipotenzialität haben. Aufgrund ihrer wechselnden Interessen und Leidenschaften kann es ihnen schwerfallen, in einem Berufsfeld langfristig Fuß zu fassen. Auf ihre Mitmenschen wirken sie oft oberflächlich und sprunghaft.

Diese atypischen Interessenmuster liefern viele Ansatzpunkte für Fehldiagnosen. Von einer Aktivität zur anderen zu springen, ohne die vorherige Aufgabe abgeschlossen zu haben, kann als Merkmal für den vorwiegend unaufmerksamen ADHS-Typ angesehen werden. Individuen mit einer Multipotenzialität, die sich in vielen Interessen äußert, können unmotiviert, besessen oder ängstlich wirken. Sie scheinen nicht in der Lage zu sein, sich für eine bestimmte berufliche Laufbahn zu entscheiden. Interessen, die nicht den typischen Geschlechterrollen entsprechen, können dazu führen, dass eine hochbegabte Person sowie ihre Familie und ihre Freunde ihre sexuelle Orientierung oder sogar ihre Geschlechtsidentität infrage stellen. Einem Individuum mit einem spezifischen und alles verschlingenden Interesse kann eine Autismus-Spektrum-Störung unterstellt werden.

Kreativität

Wir wollen, dass unsere Kinder – ebenso wie die Erwachsenen – kreativ sind und gute Lösungen für Probleme finden. Was wir gerade bei Kindern oft vergessen, ist, dass ein Mensch sensibel und offen für neue Erfahrungen sein muss und dass er mit Traditionen und dem Status quo brechen muss, um kreativ zu sein (Kaufman & Gregoire, 2015). Und dennoch bringen wir Kindern schon von klein auf bei, sich an Regeln zu halten, beim Ausmalen nicht über die Linie zu malen und die Autorität der Erwachsenen nicht infrage zu stellen. Diese Verhaltensweisen sind erforderlich, damit eine Gesellschaft funktionieren kann, aber gleichzeitig stehen sie im Widerspruch zu Kreativität. Manchmal können hochbegabte Kinder diese Balance halten; bisweilen gelingt es ihnen jedoch nicht.

Die Kreativität hochbegabter Kinder rührt von ihrer Fähigkeit her, die Welt anders zu sehen als die anderen Kinder, und manchmal führt ihre einzigartige Sichtweise zu erfinderischen, positiven Ergebnissen oder einer neuen Art und Weise, an die Dinge heranzugehen. In anderen Fällen erscheint ihre Kreativität rebellisch, weil sie die Dinge anders machen oder ungewöhnliche Wege einschlagen. Steve Wozniak, der Mitbegründer des Apple-Unternehmens, erinnert sich, wie er von der Schule flog, weil er ein elektronisches Metronom, das er selbst gebaut hatte, in seinen Spind eingeschlossen hatte. Er wollte es mit nach Hause nehmen und seinen Eltern vorführen, doch leider hatte er vergessen, es auszuschalten, und das laute Ticktack veranlasste die Schulleitung dazu, ein Bombenentschärfungskommando zu rufen.

Wenn Menschen nicht den Traditionen folgen, müssen sie oft einen hohen Preis dafür zahlen, da ihr kreatives Verhalten bei anderen Unbehagen verursacht. Kinder, die gegen Traditionen verstoßen, laufen Gefahr, als schräg, aufrührerisch, nicht konform oder dergleichen abgestempelt zu werden. Mitunter halten sie sich nicht an die Anweisungen, weil sie „wissen", dass ihr Weg der bessere ist. Sie tanzen im sprichwörtlichen Sinn aus der Reihe. Hochbegabte Kinder sind aber oft kreative Problemlöser und sehr stolz darauf, die Dinge auf ihre Art und Weise zu tun. Der Tanz aus der Reihe kann aber leider auch zu Fehlinterpretationen und gelegentlich auch zu Fehldiagnosen wie Störung mit Oppositionellem Trotzverhalten, Autismus-Spektrum-Störung, Schizoide Persönlichkeitsstörung oder sogar Schizophrenie führen.

Das falsche schulische/berufliche Umfeld oder mangelndes Verständnis in der Familie

Die oben beschriebenen Merkmale allein würden ein hochbegabtes Kind oder einen hochbegabten Erwachsenen nicht anfälliger für eine Störung machen als jeden anderen, durchschnittlich begabten Menschen. Als Gruppe scheinen hochbegabte Kinder und Erwachsene sogar ein geringeres Risiko zu tragen als die Allgemeinbevölkerung – zumindest dann, wenn ihren intellektuellen, sozialen und emotionalen Bedürfnissen auf angemessene Weise entsprochen wird (Neihart, Reis, Robinson & Moon, 2002). Allerdings steigt die Wahrscheinlichkeit einer (Fehl-)Diagnose signifikant an, wenn ihr schulisches Umfeld nicht für sie geeignet ist oder wenn ihre Familie kein Verständnis für sie aufbringt (Rogers, 2002; Webb, Gore, Amend & DeVries, 2017; Winner, 1997b). In beiden Fällen kann es zu massivem Stress für die Kinder kommen, ebenso für die Erwachsenen in ihrem Umfeld. Aufgrund ihrer oft eklatanten Merkmale besteht bei höchstbegabten und außerordentlich hoch begabten Kindern vermutlich ein höheres Risiko für eine Fehldiagnose (Grobman, 2009).

Negative Kindheitserfahrungen können hochbegabte Kinder ganz besonders prägen und Konsequenzen haben, die weit in das Erwachsenenleben hineinreichen. Weil sie so kompetent und oftmals sehr idealistisch und fürsorglich sind, werden hochbegabte Kinder besonders leicht ausgenutzt. Wenn es nötig ist, setzen sie ihre Begabung für das Fortbestehen der Familie ein. Möglicherweise sind sie die kompetenteste Person im Haushalt, insbesondere dann, wenn ein Elternteil bestimmte Einschränkungen hat oder es ein chronisches Problem gibt, das heruntergespielt oder verleugnet wird.[17]

Ein ähnliches Muster zeigt sich auch bei hochbegabten Erwachsenen. Ihre Intelligenz, Kreativität, Sensitivität und asynchrone Entwicklung kann dazu führen, dass sie ungeeignete Rollen einnehmen, nicht in ihr berufliches Umfeld passen oder sich in ihrer Familie nicht akzeptiert fühlen, was mit erheblichem Stress verbunden ist (Jacobsen, 1999; Nauta & Ronner, 2013; Streznewski, 1999; Webb, 2013). Allerdings können Erwachsene Situationen, in denen sie sich nicht wohlfühlen, einfacher meiden, während Kinder diese Option in der Regel nicht haben. Dennoch kommt es am häufigsten aufgrund eines falschen schulischen oder beruflichen Umfelds oder aufgrund mangelnden Verständnisses der Peers, Kollegen oder Familienangehörigen zu Fehldiagnosen, wenn bei der Diagnosestellung der Kontext nicht berücksichtigt wird.

Ein umfassender diagnostischer Prozess, der den Kontext unter die Lupe nimmt und die Hochbegabung und ihre Auswirkungen berücksichtigt, findet möglicherweise nicht statt, wenn beispielsweise die Krankenversicherung die Anzahl oder Art der Untersuchungen bei einem Arzt oder Therapeuten beschränkt. Da viele hochbegabte Erwachsene und viele Eltern hochbegabter Kinder gut darin sind, diagnostische Möglichkeiten zu recherchieren, gelingt es ihnen dennoch häufig, im Internet, durch Bücher oder im Gespräch mit anderen auf Kongressen zum Thema Hochbegabung relevante Informationen aufzutun.

Anmerkungen

1 Diese ursprüngliche Definition, die 1972 durch Commissioner S.P. Marland vom US-Bildungsministerium geprägt wurde, wird in vielen Schulbezirken und Bundesstaaten immer noch verwendet, obwohl zwischenzeitlich neuere Definitionen erstellt wurden.

2 Die für die verschiedenen Kategorien von Hochbegabung verwendeten Grenzwerte sind unterschiedlich. Siehe http://www.hoagiesgifted.org/highly_profoundly.htm

3 In der Populationsgenetik bezeichnet die assortative Paarbildung eine gerichtete Partnerwahl zwischen Individuen einer Population, welche genetisch miteinander verwandt sind oder ähnliche Merkmale aufweisen. Ist die assortative Paarbildung ausreichend konsistent, kann sie theoretisch zur Entstehung einer neuen Spezies führen, der keine geografischen Grenzen gesetzt sind.

4 http://www.redorbit.com/news/education/1322348/culturally_and_linguistically_diverse_students_in_gifted_education/

5 Eine kurze Beschreibung von Dabrowskis Theorie, einschließlich weiterer wichtiger Aspekte wie das Konzept der „positiven Desintegration“ bietet Sharon Linds Beitrag „Overexcitability and the Gifted“ auf der SENG-Webseite (http://sengifted.org/overexcitability-and-the-gifted/). Ausführlichere Beschreibungen finden sich bei Mendaglio, S. (2008), *Dabrowski's theory of positive disintegration*, Scottsdale, AZ Great Potential Press, sowie Dabrowski, K. & Piechowski, M.M. (1977), *Theory of levels of emotional development* (Vols. 1 & 2), Oceanside, NY: Dabor Science.

6 Über Elon Musk, den CEO von Space-X und Tesla Motors, wird berichtet: „Als Musk ein Junge war und in Pretoria lebte, war er viel zu klein und wurde von den anderen gehänselt. Er war ein schlaues Kerlchen, das Muskrat genannt wurde. Er war einsam, las viele Fantasy- und Science-Fiction-Romane und erzählte mir: ‚Die Helden aus den Büchern, die ich las, etwa *Der Herr der Ringe* und der *Foundation*-Zyklus, hatten immer die Aufgabe, die Welt zu retten.‘“ http://www.newyorker.com/magazine/2009/08/24/plugged-in

7 Etwa bei Präsident Jimmy Carter, der während seiner Präsidentschaft handlungsunfähig gemacht wurde, weil seine sozialen Überzeugungen nicht von den Gesetzgebern geteilt wurden, die seinerzeit an der Macht waren. Sobald er die Fesseln der Präsidentschaft abgestreift hatte, wurde Carter ein erfolgreicher Mediator in sozialen Angelegenheiten und setzte sich weltweit für faire Wahlen ein. Andere Beispiele sind Martin Luther King oder Gandhi.

8 Ein klassisches Beispiel gibt Sir Ken Robinson in seinem Video „How do schools kill creativity“, wo er die Tänzerin und Choreografin Dame Gillian Lynne diskutiert, die aus *Das Phantom der Oper* und *Cats* bekannt ist. Sie war immer in Bewegung, und man befürchtete eine Lernschwäche. „Sie war geboren, um zu tanzen“, resümieren der Artikel und das Video. http://www.npr.org/2014/10/04/353679082/dancer-needed-to-move-to-think.

9 http://www.npr.org/2014/10/04/353679082/dancer-needed-to-move-to-think

10 Siehe Ward, Thompson-Lake, Ely & Kaminski (2008) oder Ramachandran & Hubbard (2001). https://sites.oxy.edu/clint/physio/article/synaesthesiaawindowintoperception.pdf

11 http://gcq.sagepub.com/content/56/2/90.full.pdf+html

12 http://gcq.sagepub.com/content/49/1/51.full.pdf+html

13 Kerr und Cohn (2001) haben herausgefunden, dass etwa ein Drittel der hochbegabten männlichen Studienteilnehmer stabile Langzeitbeziehungen hatten. Die Mehrzahl von ihnen hatte früh geheiratet, ihre Partnerin hatten sie meist schon in der Schule oder auf dem College kennengelernt. Die anderen zwei Drittel hatten dagegen wechselnde Beziehungen und/oder mehrere Ehen hinter sich. Bei den hochbegabten Frauen traten bei dem Versuch, ihre Partnerschaft und die Verwirklichung ihrer intellektuellen Fähigkeiten in Einklang zu bringen, andere Muster zutage. Bei Kerr (1997) ließen sich vier Muster erkennen: (1) Festhalten an traditionellen Partnerschafts- und Familienstrukturen, (2) Streben nach neuen Beziehungsformen, (3) berufliche Selbstverwirklichung und Partnerschaft sowie (4) Überforderung damit, die beiden Bereiche unter einen Hut zu bringen.

14 Wie wir in dem Kapitel über Lernstörungen noch ausführlicher darstellen werden, kommt es bei den Tests der Wechsler-Reihe (oder bei ähnlichen Tests) nicht selten vor, dass ein höchstbegabtes Kind beim Verbal-IQ um 20, 30 oder gar 40 Punkte höher abschneidet als beim Handlungs-IQ. Die Skalenwerte bei den Wechsler-Tests zeigen oft eine Diskrepanz von fünf bis sieben (oder mehr) Punkten.

15 Manche Untersuchungen deuten darauf hin, dass sich bei Kindern mit ADHS der frontoparietale Kortex verzögert entwickelt. Siehe Sripada, Kessler & Angstadt (2014) oder https://umich.app.box.com/sMwbb62xkrrjcmgts7gpb

16 Vor ein paar Jahren sah einer der Autoren dieses Buches Bill Gates und seine Frau in einem Restaurant. Auf dem Tisch des Ehepaares lagen drei Bücher, und während des Essens lasen die beiden abwechselnd in einem der Bücher. Je nachdem, ob es ihnen gefiel, blieben sie länger bei einem Buch hängen. Dass dieses Verhalten auf andere merkwürdig wirken musste, nahmen die beiden ohne mit der Wimper zu zucken in Kauf.

17 Siehe *Drama of the Gifted Child* von Alice Miller, *Affect Regulation and the Repair of the Self* von Allen Schore und *In the Realm of Hungry Ghosts: Close Encounters with Addiction* von Gabor Mate.

Kapitel 2: Fehldiagnosen und Doppeldiagnosen bei hochbegabten Kindern und Erwachsenen

Was genau verstehen wir unter dem Begriff „Fehldiagnosen“? Grob gesagt, liegt eine Fehldiagnose dann vor, wenn eine Diskrepanz zwischen den tatsächlichen Lern- und Gesundheitsbedürfnissen eines hochbegabten Kindes und der Wahrnehmung dieser Bedürfnisse durch andere besteht. Konkreter ausgedrückt, äußert sich diese Diskrepanz entweder durch (a) eine dem Kind zugewiesene psychische Diagnose und/oder Lernschwäche, wenn seine Verhaltensweisen oder Probleme besser durch seine Hochbegabung erklärt werden könnten, und/oder (b) eine übersehene gesundheitliche Störung und/oder ein übersehenes Lernbedürfnis, was auch als versäumte Diagnose bezeichnet werden kann. Jede dieser beiden Situationen kann verheerende Folgen für ein hochbegabtes Individuum haben, denn das Resultat ist nicht nur eine ungeeignete Behandlung, sondern auch ein Ausbleiben der geeigneten Therapie.

Wie verbreitet sind Fehldiagnosen? Wir können zwar keine genauen Angaben machen, doch sicherlich handelt es sich um ein bedeutsames Problem. Gemäß einer im *Journal of Health Economics* veröffentlichten Studie ist es wahrscheinlich, dass etwa 20 Prozent (oder 900 000 der insgesamt 5 Millionen Kinder mit ADHS) fehldiagnostiziert wurden und stimulierende Medikamente mit verhaltensverändernder Wirkung erhalten, deren Langzeitwirkungen bislang noch nicht bekannt sind.[1] Die Autoren legten eine Stichprobe von fast 12 000 Kindergartenkindern zugrunde und kamen zu dem Schluss, dass eine ADHS-Diagnose abhängig vom Alter des Kindes in Relation zu den anderen Kindern aus seiner Gruppe sei. Auch die Einschätzung des Pädagogen, ob das Kind unaufmerksam sei oder die Gruppe störe, hänge vom relativen Alter des Kindes ab. Selbst wenn Pädagogen keine ADHS-Diagnose stellen können, wird ihre Meinung bei der Entscheidung, ob ein Kind von einer Fachperson beurteilt werden soll, mitberücksichtigt (Sax & Kautz, 2003).

Man stellt sich die berechtigte Frage, ob Fehldiagnosen bei hochbegabten Kindern und Erwachsenen tatsächlich häufiger sind als in der Allgemeinbevölkerung. Offen gesagt stammt der Großteil unserer Informationen hierzu aus Fallstudien und klinischen Beobachtungen. Wie zuvor bereits angemerkt, handelt es sich dabei um bewährte und anerkannte Forschungsansätze. Vor Kurzem ist es uns außerdem gelungen, Daten zu gewinnen, die unsere ursprüngliche Auffassung stützen (Webb, Kuzujanakis, Gallagher & Chou, 2013). Es ist logisch, dass die Merkmale hochbegabter Kinder Anlass zu mehr Fehldiagnosen geben, insbesondere wenn man die mangelnde Schulung von Psychologen, Kinderärzten und anderen therapeutischen und beratenden Fachpersonen zum Thema Hochbegabung mit in Betracht zieht.

Warum erhalten so viele hochbegabte Kinder und Erwachsene so viele Diagnosen?

Dafür gibt es drei Hauptgründe. Erstens haben wir festgestellt, dass in den letzten Jahrzehnten ein Trend zur Überdiagnose aufgekommen ist, sodass bestimmte Eigenheiten schnell das Etikett einer Diagnose verpasst bekommen (Gnaulati, 2013; Schlesinger, 2012); parallel dazu steigt der Druck zur Konformität (Robinson, 2015).[2] Es wird großer Wert auf Sozialisation gelegt, sowohl bei Kindern in der Schule als auch bei Erwachsenen in den meisten beruflichen Situationen. Doch man darf nicht vergessen, dass Eigenheiten keine psychischen Störungen sind. Es lohnt, sich hierzu einige Beispiele vor Augen zu führen: Marcel Proust schrieb den Großteil seiner Romane, während er im Bett lag; Beethoven legte so wenig Wert auf persönliche Sauberkeit, dass seine Freunde ihm – während er schlief – die Kleider wegnehmen mussten, um sie zu waschen; William Faulkner tippte am liebsten mit den Zehen, und Alexander Graham Bell deckte seine Fenster ab, sodass die schädlichen Strahlen des Mondes nicht ins Zimmer fallen konnten.[3]

In den vergangenen Jahren ist die Anzahl psychischer Diagnosen geradezu explodiert. Im Jahr 1950 enthielt das *Diagnostische und Statistische Manual* (DSM) der American Psychiatric Association 106 Diagnosen. Das DSM-II (1968) listete 182 Diagnosen auf; im DSM-III (1980) waren es 265 und im DSM-IV-TR (2000, deutsche Übersetzung: American Psychiatric Association, 2003) 365 Diagnosen. Das zuletzt erschienene DSM-5 aus dem Jahr 2013 (deutsche Übersetzung: American Psychiatric Association, 2018) beschreibt 539 nervöse oder psychische Störungen. Nach Schätzungen einer Studie erfüllt eines von sieben Kindern in den Vereinigten Staaten die DSM-Kriterien für eine psychische, Verhaltens- oder Entwicklungsstörung.[4] Die Mental Health Task Force der American Academy of Pediatrics (AAP) gab eine Inzidenz von bis zu 20 Prozent für DSM-5-Störungen bei Kindern aus den Vereinigten Staaten an und sagte voraus, dass es bei 37–39 Prozent der Kinder bis zum Alter von 16 Jahren zu einer psychischen Diagnose kommen wird. Nach aktuellen Schätzungen haben etwa 11–20 Prozent der Kinder in den Vereinigten Staaten eine emotionale oder Verhaltensstörung gemäß DSM-5-Definition.[5]

Auch die Zunahme bei der Verordnung psychotroper Medikamente ist erwähnenswert, ebenso der Umstand, dass in den USA 85 Prozent der psychotropen Medikamente von einem Arzt verordnet werden, der kein Psychiater ist. Im Jahr 2010 nahm einer von fünf Erwachsenen in den Vereinigten Staaten ein Psychotropikum ein.[6] Im Zeitraum 2011–2012 nahmen 7,5 Prozent der Kinder Medikamente gegen „emotionale oder Verhaltensprobleme“ ein[7]; auch Kleinkinder und Kinder im Vorschulalter erhalten bereits psychotrope Medikamente, häufig „off label“, also außerhalb der Zulassung.[8]

Wir zweifeln daran, dass sich die Menschen so sehr verändert haben. Manche Fachpersonen argumentieren dagegen, sie würden einfach immer besser darin, abnormales Verhalten zu diagnostizieren und zu behandeln. Doch es hat den Anschein, als würden immer mehr Verhaltensweisen als außerhalb der Norm und pathologisch angesehen, und da hochbegabte Kinder und Erwachsene häufig ungewöhnliche Verhaltensweisen zeigen, gibt schon dies Anlass zur Besorgnis im Hinblick auf eine Überdiagnose.

Zweitens besteht bei Fachpersonen ein Mangel an Wissen über die gängigen Merkmale von Hochbegabten, was dazu führt, dass viele typische Verhaltensweisen fälschlicherweise für eine Störung gehalten werden (oder sogar mehrere). Fachpersonen wie Psychiatern, Psychologen und Kinderärzten sowie Lehrern und Schulpsychologen werden nur wenig Kenntnisse vermittelt, um auf Hochbegabung zurückzuführende Verhaltensweisen von Verhaltensweisen unterscheiden zu können, denen diagnostizierbare Verhaltensstörungen zugrunde liegen (Hartnett, Nelson & Rinn, 2004; Silverman, 1998; Webb, 2014).

In der klinischen Ausbildung und Praxis wird ein weitaus größerer Schwerpunkt auf Individuen gelegt, deren Fähigkeitsniveau zwei oder mehr Standardabweichungen *unter* dem Durchschnitt liegt, als auf Personen, deren Fähigkeiten zwei oder mehr Standardabweichungen *über* dem Durchschnitt angesiedelt sind. In der psychologischen Forschung gab es bislang nur in Einzelfällen und in kleinerem Umfang eine Schwerpunktsetzung auf hochbegabte Kinder und Erwachsene (Hayden, 1985; Horowitz & O'Brien, 1985; Webb, 2014); die Veröffentlichung der National Association for Gifted Children (Neihart, Pfeiffer & Cross, 2015) spricht davon, dass in vielen Bereichen ein hoher weiterer Forschungsbedarf besteht.

Drittens gibt es Störungen, wie etwa existenzielle Depression oder Magersucht, die in der Tat mit höherer Wahrscheinlichkeit bei bestimmten Gruppen hochbegabter Kinder und Erwachsener auftreten. Die Diagnosen dieser Störungen sind demnach korrekt (Neihart, 1999; Piirto, 2004; Webb, 1999, 2001, 2014). Aber wie viele dieser Störungen sind ein Produkt der Interaktion zwischen Temperament und Umfeld? Umfeldbedingte Probleme sollten nicht einfach als „Pathologie unbekannter Ursache“ betrachtet werden. Eine Veränderung des Umfelds kann viele Erkrankungen effektiv behandeln. Wir sind der Ansicht, dass Fachpersonen eine geeignetere Therapie ermöglichen könnten, wenn sie in ihre Planung mehr Verständnis für das psychische Funktionieren einer Person und gleichzeitig auch für ihr Umfeld einfließen ließen – ganz egal, ob das Umfeld ihr Zuhause, ihre Schule oder ihr Arbeitsplatz ist.

Amend und Beljan (2009) untersuchten die Vorbedingungen von Fehldiagnosen, genauer gesagt, die Bedingungen, die eine Fehldiagnose bei Kindern wahrscheinlicher werden lassen. Dabei identifizierten sie mehrere Faktoren, darunter auch das oben bereits erwähnte Versäumnis, eine Hochbegabung in den Beurteilungsprozess miteinzubeziehen. Den Autoren zufolge stellt das mit Hochbegabung verbundene Stigma ein zusätzliches Handicap für eine korrekte Krankheitsbestimmung und Diagnose dar: Haben die Eltern bereits zuvor negatives Feedback von anderen Eltern, Therapeuten oder Lehrern über die Fähigkeiten ihres Kindes erhalten, so kann es sein, dass sie nur ungern mit einer Fachperson über seine Hochbegabung sprechen. Außerdem merkten die Autoren an, dass häufig Medikamente als diagnostisches Werkzeug zum Einsatz kämen, dass der Einfluss von Krankenversicherungen und Managed-Care-Konzepten auf den diagnostischen Prozess zu einer mangelnden Gründlichkeit bei der Diagnostik beitrügen und dass es wichtig sei, Faktoren wie das Umfeld und die Situation der zu beurteilenden Person zu berücksichtigen. Mit den Fehldiagnosen bei Erwachsenen verhält es sich ähnlich (Fiedler, 2015; Nauta & Ronner, 2013; Webb, 2013).

Doppeldiagnosen

Wir möchten noch auf ein weiteres Problem hinweisen, das Einfluss auf eine korrekte Diagnosestellung haben kann. Hochbegabte Kinder und Erwachsene bleiben von psychischen und physischen Erkrankungen nicht verschont. Tatsächlich gibt es sogar einige Störungen, die bei hochbegabten Kindern und Erwachsenen häufiger vorkommen. Deshalb diskutieren wir im Folgenden Situationen, in denen sich die Hochbegabung und bestimmte diagnostische Kategorien zu überlagern scheinen. Eine solche Doppeldiagnose – Hochbegabung, die gemeinsam mit einer bestimmten anderen zu diagnostizierenden Erkrankung auftritt – hat Auswirkungen auf diese zweifach außergewöhnlichen Personen, und zwar sowohl hinsichtlich ihrer Lernbedürfnisse und Berufstätigkeit als auch hinsichtlich ihrer Therapieplanung. Diese Individuen weisen gleichzeitig eine außergewöhnliche Fähigkeit und eine Beeinträchtigung auf, was eine einzigartige Kombination ergibt. Vielleicht dominiert ihre außergewöhnliche Fähigkeit und überdeckt ihre Beeinträchtigung, oder ihre Beeinträchtigung dominiert und überdeckt ihre außergewöhnliche Fähigkeit; schließlich könnten auch beide Merkmale das jeweils andere verschleiern, sodass keines der beiden erkannt oder berücksichtigt wird.[9]

Manche Merkmale hochbegabter Kinder und Erwachsener können ausschlaggebend sein, dass Therapeuten und Pädagogen eine ursächliche Störung übersehen. Damit möchten wir sagen, dass die Merkmale von Hochbegabung in der Tat gelegentlich Verwirrung stiften und eine korrekte Diagnose und Intervention erschweren können. Ein begünstigender Faktor für eine Fehldiagnose besteht gemäß Amend und Beljan (2009) darin, dass eine möglicherweise bestehende zweifache Außergewöhnlichkeit nicht in Betracht gezogen wird. Beispielsweise kann die Intelligenz eines jungen Kindes – in Kombination mit cleverem Raten – eine Lernschwäche über mehrere Jahre verschleiern, weil das Kind den Lehrstoff durch bloßes Zuhören oder Zusehen intellektuell aufnehmen kann. Viele Eltern haben uns davon berichtet, dass ihre Kinder ihre sprachlichen Fertigkeiten eingesetzt haben, um ihnen oder der Therapeutin einzureden, es gäbe kein Problem oder die Eltern seien selbst das Problem. Hochbegabte Kinder sind häufig nicht gut darin, ihre eigenen Defizite zu beschreiben, weil sie keine Schwäche zeigen möchten. Oft verharmlosen sie die vorgebrachten Bedenken oder legen sie positiv aus und verhindern so, dass der Therapeut den wahren Problemen auf die Schliche kommt.

Ebenso verhält es sich, wenn hochbegabte Kinder eine eindeutig diagnostizierte Störung oder Erkrankung wie eine Zerebralparese, Seh- oder Hörstörungen oder eine Lernschwäche haben: Tendenziell konzentrieren sich sowohl Fachpersonen als auch Eltern auf die Beeinträchtigung und vernachlässigen oder übersehen die Fähigkeiten des Kindes.[10] In der Folge kommt es zu einer Fehldiagnose, was wiederum andere Probleme nach sich zieht.

Bei manchen hochbegabten Kindern finden sich mehrere, manchmal sogar im Widerspruch zueinander stehende Diagnosen in ihrer Krankengeschichte. Dies deutet entweder darauf hin, dass es sich um ein schwerwiegendes Problem handelt oder dass sich das Kind nicht so leicht in eine diagnostische Kategorie einordnen lässt. Wenn die Diagnosen eines Kindes nur auf den üblichen Verhaltensweisen von Hochbegabten basieren, kann sich eine ziemlich lange Liste ergeben, wobei sich jede der Diagnosen auf ein paar Verhaltensaspekte des Kindes bezieht, aber keine sein Verhalten vollumfänglich erklärt. Wir haben beispielsweise erlebt, dass hochbegabte Kinder gleichzeitig die Diagnosen Störung mit Oppositionellem Trotzverhalten, Zwangsstörung, ADHS, bipolare Störung und Asperger erhalten haben. Solche Mehrfachdiagnosen trüben den Blick, wirken stigmatisierend und verstärken die Befürchtung des Kindes, dass etwas bei ihm „nicht richtig“ sei. Ganz sicherlich ist bei ihm etwas anders, aber nicht zwangsläufig „nicht richtig“. Da hochbegabte Kinder bereits von Natur aus außergewöhnlich sind und gewisse Verhaltensmerkmale häufig dramatisch zur Schau stellen, haben sie in der Tat ein höheres Risiko für Mehrfachdiagnosen und werden oft fälschlicherweise verdächtigt, gleich mehrere schwerwiegende Probleme zu haben. Es ist sehr wahrscheinlich, dass sie auch als Erwachsene mit Schwierigkeiten zu kämpfen haben. Die (nur sehr eingeschränkt) vorhandene Forschung zu zweifach außergewöhnlichen Erwachsenen hat ergeben, dass Menschen mit hohem IQ und Aufmerksamkeitsstörungen oftmals außergewöhnliche Kämpfe ausfechten müssen, die der Maximierung ihrer Gaben im Wege stehen (Olenchak, Jacobs, Hussain, Lee & Gaa, 2016). Für Erwachsene, deren ADHS im Kindesalter nicht erkannt wurde, wird das emotionale und intellektuelle Dilemma, das darin besteht, unerkannte aufmerksamkeitsbezogenen Konflikte und das aus ihnen häufig resultierende maladaptive Verhalten auszugleichen, zum persönlichen Quell von Scham und Schuldgefühlen, die zu Underachievement, Ängsten und Depression führen können (Brown, 2005). Ein Verständnis für die intellektuellen, sozialen und emotionalen Merkmale hochbegabter Kinder und Erwachsener wird in all diesen unglücklichen Situationen zweifelsohne zu besseren Ergebnissen führen.

Wir haben schon immer gewusst, dass Elijah hochintelligent und gleichzeitig eine Herausforderung ist. Zum ersten Mal suchte ich Hilfe, als er ein Vorschulkind war. Wir lebten damals in Wisconsin. Bei Elijah wurde erst ADHS diagnostiziert, dann eine Hochbegabung. Unser Therapeut sagte mir, dass er eines der willensstärksten Kinder war, mit denen er je gearbeitet hatte. In der Schule wurden bei ihm IQ- und Leistungstests durchgeführt. Elijahs IQ lag bei 138, und seine guten Leistungen in Lesen und Mathematik brachten ihn in diesen Fächern auf High-School-Niveau. Er erhielt teilweise akzelerierten Unterricht, und insgesamt lief es gut. Ich fragte mich immer, ob da noch mehr im Busch war oder ob Elijah „nur" hochbegabt war.

In dem Sommer, bevor er in die zweite Klasse kam, zogen wir dann nach Rhode Island. Obwohl Elijah dort eine großartige Lehrerin hatte, die früher selbst eine hochbegabte Schülerin gewesen war, bekam er erst akzelerierten Unterricht in Mathematik, als das Schuljahr schon recht weit fortgeschritten war. Eines Tages regte er sich fürchterlich auf, weil er bei einem Test keinen Radiergummi dabeihatte. Er bestand den Test nicht, und die Mathematiklehrerin sagte, dass sie ihn in ihrer Klasse nicht mehr dulden würde. In diesem Jahr brachte ihm dann der Lehrer der zweiten Klasse den Stoff der dritten Klasse bei, und wir waren so schockiert von dem Vorfall, dass wir nicht für unseren Sohn Partei ergriffen. Stattdessen sorgten wir uns immer mehr um einige seiner Verhaltensweisen und ließen eine komplette neuropsychologische Untersuchung durchführen, die eine Asperger-Diagnose ergab. Das war ein harter Brocken – ich komme immer noch nicht richtig klar damit, und das, obwohl ich wusste, dass es Schnittmengen zwischen ADHS, Hochbegabung und der Asperger-Störung gibt.

Es war ein harter Kampf, in der Schule Fördermaßnahmen für unseren Sohn durchzuboxen. Zwischen seinen IQ-Subskalen klafft eine deutliche Lücke; bei der Verarbeitungsgeschwindigkeit und dem Arbeitsgedächtnis ist er viel langsamer. Elijah kann dies jedoch größtenteils ausgleichen; er hat alle Fächer in der Schule bestanden. Aktuell sind wir auf der Suche nach weiterer Unterstützung zur Verbesserung seiner exekutiven Funktionen und lassen ihn nochmals neuropsychologisch untersuchen. Elijah hat einen individuellen Förderplan bekommen, aber offen gesagt heißt das nicht viel mehr, als dass er ein 30-minütiges Sozialkompetenztraining in der Gruppe erhält.

Unsere Schule hat weder ein Förderprogramm für Hochbegabte, noch ist irgendjemand dort der Ansicht, dass unser Sohn eines bräuchte, weil er sein Wissen nicht immer zeigt. In Mathematik wurde er jedoch wieder um eine Klassenstufe akzeleriert, und im Schulbezirk versucht man eine Lösung für den Herbst zu finden, wenn er in der letzten Grundschulklasse ist und trotzdem Mathematikunterricht auf einem höheren Niveau bekommen soll. Es ist nicht so, dass er alles automatisch weiß, aber wenn man ihm etwas zeigt, lernt er wirklich schnell. Man hat es nicht leicht, wenn man als zweifach außergewöhnlicher Schüler die Schule besucht – und erst recht nicht, wenn man die Mutter oder der Vater eines solchen Schülers ist!

Die landesweite SENG-Umfrage

Im Jahr 2011 befragte die Non-Profit-Organisation SENG (Supporting Educational Needs of the Gifted) in einer Internet-Umfrage mehr als 3000 Eltern hochbegabter Kinder in den Vereinigten Staaten zu ihren Erfahrungen mit Fachpersonen aus dem Gesundheitsbereich. Dabei beschränkte sich die Umfrage nicht nur auf Familien mit Kindern, die speziellen Förderunterricht für Hochbegabte erhielten. Die Ergebnisse, die bei mehreren Fachkonferenzen präsentiert[11] und bereits zur Publikation eingereicht wurden, beinhalten die folgenden Kernaspekte.[12] Die Eltern gaben an, dass bei ihrem hochbegabten Kind entweder ADHS in Erwägung gezogen (18,2 %) oder es deshalb behandelt wurde (12,8 %). Hieraus ergibt sich ein Gesamtwert von 31 Prozent. Dies ist nahezu das Dreifache im Vergleich zu den 11 Prozent, die in Veröffentlichungen zu Kindern im Allgemeinen angegeben werden. Ganze 17 Prozent wurden für Asperger oder Autismus-Spektrum-Störungen in Betracht gezogen oder dagegen behandelt, verglichen mit zwei Prozent der Kinder im Allgemeinen – ein hoher Prozentsatz, selbst wenn man berücksichtigt, dass das Asperger-Syndrom generell hochintelligente Kinder betrifft. Bei 18 Prozent wurde eine sensorische Verarbeitungsstörung diagnostiziert, im Vergleich zu fünf Prozent in der allgemeinen Bevölkerung, und bei 13 Prozent eine Zwangsstörung vermutet oder behandelt, was allgemein nur bei 2,7 Prozent der Kinder der Fall ist.

Andere Diagnosen, bei denen starke Abweichungen ersichtlich waren, sind Angsterkrankungen (35 % der hochbegabten Kinder vs. 25 % der Kinder in der Allgemeinbevölkerung), Allergien (57 % der Hochbegabten vs. 25 % allgemein) und Depression (19 % der Hochbegabten vs. 3–6 % allgemein).

Diese Daten stützen unsere klinische Beobachtung, dass hochbegabte Kinder mit höherer Wahrscheinlichkeit Diagnosen erhalten, die auf psychische oder Verhaltensprobleme hindeuten, als dies bei Kindern im Allgemeinen der Fall ist. Die Ergebnisse der SENG-Umfrage zeigen, dass psychische Diagnosen ein ernsthaftes Problem bei hochbegabten Kindern darstellen. Bei einer jüngeren Untersuchung unter 3715 Mitgliedern des Hochbegabtenvereins Mensa wurden ebenfalls viele dieser Störungen erhoben, und auch hier gaben die Teilnehmer ein signifikant höheres Auftreten im Vergleich zum landesweiten Durchschnitt an (Karpinski, Kolb, Tetreault & Borowski, 2016). Angehörige der Gesundheitsberufe erhalten so gut wie keine zielgerichtete Ausbildung über die Komplexität von Hochbegabung, was ein Grund dafür ist, dass es zu klinischen Fehldiagnosen kommt. Das Schulsystem in den Vereinigten Staaten erfordert vom Kindergarten bis zur 12. Klasse die Vorlage einer klinischen Diagnose, damit Schülern Unterrichtsanpassungen und individuelle Förderpläne gewährt werden können. Der Druck, der durch diese Regelung auf betroffene Familien ausgeübt wird, kann ebenfalls ein Grund für die höheren Prozentzahlen sein.

Wie bereits an anderer Stelle in diesem Buch ausgeführt wurde, sind hochbegabte Individuen nicht gegen eine gleichzeitig bestehende Störung immun, und einige dieser Prozentabweichungen können durch das Bestehen einer solchen zweifach außergewöhnlichen Situation erklärt werden. Die geschätzte Prävalenz zweifach außergewöhnlicher Individuen variiert stark und wird mit 2–5 Prozent angegeben – ein Wert, der hauptsächlich auf kleine Fallstudien zurückgeht (Foley-Nicpon, Assouline & Colangelo, 2013). Wie viele zweifach außergewöhnliche Menschen es tatsächlich gibt, ist unbekannt, da sie oftmals nicht als solche erkannt oder fehldiagnostiziert werden (Pfeiffer, 2013). Es bedarf weiterer Forschung, um Fehldiagnosen klar von tatsächlichen Doppeldiagnosen abzugrenzen.

Die Rolle der Fachpersonen in Therapie und Beratung

Die Eltern hochbegabter Vorschulkinder klagen oft über Probleme, die mit Schlafstörungen, Disziplin, Schwierigkeiten mit Geschwistern oder Peers, Intoleranz und Ungeduld gegenüber sich selbst und anderen, einem starken Willen, hyperaktiven

Verhaltensweisen, einer zerrütteten Familie sowie der Bereitschaft für den Schuleintritt oder auch einer vorzeitigen Einschulung zu tun haben. Dies ist besonders dann der Fall, wenn noch nicht erkannt wurde, dass ein Kind möglicherweise hochbegabt sein könnte. Bei hochbegabten Schulkindern sind die am häufigsten beobachteten Verhaltensprobleme Underachievement, Sturheit, Überreaktionen, Schwierigkeiten mit Peerbeziehungen, starke Rivalität zwischen Geschwistern, ein geringes Selbstwertgefühl, Perfektionismus und Depression (Webb, Gore, Amend & DeVries, 2017). Hochbegabte Jugendliche und Erwachsene haben dagegen eher mit Gefühlen wie Einsamkeit, einer mangelnden zwischenmenschlichen Akzeptanz, enttäuschtem Idealismus und allgemeiner Ernüchterung, Unzufriedenheit im Beruf, im Freundeskreis oder in der Ehe sowie existenziellen Depressionen zu kämpfen (Jacobsen, 1999; Rivero, 2010; Streznewski, 1999; Webb, 2013).

Wenn es zu diesen Herausforderungen kommt, suchen Eltern und hochbegabte Individuen oftmals die Unterstützung von Fachpersonen. Die Eltern junger hochbegabter Kinder wenden sich vielleicht an Kinderärzte oder andere Fachpersonen, um deren Rat zu ungewöhnlichen oder frühreifen Verhaltensweisen oder Problemen zu Hause und in der Schule einzuholen, etwa eine frühe Lesefähigkeit oder andere vorzeitige Entwicklungsstadien, die oft lange vor dem Schuleintritt eines Kindes einsetzen. Fachpersonen mit entsprechenden Kenntnissen können helfen, indem sie ein frühzeitiges Screening durchführen, die Hochbegabung gegebenenfalls identifizieren und die intelligenten Kinder und ihre Familien vorausschauend begleiten. Häufig können sie die Familien auch bei Entscheidungen zum Bildungsweg, bei Lernschwierigkeiten oder Verhaltensproblemen sowie zu Erziehungsfragen beraten. Noch viel wichtiger ist jedoch, dass sie die Familien dazu anleiten können, hochbegabten Kindern mehr Verständnis und Unterstützung entgegenzubringen, was spätere Probleme dieser Kinder bis ins Erwachsenenleben vermeiden oder zumindest verringern kann (Amend & Clouse, 2007; Hayden, 1985; Kuzujanakis, 2011; Robinson & Olszewski-Kubilius, 1996; SENG, 2015; Whitmore, 1980).

Leider wird im Medizin- und Psychologiestudium, in der Facharztausbildung und in Praktika nur auf die neurologischen und gelegentlich auch die psychiatrischen Aspekte einer unterdurchschnittlichen mentalen Entwicklung eingegangen; die Probleme hochbegabter Kinder stehen nicht auf den Lehrplänen. Selbst die allgemeinen Merkmale hochbegabter Kinder sind nur wenigen Fachpersonen bekannt, beispielsweise die Tatsache, dass hochbegabte Vorschulkinder in ihrer Entwicklung durchschnittlich etwa 30 Prozent über der Norm liegen, wenngleich individuelle Abweichungen möglich sind (Brink, 1982; Ruf, 2009). Als Folge davon erhalten die Eltern nicht die Anleitung, die sie bräuchten. Mit der richtigen Ausbildung könnten Fachpersonen den Eltern hochbegabter Kinder jedoch bei der Suche nach unterstützenden Maßnahmen eine große Hilfe sein.

Die oben vorgestellte SENG-Umfrage legt ebenfalls nahe, dass Eltern sich eine Unterstützung durch Fachpersonen wünschen. Etwa 46 Prozent der Eltern gaben an, dass sie enttäuscht waren, als sie versuchten, mit ihrem Arzt über die Hochbegabung ihres Kindes zu sprechen, und 28 Prozent der Eltern berichteten, dass sie die Hochbegabung bei ihrem Arzt aus verschiedenen Gründen nicht angesprochen haben – unter anderem, weil sie früher bereits enttäuscht wurden oder weil sie der Ansicht waren, dies fiele nicht in den Kompetenzbereich des Arztes. Nur 24 Prozent gaben an, mit dem Arztgespräch über die Hochbegabung ihres Kindes zufrieden gewesen zu sein.

Die SENG-Studie war zwar eine große landesweite Untersuchung, doch es bedarf weiterer Forschung. Dies gilt für alle Studien, die auf willkürlichen Stichproben basieren. Doch selbst wenn wir die Ergebnisse der Studie halbieren, sind ihre Daten immer noch sehr aufschlussreich.

Anmerkungen

1 http://www.sciencedaily.com/releases/2010/08/100817103342.htm
2 Sir Ken Robinson (2006) hat diesen Druck auf Konformität und den hieraus erwachsenden Schaden eloquent beschrieben. Siehe https://www.ted.com/talks/ken_robinson_says_schools_kill_creativity
3 Michalko, M. (2012). Bizarre Marotten berühmter historischer Persönlichkeiten. http://creativethinking.net/wierd-habits-and-rituals-of-famous-historical-figures/#sthash.A3Kyb9Vr.dpbs
4 http://www.cdc.gov/mmwr/volumes/65/wr/mm6509a1.htm?s_cid=mm6509a1_w
5 http://pediatrics.aappublications.org/content/pediatrics/135/2/384.full.pdf
6 http://apps.who.int/medicinedocs/documents/s19032en/s19032en.pdf
7 http://www.nimh.nih.gov/about/director/2014/are-children-overmedicated.shtml
8 http://jama.jamanetwork.com/article.aspx?articleid=192424&resultclick=1
9 Diese Definition wurde von *The 2e Community of Practice* erstellt, ein Konsortium der Organisation IDEA Partnership mit Mitgliedern aus 28 nationalen, staatlichen und lokalen Organisationen sowie Einzelpersonen, darunter National Association for Gifted Children, Council for Exceptional Children, National Association of School Psychologists, National Center for Learning Disabilities und praktizierenden Psychologen. Sie kamen zu dem Schluss, dass eine erfolgreiche Arbeit mit dieser einzigartigen Bevölkerungsgruppe eine spezielle akademische Ausbildung und kontinuierliche Weiterbildung erfordert, denn zweifach außergewöhnliche Schüler, deren Leistungen sowohl unter als auch über dem Klassenniveau liegen können, erfordern:
- spezielle diagnostische Methoden, die eine mögliche Interaktion ihrer Außergewöhnlichkeiten berücksichtigen
- zusätzliche/fortgeschrittene Fördermaßnahmen im Unterricht, welche die Interessen, Gaben und Talente des Kindes weiterentwickeln und dabei auch seinen Lernbedürfnissen gerecht werden
- gleichzeitige Unterstützung des Kindes für schulischen Erfolg und sein soziales und emotionales Wohlbefinden durch individuelle Anpassungen, therapeutische Interventionen und Spezialunterricht.

10 Die Non-Profit-Organisation *Bright, Not Broken* hat dies zu ihrer zentralen Aufgabe erklärt. Siehe Kennedy & Banks (2011).

11 Webb, J., Kuzujanakis, M., Gallagher, R. & Chou, S. (2013). *Misdiagnoses of Gifted Children: A Call to Action*. Presented at the 20th Biennial Conference of the World Council on Gifted and Talented Children, Louisville, KY, August 11, 2013 (erste Präsentation dieses Themas bei einer Konferenz).

12 Kuzujanakis, Gallagher & Webb, 2016, under review.

Kapitel 3: Aufmerksamkeitsdefizit-/ Hyperaktivitätsstörung

Heutzutage haben die meisten Menschen schon einmal etwas über die Aufmerksamkeitsdefizit-/Hyperaktivitätsstörung (ADHS) gehört, die in der ICD-10 als Hyperkinetische Störung bezeichnet wird. Sie ist einer der häufigsten Gründe, warum Kinder an einen Psychologen oder Psychiater überwiesen werden (American Academy of Pediatrics, 2011; Brown, 2000). Die öffentlichen Medien berichten über einen dramatischen Anstieg von ADHS-Diagnosen bei Kindern. Dies ist zum Teil der Tatsache geschuldet, dass es keine allgemein anerkannte Methode zur Diagnose von ADHS gibt. Vermutlich gibt es unter Fachpersonen ebenso viele Missverständnisse über ADHS wie über hochbegabte Kinder. Auch der übermäßige Einsatz von Checklisten zur Diagnose von ADHS anstelle einer neuropsychologischen Beurteilung – eine Kosteneinsparungsmaßnahme – hat wahrscheinlich dazu beigetragen, dass es immer mehr ADHS-Diagnosen gibt. Es gibt keine ADHS-Checkliste, die abfragt, ob das Kind oder der Erwachsene ungewöhnlich intelligent oder ein Genie ist und welchen Effekt dies auf sein Funktionieren hat.

Obwohl Forschungsstudien darauf hindeuten, dass die tatsächliche Prävalenz eher niedrig ist, hat sich ADHS in den vergangenen Jahrzehnten zu einer weitverbreiteten Diagnose entwickelt, deren steigende Beliebtheit längst auch die hochbegabten Kinder eingeholt hat. Aktuell werden in den Vereinigten Staaten 11 Prozent der Kinder mit ADHS diagnostiziert.[1] Wir halten es für unglaubwürdig, dass eines von neun Kindern in den USA diese Störung haben soll – insbesondere deshalb, weil die Raten in jeder Umfrage gestiegen sind: von 7,8 Prozent im Jahr 2003 auf 9,5 Prozent im Jahr 2007 und weiter auf 11 Prozent im Jahr 2011 (Visser et al., 2014). Garfield et al. (2012) stellten fest, dass ADHS-Diagnosen bei Kindern und Jugendlichen in den Vereinigten Staaten von 2000 bis 2010 um 66 Prozent gestiegen seien und in etwa 90 Prozent dieser Fälle Psychostimulanzien zum Einsatz kämen. Die Verordnungshäufigkeit von Stimulanzien ist in den vergangenen zwanzig Jahren sprunghaft angestiegen.[2] Die Umsätze von ADHS-Medikamenten haben seit 2010 jedes Jahr um acht Prozent zugelegt, und es gibt Prognosen, dass sie weiterhin um durchschnittlich sechs bis acht Prozent jährlich steigen sollen.[3] Außerhalb der Vereinigten Staaten wachsen die Umsätze sogar noch schneller.[4] Ritalin® (Methylphenidat) ist aktuell das am häufigsten verschriebene Medikament bei Kindern zwischen 12 und 17 Jahren, die ambulant behandelt werden.[5]

Wir sind der Ansicht, dass das DSM mit jeder Neuauflage um weitere Störungen ergänzt und somit die Klassifikation bestimmter Verhaltensweisen als Erkrankungen, inklusive ADHS-Diagnosen, begünstigt wurde. Allen Frances, M.D., der Vorsitzende der Arbeitsgruppe, welche die vierte Revision des DSM unternahm, teilt diese Auffassung. Damit wurde das Risiko für Fehldiagnosen durch das DSM höher, und die ausgewiesenen Raten sind unzutreffend und übertrieben, insbesondere was ADHS anbelangt. In Zusammenhang damit sei erwähnt, dass die Richtlinien für die klinische Praxis der American Academy of Pediatrics im Jahr 2011 die Altersgruppe für die Diagnose und Behandlung von ADHS von zuvor 6–12 Jahre auf 4–18 Jahre erweitert haben. Auch dies wird wahrscheinlich wesentlich dazu beitragen, dass ADHS-Diagnosen immer häufiger werden.[6]

Frances' (2016) Auswertung der Forschungsdaten legt nahe, dass von den gestellten ADHS-Diagnosen „nur etwa ein bis zwei Prozent als ADHS eingestuft" werden konnten und dass „viele gar nicht kranke Kinder" Stimulanzien erhalten haben. Zu den treibenden Kräften für inflationäre ADHS-Diagnosen zählen aggressive Arzneimittelwerbung, eine Diagnose anhand von Symptom-Checklisten anstelle einer umfassenden Untersuchung und die Auffassung, Stimulanzien würden die kognitive Leistungsfähigkeit erhöhen.[7] Weiterhin trägt „diagnostische Inflation" auf Betreiben von Eltern, die Unterrichtsanpassungen oder andere Fördermaßnahmen durchsetzen möchten, zur Problematik bei. „Diagnostische Inflation wird immer dann unterstützt, wenn ein Arzt eine geschönte Diagnose stellt, die einem Patienten dazu verhilft, Zugang zu etwas Nutzbringendem zu erhalten, etwa spezielle Unterstützung für Lernbehinderte oder schulische Fördermaßnahmen" (Frances, 2013, S. 84).

Ganz abgesehen von diesen zusätzlichen Herausforderungen weisen hochbegabte Kinder schon von Natur aus viele Verhaltensweisen auf, die denen von Kindern mit ADHS ähneln (Baum & Olenchak, 2002; Hartnett, Nelson & Rinn, 2004; Webb, Gore, Amend & DeVries, 2017). Beide Gruppen können soziale Probleme und Schwierigkeiten in der Schule haben (Guenther, 1995; Leroux & Levitt-Perlman, 2000). Das DSM-IV-TR hat dies erkannt und erklärt: „Unaufmerksamkeit im Schulunterricht kann auch dann auftreten, wenn Kinder mit hoher Intelligenz Schulen besuchen, die sie zu wenig anregen (unterstimulierendes schulisches Umfeld)" (American Psychiatric Association, 2003, S. 125), und warnte davor, in solchen Fällen ADHS zu diagnostizieren.[8] Oft führt die Einführung eines geeigneten Lehrplans oder einer passenden Lernumgebung dazu, dass sich die Unaufmerksamkeit deutlich reduziert und weniger schulische Probleme auftreten.

Schwierigkeiten beim Befolgen von Regeln und Vorschriften sind ein weiteres allgemein anerkanntes Anzeichen für ADHS (Barkley, 1990, 2006). Ähnliche Verhaltensweisen treten häufig bei hochbegabten Kindern auf, aber aus einem anderen Grund. Schon in den unteren Klassen stellen außerordentlich intelligente Kinder aktiv Regeln, Gewohnheiten und Traditionen infrage. Durch ihre Intensität neigen sie zu Machtkämpfen mit Autoritäten, und diese Verhaltensweisen sind Eltern, Lehrern und Peers oft unangenehm. Man kann leicht erkennen, dass diese beiden Zustände, die eine völlig andere Ursache haben und völlig unterschiedliche Interventionen erfordern, während einer kurzen „Evaluation" verwechselt werden können.

Einige Fachleute, darunter auch die Autoren dieses Buches, sind der Auffassung, dass hochbegabten Kindern oft zu Unrecht ADHS diagnostiziert wird (Amend & Beljan, 2009; Baum & Olenchak, 2002; Baum, Olenchak & Owen, 1998; Cramond, 1995; Freed & Parsons, 1997; Lawler, 2000; Lee & Olenchak, 2014; Lind, 1993; Silverman, 1998; Tucker & Hafenstein, 1997; Webb, 2001; Webb & Latimer, 1993), obwohl es bislang viel zu wenige medizinische, pädagogische oder psychologische Studien gibt, die diese Meinung belegen (Kaufmann, Kalbfleisch & Castellanos, 2000; Mullet & Rinn, 2015).

ADHS ist sowohl im vorwiegend unaufmerksamen Typ als auch im vorherrschend hyperaktiv-impulsiven Typ und im Mischtyp durch verschiedene Symptome gekennzeichnet, die normalerweise gemeinsam auftreten, wobei die Hauptmerkmale Unaufmerksamkeit, Impulsivität und Hyperaktivität sind (American Psychiatric Association, 2018). Manche Wissenschaftler (z. B. Lahey, Miller, Gordon & Riley, 1999) schätzen die Prävalenz von ADHS unter Schulkindern (Jungen und Mädchen) auf zwei Prozent. Die Schätzungen im DSM-5 belaufen sich auf fünf Prozent bei Kindern und 2,5 Prozent bei Erwachsenen, wobei ADHS häufiger bei Jungen als bei Mädchen diagnostiziert wird. Diese Zahlen liegen weit unter den von der Gesundheitsbehörde der USA genannten elf Prozent.[9]

Obwohl ADHS-Diagnosen früher häufig bei Kindern gestellt wurden, kann diese Störung auch bei Erwachsenen vorkommen, wie wir später noch ausführen werden. Eine umfassende Prüfung der diagnostischen Methoden zur Bewertung von ADHS ergab allerdings, dass alle diese Methoden zur Verwendung bei Kindern konzipiert wurden (Brassett-Harknett & Butler, 2007).

ADHS, hochbegabt oder beides?

Der Verdacht auf ADHS entsteht in der Regel dann, wenn Kinder Probleme mit der Aufmerksamkeit haben oder hyperaktiv sind. Obwohl manche Kinder Aufmerksamkeitsdefizite haben, die auf spezifische neurologische Verletzungen zurückgehen, werden die meisten Kinder mit ADHS an Fachpersonen überwiesen, weil ihr Verhalten so weit eskaliert ist, dass sie von Peers zurückgewiesen werden; weil ihre schulischen Leistungen darunter leiden; weil sie zu Hause und in der Schule nicht mehr zu kontrollieren sind; weil ihre Lehrer darüber frustriert sind, dass diese Kinder einen zu großen Teil ihrer Aufmerksamkeit einfordern und/oder ihre Klassenkameraden beim Lernen stören.

Die Diagnose ADHS sollte jedoch immer die letzte Option sein und erst gestellt werden, wenn alle anderen möglichen Ursachen für das Verhalten ausgeschlossen wurden. Weitere Probleme, die Symptome wie Unaufmerksamkeit, Hyperaktivität und Impulsivität auslösen können, sind Depression, Angst, Lernstörungen, Vereinnahmung durch persönliche Probleme, unrealistisch hohe Erwartungen, situationsbedingte Schwierigkeiten, Langeweile infolge einer Nichtübereinstimmung von Fähigkeiten und Erwartungen, auditive Verarbeitungsdefizite, Gehirnerschütterung oder ein leichtes Schädel-Hirn-Trauma, ein schlechter gesundheitlicher Allgemeinzustand, Substanzmissbrauch, Müdigkeit infolge von Schlafstörungen, ein Energiemangel aufgrund schlechter Essgewohnheiten oder einer Essstörung, bis hin zu einer kognitiven Verlangsamung durch Medikamente. Um diese und viele weitere Möglichkeiten auszuschließen, sind eingehende Untersuchungen durch eine Fachperson erforderlich. Die ADHS-Diagnostik ist aufwendig und sollte nicht im Rahmen eines zehnminütigen Termins beim Hausarzt erfolgen, der sich lediglich einen Fragebogen anschaut, welchen die Eltern und/oder Lehrer zuvor ausgefüllt haben. Eine ADHS-Diagnose sollte am besten durch einen Kinderneuropsychologen oder eine andere für die Beurteilung qualifizierte Fachperson gestellt werden, die Aufmerksamkeit und exekutive Funktionen anhand verschiedener Tests standardisiert prüft.

Es gibt auch hochbegabte Kinder, die tatsächlich ADHS haben. Diese Kinder sind zweifach außergewöhnlich (Moon, Zentall, Grskovic, Hall & Stormont-Spurgin, 2001). In diesem Fall müssen beide Diagnosen zur Kenntnis genommen werden. Manche Fachleute sind nach wie vor der Auffassung, dass die beiden Zustände (ADHS und Hochbegabung) nicht gleichzeitig vorhanden sein können. Diese Meinung teilen wir nicht. Hochbegabte Kinder können sehr wohl an ADHS leiden. Tatsächlich gibt es keine Forschungsarbeit, die darauf hindeutet, dass hochbegabte Kinder mehr oder weniger an ADHS leiden als der Rest der Bevölkerung. Fortgeschrittene intellektuelle Fähigkeiten können die Symptome von ADHS überdecken, wodurch sich die richtige Diagnose verzögern kann (Moon, 2002). Kinder mit ADHS, die besonders klug sind, können es sich zumindest in den ersten Klassen leisten, im Unterricht nur teilweise aufmerksam zu sein. Aufgrund ihres hohen intellektuellen Niveaus schneiden sie bei Tests und anderen Aufgaben im Vergleich zu Gleichaltrigen dennoch gut ab. Die Aufmerksamkeitsprobleme treten deshalb vielleicht erst ein paar Jahre später auf, wenn das Kind die Erfahrung macht, dass der Unterricht seine ständige Aufmerksamkeit erfordert. In manchen Fällen, etwa bei außerordentlich hoch begabten Individuen, treten diese Probleme vielleicht erst im College oder an der Graduate School auf.

Unserer Erfahrung nach zeigt mindestens die Hälfte aller hochbegabten Kinder mit ADHS-Diagnose nicht die signifikanten, durch Aufmerksamkeitsprobleme oder Hyperaktivität hervorgerufenen Beeinträchtigungen, die laut DSM-5 für die Diagnose vorhanden sein müssen. Obwohl sie in bestimmten Umgebungen problematische Verhaltensweisen zeigen, lassen sich diese besser durch ihre Hochbegabung und die damit einhergehenden Merkmale erklären. Mit anderen Worten: Die ADS/ADHS-Diagnose ist bei diesen Kindern nicht gerechtfertigt, und die Interventionen, die eigentlich notwendig wären, um ihre wirklichen Probleme anzugehen (z.B. ungeeignete Lehrpläne oder Mobbing), sind völlig anders als die, die üblicherweise bei ADHS angewandt werden. Dies trifft bei Jungen zu (Gnaulati, 2013), und ganz besonders bei Kindern aus ethnischen Minderheiten (Beljan, 2011; Bryant, 2005).

Hier ist ein Fallbeispiel: Rafaels Lehrer sagen, dass seine Leistungen nicht seinen eigentlichen Fähigkeiten entsprechen. Er führt seine Aufgaben nicht zu Ende oder schreibt lediglich die Lösungen auf, ohne zu erklären, wie er darauf gekommen ist. Seine Handschrift und Rechtschreibung lassen ebenfalls zu wünschen übrig. Im Unterricht zappelt er herum, spricht mit seinen Klassenkameraden und stört oft den Ablauf, weil er andere unterbricht. Rafael wird für seine Handlungen gerügt und musste schon viele Strafen über sich ergehen lassen, die sein Verhalten ändern sollten. Wenn der Lehrer etwas fragt, platzt Rafael mit der (in der Regel korrekten) Antwort heraus, obwohl er gar nicht an der Reihe ist. Inzwischen passiert das allerdings seltener, weil Rafael neuerdings eher vor sich hin träumt und mit seinen Gedanken oft woanders ist. Hat Rafael ADHS oder ist er hochbegabt?

Er könnte beides sein. Es könnte aber auch ganz andere Gründe für sein Verhalten geben. Wenn Eltern einen Arzt konsultieren und ihm solche Dinge berichten, würde der Arzt nach der derzeitigen Praxis nicht nur blitzschnell eine Diagnose stellen, sondern wahrscheinlich auch Medikamente verschreiben. Zeigen diese Medikamente dann nicht die erwünschte Wirkung, wird nicht etwa nach anderen Ursachen geforscht; vielmehr wird die Dosis erhöht, oder es werden andere Medikamente ausprobiert. In manchen Fällen entsteht der Eindruck, dass sich die Medikamente positiv auf das Problemverhalten auswirken, was wiederum als Bestätigung interpretiert wird, dass die Diagnose korrekt war, ungeachtet aller Forschungen, die zeigen, dass Stimulanzien die Aufmerksamkeitsspanne bei allen Individuen erhöhen, nicht nur bei ADHS-Betroffenen (Smith & Farah, 2011).[10] Darüber hinaus zeigen Kinder oftmals eine paradoxe Reaktion auf Stimulanzien und werden durch sie scheinbar ruhiger und kooperativer, was fälschlicherweise als eine Bestätigung der Hyperaktivitätsdiagnose angesehen wird.

In der täglichen Praxis werden das hohe Fähigkeitsniveau und die damit zusammenhängenden Verhaltensweisen eines Kindes so gut wie nie in Betracht gezogen. Ein Elternteil berichtet zum Beispiel, die Psychologin ihres Kindes habe zu ihr gesagt:

„Mir ist schon klar, dass Ihr Kind hochbegabt ist, aber das spielt im Moment keine Rolle ...“ Wie bitte? Das ist, als würden Körpergröße und Gewicht beim Kauf einer Hose keine Rolle spielen. Die Hochbegabung ist ein integraler Bestandteil des gesamten Nervensystems des Kindes und muss unter allen Umständen berücksichtigt werden, vor allem, wenn es darum geht, eine Diagnose zu stellen und die geeignete Behandlung einzuleiten.

In den folgenden drei Fallbeispielen werden häufige Symptome von ADHS beschrieben. Es ist interessant, zu überlegen, welche Kinder lediglich Zeichen von Hochbegabung zeigen und welche ADHS-Verhaltensweisen oder beides.

Aryanna ist das achtjährige Adoptivkind einer alleinerziehenden Mutter. Sie war immer schon „ein schwieriges Kind“, aber sehr intelligent. Ein Freund der Familie gab der Mutter den Rat, doch einmal Aryannas IQ testen zu lassen. Bei der Messung ihrer kognitiven Fähigkeiten durch einen Psychologen erzielte das Mädchen einen Gesamt-IQ von 130. Ihr Verbal-IQ betrug 141 und ihr Handlungs-IQ 123.

Die Mutter und das Kindermädchen berichteten, dass Aryanna trotz eines gut organisierten Haushalts, klaren Erwartungen und konsequenter Disziplin fast immer die Aufgaben vergaß, die sie erledigen sollte, und ohne ständige Beaufsichtigung führte sie nichts zu Ende. So „vergaß“ sie zum Beispiel immer, sich die Hände zu waschen, nachdem sie auf der Toilette gewesen war, obwohl man es ihr unzählige Male gesagt hatte. Weder die ständigen Mahnungen noch die negativen Konsequenzen brachten diesbezüglich einen Fortschritt. Tatsächlich schien Aryanna über ihr eigenes Verhalten erstaunt zu sein. Sie hatte auch keine Freunde und galt unter ihren drei Geschwistern als „Nervensäge“.

Der Psychologe forderte Aryanna auf, sich eine CD anzuhören und die Hand zu heben, wenn sie ein bestimmtes Wort hörte. Als das Wort zum ersten Mal fiel, hob Aryanna die Hand, aber bei den nächsten Malen entging es ihr, obwohl sie anscheinend kooperierte und zuhörte. Da sie übergewichtig war, schickte man sie zu einer körperlichen Untersuchung, bei der auch die Schilddrüsenwerte getestet wurden – ohne Befund. Man gab ihr Ritalin®, und nachdem die Dosis zweimal erhöht worden war, wurde sie (laut ihrer Mutter und der Lehrerin) „ein völlig anderes Kind“. In der Schule schloss sie jetzt Freundschaften, sie half zu Hause mit, wartete, bis sie an der Reihe war, bekam bessere Noten und verlor an Gewicht. Die Erwachsenen in ihrem Umfeld sagen, sie wüssten genau, wann die Wirkung ihres Medikaments nachlässt, weil sich ihr Verhalten sofort merkbar verschlechtert.

Andrew ist der sechsjährige Sohn zweier Ärzte. Da er immer noch fürchterliche Trotzanfälle hatte, obwohl er längst aus dem Trotzalter heraus war, wandten sich seine Eltern an einen Psychologen. Sie berichteten, dass Andrew sofort einen Wutanfall bekam, wenn er frustriert war, und nun, da er größer und kräftiger wurde, war es immer schwieriger, ihn dabei körperlich in den Griff zu bekommen. Seine Mutter sagte erschöpft: „Wenn das so weitergeht, werde ich nicht mehr in der Lage sein, seine heftigen Ausbrüche zu kontrollieren!"

Andrew berichtete, dass er abends im Bett nicht still liegen oder die Gedanken abstellen konnte, weswegen er häufig noch wach war, wenn seine Eltern längst schliefen. Trotzdem wachte er früh auf und war dann den ganzen Tag über aktiv. Wenn er nicht herumrannte – wie er es auch in der Kirche oder im Restaurant machte –, rutschte er auf seinem Stuhl herum, zappelte und wippte mit Beinen und Füßen.

Bei der Evaluierung fiel dem Psychologen auf, dass Andrew sich für sein Alter ungewöhnlich gut ausdrücken konnte. Die Eltern sagten: „Er quasselt einem das Ohr ab." Seine Lehrer berichteten, dass Andrew entweder durch ständiges Reden den Unterricht störte oder sich so in ein Buch vertiefte, dass er nicht reagierte, wenn man ihn ansprach; in solchen Fällen musste man ihn anstupsen, um zu ihm durchzudringen. Manchmal blieb er einfach sitzen und las, ohne zu merken, dass es geläutet hatte und alle Kinder in die Pause gegangen waren (eigentlich seine Lieblingsbeschäftigung in der Schule). Beim Intelligenztest wurde Andrews IQ-Wert auf 140 geschätzt. Der Psychologe diagnostizierte ihm ADHS, und ein Kinderarzt verschrieb ihm Ritalin®. Innerhalb weniger Wochen entwickelte Andrew Tics, Tremor und erhöhte Reizbarkeit. Das Ritalin® wurde abgesetzt, und die Symptome klangen ab. Die Tics blieben. Danach wurde bei ihm zweimal die Diagnose ADHS ausgesprochen, einmal von einem Psychologen und einmal von einem Lehrer, doch die Eltern ignorierten dies. Der junge Mann ist heute Anwalt.

Die neunjährige Chemissa wurde auf Anraten ihres Lehrers bei einem Psychologen vorstellig. Der Lehrer vermutete, dass sie ADHS hatte, weil sie sich häufig in Tagträumen verlor und im Unterricht die meiste Zeit mit den Gedanken woanders war. Sie störte den Unterricht nicht und schnitt bei Tests im Allgemeinen gut ab, aber sie machte fast nie ihre Hausaufgaben zu Ende. Sie hatte kaum Freunde, und in den Pausen las sie meist oder starrte vor sich hin. Die Evaluation durch den Psychologen sah keinen IQ-Test vor. Doch die Auswertung der Conners Skalen (ein Aufmerksamkeits- und Verhaltenstest, den der Lehrer durchgeführt hatte) veranlasste einen Kinderarzt dazu, Chemissa Ritalin® zu verschreiben.

Nach ein paar Wochen berichtete die Mutter, dass Chemissa neuerdings ihre Hausaufgaben zu Ende machte. Dem Lehrer fiel auf, dass sie sich häufiger am Unterricht beteiligte. In der Schule wurde ihr zwar gewissenhaft das Ritalin® verabreicht, aber die Mutter vergaß es oft. Daraufhin zeigte Chemissa starke Verhaltensschwankungen, was auf die unregelmäßige Einnahme des Medikaments zurückgeführt wurde.

Kaufmann, Kalbfleisch und Castellanos (2000) weisen zu Recht darauf hin, dass es ebenso schwerwiegende Folgen hat, wenn ADHS nicht diagnostiziert wird, wie wenn man einem hochbegabten Kind eine falsche ADHS-Diagnose stellt. Wird ADHS bei einem jungen Kind nicht erkannt, werden die kompensatorischen Fertigkeiten, die das Kind durch die Grundschule „gerettet" haben, vermutlich spätestens dann nicht mehr genügen, wenn es in die Mittel- oder Oberstufe kommt. Die Frustration ist dann vorprogrammiert.

Wenn das Verhalten eines Kindes zu schulischen und sozialen Beeinträchtigungen sowie zu Beeinträchtigungen des Selbstkonzepts führt, muss es einer klinischen Untersuchung unterzogen werden, um Zustände auszuschließen, die potenziell behandelbar wären. Auch darin stimmen wir mit Kaufmann, Kalbfleisch und Castellanos (2000) überein. Ist jedoch eine hohe intellektuelle Fähigkeit vorhanden, sollte das Kind von einer Fachperson evaluiert werden, die eine entsprechende Ausbildung und Erfahrung mit hochbegabten Kindern hat (Silverman, 1988). Das ist deswegen so wichtig, weil die Verhaltensweisen eines Kindes mit ADHS – wie bereits erwähnt – häufig den Merkmalen ähneln, die normalerweise mit Hochbegabung, Kreativität und erhöhter Sensitivität in Verbindung gebracht werden (Lee & Olenchak, 2014; Piechowski, 1997; Silverman, 1993a). Ein hochbegabtes Kind braucht andere Interventionen als ein Kind mit ADHS. Darüber hinaus ist eine medikamentöse Behandlung nicht ohne Risiken; solange es andere Möglichkeiten gibt, um eine Diagnose auszuschließen, sollten Medikamente nicht einfach versuchsweise verordnet werden, vor allem dann nicht, wenn sowohl die Diagnose als auch die Behandlung unspezifisch ist.

Beeinträchtigung

Das Ausmaß der Beeinträchtigung ist für die Diagnostik und die Entscheidung, welche Behandlung erfolgen soll, von großer Bedeutung. Inwieweit das Kind beeinträchtigt ist, unterliegt jedoch einer subjektiven Einschätzung, die sehr stark von der aktuellen Situation des Kindes im häuslichen und schulischen Umfeld beeinflusst wird. Was im Unterricht als Aufmerksamkeitsdefizit interpretiert wird, ist bei hochbegabten Kindern mit größerer Wahrscheinlichkeit eine für sie ungeeignete Lernumgebung. Das ist eine der wenigen Diagnosen, bei denen das DSM-IV-TR (American Psychiatric Association, 2003, S. 125) den Einfluss von Hochbegabung auf den diagnostischen Prozess zur Kenntnis nimmt: „Unaufmerksamkeit im Unterricht kann auch entstehen, wenn hochintelligente Kinder in Lernumgebungen kommen, wo sie unterfordert sind." Im DSM-5 scheint dies dagegen nicht enthalten zu sein. Die ICD-10 weist jedoch auf Folgendes hin: „Beurteilungsmaßstab sollte sein, dass die Aktivität im Vergleich zu dem, was in der gleichen Situation von gleichaltrigen Kindern mit gleicher Intelligenz zu erwarten wäre, extrem ausgeprägt ist" (Dilling et al., 2015, S. 360). Den IQ in den diagnostischen Prozess miteinzubeziehen, wie in diesem Auszug aus der ICD-10 vorgeschlagen wird, stellt einen neuen Bewertungsmaßstab dar. Dieser ist erforderlich, um die Symptome und das Ausmaß der Beeinträchtigungen aktiver Kinder, die wegen Verdachts auf ADHS an eine Fachperson überwiesen wurden, richtig einschätzen zu können. Tatsächlich wird nahegelegt, dass ein IQ-Test Bestandteil des diagnostischen Prozesses sein sollte. Bei den üblichen, auf Fragebogen gestützten Tests zur ADHS-Evaluation ist ein solcher nicht routinemäßig vorgesehen.

Hochbegabte Kinder erbringen in der Regel hohe Leistungen, wenn sie Interesse an einer Aufgabe haben. Wenn sie nicht interessiert oder motiviert sind, können die Ergebnisse, die sie bei objektiven Aufmerksamkeitstests oder bei subjektiven Evaluationen erzielen, recht ungenau ausfallen (zum Beispiel bei Checklisten und Beurteilungen des Verhaltens durch Eltern oder Lehrer). Denn Verhaltensweisen, die nach einer Beeinträchtigung der Aufmerksamkeit aussehen, können auch einfach Ausdruck von Langeweile oder Desinteresse sein. Ein überaus wichtiger Teil der Evaluation ist daher die Beurteilung der Motivation.

Hochbegabte Kinder verbringen bis zu 50 Prozent der Unterrichtszeit damit, auf die anderen Kinder zu warten. Je heterogener das Leistungsniveau einer Klasse ist, umso größer ist die Wahrscheinlichkeit, dass das hochbegabte Kind warten muss, bis die langsamen Lerner so weit sind (Gallagher & Harradine, 1997; Webb & Latimer, 1993). Höchstbegabte Kinder können sogar bis zu 75 Prozent des Unterrichts mit „eifrigem Warten" auf die anderen verbringen (Reis et al., 1993; Rogers, 2002). Die meisten hochbegabten Kinder arbeiten zwei bis vier Klassenstufen unter ihrem Potenzial (Rogers, 2002). Sie sind rasch mit ihren Aufgaben fertig und begreifen mühelos das Konzept, um das es gerade geht. Die meisten anderen Kinder sind dagegen viel langsamer und brauchen viel Übung und Wiederholungen (Reis et al., 1993; Winner, 1997b). Wenn keine geeigneten Unterrichtsanpassungen vorgenommen werden, vergrößert sich die Kluft zwischen den Fähigkeiten dieser Kinder und dem durchschnittlichen Klassenstufenniveau, auf dem gearbeitet wird, von Jahr zu Jahr (Marland, 1972; Rimm, 2008; Rogers, 2002). Wenn die Unterrichtssituation keine Herausforderungen bietet und das hochbegabte Kind unterfordert ist, muss es versuchen, sich irgendwie selbst kreativ zu beschäftigen, was wiederum zu Off-Task-Verhalten wie Tagträumen oder Stören der Mitschüler führt. Ein hochbegabtes Kind, das viel Zeit im Unterricht „übrig" hat, wird dann oft wegen des Verdachts auf ADHS an eine Fachperson überwiesen. Bedenken Sie, dass ein gelangweiltes hochbegabtes Kind sich wahrscheinlich seinem Alter entsprechend verhält, ganz unabhängig davon, wie intelligent es ist. Wird das Kind in seiner Fähigkeit beeinträchtigt, seine Fertigkeiten unter Beweis zu stellen? Möglicherweise ja, aber nicht, weil es nichts lernt. Unaufmerksamkeit an und für sich ist jedoch nicht ausreichend für eine eindeutige Diagnose – die Unaufmerksamkeit muss Beeinträchtigungen beim Lernen, in der Arbeit oder bei sozialen Aktivitäten nach sich ziehen. Wird das Lernen des Kindes durch seine Unaufmerksamkeit beeinträchtigt? In Fällen wie den oben beschriebenen sicherlich nicht.

Aktivitätsniveau

„Hyperaktiv" ist ein Begriff, mit dem Eltern sowohl hochbegabte Kinder als auch Kinder mit ADHS beschreiben. Eltern und Lehrer meinen damit in erster Linie ein hohes Energieniveau beim Verfolgen von Zielen, aber nicht den unorganisierten, fehlgeleiteten Energieüberfluss, der mit ADHS assoziiert ist. Kinder mit ADHS haben ein hohes Energieniveau, das in den meisten, wenn nicht sogar in allen Situationen vorhanden ist, und sie haben Schwierigkeiten, ihr Aktivitätsniveau zu regulieren (Barkley, 1990, 2006). Viele hochbegabte Kinder sind ebenfalls sehr aktiv. Mindestens ein Viertel aller hochbegabten Kinder benötigt weniger Schlaf als andere Kinder – manche sogar nur vier oder fünf Stunden pro Nacht –, und tagsüber ist ihr Aktivitätsniveau vergleichsweise hoch (Clark, 2012; Webb et al., 2007). Im Gegensatz zu Kindern mit ADHS können hochbegabte Kinder bei ihren Aktivitäten jedoch sehr fokussiert sein und ihre Aufmerksamkeit lange Zeit aufrechterhalten. Gerade die Intensität hochbegabter Kinder ist möglicherweise der Grund dafür, warum sie viel Zeit und Energie in Dinge investieren, die gerade im Fokus ihrer Aufmerksamkeit stehen. Allerdings kann das auch ein ganz anderer Fokus sein als der, den die Lehrer oder die Eltern wollen.

Diagnostische Kriterien

Häufig werden hochbegabte Kinder an einen Psychologen oder Kinderarzt überwiesen, weil sie zum Beispiel Unruhe, Unaufmerksamkeit, Impulsivität, ein hohes Aktivitätsniveau oder Tagträumen zeigen – alles Verhaltensweisen, die das DSM-5 als diagnostische Kriterien für ADHS auflistet. Die ICD-10 beschreibt ähnliche Verhaltensweisen zur Diagnose einer hyperkinetischen Störung, ohne diese im Einzelnen aufzulisten. Insgesamt werden im DSM-5 18 Merkmale angeführt, die bei Kindern mit ADHS zutage treten. Neun dieser 18 Merkmale beziehen sich auf Probleme im Zusammenhang mit Unaufmerksamkeit, die anderen neun beschreiben Probleme im Zusammenhang mit Hyperaktivität und/oder Impulsivität.

Darüber hinaus gibt es vier Einschränkungen: (1) Mindestens sechs der neun Merkmale in jeder Kategorie müssen vorhanden sein; (2) mehrere Symptome sind bereits vor dem Alter von zwölf Jahren aufgetreten; (3) die Symptome müssen während der letzten sechs Monate beständig und in zwei oder mehr Bereichen aufgetreten sein, und (4) es müssen „deutliche Hinweise dafür vorhanden [sein], dass sich die Symptome störend auf die Qualität des sozialen, schulischen oder beruflichen Funktionsniveaus auswirken oder dieses reduzieren" (American Psychiatric Association, 2018, S. 78). Die von der American Academy of Pediatrics (AAP) festgelegten Kriterien sind in Grundzügen ähnlich, doch es gibt auch Unterschiede.[11]

Das DSM-5 führt außerdem drei Subtypen von ADHS an, nämlich (1) die vorwiegend unaufmerksame Erscheinungsform, (2) die vorwiegend hyperaktiv-impulsive Erscheinungsform und (3) die gemischte Erscheinungsform. Nach dem DSM-5 bilden die in **Tabelle 3** aufgelisteten Verhaltensweisen die Kriterien für eine Aufmerksamkeitsdefizit-/Hyperaktivitätsstörung.

Tabelle 3: Diagnostische Kriterien für Aufmerksamkeitsdefizit-/Hyperaktivitätsstörung

A. Ein durchgehendes Muster von Unaufmerksamkeit und/oder Hyperaktivität-Impulsivität, wie in (1) und/oder (2) beschrieben, welches das Funktionsniveau oder die Entwicklung beeinträchtigt:
1. **Unaufmerksamkeit:** Sechs (oder mehr) der folgenden Symptome sind während der letzten sechs Monate beständig in einem mit dem Entwicklungsstand nicht zu vereinbarenden Ausmaß aufgetreten und wirken sich direkt negativ auf soziale und schulische/berufliche Aktivitäten aus:
a. Beachtet häufig Einzelheiten nicht oder macht Flüchtigkeitsfehler bei den Schularbeiten, bei der Arbeit oder bei anderen Tätigkeiten (z. B.: übersieht Einzelheiten oder lässt sie aus; arbeitet ungenau).
b. Hat oft Schwierigkeiten, längere Zeit die Aufmerksamkeit bei Aufgaben oder beim Spielen aufrechtzuerhalten (z. B.: hat während Unterricht, Vorträgen, Unterhaltungen oder längerem Lesen Schwierigkeiten, konzentriert zu bleiben).
c. Scheint häufig nicht zuzuhören, wenn andere ihn bzw. sie ansprechen (z. B.: scheint mit den Gedanken anderswo zu sein, auch ohne ersichtliche Ablenkungen).
d. Führt häufig Anweisungen anderer nicht vollständig durch und bringt Schularbeiten, andere Arbeiten oder Pflichten am Arbeitsplatz nicht zu Ende (z. B.: beginnt mit Aufgaben, verliert jedoch schnell den Fokus und ist leicht abgelenkt).
e. Hat häufig Schwierigkeiten, Aufgaben und Aktivitäten zu organisieren (z. B.: hat Probleme, sequenziell aufeinanderfolgende Aufgaben zu bewältigen; Schwierigkeiten, Materialien und eigene Sachen in Ordnung zu halten; unordentliches, planlos-desorganisiertes Arbeiten; schlechtes Zeitmanagement; hält Termine und Fristen nicht ein).

f. Vermeidet häufig, hat eine Abneigung gegen oder beschäftigt sich nur widerwillig mit Aufgaben, die länger andauernde geistige Anstrengungen erfordern (z. B. Mitarbeit im Unterricht oder Hausaufgaben; bei älteren Jugendlichen und Erwachsenen: Ausarbeiten von Berichten, Ausfüllen von Formularen, Bearbeiten längerer Texte).

g. Verliert häufig Gegenstände, die für bestimmte Aufgaben oder Aktivitäten benötigt werden (z. B. Schulmaterialien, Stifte, Bücher, Werkzeug, Geldbörsen, Schlüssel, Arbeitspapiere, Brillen, Mobiltelefone).

h. Lässt sich oft durch äußere Reize leicht ablenken (bei älteren Jugendlichen und Erwachsenen können auch mit der aktuellen Situation nicht in Zusammenhang stehende Gedanken gemeint sein).

i. Ist bei Alltagstätigkeiten häufig vergesslich (z. B. bei der Erledigung von häuslichen Pflichten oder Besorgungen; bei älteren Jugendlichen und Erwachsenen umfasst das Vergessen auch, Telefonrückrufe zu tätigen, Rechnungen zu bezahlen, Verabredungen einzuhalten).

2. **Hyperaktivität und Impulsivität:** Sechs (oder mehr) der folgenden Symptome sind während der letzten sechs Monate beständig in einem mit dem Entwicklungsstand nicht zu vereinbarenden Ausmaß aufgetreten und wirken sich direkt negativ auf soziale und schulische/berufliche Aktivitäten aus:

a. Zappelt häufig mit Händen und Füßen oder rutscht auf dem Stuhl herum.

b. Steht oft in Situationen auf, in denen Sitzenbleiben erwartet wird (z. B.: verlässt eigenen Stuhl im Klassenraum, im Büro oder an anderem Arbeitsplatz oder in anderen Situationen, die erfordern, am Platz zu bleiben).

c. Läuft häufig herum oder klettert exzessiv in Situationen, in denen dies unpassend ist. (**Beachte:** Bei älteren Jugendlichen und Erwachsenen kann dies auf ein subjektives Unruhegefühl beschränkt bleiben.)

d. Hat häufig Schwierigkeiten, ruhig zu spielen oder sich mit Freizeitaktivitäten ruhig zu beschäftigen.

e. Ist häufig „auf dem Sprung" oder handelt oftmals, als wäre er bzw. sie „getrieben" (z. B.: kann nicht über eine längere Zeit hinweg ruhig an einem Platz bleiben bzw. fühlt sich dabei sehr unwohl, z. B. in Restaurants, bei Besprechungen; dies kann von anderen als Ruhelosigkeit oder als Schwierigkeit erlebt werden, mit dem Betreffenden Schritt zu halten).

f. Redet häufig übermäßig viel.

g. Platzt häufig mit den Antworten heraus, bevor die Frage zu Ende gestellt ist (z. B.: beendet die Sätze anderer; kann in Unterhaltungen nicht abwarten, bis er bzw. sie mit Reden an der Reihe ist).

h. Kann häufig nur schwer warten, bis er bzw. sie an der Reihe ist (z. B. beim Warten in einer Schlange).

i. Unterbricht oder stört andere häufig (z. B.: platzt in Gespräche, Spiele oder andere Aktivitäten hinein; benutzt die Dinge anderer Personen, ohne vorher zu fragen oder ohne Erlaubnis; bei älteren Jugendlichen und Erwachsenen: unterbricht oder übernimmt Aktivitäten anderer).

B. Mehrere Symptome der Unaufmerksamkeit oder der Hyperaktivität-Impulsivität treten bereits vor dem Alter von zwölf Jahren auf.

C. Mehrere Symptome der Unaufmerksamkeit oder der Hyperaktivität-Impulsivität bestehen in zwei oder mehr verschiedenen Lebensbereichen (z. B. zu Hause, in der Schule oder bei der Arbeit; mit Freunden oder Verwandten; bei anderen Aktivitäten).

D. Es sind deutliche Hinweise dafür vorhanden, dass sich die Symptome störend auf die Qualität des sozialen, schulischen oder beruflichen Funktionsniveaus auswirken oder dieses reduzieren.

E. Die Symptome treten nicht ausschließlich im Verlauf einer Schizophrenie oder anderen psychotischen Störung auf und können auch nicht durch eine andere psychische Störung besser erklärt werden (z. B. affektive Störung, Angststörung, dissoziative Störung, Persönlichkeitsstörung, Substanzintoxikation oder -entzug).

(Wiedergabe mit freundlicher Genehmigung von American Psychiatric Association, 2018. Diagnostisches und Statistisches Manual Psychischer Störungen DSM-5®. Deutsche Ausgabe herausgegeben von P. Falkai und H.-U. Wittchen. Göttingen: Hogrefe, S. 77–78.)

Die traditionelle ADHS-Diagnostik

Die Unterscheidung von ADHS und Hochbegabung ist nicht immer einfach und erfordert die Beobachtung in verschiedenen Umgebungen über einen längeren Zeitraum hinweg. Dabei sollte allerdings nicht die Aufmerksamkeit des Kindes beim Fernsehen oder bei Video- oder Computerspielen herangezogen werden, da Kinder sowohl mit als auch ohne ADHS von der anregenden Wirkung dieser Tätigkeiten meist gleichermaßen gebannt sind. Wie die folgende Liste (**Tabelle 4**) zeigt, werden mit ADHS ähnliche Verhaltensweisen in Verbindung gebracht wie mit Hochbegabung. Fast alle diese Verhaltensweisen sind auch bei intelligenten, talentierten, kreativen, hochbegabten Kindern in bestimmten Situationen vorhanden. Wie können Eltern, Lehrer oder Fachleute der Gesundheitsberufe die beiden Zustände unterscheiden? Dazu im Folgenden mehr.

Beurteilungsskalen

Kurze Beurteilungsskalen, wie sie von Lehrern oder Eltern ausgefüllt werden – zum Beispiel die *Vanderbilt Assessment Scales*, die *Conners Skalen zu Aufmerksamkeit und Verhalten* (Lidzba, Christiansen & Drechsler, 2013), die *Conners Skalen*, 3. Auflage (für ADHS), oder die *Child Behavior Checklist: Elternfragebogen für Klein- und*

Tabelle 4: Ähnlichkeiten zwischen ADHS und Hochbegabungsverhalten

Verhaltensweisen, die mit ADHS assoziiert sind	Verhaltensweisen, die mit Hochbegabung assoziiert sind
(Barkley, 2006; Hinshaw & Ellison, 2016)	(Webb, 1993)
Kann die Aufmerksamkeit in fast allen Situationen nicht über längere Zeit aufrechterhalten.	Neigt in bestimmten Situationen zu verminderter Aufmerksamkeit, Langeweile oder Tagträumen.
Geringe Ausdauer bei Aufgaben, wenn ihm/ihr keine unmittelbaren Konsequenzen drohen.	Geringe Ausdauer bei Aufgaben, die ihm/ihr irrelevant erscheinen.
Impulsivität, geringe Fähigkeit zum Gratifikationsaufschub.	Urteilsvermögen ist weniger entwickelt als der Intellekt.
Wenn er/sie in sozialen Situationen aufgefordert wird, sein/ihr Verhalten zu mäßigen oder ein bestimmtes Verhalten zu unterlassen, folgt er/sie diesen Anweisungen meistens nicht.	Intensität kann zu Machtkämpfen mit Autoritätspersonen führen.
Aktiver und unruhiger als andere Kinder.	Hohes Aktivitätsniveau; benötigt weniger Schlaf als andere Kinder; erhöhte psychomotorische Sensibilität.
Schwierigkeiten, sich an Regeln und soziale Konventionen zu halten.	Stellt Regeln und Traditionen infrage, wenn sie ihm/ihr unlogisch erscheinen.

Vorschulkinder (Achenbach & Rescorla, 2001) –, gehören zu Beginn einer ADHS-Diagnostik zu den am häufigsten verwendeten Instrumenten, um ADHS-Verhaltensweisen und problematische Verhaltensmuster zu identifizieren. Diese Skalen geben jedoch meist die Verhaltensweisen wieder, die unter den diagnostischen Kriterien des DSM-5 angeführt werden. Daher sind sie zur Unterscheidung von ADHS und Hochbegabung eher ungeeignet, da sie keine Informationen über den Kontext oder die Ursache der Verhaltensweisen angeben. Eltern oder Lehrer beurteilen die Verhaltensweisen des Kindes anhand einer Skala, die Kategorien wie „Immer", „Häufig", „Manchmal", „Selten" oder „Nie" zum Ankreuzen vorgibt. Jeder dieser Kategorien wird ein bestimmter Punktwert zugeordnet. Die Punkte der einzelnen Subskalen – Aufmerksamkeit, Aktivitätsniveau, Depression, Angst und Impulsivität – werden dann zusammengezählt. Fachleute der Gesundheitsberufe verwenden diese Skalen, um festzustellen, wie andere das betreffende Kind sehen, und sie vergleichen die Beurteilung der Eltern oder Lehrer mit der einer normativen Stichprobe von Kindern.

Was solche Skalen jedoch nicht berücksichtigen, ist die Ursache/der neurologische Ursprung des jeweiligen Verhaltens. Tatsächlich wird die Fachperson explizit darauf hingewiesen, auch andere potenzielle Gründe, wie zum Beispiel Depression oder Angst, in Betracht zu ziehen, die eine Person daran hindern können, sich zu konzentrieren. Manche Kinder – unserer Erfahrung nach allerdings nur sehr wenige – werden auch einer gründlichen körperlichen Untersuchung unterzogen, um beispielsweise Allergien, leichte Schädel-Hirn-Traumata, eine traumabedingte Übererregung (Hyperarousal), eine Schilddrüsenunterfunktion oder andere mögliche Gesundheitsprobleme auszuschließen. Im Idealfall wird außerdem eine eingehende psychologische Evaluation durchgeführt, bei der Faktoren wie Intelligenz, Leistung, emotionaler Status und die exekutiven Funktionen beurteilt werden, um andere Ursachen für das Problemverhalten auszuschließen.

Viel zu selten wird in Erwägung gezogen, dass es sich um ein hochbegabtes Kind handeln könnte, das in einer unangemessenen Bildungsumgebung festsitzt, in der es unterfordert ist, oder das von Lehrern unterrichtet wird, die sich mit Hochbegabung nicht auskennen und Verhaltensweisen wie Intensität und Eifer als ein Impulsivitätsmerkmal von ADHS missdeuten. Sobald ein Kind in der Schule mit einem Problemetikett versehen wird, kann es schwierig sein, dieses wieder loszuwerden. Zukünftige Probleme des Kindes werden dieser anfänglich gestellten Diagnose zugeschrieben, und es kommt zu Zirkelschlüssen.

Luisa war zweifellos ein hochbegabtes Kind mit einem besonderen Talent für Computer. Im ersten Halbjahr der zweiten Klasse fiel der Computer-Lehrerin auf, wie talentiert Luisa auf diesem Gebiet war und dass der Lehrplan sie unterforderte. Daher erteilte sie Luisa den Auftrag, die anderen Schüler zu unterstützen, was sie auch gerne tat. Die Lehrerin hielt Luisa für eine große Bereicherung; sie war begeistert, wie gut sie sich um die anderen kümmerte, und Luisa blühte im Unterricht richtig auf.

Im zweiten Halbjahr bekam die Klasse einen neuen Computer-Lehrer. Den störte es, dass Luisa nicht still sitzen und sich um ihre eigenen Aufgaben kümmern konnte. Der Lehrer fand, dass sie den anderen „impulsiv“ zu Hilfe kam und sich nicht auf ihre Arbeit konzentrierte. „Bestimmt hat sie ADHS“, dachte der Lehrer und sprach darüber bei erster Gelegenheit mit Luisas Eltern. Die Evaluation, die kurze Zeit später durchgeführt wurde, ergab aber keine klinischen Hinweise auf ADHS.

Unaufmerksamkeit und Ablenkbarkeit

Das DSM-5 und die meisten Beurteilungsskalen führen „Schwierigkeiten, längere Zeit die Aufmerksamkeit aufrechtzuerhalten" als Hauptmerkmal von ADHS an. Wenn ein hochbegabtes Kind jedoch die meiste Zeit des Unterrichts mit Inhalten zu tun hat, die es seit Jahren kennt, ist das Universum im Kopf des Kindes natürlich viel interessanter als alles, was sich im Klassenzimmer abspielt, und es ist nicht weiter verwunderlich, dass das Kind mit seinen Gedanken woanders ist.

Ein weiteres Merkmal von ADHS ist: „Scheint nicht zuzuhören, wenn andere ihn/sie ansprechen." Hochbegabte Kinder mit ihrer imaginären Hochsensitivität können so in Gedanken versunken oder in ein Buch vertieft sein, dass sie wirklich nicht hören, was die anderen sagen. Das kann problematisch sein, aber es handelt sich nicht um die bei ADHS auftretende „Hyperfokussierung". Der Psychologe Csikszentmihalyi (1990) hat die produktive Aufmerksamkeit kreativer Menschen, die völlig in ihr Tun versunken sind, als „Flow" beschrieben. In diesem Zustand intensiver Erregung und Freude verlieren sie jegliches Zeitgefühl, insbesondere dann, wenn sie von einer Idee total begeistert sind. Mit zielstrebiger Intensität gehen sie in ihrer Arbeit völlig auf.

„Führt Anweisungen anderer nicht vollständig durch" oder „hat eine Abneigung gegen oder beschäftigt sich häufig nur widerwillig mit Aufgaben wie Mitarbeit im Unterricht oder Hausaufgaben" kann im Kontext betrachtet genauso gut nicht pathologisch sein. Wenn das Kind aufgefordert wird, „zu zeigen, wie es zu dem Ergebnis einer Rechenaufgabe gelangt ist", die ihm so leichtfällt, dass es sie mühelos im Kopf löst, wird einem das schnell klar. Die einzelnen Lösungsschritte aufzuschreiben, ist aus der Sicht des Kindes eine nutzlose „Fleißarbeit". In solchen Fällen gibt der Kontext, in dem das Verhalten auftritt, Aufschluss über die Ursache.

„Lässt sich durch äußere Reize leicht ablenken" muss nicht an ADHS liegen, wenn das Kind eine signifikante sensorische Sensibilität hat. Uns sind viele hochbegabte Kinder begegnet, die übermäßig empfindlich auf Gerüche (beispielsweise auf Parfums) reagierten und denen es schwerfiel, sich zu konzentrieren, bevor man ihnen das kratzende Schild aus dem T-Shirt herausgetrennt hatte. Andere wiederum störte der Lärm und das Flackern der Leuchtstofflampen im Klassenzimmer (Webb, Gore, Amend & DeVries, 2017). Diese Probleme müssen natürlich angegangen werden, aber Medikamente nützen in diesem Fall überhaupt nichts.

„Hat Schwierigkeiten, Aufgaben und Aktivitäten zu organisieren", „verliert Gegenstände" und „ist häufig vergesslich" – das alles sind typische Merkmale von Kindern mit ausgeprägtem visuell-räumlichem Denkstil, die sich schlichtweg nicht an die sozial akzeptierte Struktur halten. Eine Mutter berichtet, wie ihr neunjähriger Sohn seinen Baseballhandschuh verloren hatte, und zwar mitten in einem Spiel! Er stand auf dem Außenfeld, als er einen Heißluftballon am Himmel entdeckte, der ihn völlig in seinen Bann zog. Fasziniert betrachtete er die Farben und dachte darüber nach, wie die Welt von da oben wohl aussah und welche physikalischen Gesetze wohl dafür sorgten, dass der Ballon in der Luft blieb. Er war so in Gedanken versunken, dass er gar nicht merkte, wie sein Handschuh zu Boden fiel. Als die Spielrunde vorbei war, fragte der Trainer den Jungen, wo er denn seinen Handschuh gelassen hatte. Der Junge reagierte sehr verlegen, denn er konnte sich beim besten Willen nicht daran erinnern, wo er ihn verloren hatte.

Manche Fachleute sind der Ansicht, dass solche Verhaltensweisen Ausdruck von ADHS sind. Wir denken jedoch, dass man zunächst einmal die einfachste und am wenigsten negative Erklärung dafür suchen sollte. Wie bereits erwähnt, ist es wichtig, das Ausmaß der Beeinträchtigung zu beurteilen. Nur weil bestimmte Verhaltensweisen vorhanden sind, heißt das noch nicht, dass auch eine Diagnose gestellt werden muss oder sollte. Solange diese Verhaltensweisen keine bedeutsame Beeinträchtigung im Leben des Kindes darstellen – sei es im sozialen Bereich oder in der Schule –, sollte keine Diagnose gestellt werden, die sich nur auf die Verhaltensweisen stützt. Man könnte argumentieren, dass das Kind aus dem Beispiel oben beim Baseball „beeinträchtigt“ wurde, aber war seine Unaufmerksamkeit tatsächlich ein Ausdruck von ADHS? Das Ausmaß der Beeinträchtigung wird leicht übersehen, vor allem, wenn man nur das Vorhandensein bestimmter Verhaltensweisen berücksichtigt oder die Beeinträchtigung daran festmacht, was Erwachsene in einer bestimmten Umgebung erwarten. Für das betreffende Kind sind diese Erwartungen möglicherweise unangemessen.[12]

Es ist nicht richtig, von einer Person zu verlangen oder sie dazu zu zwingen, sich anders zu verhalten, nur um anderen einen Gefallen zu tun oder um der Norm gerecht zu werden. In der Medizin wird eine Behandlung nicht nur aufgrund ihrer Effektivität beurteilt, sondern auch im Hinblick auf ihre Nebenwirkungen. Einem Kind, das an einer Glutenallergie leidet, verabreicht man ja auch keine Steroide, um die Unverträglichkeitssymptome zu vermeiden – man achtet vielmehr darauf, dass es keine weizen-, gerste- oder roggenhaltigen Lebensmittel zu sich nimmt. Auch die Verhaltensweisen hochbegabter Kinder sind häufig außerhalb des Normbereichs und werden als Problem wahrgenommen, aber die effektivste und verträglichste Intervention besteht nicht darin, das Kind zu ändern, sondern sein Umfeld.

Wie viele andere Störungen liegen auch Aufmerksamkeitsdefizite auf einem Kontinuum, das mit normalen psychischen Merkmalen beginnt und mit schweren Symptomen endet. ADHS liegt klar am äußersten Ende dieses Kontinuums (Barkley, 1997, 2006; Olenchak et al., 2016). Es gibt keine klar abgesteckte Linie, die deutlich macht, wann die Grenze zur pathologischen Beeinträchtigung überschritten ist. Das ist nicht wie das Überqueren der Grenze zwischen zwei Ländern oder Bundesstaaten. Die ADHS-Diagnostik erfordert eine durchdachte, gründliche Evaluation, zu der auch die Wahrnehmung des Kindes und sein Lebensumfeld gehören. Checklisten oder Beurteilungsskalen alleine reichen dazu nicht aus. Wir werden später einige Empfehlungen für die Evaluation geben.

Hyperaktivität und Impulsivität

Ähnlich verhält es sich auch mit der zweiten Hauptkomponente der ADHS-Diagnostik, Hyperaktivität und Impulsivität. Zu den definierenden Merkmalen gehören: „Zappelt oft", „rutscht auf dem Stuhl herum", „ist immer auf Achse", „redet übermäßig viel", „platzt häufig mit der Antwort heraus, bevor die Frage zu Ende gestellt ist", „kann nur schwer warten, bis er/sie an der Reihe ist" oder „unterbricht und stört andere häufig". Die Intensität hochbegabter Kinder, die als eine ihrer typischsten Eigenschaften bezeichnet worden ist,[13] in Verbindung mit ihrer Neugierde und fortgeschrittenen verbalen Fähigkeit, resultiert in den gleichen Verhaltensweisen. Das Zappeln und die raschen, wiederholten Bewegungen können auch einfach auf eine erhöhte psychomotorische Sensitivität hindeuten. Sind das Indikatoren für Verhaltensstörungen wie ADHS? Nicht unbedingt. Eine Studie hat sogar gezeigt, dass Erstklässler ihre Herzfrequenz und ihr Stressniveau senken können, indem sie mit ihren Beinen wackeln, während sie passive Lernaufgaben erledigen (Soussignan & Koch, 1985). Sogar Kaugummikauen hat sich als konzentrationsfördernd erwiesen (Hirano, Obata, Kashikura, Nonaka, Tachibana, Ikehira & Onozuka, 2008; Scholey, Haskell, Robertson, Kennedy, Milne & Wetherell, 2009).

Die Tendenz, andere impulsiv zu unterbrechen, kann Ausdruck einer erhöhten intellektuellen Sensitivität sein; der Enthusiasmus eines Kindes bootet sein Urteilsvermögen gewissermaßen aus. Viele Eltern haben uns berichtet, dass das Urteilsvermögen ihres Kindes hinter seinem Intellekt zurückgeblieben sei, was eine Art von Asynchronie darstellt. Schnelle und enthusiastische Entscheidungen aufgrund mangelnder Urteilsfähigkeit können dazu führen, dass ein Kind nicht wartet, bis es an der Reihe ist, oder andere unterbricht. Unser Urteilsvermögen wird auch von Emotionen beeinflusst, und ein ausgeprägter Enthusiasmus trägt zur Entscheidungsfindung bei. Diese Asynchronie ist bei höchstbegabten und außerordentlich hoch begabten Individuen besonders stark ausgeprägt. Die neurologische Forschung belegt sogar, dass sich emotionale Intelligenz und intellektuelle Intelligenz – wenngleich beide miteinander verbunden sind – mit unterschiedlicher Geschwindigkeit entwickeln (Bechara, Tranel & Damasio, 2000). Selbst wenn Hochbegabung (oder bestimmte damit zusammenhängende Aspekte) die Präsenz dieser Verhaltensweisen erklärt, kann es dennoch erforderlich sein, in irgendeiner Form an ihnen zu arbeiten.

Intelligenz-, Leistungs- und neuropsychologische Tests

Individuell durchgeführte Intelligenz-, Leistungs- und neuropsychologische Tests können hilfreich sein, um festzustellen, ob ein überdurchschnittlich intelligentes Kind ADHS hat oder ob es lediglich ein hochbegabtes Kind ohne ADHS ist. Solche Einzeltests gestatten es der Fachperson, eine bestmögliche Beziehung zu dem Kind herzustellen und es so gut wie möglich für den Test zu motivieren, was ein wesentlicher Aspekt des Beurteilungsprozesses ist. Bei Einzeltests stellt sich das hochbegabte Kind in der Regel gerne den Herausforderungen des Testverfahrens, während ein Kind mit ADHS solche Herausforderungen frustrierend findet und rasch die innere Beziehung dazu verliert. Bei Testteilnehmern mit ADHS stellen schwankende Bemühungen und widersprüchliche Ergebnisse den Normalfall dar.

Die Interpretation der Ergebnisse von Intelligenz-, Leistungs- und neuropsychologischen Tests setzt voraus, dass die Fachperson über spezifische Kenntnisse in diesem Bereich verfügt. Es genügt nicht, einfach nur den Gesamt-IQ oder die Punktwerte des Leistungstests unter die Lupe zu nehmen oder einzelne Skalen mit so klangvollen Bezeichnungen wie „Verarbeitungsgeschwindigkeit-Index“ oder „Arbeitsgedächtnis-Index“ beim WISC-V (deutsche Fassung: HAWIK-IV) zu betrachten. Hier ist ein differenzierter und detaillierter Ansatz erforderlich. Einige spezifische Informationen und Richtlinien, die vor allem Fachleute interessieren dürften, sind in der Endnote enthalten.[14]

Persönlichkeitstests

Bei gründlichen Untersuchungen werden von Beratern und Psychologen manchmal Persönlichkeitstests durchgeführt. Diese dienen dazu, mögliche emotionale Probleme ausfindig zu machen, die ADHS-ähnliche Verhaltensweisen verursachen können. Obgleich das DSM-5 und die ICD-10 darauf hinweisen, dass Zustände wie Depression oder Angst als mögliche Ursachen ausgeschlossen werden sollen, wird in der Praxis nur selten untersucht, ob die ADHS-ähnlichen Verhaltensweisen darauf zurückzuführen sein könnten. Bei Persönlichkeitstests sollte der Psychologe jedoch bedenken, dass die erhöhte Sensitivität hochbegabter Kinder (das heißt, ihre Sensitivität und Intensität) häufig zu starken emotionalen Reaktionen führt. Bei projektiven Tests wie zum Beispiel dem Rorschach-Test oder dem Geschichtenerzählen geben diese Kinder meist fantasievolle oder „fabulierte Antworten“,[15] wobei die Struktur und Organisation ihrer Antworten im Allgemeinen hervorragend ist (Webb & Kleine, 1993). Ein Psychologe, der nicht über die Antwortmuster hochbegabter Individuen Bescheid weiß und auf entsprechende Implikationen achtet, kann diese Antworten leicht als Ausdruck einer Pathologie missdeuten.

Wichtig ist auch, hinter die Antworten zu schauen und herauszufinden, warum ein hochbegabtes Kind auf eine bestimmte Art und Weise antwortet. Wenn ein Kind in einem Persönlichkeitsinventar zum Beispiel angibt, es denke daran, „sich etwas anzutun“, sollte nachgehakt werden. In einem Fall wurde gemutmaßt, das Kind habe suizidale Absichten, und es wurden die entsprechenden Vorsichtsmaßnahmen eingeleitet. Wie sich jedoch herausstellte, hatte das Mädchen an etwas anderes gedacht: „Waren Sie je so frustriert, dass Sie am liebsten den Kopf gegen die Wand geschlagen hätten? Ich schon, und daran habe ich gedacht, als ich den Fragebogen ausgefüllt habe. Ich bin einfach oft sehr frustriert.“ Selbstverständlich sollte man in diesem Fall etwas gegen die Frustration unternehmen, doch Maßnahmen zur Suizidprävention sind nicht erforderlich.

Jede Fachperson, die eine Evaluation vornimmt, sollte die Zeit aufbringen, um über die betreffende Person Informationen zu sammeln, und zwar von Menschen, die eine signifikante Beziehung zu der Person haben und sich regelmäßig um sie kümmern, zum Beispiel Eltern, Großeltern und Lehrer. Solche Gespräche tragen nicht nur zu einem tieferen Verständnis der aktuellen Verhaltensweisen des Kindes bei, sondern liefern auch eine vollständigere medizinische und entwicklungsrelevante Vorgeschichte des Kindes.

Hyperfokussierung und Stimulusgebundenheit

Wenn eine Person mit ADHS in bestimmten Situationen in der Lage ist, die Aufmerksamkeit zu fokussieren, sprechen manche Fachleute von „Hyperfokussierung“ (Hallowell & Ratey, 1994). Hyperfokussierung ist eine Anomalie bei manchen ADHS-Betroffenen, die bewirkt, dass sie sich in einem bestimmten Bereich ungewöhnlich gut konzentrieren können. Bei Erwachsenen und Kindern mit ADHS ist Hyperfokussierung durch Messung der Gehirnaktivität nachgewiesen worden (Doyle, 2006; Schecklmann, Ehlis, Plichta, Romanos, Heine, Boreatti-Hummer, Jacob & Fallgatter, 2008). Bei hochbegabten Kindern und Erwachsenen ohne ADHS wird dieser gespannte und produktive Aufmerksamkeitszustand nach Csikszentmihalyi (2010) als „Flow“ bezeichnet. Wenn Individuen zwischen mehreren Aufgaben hin- und herspringen sollen, kann Hyperfokussierung problematisch sein. Nichtsdestotrotz ermöglicht sie es, sich mit einer einzigen Aufgabe oder Problemstellung sehr intensiv zu beschäftigen, wenn es auf Details und Gründlichkeit ankommt. Wie so viele andere Merkmale, die mit ADHS und auch mit Hochbegabung in Zusammenhang stehen, kann Hyperfokussierung in bestimmten Situationen eher eine Bereicherung als eine Belastung sein.

Bei Kindern und Erwachsenen mit ADHS tritt Hyperfokussierung mit größerer Wahrscheinlichkeit bei fesselnden Ereignissen und rascher Bildfolge auf, etwa bei Actionfilmen, Sportereignissen oder Computerspielen. Bei manchen hochbegabten Kindern kann das Lesen eine Tätigkeit sein, bei der Hyperfokussierung auftritt – und das sogar, wenn diese Kinder außerdem ADHS haben. Was bei Kindern mit ADHS möglicherweise zur Hyperfokussierung beiträgt, ist ein Phänomen, das als „Perseveration" bezeichnet wird, das heißt, sie bleiben an einer bestimmten Aufgabe haften (Barkley, 1997, 2006). Perseveration ist ein exekutives Defizit, bei dem Menschen nicht fähig sind, sensibel für relevantes Feedback aus der Umgebung zu bleiben, das ihnen helfen würde, das eigene Verhalten in sozialer Echtzeit zu verändern und anzupassen. Entsprechend fällt es diesen Kindern schwer, von einer Aufgabe zur anderen oder von einem Bezugspunkt zum anderen zu wechseln. Im schulischen Umfeld werden rasche Aufmerksamkeitsverlagerungen zwischen Fächern und Themen aber verlangt, und die Aufgaben, die das Kind erfüllen soll, sind nicht immer intrinsisch belohnend und erfordern ein gewisses Maß an Anstrengung. ADHS ist nicht unbedingt dadurch gekennzeichnet, dass die betroffene Person die Aufmerksamkeit nicht aufrechterhalten kann; vielmehr hat sie Schwierigkeiten, ihre Aufmerksamkeit auf mehrere Aufgaben zu richten, vor allem, wenn diese Aufgaben persönlich nicht belohnend sind oder Anstrengung erfordern. Bei hochbegabten Kindern ist das Nichtwechseln von einer Aufgabe zur anderen eher eine Sache des Interesses als der Perseveration.

Ein wichtiger Punkt ist auch, dass diese Kinder und manche Erwachsene an derselben Strategie festhalten, obwohl sie damit nicht erfolgreich waren. Sie bestehen darauf, etwas auf eine bestimmte Art und Weise zu erledigen, auch wenn das nicht funktioniert, nie funktioniert hat und wahrscheinlich auch nie funktionieren wird. Obwohl man dies als Hyperfokussierung betrachten könnte, ist es auch wichtig zu bedenken, dass hochbegabte Kinder und Erwachsene in der Regel einen recht starken Willen haben. Was wie Perseveration aussieht, kann auch die Manifestation eines Machtkampfes sein. Hyperfokussierung bei Personen mit ADHS scheint eine weniger medizinisch klingende Beschreibung von Perseveration zu sein.

Ein besonders relevantes Phänomen ist die sogenannte Stimulusgebundenheit. Wenn ein Reiz für das Kind ausreichend wertvoll oder belohnend ist, erregt er seine Aufmerksamkeit – und das selbst wenn das Kind in anderen Situationen ein Aufmerksamkeitsproblem hat. Kinder reagieren im Allgemeinen stimulusgebunden auf Computerspiele, in denen viel Bewegung und Veränderung stattfindet, die ihre Aufmerksamkeit immer wieder aufs Neue bannt. Dasselbe gilt für die Sendungen, die Kinder sich im Fernsehen anschauen. Sie schauen nicht die Nachrichten, sondern schnelle, bunte Zeichentrickfilme oder Shows, die ein schnelles Tempo vorlegen.

Gleichzeitig haben wir viele hochbegabte Kinder evaluiert, die ADHS haben, aber dennoch stundenlang lesen können. Wer so gut und flüssig lesen kann, dass er die Handlung geradezu als Film in seinem Kopf ablaufen sieht, kann auch auf ein Buch stimulusgebunden reagieren. Unser Gehirn ist darauf programmiert, sich Belohnungen zu verschaffen, und wenn eine Aufgabe belohnend ist, wird ihr auch ein Kind mit ADHS Aufmerksamkeit schenken – nicht aufgrund ihrer Priorität, sondern aufgrund der Stimuli. ADHS bedeutet nicht die vollständige Abwesenheit oder Hemmung von Aufmerksamkeit. Wenn eine Aufgabe belohnend ist, das heißt, den Nucleus accumbens mit Dopamin stimuliert, wird ein Kind mit ADHS an ihr dranbleiben – auch wenn sie keine Priorität hat und das Kind dabei eine passive Rolle einnimmt; es ist von der Aufgabe selbst gefesselt. Die augenscheinliche Fähigkeit, sich in gewissen begrenzten Situationen zu konzentrieren, schließt eine ADHS-Diagnose nicht aus.

Unterschiede zwischen ADHS-Verhalten und Hochbegabungsverhalten

Ich wollte nicht wahrhaben, dass meine Tochter möglicherweise ADHS haben könnte. Jedes Mal, wenn sie sich impulsiv verhielt oder Wutanfälle hatte, schob ich das auf ihre extreme Frühreife und Intelligenz. Ich sagte mir, dass auch die Mutter von Albert Einstein bei der Erziehung ihres Sohnes strapaziöse Tage gehabt haben musste und dass die Eltern von Leonardo Da Vinci wahrscheinlich ebenfalls unter seinen Stimmungsschwankungen zu leiden hatten.

Erst als das Selbstwertgefühl meiner Tochter abzurutschen begann, dachte ich daran, Hilfe zu suchen. Ihre negativen Selbstgespräche und ihre Wut, die offenbar von ihrer mangelnden Selbstkontrolle herrührten, nahmen mit der Zeit zu. Der Umstand, dass sie außerordentlich hoch begabt war, machte es noch schlimmer, denn sie wusste, dass sie in vielerlei Hinsicht anders war.

Als ich beschloss, ihr auf Anraten des Arztes ein Medikament zu verabreichen, machte ich mir große Sorgen, dass es negative Auswirkungen haben könnte. Ich wollte nicht, dass sie sich noch schlechter fühlte als ohnehin schon. Doch dann war ich überrascht und froh, dass das Medikament gut wirkte. Sie konnte sich selbst besser kontrollieren, und plötzlich konnte sie bei uns sitzen und sich mit uns unterhalten; vorher waren ihr die Gedanken nur so durch den Kopf gerast, und oft war sie nicht in der Lage, sie in Worte zu fassen. Aber das Beste ist, dass sie jetzt wieder viel mehr Selbstvertrauen hat.

Kontext- und situationsabhängige Verhaltensspezifität

Um eine korrekte und klare Differenzialdiagnostik von ADHS bei einem hochbegabten, talentierten Kind durchzuführen, muss die Fachperson unserer Meinung nach sowohl die Eigenschaften des Kindes als auch seine Situation berücksichtigen. Bei hochbegabten Kindern treten die Probleme nur in bestimmten Situationen zutage, während sie bei Kindern mit ADHS in größerem Umfang auftreten, auch wenn die diagnostischen Kriterien vorsehen, dass die Beeinträchtigung nur in zwei Funktionsbereichen vorhanden sein muss.

Ein Merkmal von ADHS, das bei hochbegabten Kindern im Allgemeinen nicht auftritt, ist, dass die Leistungsqualität (z.B. die Schulnoten oder die Erfüllung häuslicher Pflichten) sowie die Schnelligkeit und Effizienz von ADHS-Kindern in fast allen Bereichen sehr starke Schwankungen aufweisen (Barkley, 1990, 2006). Hochbegabte Kinder zeigen dagegen konstantere Leistungen und haben oft durchweg gute Schulnoten, wenn sie mit dem Lehrer zurechtkommen und intellektuell gefordert werden. Aufgrund ihrer Intensität können sie regelrecht davon besessen sein, ein Ergebnis zu erzielen, das ihren hohen, selbst auferlegten Leistungsstandards gerecht wird. Daher kann es sein, dass solche Kinder zwar in der Schule ADHS-ähnliche Probleme zeigen, nicht aber zu Hause, bei einem Museumsbesuch, in der Bücherei oder im Zoo, weil sie die Dinge, die sie dort tun oder erleben, wirklich interessieren. Es ist also sehr wichtig, den Kontext zu berücksichtigen, in dem die Probleme auftreten. Besonders aufschlussreich ist, wenn das hochbegabte Kind im Beisein von ähnlich talentierten Kindern deutlich weniger Probleme zeigt.

Wenn ADHS-Verhaltensweisen nur zu bestimmten Tageszeiten beobachtet werden, und das üblicherweise in Relation dazu, wann das Kind oder der Erwachsene zuletzt etwas gegessen hat, so ist dies ein Muster, das für eine andere Diagnose spricht. Es ist unwahrscheinlich, dass ADHS-Verhalten nur am späten Vormittag oder am späten Nachmittag auftritt. Wie wir in Kapitel 9 ausführen, verbraucht das Gehirn eines hochbegabten Kindes beim Lernen neuer Informationen weitaus mehr Glukose als das Gehirn eines normal begabten Kindes. Wenn der Glukosespiegel im Gehirn absinkt, steigt die Wahrscheinlichkeit, dass das Kind ablenkbar, reizbar, unaufmerksam und trotzig reagiert. Treten diese Verhaltensweisen nur dann auf, wenn der Glukosespiegel niedrig ist, deutet dies auf eine viel geringere Wahrscheinlichkeit für ADHS hin.

Es gibt mehrere Umweltfaktoren, die bei der Verhaltensevaluation berücksichtigt werden müssen. Zuallererst weisen auch ADHS-Kinder in einer neuen Situation oftmals keine ADHS-typischen Verhaltensweisen auf; erst wenn die Situation nicht mehr so neu ist, treten diese Verhaltensweisen zutage. In der klinischen Praxis empfiehlt es sich daher, mindestens zwei verschiedene Termine einzuplanen. Beim ersten Termin verhält sich ein Kind mit ADHS meist unauffällig oder zeigt Interesse für die neue Umgebung, während es beim zweiten oder dritten Termin das impulsive, unaufmerksame Verhalten zeigt, das der Grund für die Überweisung war. Trotz der Warnungen, Bitten und Drohungen ihrer Eltern vor und während des Termins zeigen die meisten ADHS-Kinder in der Praxis ein deutliches Störverhalten.[16] Es muss jedoch betont werden, dass eine flüchtige Verhaltensbeobachtung keine gründliche ADHS-Evaluierung ersetzt, da es eine andere Erklärung für das Verhalten des Kindes geben könnte, die nicht durch eine einfache Verhaltensbeobachtung gegeben werden kann.

Zweitens sollte bei der Verhaltensbeurteilung berücksichtigt werden, wie viel Struktur die Umgebung des Kindes aufweist. Ein Kind mit ADHS kommt mit Lehrerin X vielleicht gut zurecht, nicht aber mit Lehrer Y, weil der Unterricht von Lehrerin X strukturierter ist als der von Lehrer Y. Das Kind mit ADHS braucht Grenzen und Struktur und erzielt im Allgemeinen die besten Resultate bei klaren Grenzen, sequenziellen Anweisungen, kurzen Aufgaben und übersichtlichen Arbeitsabschnitten. In der Tat besteht eine der Strategien bei ADHS darin, den Tagesablauf gut zu strukturieren und bestimmte Abläufe festzulegen, damit das Kind sein Verhalten besser regulieren kann. Hochbegabte Kinder wissen gerne, was auf sie zukommt, und kommen mit strukturierten Situationen oft ebenfalls besser zurecht, aber nur, wenn die Situation entsprechend stimulierend und nicht zu rigide ist. Strukturen, die sie einschränken, lehnen sie ab.

Ein dritter Umweltfaktor, der dazu beitragen kann, zwischen ADHS- und typischem Hochbegabungsverhalten zu unterscheiden, ist nicht, wie viel Zeit das Kind in eine Aufgabe investiert, sondern wie viel Zeit es „off task" verbringt, also nicht bei der Sache ist. Einem Kind mit ADHS fällt es schwer, zu einer Aufgabe zurückzukehren, wenn es erst einmal abgelenkt wurde; die Wahrscheinlichkeit, dass es überhaupt nicht zu der Aufgabe zurückkehrt, ist größer als bei Kindern ohne ADHS (Aase & Sagvolden, 2006). Im Gegensatz dazu kann man ein hochbegabtes Kind relativ mühelos dazu bringen, sich einer Aufgabe wieder zuzuwenden, sofern es sich um eine Aufgabe handelt, die das Kind in ihren Bann zieht. Bei einer uninteressanten Aufgabe kann dies jedoch misslingen. Das Beispiel zeigt, dass der Kontext beziehungsweise die Situation eine wichtige Rolle bei der Differenzierung von ADHS- und Hochbegabungsverhalten spielt.

Ein vierter Faktor, der zur Unterscheidung herangezogen werden kann, sind die Beobachtungen der Eltern. So ist es zum Beispiel hilfreich, die Eltern zu fragen, ob sich das Kind über längere Zeit allein und ruhig beschäftigen kann, ohne dass es impulsives Verhalten zeigt oder seine Aufmerksamkeit ständig von einer Sache zur nächsten springt. Eltern von hochbegabten Kindern ohne AHDS antworten auf diese Frage zum Beispiel: „Oh ja. Sie liest sehr gerne, und wenn sie liest, ist sie mucksmäuschenstill und rührt sich nicht von der Stelle. Sie würde stundenlang lesen, wenn wir sie ließen, und sie nimmt das, was sich in ihrer Umgebung abspielt, überhaupt nicht wahr." Ein solches Kind hat aller Wahrscheinlichkeit nach kein ADHS – seine Fokussierung kann auf die Wirkung von Büchern auf das Belohnungszentrum mancher hochbegabter Kinder sowie die oben beschriebene Stimulusgebundenheit zurückgeführt werden. Ebenso gilt für Kinder, die 45 Minuten oder länger ihre fokussierte Aufmerksamkeit auf den Bau eines Modellschiffes, das Spiel mit Lego-Steinen oder eine andere anspruchsvolle Tätigkeit richten können und dadurch stimuliert und intrinsisch belohnt werden, dass eine ADHS viel weniger wahrscheinlich, wenn auch nicht völlig ausgeschlossen ist.

Mitunter berichten Eltern, dass sich ihr Kind intensiv auf elektronische Medien – Fernsehen, Video- oder Computerspiele – konzentrieren kann. Solche Beschäftigungen erfordern allerdings vergleichsweise wenig Anstrengung und laufen so schnell ab, dass jedes Kind gezwungen ist, sich darauf zu konzentrieren, selbst ein Kind mit ADHS (Bioulac, Arfi & Bouvard, 2008; Borcherding et al., 1988; Douglas & Parry, 1994; Weiss, Baer, Allan, Saran & Schibuk, 2011; Wigal et al., 1998). Das Gehirn reagiert positiv auf Belohnung, und diese Aktivitäten sind so anregend und belohnend, dass sie ein fehlerhaftes exekutives System austricksen können. Die Konzentrationsfähigkeit eines Kindes bei diesem elektronischen Zeitvertreib schließt ADHS daher nicht aus.

Die Evaluation der vier oben angeführten Umweltfaktoren (neue Situation, Struktur, Zeit „off task", Beschäftigung alleine) ist neben der Reaktion auf den Zeitpunkt der Nahrungsaufnahme für die ADHS-Diagnostik bei hochbegabten Kindern besonders wichtig. Hochbegabten Kindern ohne ADHS fällt es weniger schwer, die Aufmerksamkeit über längere Zeit aufrechtzuerhalten, und sie gehen den Dingen, die sie interessieren, besonders intensiv nach. Kinder mit ADHS haben größere Schwierigkeiten, längere Zeit aufmerksam zu bleiben, ganz gleich, ob sie ein Thema interessiert oder nicht, mit Ausnahme von intrinsisch belohnenden Aktivitäten, Fernsehen, Computer- und Videospielen oder anderen schnell ablaufenden Reizen, denen sie sich nur mit großer Mühe entziehen können.

Hochbegabte Kinder mit ADHS

Manche Kinder, die hochbegabt sind, haben tatsächlich ADHS. Daher sollte die Möglichkeit bei hochbegabten Kindern nicht vorschnell ausgeklammert werden. Wie bei anderen Kindern mit ADHS treten die Aufmerksamkeitsschwierigkeiten und Impulsivitätsprobleme in der Regel in mehreren Situationen auf. Diese zweifach außergewöhnlichen Kinder brauchen eine ADHS-Behandlung, aber auch schulische

Anpassungen, die ihrer Hochbegabung gerecht werden. Manche Kinderärzte vertreten dennoch die Meinung, dass ein hochbegabtes Kind, das gute Noten erzielt, nicht ADHS haben kann, selbst wenn Beeinträchtigungen in anderen Funktionsbereichen, etwa bei Freundschaften, offensichtlich sind.

Bei hochbegabten Kindern mit ADHS stellt die Diagnostik und Behandlung ein Dilemma dar, denn diese Kinder können unter bestimmten Umständen – wenn die intrinsische Motivation oder der Belohnungseffekt hoch ist und man ihnen angemessene Strukturen zur Verfügung stellt – herausragende Leistungen erbringen, während sie bei anderen Gelegenheiten selbst an der einfachsten Aufgabe scheitern. „Neulich hast du mir doch so toll aus diesem Buch vorgelesen, warum kannst du es jetzt nicht alleine zu Ende lesen?" Diese Schwankungen sind das wesentliche Merkmal von Kindern mit ADHS, und sie sind auch für hochbegabte Kinder mit ADHS typisch.

Die Doppeldiagnose ADHS und Hochbegabung ist ein echtes Dilemma. Diese Kinder scheinen nirgends richtig hinzupassen. Die Erfahrungen mit unserem inzwischen 14-jährigen Sohn haben gezeigt, dass seine Schwächen (die ADHS-Symptome) generell stärker beachtet werden als seine Stärken (die Hochbegabung). Das entspricht jedoch nicht seinen Bedürfnissen, denn wir wissen, dass sich seine ADHS-Symptome bessern, sobald er entsprechend gefordert wird. Das geschieht aber häufig nicht, weil er ja ADHS hat – ein Teufelskreis.

Dass unser Sohn besondere mathematische Fähigkeiten besitzt, wurde offenkundig, als wir ihn in der vierten Klasse von der Privatschule nahmen und auf eine staatliche Schule schickten. Er war anderen in seiner Fähigkeit, abstrakt zu denken, weit voraus und begann sich mit Algebra zu beschäftigen. Eine Akzeleration in Mathematik wurde ihm jedoch verwehrt, weil er den dafür erforderlichen Mathematiktest nicht innerhalb des vorgegebenen Zeitrahmens schaffte.

Wenn unser Sohn in einer Umgebung lernen muss, die ihn unterfordert, fällt es ihm schwer, seine Aufgaben zu Ende zu bringen, und dann stempelt man ihn als „unmotiviert" ab.

ADHS bei hochbegabten Erwachsenen

Die Diagnose hochbegabter Personen, die Merkmale einer ADHS zeigen, wird zusätzlich erschwert aufgrund der Tatsache, dass ADHS-Symptome sich zwar mit zunehmendem Alter abschwächen, es aber dennoch keine Garantie dafür gibt, dass mit zunehmendem Alter ebenso das gleichzeitige Auftreten von Hochbegabung und ADHS ausgeschlossen werden kann (Olenchak, Jacobs, Hussain, Lee & Gaa, 2016).

Eine nicht oder falsch diagnostizierte ADHS bei Erwachsenen beeinträchtigt die Lebensqualität noch weiter, denn sie kann zu affektiver Dissonanz beitragen, was dazu führt, dass sich die Betroffenen oftmals persönlich für ihre Kämpfe verantwortlich fühlen.

Eine im Jahr 2009 von Antshel und Kollegen durchgeführte Studie untersuchte eine Gruppe mit ADHS und hohem IQ (n = 64, Durchschnittsalter 33,4) und eine Kontrollgruppe mit hohem IQ (n = 53, Durchschnittsalter 27,9) (Antshel et al., 2009). Um in die Studie aufgenommen zu werden, mussten die Teilnehmer einen IQ-Wert von mindestens 120 aufweisen. Aus den Ergebnissen geht hervor, dass schwere depressive Störungen, Zwangsstörungen und Generalisierte Angststörungen häufiger bei den hochintelligenten Erwachsenen mit ADHS im Vergleich zur hochintelligenten Kontrollgruppe auftreten. Insgesamt weisen die in der ADHS-Stichprobe mit hohem IQ auftretenden psychischen Probleme denselben Grad an psychiatrischen Komorbiditäten und funktionellen Einschränkungen auf, der zuvor in der ADHS-Population mit Durchschnitts-IQ festgestellt wurde (Arnold, Easteal, Rice & Easteal, 2010). Diese Ergebnisse legen nahe, dass ADHS bei Erwachsenen mit hohem IQ durchaus eine valide Diagnose sein kann, und stützt die Hypothese, dass eine umfassende Beurteilung, bei der die funktionellen Einschränkungen, die klinischen Korrelationen und eine Familienanamnese dieser Population erhoben werden, nützliche Anhaltspunkte für eine korrekte Diagnosestellung und die Auswahl geeigneter Interventionen liefern kann.

Medikamente

Es gibt Situationen, in denen der Verdacht entsteht, ein Kind könne ADHS haben. Oftmals wenden sich die Eltern dann an einen viel beschäftigten Kinderarzt, der einen Blick auf das Kind wirft und sofort vorschlägt: „Nun, ich weiß nicht. Geben wir ihm ein paar Wochen lang probehalber eine geringe Dosis Ritalin® oder Adderall®, und je nachdem, wie er darauf reagiert, wissen wir, ob er ADHS hat oder nicht." Dieser Ansatz ist nicht sonderlich hilfreich, da Stimulanzien wie Ritalin® (Methylphenidat) und Dexedrine® (Dexamphetamin) die motorische Aktivität und die Reaktionszeit herabsetzen und darüber hinaus bei den meisten Kindern zu einer Leistungssteigerung bei kognitiven Tests führen (Rapoport et al., 1978).[17]

Für gewöhnlich haben Ärzte für jeden Patienten nur ein paar Minuten übrig, und sie verfügen weder über die Zeit noch über die entsprechenden Mittel, um eine gründliche ADHS-Diagnostik durchzuführen, schon gar nicht bei einem hochbegabten Kind. Sie verlassen sich voll und ganz (vielleicht zu sehr) auf die Berichte von Eltern und Lehrern. Die meisten Kinder, denen man eine niedrige Dosis Ritalin®

oder Adderall® verabreicht, konzentrieren sich besser und bleiben bei der Sache. Manche hochbegabte Kinder können eine unangemessene und eigentlich unerträgliche Unterrichtssituation anscheinend besser ertragen, wenn sie Medikamente einnehmen. Aber in diesem Fall dient das Medikament lediglich dazu, die Situation zu zementieren, anstatt dem Kind durch eine Verbesserung der Lernumgebung zu helfen. In manchen Fällen genügt eine Akzeleration des Lehrplans, um die Aufmerksamkeit und das Interesse des Kindes zu verbessern (Rogers, 2002), und dieser Versuch ist wahrscheinlich besser dazu geeignet, ADHS von Hochbegabung zu unterscheiden, als der Medikamententest. Das hochbegabte Kind wird auf die Veränderung viel häufiger positiv reagieren als das Kind mit ADHS.

Im Kindergarten schlug die Erzieherin vor, ich solle meinen Sohn von einem Kinderarzt auf ADHS testen lassen. Als er in die erste Klasse kam, füllten der Lehrer und ich einen Fragebogen aus, woraufhin der Kinderarzt vorschlug, wir sollten Ritalin® ausprobieren, um zu sehen, ob das Medikament einen Unterschied machte. Zu Beginn der zweiten Klasse bekam mein Sohn dann Ritalin®, und es wirkte tatsächlich. Sein Lehrer meinte, dass er sich jetzt besser konzentrierte, nicht mehr ungefragt mit Antworten herausplatzte und nicht mehr auf dem Stuhl herumzappelte etc. Allerdings zeigte er einen flachen Affekt und deutlich weniger Kreativität.

In der vierten Klasse wechselte er in eine Schule für Hochbegabte. Während der ersten drei Monate dort nahm er weiterhin Ritalin® beziehungsweise Concerta® (Wirkstoff ebenfalls Methylphenidat). Mein Sohn hatte nie den Eindruck, dass die Medikamente ihm halfen, und am liebsten hätte er sie gar nicht genommen. In der Hochbegabtenschule gab es zunächst Probleme wegen seines Verhaltens, nachdem er die Medikamente abgesetzt hatte. Die meisten waren sich aber darin einig, dass sich sein Verhalten und seine Aufmerksamkeit auch ohne die Medikamente besserten, wenn er entsprechend gefordert wurde.

Der Psychologe an der Hochbegabtenschule bezweifelte, dass die ADHS-Diagnose korrekt war. Eine andere Psychologin, die auf hochbegabte Kinder spezialisiert war, meinte, dass das, was sie über meinen Sohn gehört hatte, überhaupt nicht nach ADHS klang, sondern nach einem „ruhelosen Intellekt“. Unser Psychologe sagte, dass die Beschreibung „ruheloser Intellekt“ tatsächlich auf meinen Sohn zuzutreffen schien, und da er nicht mehr wegen ADHS behandelt wurde, sollte er die Diagnose auch nicht mehr für sich geltend machen. Jetzt, fast drei Jahre später, kommt er nach wie vor gut ohne Medikamente zurecht, und wir sind alle zufrieden damit.

Als Mutter fühle ich mich gewissermaßen schuldig, weil ich es zugelassen habe, dass der vermeintlichen ADHS meines Sohnes lange Zeit viel mehr Aufmerksamkeit entgegengebracht wurde als seiner Hochbegabung.

Einige Experten haben darauf hingewiesen, dass viele Erwachsene ein paar Tassen Kaffee trinken, um ihre Konzentrationsfähigkeit zu steigern. Da Ritalin® beziehungsweise Adderall® und Koffein ungefähr den gleichen Effekt haben, ziehen manche Eltern es vor, bei ihren Kindern erst einmal geringe Dosen Kaffee auszuprobieren, bevor sie Medikamente verabreichen. Genau wie bei Ritalin® ist die positive Wirkung von Koffein allerdings kein Beweis für das Vorhandensein von ADHS. Die Wirkung von Koffein und Ritalin® hält ungefähr gleich lange an, wobei Koffein ein weitaus weniger präzises Stimulans ist. Es zielt nicht auf ein bestimmtes Neurotransmitter-System, sondern erhöht im Wesentlichen auf unspezifische Weise das Aktivitätsniveau des Gehirns durch die Fähigkeit des Koffeinmoleküls, an Adenosinrezeptoren zu binden. Dadurch kann der Neurotransmitter Dopamin eine stärkere Wirkung entfalten, die die Freisetzung von Adrenalin aus den Nebennieren anregt und langfristig die Zahl der adrenergen Rezeptoren senkt.[18] Koffein und Ritalin® (beziehungsweise der Wirkstoff Methylphenidat) sind daher keine austauschbaren Wirkstoffe, und wenn die Diagnose korrekt ist und Medikamente angezeigt sind, sollte das eingehend mit einem Arzt besprochen werden.

Die Richtlinien der American Academy of Pediatrics zur Behandlung von ADHS nennen Wellbutrin® oder Zyban® (Bupropion) als medikamentöse Alternative zu Ritalin® und anderen Stimulanzien. Beides sind eigentlich Antidepressiva, die aber offenbar auch dazu beitragen, die Fokussierung und die Aufmerksamkeitsspanne zu verbessern. Es handelt sich um kombinierte Serotonin- und Noradrenalin-Wiederaufnahmehemmer. Wenn die Noradrenalinaufnahme gehemmt wird, wird gleichzeitig die Wiederaufnahme von Dopamin gehemmt; so entsteht der anregende Effekt. Der Wirkstoff Bupropion wird seit einigen Jahren auch zur Behandlung von ADHS eingesetzt (ein sogenannter Off-Label-Use) und ist sowohl bei Kindern als auch bei Erwachsenen gut erforscht.

Ein weiteres Nichtstimulans, Strattera® (Wirkstoff Atomoxetin), wurde 2003 für die Behandlung von ADHS bei Kindern, Jugendlichen und Erwachsenen zugelassen. Bislang gibt es keine offiziellen Berichte darüber, wie hochbegabte Kinder, die kein ADHS haben, auf das Medikament reagieren. Fallberichten zufolge wirkt Strattera® besser bei älteren Kindern und Jugendlichen, und die Wirksamkeit bei hochbegabten Kindern scheint generell recht unterschiedlich auszufallen. Strattera® ist ein sogenanntes Prodrug. Es wird in inaktiver Form eingenommen und bei der Verstoffwechselung in der Leber durch ein Enzym in ein Stimulans umgewandelt.

Intuniv® und Tenex® sind Arzneiformen desselben Wirkstoffs (Guanfacin), die einmal (Intuniv®) beziehungsweise zweimal täglich (Tenex®) eingenommen werden. Guanfacin zählt nicht zu den Stimulanzien und ist ein zentral wirksamer alpha-2-adrenerger Rezeptor-Agonist, der alleine oder in Kombination mit Stimulanzien eingesetzt werden kann. Vereinzelt wurde bei hochbegabten Kindern mit ADHS nach Einnahme dieses Medikaments eine bessere Impulskontrolle und eine verringerte Hyperaktivität festgestellt.

Daytrana®, ein Stimulans mit dem Wirkstoff Methylphenidat, das nicht als Tablette, sondern als medizinisches Pflaster angeboten wird, ist eine Alternative für hochbegabte Kinder, die aufgrund ihrer hohen Sensibilität keine Tabletten schlucken können. Darüber hinaus gibt es weitere Stimulanzien wie Adderall®, Focalin®, Vyvanse® und Quillivant®, die ADHS-Symptome lindern. Sie können die Störung jedoch nicht heilen. Einige dieser Medikamente setzen ihren Wirkstoff sofort frei, andere sind länger wirksam oder haben eine verzögerte Wirkstofffreisetzung. Bei der Halbwertszeit dieser Medikamente kann es signifikante Unterschiede geben. Die Einnahme sollte nur unter engmaschiger Überwachung durch fachkundiges medizinisches Personal erfolgen. Dies gilt selbstverständlich für alle Medikamente. In nächster Zeit wird die FDA sicherlich weitere Formulierungen für die Behandlung von ADHS zulassen.

Der Einsatz komplementär- und alternativmedizinischer Behandlungsmethoden erfreut sich bei Kindern mit ADHS-Symptomen zunehmender Beliebtheit. Dies gilt besonders für Ernährungstherapien bei Kindern, die auf bestimmte Nahrungsmittel empfindlich zu reagieren scheinen.[19] Diätetische Therapien konzentrieren sich häufig darauf, Nahrungsmittel mit künstlichen Farbstoffen und Zusatzstoffen sowie Zucker und künstliche Süßstoffe zu vermeiden und Nahrungsmittel zu konsumieren, die reich an Proteinen und komplexen Kohlenhydraten sind. Auch Vitamine und Mineralstoffe kommen zum Einsatz, insbesondere Magnesium, Vitamin B6, Zink, essenzielle Fettsäuren wie Omega 3 und Omega 6 sowie L-Carnitin. Obwohl die Forschungsergebnisse kein einheitliches Bild liefern, gibt es Hinweise dafür, dass die Biochemie hochbegabter Kinder und Erwachsener wahrscheinlich nach ganz eigenen Regeln funktioniert. Daher sollten Ansätze aus der Alternativ- und Komplementärmedizin in Betracht gezogen werden. Dies ist besonders wichtig, da mindestens eine groß angelegte Studie zu dem Ergebnis kommt, dass „bei der Entwicklung vieler ADHS-Medikamente seltene unerwünschte Ereignisse sowie die langfristige Sicherheit und Wirksamkeit nicht untersucht“ werden (Bourgeois, Jeong & Mandl, 2014).

Ähnlichkeiten und Unterschiede

Sowohl hochbegabte Kinder als auch Kinder mit ADHS können im schulischen Umfeld Probleme haben, mit dem Unterschied, dass Kinder mit ADHS auch in fast allen anderen Situationen Probleme haben. Beiden Gruppen kann es Schwierigkeiten bereiten, eine Aufgabe zu Ende zu bringen oder sie rechtzeitig abzugeben.

ADHS-Betroffene werden abgelenkt und vergessen, eine Aufgabe zu erledigen, achten nicht auf die Anweisungen und erledigen sie falsch oder nur teilweise, verlieren das Aufgabenblatt oder vergessen, es abzugeben. All das kann auch hochbegabten Kindern passieren, mit dem Unterschied, dass sie sich normalerweise bewusst dazu entschließen, eine Aufgabe nicht zu Ende zu führen, sie anders zu machen, als man ihnen gesagt hat, oder sie einfach nicht abzugeben. In jedem Fall treffen sie eine bewusste Entscheidung. Ein hochbegabtes Kind beschließt zum Beispiel, die ersten zehn der zwanzig Rechenaufgaben einfach zu überspringen, während das Kind mit ADHS das Aufgabenblatt verliert oder nicht in der Lage ist, eine Aufgabe zu erledigen, für die es einen längeren Zeitraum zur Verfügung hat, weil ihm keine unmittelbaren Konsequenzen drohen. Beide Gruppen mögen nicht besonders ausdauernd sein oder Schwierigkeiten haben, etwas durchzuziehen, aber eine geringe Ausdauer wird häufiger bei Kindern mit ADHS beobachtet, vor allem dann, wenn sie keine unmittelbaren oder offensichtlichen Folgen zu befürchten haben.

Kindern mit ADHS ist es in der Regel nicht bewusst, wenn sie unaufmerksam und impulsiv sind; daher ist es einem Kind auch kaum bewusst, wann das Problemverhalten auftritt. Dies führt zu enormen Schwierigkeiten beim Versuch, das Problem auf eigene Faust oder auf Basis der erlebten oder ihm auferlegten Konsequenzen zu lösen. Wenn ein Kind nicht weiß, wann es unaufmerksam oder impulsiv ist, kann nicht von ihm erwartet werden, sein Verhalten eigenständig zu verändern – weder auf Basis der ihm auferlegten Konsequenzen noch auf Basis wiederholter Diskussionen.[20]

Hochbegabte Kinder stellen Regeln und Traditionen häufig infrage, vor allem, wenn sie unlogisch sind. Kinder mit ADHS nehmen Regeln oft gar nicht wahr oder vergessen, sie bei einer Entscheidung zu berücksichtigen, oder ihre Impulsivität, die mit der Störung einhergeht, veranlasst sie zum Handeln, ehe sie an Regeln und soziale Konventionen denken. Auch in diesem Fall trifft das hochbegabte Kind häufiger eine bewusste Entscheidung und verhält sich entsprechend.

Beide Gruppen haben häufig Probleme mit Peers. Kinder mit ADHS – vor allem diejenigen, die sowohl Unaufmerksamkeit als auch hyperaktives/impulsives Verhalten zeigen – sind Peers gegenüber oft aggressiver (Barkley, 1997, 2006; Nijmeijer, Minderaa, Buitelaar, Mulligan, Hartman & Hoekstra, 2008) oder inkonsequenter, was die sozialen Interaktionen wiederum deutlich negativ beeinflusst. Kinder mit ADHS werden oft zurückgewiesen, weil sie in sozialen Situationen häufig sehr direkt sind und dadurch provozieren. Die subtilen oder auch ganz offenkundigen Verhaltensaufforderungen anderer, dieses störende Verhalten einzustellen, verstehen sie nicht. Hochbegabte Kinder wirken manchmal ebenfalls aggressiv, weil sie drauflosschwatzen, anderen ins Wort fallen und sie korrigieren oder sogar belehren. Ihre Interessen und das Niveau ihrer Äußerungen stimmen nicht mit denen ihrer Peers überein, weswegen sie von gleichaltrigen Peers häufig abgelehnt werden (Peterson, 2006).

Verhaltensmerkmale, die mit ADHS nicht vereinbar sind

Im Folgenden werden Verhaltensmerkmale aufgezählt, die mit einer ADHS-Diagnose bei einem Kind mit hohen intellektuellen Fähigkeiten nicht vereinbar sind beziehungsweise im Widerspruch dazu stehen oder die zumindest ernsthafte Zweifel aufwerfen sollten, ob die ADHS-Diagnose korrekt ist.

- Die Verhaltensprobleme haben mit dem Schuleintritt und der Konfrontation mit schulischen Strukturen begonnen.
- Zeigt die selektive Fähigkeit, bei Aufgaben, die ihn/sie interessieren, aufmerksam zu bleiben, während er/sie bewusst von der Aufgabe ablässt, wenn sie ihn/sie nicht interessiert.
- Zeigt bei Aufgaben, die ihn/sie herausfordern und interessieren und die keine leicht erkennbare, unmittelbare Belohnung nach sich ziehen, intensive und anhaltende Konzentration.
- Nimmt die Umgebung nicht wahr, wenn er/sie in eine Tätigkeit versunken ist, die ihn/sie interessiert.
- Lässt sich von der Umgebung leicht ablenken, wenn er/sie kein Interesse an einer Aufgabe hat, gibt sich aber Mühe, andere nicht zu stören.
- Antwortet nicht sofort, wenn er/sie angesprochen wird; dafür ist die Antwort umso besser durchdacht.
- Führt Aufgaben (insbesondere solche, bei denen Informationen auswendig gelernt werden sollen) bewusst nicht zu Ende.
- Wenn er/sie mit Antworten herausplatzt, sind diese im Allgemeinen korrekt.
- Unterbricht die Gespräche anderer, um deren Fehler zu korrigieren.
- Seine/ihre Aufmerksamkeit lässt sich leicht von einer Aktivität, die ihn/sie interessiert, auf eine andere Aktivität lenken, die von gleichem Interesse ist.
- Besteht Aufmerksamkeitstests und kann die Aufmerksamkeit mühelos auf ein anderes Thema richten, wenn er/sie entsprechend motiviert ist.
- Kehrt rasch zu einer Aufgabe zurück, nachdem er/sie abgelenkt wurde und nicht bei der Sache war.

Sharon Lind (2002) hat in ihrem hervorragenden Artikel „Before referring a gifted child for ADD/ADHD evaluation" zusätzlich eine Checkliste mit 15 Punkten erstellt, die zur Unterscheidung von ADHS- und Hochbegabungsverhalten herangezogen werden sollten. Diese Liste kann unter www.sengifted.org/archives/articles/before-referring-a-gifted-child-foradd-adhd-evaluation abgerufen werden.[21] Lind weist darauf hin, dass eine Überweisung an eine Fachperson erst dann Sinn macht, wenn bereits Versuche unternommen wurden, die Bildungsumgebung und den Lehrplan an die Bedürfnisse des Kindes anzupassen. Eine gute Evaluation kann in eine solche Anpassung integriert werden oder als Ansporn dienen, um eine Bildungseinrichtung zu solchen Anpassungen zu bewegen. Wenn die Evaluation keine spezifischen Empfehlungen zur Beurteilung von Unterricht, Lehrplan oder Erziehungsstil der Eltern beinhaltet, muss sie als unvollständig betrachtet werden. Wie gut eine Evaluation ist, hängt von ihrer Gründlichkeit ab, und die darauf aufbauenden Empfehlungen müssen nützlich und praktikabel sein.

Zusammenfassung

ADHS ist einer der häufigsten Gründe, weshalb Kinder an einen Psychologen oder Psychiater überwiesen werden, und auch bei Erwachsenen wird diese Diagnose immer häufiger gestellt. Unserer Meinung und klinischen Erfahrung nach zeigt mindestens die Hälfte aller hochbegabten Kinder, die eine ADHS-Diagnose erhalten, nicht die signifikanten Beeinträchtigungen, die laut DSM-5 für die Diagnose vorhanden sein müssen. Auf der anderen Seite gibt es auch hochbegabte Kinder und Erwachsene, deren ADHS jahrelang nicht erkannt wird, weil sie die damit einhergehenden Probleme mithilfe ihrer intellektuellen Fähigkeiten kompensieren. Es mangelt an seriösen und glaubhaften Studien, die unsere klinischen Beobachtungen validieren. Dies sind nach wie vor komplizierte klinische Fälle, die am besten von Klinikern in Angriff genommen werden sollten, die sowohl über Hochbegabung als auch über ADHS Bescheid wissen, und die richtige Diagnose kann nur mithilfe einer umfassenden Evaluation gestellt werden. Die Diagnose von ADHS erfordert eine gut durchdachte, vollständige Evaluation, die die kognitiven und emotionalen Fähigkeiten und das familiäre, schulische oder berufliche Umfeld der Person mitberücksichtigen muss.

Bei der traditionellen ADHS-Diagnostik wird nicht ausreichend berücksichtigt, dass Hochbegabungsverhalten Ähnlichkeiten mit ADHS-Verhalten aufweist. Häufig schauen sich Fachleute lediglich die Beurteilungsskalen und Berichte von Eltern und Lehrern an. Individuell durchgeführte Intelligenz-, Leistungs- und neuropsychologische Tests sind jedoch viel aufschlussreicher, und die Fachperson, die die Evaluation durchführt, sollte beim Versuch, ADHS-Verhalten von Hochbegabungsverhalten zu unterscheiden, die folgenden Fragen berücksichtigen: (1) Sind die ADHS-Verhaltensweisen in den meisten oder in fast allen Funktionsbereichen vorhanden? (2) Sind die großen Leistungsschwankungen des Kindes in fast jedem

Funktionsbereich vorhanden? (3) Verändert sich das Verhalten des Kindes signifikant, wenn eine Situation nicht mehr so neu ist? (4) Verbessert sich das Verhalten des Kindes, wenn man ihm mehr Struktur gibt? (5) Wie rasch kann das Kind nach einer Ablenkung zu einer Aufgabe zurückkehren, beziehungsweise wie rasch kann es zu einer anderen Aufgabe wechseln? (6) Kann sich das Kind über längere Zeit allein und ruhig beschäftigen?

Anmerkungen

1 https://www.cdc.gov/ncbddd/adhd/data.html

2 Ghodse, 1999; Olfson, Marcus, Wiessman & Jensen, 2002.

3 http://www.ibisworld.com/industry/adhd-medication-manufacturing.html

4 http://www.motherjones.com/environment/2015/02/hyperactive-growth-adhd-medication-sales

5 http://www.nbcnews.com/health/health-news/number-young-adults-adhd-drugs-soars-n50856. Allen Frances (2016) stellt außerdem fest: „Wir geben über 10 Milliarden Dollar im Jahr für ADHS-Medikamente aus, das entspricht einem fünfzigfachen Anstieg in nur 20 Jahren. Ein Großteil davon ist Verschwendung, denn es handelt sich um Medikamente für Kinder, die falsch diagnostiziert wurden."

6 http://pediatrics.aappublications.org/content/pediatrics/early/2011/10/14/peds.2011-2654.full.pdf

7 Stimulanzien werden manchmal als leistungssteigernde Medikamente betrachtet, insbesondere von High-School- und College-Studenten, doch es gibt keine eindeutigen Belege für ihre Wirksamkeit. Bei Menschen, die zu Introversion neigen, sind sie häufig kontraproduktiv (siehe Bates & Rock, 2004).

8 Durch Veränderungen im Behindertenrecht und in der Bildungspolitik, insbesondere durch das „No Child Left Behind (NCLB)"-Bildungsgesetz in den Vereinigten Staaten, ist der Druck, Diagnosen zu stellen und Medikamente zu verordnen, ebenfalls gestiegen. Eine ADHS-Diagnose verschafft Betroffenen Zugang zu Unterrichtsanpassungen und Fördermaßnahmen; dies wurde Anfang der 1990er-Jahre im US-Behindertengesetz IDEA festgelegt. Die Fördergelder für Schulen nach dem NCLB-Bildungsgesetz werden auf Grundlage der Schülerergebnisse bei Leistungstests vergeben, und die Resultate der Schüler mit einer ADHS-Diagnose können die Schulen häufig aus den an den Staat gemeldeten Zahlen herausrechnen. Eine diagnostizierte ADHS liefert auch eine Basis für schulische Anpassungen, etwa zusätzliche Zeit bei Tests, was zu einem besseren Ergebnis des Schülers führt, weil er dadurch mehr Fragen beantworten kann. Mit der Umsetzung des NCLB-Bildungsgesetzes stieg die Anzahl der ADHS-Diagnosen in den USA sprunghaft an, insbesondere bei Kindern aus sozial benachteiligten Gruppen (Fulton, Schefler & Hinshaw, 2015). Durch den Fokus auf Testergebnisse ist auch die Wahrscheinlichkeit gestiegen, dass hochbegabte Kinder im Unterricht unterfordert sind und dadurch anfälliger werden, unaufmerksame oder störende Verhaltensweisen zu entwickeln. Wenn Schulen sich auf das Auswendiglernen bestimmter Inhalte konzentrieren, bleibt wenig Raum dafür, Hochbegabtenprogramme zu schaffen oder das Überspringen einer Klassenstufe zu fördern.

9 http://www.cdc.gov/ncbddd/adhd/data.html

10 Der verordnende Arzt unterliegt oft einem Zirkelschluss. Wenn bei einem Kind ADHS diagnostiziert wird, Stimulanzien verabreicht werden und das Kind positiv darauf reagiert, betrachtet der Arzt dies als Bestätigung der ADHS-Diagnose. Doch leider sind Ritalin® und ähnliche Medikamente auch bei Menschen ohne ADHS wirksam und verbessern die Aufmerksamkeit nachhaltig. Dies ist der Grund, warum es an Universitäten das begehrteste Medikament auf dem Schwarzmarkt ist.

11 Beispielsweise ist es gemäß der AAP-Richtlinien für die klinische Praxis bei ADHS (ADHD: Clinical Practice Guideline for the Diagnosis, Evaluation, and Treatment of Attention-Deficit/Hyperactivity Disorder in Children and Adolescents, *Pediatrics 108*(4):1033, October 2011) nicht erforderlich, dass die Symptome seit sechs Monaten andauern, die Altersspanne ist von 4 bis 18 und die Symptome müssen bis zum Alter von 12 Jahren einsetzen. Hier weitere Handlungsanweisungen der AAP (Siehe http://pediatrics.aappublications.org/content/pediatrics/early/2011/10/14/peds.2011-2654.full.pdf):

1. Handlungsanweisung: „Für jedes Kind zwischen 4 und 18 Jahren, das schulische oder Verhaltensprobleme hat und Symptome von Unaufmerksamkeit, Hyperaktivität oder Impulsivität zeigt, sollte der Hausarzt eine ADHS-Evaluation einleiten."
2. Handlungsanweisung: „Zur Stellung einer ADHS-Diagnose sollte der Hausarzt prüfen, ob die Kriterien des Diagnostischen und Statistischen Manuals Psychischer Störungen, 4. Auflage (DSM-IV-TR), erfüllt sind (inklusive der Dokumentation von Einschränkungen in mindestens zwei wichtigen Bereichen). Informationen hierüber sollten hauptsächlich von Eltern oder Erziehungsberechtigten, Lehrern und anderen Schulärzten und -psychologen eingeholt werden, die das Kind betreuen. Der Hausarzt sollte dabei auch alternative Ursachen ausschließen."
3. Handlungsanweisung: „In die ADHS-Evaluation eines Kindes sollte der Hausarzt auch eine Untersuchung auf andere Erkrankungen einbeziehen, die neben der ADHS bestehen könnten, etwa emotionale oder Verhaltensstörungen (z. B. Angststörungen, depressive Störungen, Störung mit Oppositionellem Trotzverhalten, Verhaltensstörungen), Entwicklungsstörungen (z. B. Lern- und Sprachstörungen oder andere Entwicklungsstörungen des Nervensystems) und körperliche Erkrankungen (z. B. Tics, Schlafapnoe)."
4. Handlungsanweisung: „Der Hausarzt sollte ADHS als chronische Erkrankung betrachten und Kinder und Jugendliche mit ADHS daher als junge Menschen mit speziellen Gesundheitsbedürfnissen betrachten."
5. Handlungsanweisung: „Bei Kindern im Vorschulalter (4–5 Jahre) sollte der Hausarzt eine evidenzbasierte Verhaltenstherapie durch Eltern oder Lehrer als Behandlung der ersten Wahl verordnen. Wenn die Verhaltensinterventionen keine deutliche Besserung erzielen und das Kind weiterhin moderate bis starke Funktionsstörungen zeigt, kann zusätzlich Methylphenidat verordnet werden."

12 Solange das Verhalten keine direkten negativen Auswirkungen hat und niemandem schadet, stellt es kein Problem dar. Hier muss eine klare Abgrenzung zu Verhaltensweisen erfolgen, die mit Aufmerksamkeitsstörungen, Lernstörungen oder anderen neurologischen Störungen assoziiert sind. Es kann hilfreich sein, sich vor Augen zu führen, dass hochbegabte Kinder alles sein können, von strukturierten Denkern über funktionell chaotische Denker bis hin zu pathologisch chaotischen Denkern. Letztere sind nicht in der Lage, ihre Umwelt logisch zu strukturieren. In ihrem Kinderzimmer gibt es so etwas wie ein geheimes schwarzes Loch, in dem Hausaufgaben, Socken, das Geld fürs Pausenbrot, die neue Jacke, Aufschriebe des Lehrers, Aufgabenhefte etc. einfach verschwinden. Sie verlieren das Zeitgefühl, und ihr Leben scheint sich ständig am Rande eines Abgrunds abzuspielen; oft werden sie nur durch glückliche Umstände gerettet oder weil andere eingreifen. Diese Kinder sind noch nicht fähig, von innen heraus Strukturen zu schaffen, und sie sind darauf angewiesen, dass ihre Umgebung als „Schiene" fungiert und ihr Leben von

außen stabilisiert. Sie brauchen feste Zeitpläne, To-do-Listen, Abgabetermine, Hausaufgabenbetreuung, ADHS-Coaching und so weiter.

Kinder, die funktionell – aber nicht pathologisch – chaotisch sind, besitzen tragfähige innere Strukturen. Es ist äußerst selten, dass sie mehr Organisationsstruktur oder Unterstützung als andere Kinder in ihrem Alter benötigen.

13 Daniels & Piechowski (2008).

14 Psychologen sollten auch auf Leistungsunterschiede bei den einzelnen Untertests achten. Unaufmerksamkeit macht sich oft durch schwankende Leistungen bemerkbar. Intelligente Kinder machen sporadische Fehler, beantworten schwierige Fragen aber meist korrekt. Wenn sie Fehler machen, dann sind das meist Flüchtigkeitsfehler. Der arithmetische Untertest ist besonders gut geeignet, um solche uneinheitlichen Leistungen festzustellen. Der „Arbeitsgedächtnis-Index", der früher als „Unablenkbarkeit-Index" bezeichnet wurde, dient weniger der Beurteilung von Ablenkbarkeit als der Beurteilung von Kurzzeitgedächtnis und raschem Problemlösen. Es kann hilfreich sein, mit dem Nachsprechen von Zahlenreihen (rückwärts oder vorwärts) zu beginnen. Beim Nachsprechen von Zahlenreihen in umgekehrter Reihenfolge lassen sich leichte neurologische Schwächen wie ADS gut erkennen, wobei der Test nicht sonderlich spezifisch ist. Wenn die längste Zahlenspanne rückwärts mehr als zwei Zahlen kürzer ist als die Zahlenspanne vorwärts, ist das Ergebnis signifikant und deutet auf ein mögliches Defizit hin.

Psychologen können außerdem die Diskrepanz zwischen den Untertests „Kodieren" und „Symbolsuche" heranziehen, um festzustellen, ob eine feinmotorische Verlangsamung als Unaufmerksamkeit missdeutet wird. Kinder, die Schreiben als mühsam empfinden, können recht kreativ sein (z. B. in Form von Störmanövern), um sich vor solchen Aufgaben zu drücken. Das Aufschieben von ungeliebten Aufgaben, das „Verlieren" von Hausaufgaben oder das „Vergessen" von Dingen, die erledigt werden müssen, können stark an ADHS erinnern. Kinder, die beim Kodieren signifikant schlechter abschneiden als bei der Symbolsuche, haben häufig feinmotorische Schwierigkeiten, die das Problem besser erklären als ADHS und geeignetere Interventionen nach sich ziehen müssen.

Der Wortschatztest spiegelt mögliche neurologische Beeinträchtigungen am besten wider, und er korreliert am ehesten mit dem Gesamt-IQ. Wenn Kinder bei den einzelnen Untertests sehr unterschiedlich abgeschnitten haben und möglicherweise an einer Aufmerksamkeits- oder Lernstörung leiden, kann es sehr hilfreich sein, die Ergebnisse des Wortschatztests zu analysieren, um eine Vorstellung davon zu bekommen, welche Leistung diese Kinder ohne ihre Defizite erbringen würden. Der Mosaiktest ist in diesem Zusammenhang ebenfalls aufschlussreich, weil auch er neurologische Beeinträchtigungen widerspiegelt und am wenigsten durch sie beeinflusst wird.

Spezifische Tests können sinnvoll sein, um Aufmerksamkeitsprobleme zu identifizieren und besser zu verstehen, wie sich diese Schwierigkeiten im Alltag auswirken und was man dagegen unternehmen kann. Um sich ein genaues Bild zu machen, teilen Neuropsychologen die Aufmerksamkeit gerne in Typen ein und fragen: (1) Kann er/sie überhaupt aufmerksam sein? (2) Kann er/sie die Aufmerksamkeit über gewisse Zeit aufrechterhalten? (3) Kann er/sie Ablenkungen widerstehen? (4) Kann er/sie zwischen verschiedenen Aufgaben hin- und herspringen (Multitasking)? (5) Verfügt er/sie über das nötige Urteilsvermögen, um seine/ihre Aufmerksamkeit auf die richtigen Informationen zu lenken?

Eine umfassende neuropsychologische Evaluation für Kinder und Jugendliche kann die im Folgenden genannten Verfahren beinhalten. Auf die Beurteilung spezialisierte Beratungspersonen und Psychologen, insbesondere Neuropsychologen, verwenden sie regelmäßig. Es dürfte nicht überraschen, dass viele dieser Verfahren innerhalb von mehr als einem Funktionsbereich testen.

- Eltern-Interview
- Interview und Beobachtung des Kindes

- Wechsler Intelligence Scale for Children, 5. Auflage (WISC V)
- A Developmental Neuropsychological Assessment, 2. Auflage (NEPSY II)
- Trail Making Test A & B (Bearbeitung nacheinander)
- California Verbal Learning Test, Child Version (CVLT C)
- Wisconsin Kartensortiertest (WCST)
- Turm of London (TOL)
- Gordon Diagnostic System (GDS)
- Wechsler Individual Achievement Test, 3. Auflage (WIAT III)
- Gray Oral Reading Test, 5. Auflage (GORT 5)

Es gibt zu viele neuropsychologische und grundlegende Testverfahren, um sie an dieser Stelle aufzulisten. Zu den am häufigsten verwendeten Tests gehören unter anderem:

- Stanford-Binet, 5. Auflage
- Developmental Abilities Scale (DAS)
- Wide Range Achievement Test, 5. Auflage (WRAT 5)
- Woodcock-Johnson Tests of Achievement, 4. Auflage
- Delis-Kaplan Executive Function System (D-KEFS)
- Luria-Nebraska Neuropsychological Battery (LNNB)
- Wechsler Memory Scale, 4. Auflage (WMS)
- Rey-Osterreith Complex Figure Drawing Test
- Physical and Neurologic Examination of Subtle Signs (PANESS [motorische Funktionen])
- Boston Naming Test
- Test of Word Learning
- Clinical Evaluation of Language Fundamentals, 5. Auflage (CELF-5)
- Test of Visual Attention (TOVA)
- Conners Continuous Performance Test (CPT)

15 „Fabulierte Antworten" sind sehr emotionsgeladen und werden auf lebhafte, dramatische und oftmals sehr persönliche Weise dargeboten.

16 In einem Krankenhaus prägten die Mitarbeiter den Begriff „positiver Hintern-Test". Wenn sie bei einer Sitzung innerhalb der ersten 15 Minuten das Hinterteil des Kindes zu sehen bekamen, hatte es vermutlich ADHS. Dann kletterte es auf die Rückenlehne der Couch oder auf den Tisch, öffnete die Schubladen, rutschte auf dem Boden herum und schaute unter die Stühle, steckte Gegenstände zwischen die Couchkissen, fragte, ob die Erwachsenen jetzt bald „fertig" seien. Während das Kind im Sprechzimmer herumturnte, zeigte es den Mitarbeitern regelmäßig sein Hinterteil. Ein zweiter Termin ist in jedem Fall sinnvoll, weil die Fachperson einen besseren Kontakt zu den Eltern herstellen kann und mehr als eine Gelegenheit für einen „positiven Hintern-Test" erhält. Schafft es das Kind, bei zwei Terminen in Folge kein auffälliges Verhalten zu zeigen, ist es unwahrscheinlich, dass es ADHS hat, es sei denn, es liegen glaubhafte Berichte über ADHS-Symptome vor, die den diagnostischen Kriterien entsprechen.

17 So gut wie jeder, der diese Medikamente einnimmt, stellt bei sich einen gewissen Nutzen fest. Wie groß dieser Nutzen ist, variiert auch bei ADHS-Patienten. Wenn ein Arzt oder ein Elternteil bei einem Kind Medikamente zu diagnostischen Zwecken ausprobieren möchte, sollte das systematisch geschehen. Da Ritalin® und Dexedrine® für gewöhnlich innerhalb von 45 Minuten wirken, kann es hilfreich sein, das Kind zunächst ohne Medikament zu testen und diesen Test dann ca. eine Stunde nach der Medikamentengabe zu wiederholen. Es gibt Aufmerksamkeitstests, die alternierend verabreicht beziehungsweise wiederholt werden können, um festzustellen, ob das Ausmaß der Verbesserung signifikant ist.

18 http://www.smithsonianmag.com/science-nature/this-is-how-your-brain-becomes-addicted-to-caffeine-26861037/?no-ist

19 http://umm.edu/health/medical/altmed/condition/attention-deficit-hyperactivity-disorder

20 Aufmerksamkeit und Impulsivität bestehen jeweils aus einem Bündel von Fertigkeiten, die entweder vorhanden oder nicht vorhanden sind. Das bedeutet: Eine Person, bei der Aufmerksamkeit und Inhibition vorhanden sind, kann ihre Aufmerksamkeit jederzeit und beliebig lange aufrechterhalten und ablenkende Verhaltensreize hemmen. Sind Aufmerksamkeit und Inhibition dagegen nicht vorhanden, bedeutet dies nicht das komplette Fehlen, sondern eine unvollständige oder unausgewogene Ausprägung dieser Fertigkeiten. So erklärt sich, dass unaufmerksame und impulsive Kinder häufig als faul, dickköpfig oder eigensinnig beschrieben werden, denn zuweilen kann man beobachten, wie sie aufmerksam sind und konkurrierende Verhaltensreize hemmen. Das Problem besteht jedoch darin, dass die Kinder ihr Verhalten nicht zuverlässig kontrollieren und diesen Zustand aufrechterhalten können. Veränderungen bei Individuen mit diesen Problemen geschehen in der Regel langsamer, wodurch sie - auch emotional - unreifer wirken als Gleichaltrige, die davon nicht betroffen sind.

21 http://sengifted.org/archives/articles/before-referring-a-gifted-child-for-add-adhd-evaluation

Kapitel 4: Wutdiagnosen

Hochbegabte Kinder und Wut

Die meisten hochbegabten Kinder, insbesondere die außerordentlich hoch begabten unter ihnen, haben von klein auf ein starkes Selbstgefühl, und sie wollen in vielerlei Hinsicht wie Erwachsene behandelt werden. In Verbindung mit ihrem starken Willen kann das problematisch werden, denn häufig geraten sie mit den Vorstellungen und Anweisungen der Erwachsenen in Konflikt. Nicht selten schalten sie „auf stur“ und streiten mit Eltern, Lehrern und anderen. Oft verlieren sie dabei die Beherrschung und werden aufsässig. Wie bereits bemerkt, betrifft die Intensität hochbegabter Kinder jeden Aspekt ihres Lebens; wenn sie wütend sind, ist diese Wut intensiv; wenn sie streiten und sich im Recht wähnen, vertreten sie mit aller Macht ihren Standpunkt. Eltern hochbegabter Vorschulkinder berichten oft von Wutausbrüchen, die viel heftiger sind als bei anderen Kindern dieses Alters. Viele Eltern hochbegabter Kinder sind angesichts dieser Anfälle verunsichert, besorgt, verängstigt, oder sie lassen sich von ihren intelligenten, willensstarken Sprösslingen regelrecht einschüchtern. Erzieher und Lehrer halten diese Kinder für voreingenommen und wertend, unnachgiebig und felsenfest davon überzeugt, dass sie selbst am besten wissen, was richtig und was falsch ist. Gleichzeitig sind diese Kinder sehr sensibel, wenn jemand ihre Gefühle verletzt (Webb, Gore, Amend & DeVries, 2017).

Ein altes Sprichwort kann die Wut vieler hochbegabter Kinder vielleicht verständlich machen: „Wo Wut ist, steckt immer auch Schmerz dahinter.“ Die Sensitivität hochbegabter Kinder, in Verbindung mit ihrer Intensität, führt zu starken Gefühlen von Verletztsein, Frustration und Wut. In der Regel ist Wut ein Ausdruck von Schmerz, und offene Wut wird – insbesondere unter Jungen – eher akzeptiert als Schmerz. Wenn ein hochbegabtes Kind Schmerz zeigt, läuft es Gefahr, sich lächerlich zu machen, als Heulsuse oder Memme abgestempelt oder gar von Freunden abgelehnt zu werden.

Die meisten hochbegabten Kinder besuchen eine öffentliche Schule in ihrem Viertel, wo die Schüler nach Alter gruppiert und möglichst kosteneffizient akkulturiert und auf das Leben in unserer Gesellschaft vorbereitet werden sollen. Die Bildungsumgebung dieser Schulen ist in der Regel eher antiintellektuell und auf Konformität und Gleichheit ausgerichtet (Cross, 2001; Hébert, 2010; Kerr & Cohn, 2001). Unglücklicherweise werden Konformität, Mittelmäßigkeit und Angepasstheit höher gewertet als Leistung, Exzellenz oder Kreativität (Webb, 2000b). Kinder, die zu überdurchschnittlichen Leistungen fähig sind, werden ausgebremst. Solche Schulen ersticken das Bedürfnis hochbegabter Kinder, zu lernen und die Dinge zu ergründen.[1]

Unabhängige und kreative hochbegabte Kinder, die divergent denken, legen sich häufiger mit Eltern und Lehrern an, weil sie sich nicht an Traditionen halten, gerne improvisieren und die Dinge häufig anders machen als üblich. Unter Umständen legen solche Kinder keinen Wert auf Einzelheiten oder halten die Organisation von Lernmaterial für überflüssig. Natürlich sind die meisten Lehrer und Eltern anderer Ansicht und versuchen das Kind dazu zu bringen, auf strukturiert-sequenzielle Weise zu denken, zu lernen und sich zu verhalten, genau wie Lehrer früher darauf bestanden, dass Linkshänder mit der rechten Hand schreiben. Das Ergebnis ist meist ein nicht enden wollender Konflikt.

Schon im Kleinkindalter war Jamal ein außergewöhnlich intelligenter Junge mit einem eisernen Willen. Nachdem seine jüngere Schwester zur Welt gekommen war – Jamal war damals neun –, wurde er noch starrköpfiger. Wenn seine Eltern ihn baten, sein Zimmer aufzuräumen und kleine Aufgaben im Haushalt zu übernehmen, tat er so, als hätte er sie nicht gehört, oder er erledigte die Aufgabe betont langsam und nachlässig. Manchmal weigerte er sich auch einfach, und er wurde immer trotziger.

Der Familienpsychologe schlug Jamals Eltern vor, ein Belohnungssystem mit Token einzuführen: Wenn Jamal eine Aufgabe, die sie ihm auftrugen, erledigt hatte, bekam er einen Aufkleber, den er in einen Kalender kleben durfte. Erfüllte er die Aufgabe nicht, durften seine Eltern einen Gegenstand aus seinem Zimmer entfernen. Nach ein paar Wochen mussten die Eltern enttäuscht feststellen, dass Jamal nur zwei Aufkleber gesammelt hatte (die er prompt verlor); dafür waren quasi sämtliche Spielsachen, Bücher und Videos aus seinem Zimmer entfernt worden. An seinem Verhalten hatte sich überhaupt nichts geändert.

Der Psychologe kam zu dem Schluss, dass Jamal an einer Störung mit Oppositionellem Trotzverhalten litt, aber er versicherte den Eltern, das Token-System würde funktionieren, wenn sie weiter durchhielten. Er ermutigte sie dazu, auch die Möbel aus Jamals Zimmer zu entfernen, bis hin zum Bettgestell, so lange, bis nur noch die Matratze auf dem Boden übrig war. Spätestens dann würde sich Jamal um die Token bemühen, um seine Besitztümer zurückzubekommen.

Als seine Eltern die neuen „Spielregeln" verkündeten, gab Jamal trotzig zurück, dass er sich prinzipiell nicht manipulieren lasse und dass niemand ihn zwingen könne, sich dem „faschistischen Erziehungsstil" seiner Eltern unterzuordnen.

Daraufhin wandten sich Jamals Eltern an einen anderen Psychologen, der ihnen half, Erziehungsansätze und -strategien umzusetzen, die wirksamer waren und der Beziehung zwischen Eltern und Sohn weniger schadeten. Gemeinsam gelang es der Familie, das erwünschte Ergebnis zu erzielen. Jamal arbeitete nun besser mit den Eltern zusammen, und ihre Erwartungen wurden häufiger erfüllt.

Eltern und Lehrer versuchen manchmal, dem Trotzverhalten eines Kindes mit der Token-Methode zu begegnen. Dabei wird das Kind für „gutes Betragen“ mit Aufklebern oder anderen kleinen Dingen belohnt, während „schlechtes Betragen“ den Entzug einer Sache (oder das Verbot einer Tätigkeit) zur Folge hat. Auf diese Weise soll das Kind lernen, wie hoch der Preis für sein Trotzverhalten ist und dass es sich auszahlt, wenn es sich in einer Weise verhält, die die Erwachsenen eher akzeptieren können. Bei hochintelligenten Kindern funktioniert die Token-Methode nicht immer so gut, weil sie sich leicht manipuliert fühlen oder sich als Versager betrachten, wenn es ihnen nicht sofort gelingt, eine Belohnung zu erhalten. Ein heller Kopf wird bei solchen Tricks außerdem nach Schlupflöchern suchen, um sich aus der Affäre zu ziehen. Da hochbegabte Kinder einen sehr starken Willen haben, halten sie eher an dem Machtkampf fest, als dass sie klein beigeben, vor allem, wenn sie keinen Grund sehen, warum sie sich fügen sollen. Manche Eltern berichten, die Token-Methode habe mehr Probleme geschaffen als gelöst.

Das soll nicht heißen, dass die Token-Methode grundsätzlich nicht funktioniert – das tut sie schon. Aber die Beziehung zu dem Kind darf nicht abreißen, vor allem dann nicht, wenn das Kind eine erhöhte Sensitivität und Intensität aufweist. Solche „Wenn-dann“-Deals fordern nicht nur Machtkämpfe heraus, sondern können auch Frustration und Minderwertigkeitsgefühle erzeugen, wenn das Kind sich als „Versager“ betrachtet, weil es das gewünschte Ziel nicht schnell genug erreicht. „Sobald-dann“-Abmachungen funktionieren ein bisschen besser, doch man muss darauf achten, eine positive Beziehung zu dem sensiblen hochbegabten Kind zu pflegen, um die negativen Effekte auf sein Selbstbewusstsein bei Verwendung der Token-Methode so gering wie möglich zu halten.

Die Reglementierung in der Schule und die Machtkämpfe mit den Eltern sind nicht die einzige verletzende Erfahrung. Mehrere Studien haben gezeigt, dass hochbegabte Kinder, insbesondere Jungen, häufig gemobbt werden, weil sie anders sind. Peterson (2006) beispielsweise hat eine USA-weite Studie durchgeführt, die zu dem Ergebnis gelangte, dass fast die Hälfte aller hochbegabten Achtklässler Erfahrungen mit Mobbing gemacht haben und dass elf Prozent wiederholt gemobbt wurden. Hochbegabte Kinder und Erwachsene werden in den Medien oft als „Freaks“ oder „komische Vögel“ dargestellt, was nicht nur gemein, sondern auch herablassend sein kann. Unsere Gesellschaft scheint Antiintellektualismus mehr zu schätzen als Lerneifer oder überragende Leistungen im künstlerischen Bereich (Allen, 2001; Delisle, 2014; Robinson, 2008; Schroeder-Davis, 1998, 1999). Wen wundert es, wenn sich viele dieser sensitiven und intensiven jungen Menschen zutiefst verletzt fühlen, was wiederum zu Wut führt.

Nicht jedes hochbegabte Kind und nicht jeder hochbegabte Erwachsene ist wütend – viele aber schon. Sie bewegen sich in einem Umfeld, das sie nicht versteht oder wertschätzt, wo sie immer wieder für genau jene Merkmale kritisiert werden, die sie zu dem machen, was sie sind, und wo man sie unter Druck setzt, sich zu ändern und sich den Formen anzupassen, die andere für richtig halten (Grobman, 2009; Kerr & Cohn, 2001; Webb, 2013). Der Versuch, hochbegabten Kindern ein „normales" Leben und eine „normale" Erziehung angedeihen zu lassen, ist ungefähr so, als wolle man eine Giraffe dazu bringen, sich mehr wie ein Pferd zu verhalten – eine Erfahrung, die für alle Beteiligten schmerzvoll ist. Für ein hochbegabtes Kind bedeutet ständige Konformität einen enormen Aufwand an mentaler und emotionaler Energie, der zwangsläufig zu Unzufriedenheit führt. Kerr und Cohn (2001) bezeichnen das als „Devianz-Erschöpfung" (*deviance fatigue*). Für einen Menschen ist es einfach ermüdend, von den anderen immerzu als jemand wahrgenommen zu werden, der anders ist und ein abweichendes Verhalten zeigt. Der daraus resultierende Schmerz kann zum Versuch führen, sein wahres Selbst zu unterdrücken, was in eine Depression mündet, die sich wiederum in Form von Wut äußern kann. Je größer der Unterschied zwischen dem IQ des Kindes und dem seiner Peers, umso stärker tritt dieses Phänomen zutage.

Dann wäre da noch ein Phänomen, das in vielen Kulturen als „Neidsyndrom" bezeichnet wird. Darunter versteht man den kollektiven Drang, die intellektuell Überlegenen „zurückzustutzen" (Geake, 2000, 2004a; Geake & Gross, 2008). Der Drang, Menschen, die wir als andersartig wahrnehmen, „zurechtzubiegen", rührt von unserer tief verwurzelten Angst vor dem Unbekannten her. Selbst unter Hochbegabten und deren Angehörigen gibt es oft Bedenken, man könne elitär wirken, wenn man sich um spezielle Bildungsanpassungen für einen Schüler bemüht. Ironischerweise sieht das bei hochbegabten Sportlern ganz anders aus: Sie werden landauf, landab rekrutiert, mit einem besonderen Outfit versehen, um sie von ihren weniger begabten Peers zu unterscheiden, von Experten nationalen oder internationalen Ranges in ihren besonderen Fähigkeiten gefördert und gecoacht und gegen andere herausragende Talente in den Ring geschickt. Darüber hinaus gewährt man ihnen eine schulische Sonderbehandlung und drückt beide Augen zu, wenn ihr Verhalten zu wünschen übrig lässt.

Wenn dagegen intellektuell hochbegabte Kinder an Wettbewerben teilnehmen, bei denen ihre besonderen Talente zum Tragen kommen (z. B. Buchstabierwettbewerbe), wird das meist zweischneidig bewertet. Zwar werden ihre Fertigkeiten gelobt, aber man stellt sie auch etwas belustigt zur Schau, als seien sie Teilnehmer einer einzigartigen „Freak-Show". Häufig wird geradezu erwartet, dass sie hohe Leistungen erzielen, aber sie werden nicht gelobt, wenn es tatsächlich so ist. Dafür macht man sich über sie lustig, wenn es nicht so ist. Da hochbegabte Kinder Heuchelei leicht durchschauen und diesbezüglich sehr sensibel sind, entgeht ihnen auch nicht, dass die meisten Bildungseinrichtungen akademisch hochbegabte Kinder missachten und stattdessen den hochbegabten Athleten zujubeln, und diese Schieflage führt häufig zu Schmerz und Wut bei den Betroffenen (Begin & Gagné, 1994; Kerr & Cohn, 2001).

Glücklicherweise werden hochbegabte Kinder und Erwachsene trotz der Intensität ihres Zorns nur selten gewalttätig (Cross, 2004). Bis heute gibt es nur wenige Veröffentlichungen, die sich mit diesem Aspekt befassen, dafür aber mehrere informelle Studien. Delisle (2015) untersuchte zwischen 2000 und 2013 stattgefundene Massenerschießungen und kam zu dem Ergebnis: „Jeder der Schützen fiel bereits in jungen Jahren als ‚intelligent' bis ‚höchstbegabt' auf, wobei die Schulakten nicht alle gleich aussagekräftig sind." In ihrem preisgekrönten Buch *Smart Boys: Talent, Manhood, and the Search for Meaning* beschreiben Kerr und Cohn (2001) den Druck, der auf hochbegabten Jungen lastet, ihre intellektuellen oder künstlerischen Fähigkeiten zu verbergen und sich stattdessen dem sportlich orientierten „Boy Code" anzupassen. In einem Kapitel mit der Überschrift „Hochbegabte Soziopathen, noch zu rettende Rebellen, und wie man den Unterschied erkennt" beschreiben die Autoren den Zorn, der dadurch entstehen kann, und kommen zu dem Schluss: „Obwohl es unter hochbegabten Jungen echte Soziopathen gibt, ist die Zahl derjenigen, deren soziopathisch anmutende Verhaltensweisen wie Ichbezogenheit, Manipulation, Rebellion, Aggression und Selbstzerstörung erlernt sind und wieder verlernt werden können, viel größer" (S. 204). „Langeweile, ein Mangel an aufrichtigen Informationen, Spott und mangelnde Akzeptanz seines wahren Wesens können dazu führen, dass sich der hochbegabte Junge wie ein Soziopath verhält" (S. 224). Manche bezeichnen diese Individuen als „Pseudopsychopathen", das heißt, sie zeigen entsprechende Verhaltensweisen, haben aber nicht die charakterliche Grundausstattung des Psychopathen. Wenn man abweichendes Verhalten so konzipiert, kann das Hoffnung geben und den Zugang zu hochbegabten Individuen eröffnen, um sie vor sich selbst zu retten.

Grobman (2009) weist darauf hin, dass „Konflikte und Ängste über ihr inneres Erleben der Hochbegabung für gewöhnlich eine größere Rolle für Underachievement und selbstzerstörerisches Verhalten spielen als Konflikte und Ängste über Eltern, die Schule bzw. Arbeit oder Peers." Dieser innere Schmerz und die daraus resultierende äußere Wut sind für viele hochbegabte Kinder der Grund, Unterstützung bei Psychologen oder Psychiatern zu suchen. Manchmal erkennen die Fachpersonen den Schmerz und begegnen ihm angemessen, sodass die Aggression abnimmt. Wenn die Intervention dagegen nur auf das äußere Verhalten abzielt, ist es unwahrscheinlicher, eine Veränderung des äußeren Verhaltens herbeizuführen. Das wütende hochbegabte Kind wird sich nicht gehört fühlen und weiterhin seine Gefühle auf eine ungesunde Art und Weise zum Ausdruck bringen, weil es dadurch eine Reaktion erzielt.

Die Wutdiagnosen

In diesem Kapitel haben wir verschiedene DSM-5-Diagnosen zusammen gruppiert, deren Kernkomponente Wut ist: Störung mit Oppositionellem Trotzverhalten, Disruptive Affektregulationsstörung, Intermittierende Explosible Störung, Störung des Sozialverhaltens und Narzisstische Persönlichkeitsstörung. Zu jeder dieser Diagnosen sind uns Fälle bekannt, wo hochbegabte Kinder und Erwachsene diese – unserer Beurteilung nach zu Unrecht – erhalten haben. In der ICD-10 lauten die diagnostischen Kategorien Dissoziale Persönlichkeitsstörung, Narzisstische Persönlichkeitsstörung und Störungen des Sozialverhaltens, welche dann untergliedert werden in Auf den familiären Rahmen beschränkte Störung des Sozialverhaltens, Störung des Sozialverhaltens bei fehlenden sozialen Bindungen, Störung des Sozialverhaltens bei vorhandenen sozialen Bindungen, Störung des Sozialverhaltens mit oppositionellem, aufsässigem Verhalten und sonstige Störungen des Sozialverhaltens. Im Folgenden werden wir kurz auf die Verhaltensmerkmale und Symptome der einzelnen DSM-5-Störungen eingehen und anschließend diskutieren, wie sie sich von Hochbegabungsverhalten unterscheiden beziehungsweise welche Ähnlichkeiten dazu führen können, dass hochbegabten Kindern und Erwachsenen fälschlicherweise eine dieser Störungen diagnostiziert wird.

Der zwölfjährige Jason wurde zu einem Psychologen gebracht, der ihn auf eine mögliche Aufmerksamkeitsdefizit-/Hyperaktivitätsstörung testen sollte. Nebenbei erwähnten die Eltern, dass ihr Sohn sehr begabt sei, vor allem in Mathematik. Sie waren frustriert, weil Jason im letzten Quartal des Schuljahrs überhaupt keine Hausaufgaben mehr gemacht hatte, und die Lehrer sagten, er sei während des Unterrichts sehr unaufmerksam und wirke häufig wütend.

Jasons Eltern berichteten außerdem, dass die Mathematik-Hausaufgaben ihres Sohnes oft sehr anspruchslos waren und zum Beispiel darin bestanden, eine große Fünf mit Farbstiften anzumalen – eine Aufgabe, die selbst für einen Schüler vier Klassenstufen unter Jason läppisch gewesen wäre! Der Test ergab, dass Jasons IQ-

Wert bei mindestens 145 lag, und der Psychologe schlug vor, die Schule solle das Überspringen einer Klasse in Erwägung ziehen. Die Schule sah das anders. Um Jason für das Hochbegabtenprogramm zu nominieren, sollte der Psychologe den gesamten quantitativen Teil des Stanford-Binet-IV mit ihm durchführen. Bei den insgesamt drei quantitativen Untertests beantwortete Jason nur drei Fragen falsch. Sein Mathematik-IQ wurde auf mindestens 167 geschätzt, wenn nicht höher. Wen wunderte es da, dass Jason keine Lust hatte, eine Fünf bunt anzumalen?

Als der Psychologe ihn auf die Hausaufgaben ansprach, berichtete Jason unter Tränen, dass er sie nicht aus Böswilligkeit liegen ließ, sondern weil er es einfach nicht über sich brachte, die anspruchslosen Aufgaben zu erledigen, die man ihm auftrug. Mit jedem Tag in der Schule wurde er wütender und wütender.

Störung mit Oppositionellem Trotzverhalten

Eine häufige Fehldiagnose bei hochbegabten Kindern scheint die Störung mit Oppositionellem Trotzverhalten (SOT) zu sein. Sie wird fast so oft diagnostiziert wie ADHS. In der Praxis wird diese Diagnose gestellt, wenn eine Person wütend ist und sich in verschiedenen Bereichen ernsthafte Machtkämpfe mit anderen liefert. Im ICD-10 wird sie als Störung des Sozialverhaltens mit oppositionellem, aufsässigem Verhalten bezeichnet und „ist definiert durch ein deutlich aufsässiges, ungehorsames und trotziges Verhalten bei Fehlen schwerer dissozialer oder aggressiver Handlungen“ (Dilling et al., 2015, S. 368). Häufig verspüren betroffene Individuen den Zwang, das Gegenteil von dem zu tun, worum sie gebeten werden. Diese Art von Verhalten, das als Merkmal einer Demenz auftreten kann, ist bei Zweijährigen völlig normal und auch bei willensstarken hochbegabten Kindern nicht besonders ungewöhnlich.

Viele Kinder in der heutigen Welt sind wütend, insbesondere im Jugendalter, und natürlich sind nicht alle Kinder, die oppositionelles Trotzverhalten zeigen, hochbegabt. Ebenso wenig erfüllen alle Kinder, die oppositionell und trotzig sind, die diagnostischen Kriterien dieser Störung. Auf der anderen Seite berichten viele erfahrene Eltern und Lehrer, wie rasch man mit einem sensiblen hochbegabten Kind in einen Machtkampf gerät, und wenn man diesen Machtkampf nicht richtig handhabt, kann er tatsächlich zu einer Störung mit Oppositionellem Trotzverhalten eskalieren. Meistens wird natürlich das Kind als oppositionell und trotzig bezeichnet, nicht aber die Schule oder die Eltern, obgleich sie die Verhaltensweisen, die zur Störung führen, häufig selbst hervorrufen.

Die diagnostischen Kriterien des DSM-5 für eine Störung mit Oppositionellem Trotzverhalten werden in **Tabelle 5** aufgelistet.

Tabelle 5: Diagnostische Kriterien für Störung mit Oppositionellem Trotzverhalten

A. Ein mindestens sechs Monate lang anhaltendes Muster von ärgerlicher/gereizter Stimmung, streitsüchtigem/trotzigem Verhalten oder Rachsucht, nachgewiesen durch mindestens vier Symptome irgendeiner der folgenden Kategorien, das sich in der Interaktion mit mindestens einer Person zeigt, die kein Geschwister ist.
Ärgerliche/gereizte Stimmung
1. Wird schnell wütend.
2. Ist häufig reizbar oder lässt sich leicht ärgern.
3. Ist häufig verärgert und beleidigt.
Streitsüchtiges/trotziges Verhalten
4. Streitet sich häufig mit Autoritätspersonen oder – bei Kindern und Jugendlichen – mit Erwachsenen.
5. Widersetzt sich häufig aktiv den Anweisungen von Autoritätspersonen oder Regeln oder weigert sich, diese zu befolgen.
6. Verärgert andere häufig absichtlich.
7. Schiebt häufig die Schuld für eigene Fehler oder eigenes Fehlverhalten auf andere.
Rachsucht
8. War boshaft oder rachsüchtig, mindestens zweimal in den vergangenen sechs Monaten.
Beachte: Zur Abgrenzung von Verhalten, das sich im Normbereich bewegt, und klinisch auffälligem Verhalten sollten die Persistenz und Häufigkeit dieser Verhaltensweisen herangezogen werden. Bei Kindern unter fünf Jahren sollte das Verhalten an den meisten Tagen in einer Zeitspanne von mindestens sechs Monaten auftreten, wenn nicht anderweitig definiert (Kriterium A8). Bei Personen, die fünf Jahre oder älter sind, sollte das Verhalten mindestens einmal pro Woche über mindestens sechs Monate auftreten, wenn nicht anderweitig definiert (Kriterium A8). Diese Häufigkeitskriterien sind eine Orientierungshilfe hinsichtlich des minimalen Niveaus für die Definition der Häufigkeit der Symptome. Jedoch sollten auch andere Faktoren in Betracht gezogen werden, beispielsweise ob die Häufigkeit und Intensität des Verhaltens außerhalb des Normbereichs für das Entwicklungsniveau, das Geschlecht und den kulturellen Hintergrund des Einzelnen liegt.
B. Die Verhaltensstörung ist verbunden mit Leidensdruck für die Person selbst oder für andere Personen im unmittelbaren sozialen Umfeld (z. B. Familie, Gleichaltrigengruppe, Arbeitskollegen), oder sie hat negative Auswirkungen auf soziale, pädagogische, berufliche oder andere wichtige Funktionsbereiche.
C. Die Verhaltensweisen treten nicht ausschließlich im Verlauf einer psychotischen, depressiven oder bipolaren Störung oder bei einer Substanzkonsumstörung auf. Ebenfalls sind nicht die Kriterien einer Disruptiven Affektregulationsstörung erfüllt.

(Wiedergabe mit freundlicher Genehmigung von American Psychiatric Association, 2018. Diagnostisches und Statistisches Manual Psychischer Störungen DSM-5®. Deutsche Ausgabe herausgegeben von P. Falkai und H.-U. Wittchen. Göttingen: Hogrefe, S. 635.)

Laut dem DSM-5 tritt die Störung mit Oppositionellem Trotzverhalten üblicherweise vor dem Alter von acht Jahren und nicht nach der frühen Adoleszenz auf. Die Symptome des Oppositionsverhaltens beginnen meist im häuslichen Bereich und entwickeln sich in der Regel schleichend und über Jahre hinweg.

Oppositionsverhalten bei hochbegabten Kindern

Es ist nicht ungewöhnlich, dass kluge Kinder in verschiedenen Bereichen mehr wissen als manche Erwachsene, und bei hochbegabten Kindern ist die Wahrscheinlichkeit hoch, dass sie Erwachsenen widersprechen und ihren Standpunkt mit Nachdruck und Intensität vertreten. Wir haben bereits darauf hingewiesen, dass bei hochbegabten Kindern das zwischenmenschliche Urteilsvermögen oft ihrem Intellekt hinterherhinkt. Liegt tatsächlich eine Störung mit Oppositionellem Trotzverhalten vor, wird der oder die Betroffene dagegen anderen Menschen gar nicht so häufig widersprechen, sondern vielmehr den Zwang verspüren, das Gegenteil von dem zu tun, was erwartet oder gefordert wurde.

Hochbegabte Kinder sind oft sehr idealistisch, und es macht sie sehr wütend, wenn andere – und sie selbst – diesen Idealen nicht gerecht werden. Ihr Oppositionsverhalten ist oft auf Ungerechtigkeit und erlebte Respektlosigkeit fokussiert, und sie streiten häufig über moralische, ethische oder soziale Fragen und stellen dabei Traditionen infrage. Ihr Schwarz-Weiß-Denken, die oftmals ruppige und respektlose Art des Argumentierens und ihr Trotzverhalten gehen häufig darauf zurück, dass sie versuchen, ihren Idealen gerecht zu werden.

Oppositionale Kinder und Heranwachsende rebellieren gegen alles und jeden. Wenn man sie fragt, wogegen sie aufbegehren, macht es den Eindruck, als würden sie denken: „Was juckts dich." Wenn jemand sie um etwas bittet, sperren sie sich meist dagegen, vor allem, wenn diese Aufforderung mit Unannehmlichkeiten für sie einhergeht oder wenn sie von ihnen Verlässlichkeit verlangt. Hochbegabte Individuen, die trotzig und streitlustig sind, können ihr Verhalten jedoch ändern, sobald sie erkennen, dass ein sozial verträgliches Verhalten effektiver ist. An dieser Erkenntnis lässt sich anknüpfen, wenn man an ihrem Verhalten arbeiten möchte. Eltern, Lehrer oder Beratungspersonen sollten versuchen, das Oppositionsverhalten zu umgehen und sich nicht darauf einzulassen. Sobald sie „anbeißen", tritt der eigentliche Grund für das Verhalten in den Hintergrund, während der Machtkampf und das Sekundärverhalten des Kindes die Oberhand gewinnen.

Hochbegabte Kinder sind oft auch für Appelle an ihr Mitgefühl empfänglich. Es kann hilfreich sein, ihnen klarzumachen, dass es ebenso wenig akzeptabel ist, wenn man seinen Intellekt dazu benutzt, andere lächerlich zu machen, wie wenn man seine Körperkraft einsetzt, um andere zu verletzen. Dem Oppositionsverhalten und der Wut vieler hochbegabter Kinder liegt das Gefühl zugrunde, von niemandem verstanden zu werden, und häufig ist das der Grund für ihren Zorn.

Aufgrund ihres Intellekts sind hochbegabte Kinder mehr als andere in der Lage, die Ungerechtigkeiten in unserer Gesellschaft und in der Welt zu erkennen. Ihr Trotzverhalten steht ihnen allerdings häufig dabei im Wege, diese Erkenntnisse mit denjenigen zu teilen, mit denen sie gerade einen Machtkampf ausfechten. Da sie noch Kinder sind, mangelt es ihnen leider oftmals an der nötigen Einsicht und Erfahrung, um wirksam damit umzugehen. Wenn wir, die Erwachsenen, geduldig sind und uns nicht von ihrer Wut und Streitlust einnehmen lassen, können wir vermeiden, dass diese Kinder noch mehr verletzt werden, und wir können den Hochbegabten den nötigen Spielraum geben, um Bewusstsein und Einsicht zu integrieren und gleichzeitig ihr Gesicht zu wahren.

Verhaltensmerkmale, die mit einer Störung mit Oppositionellem Trotzverhalten nicht vereinbar sind

Im Folgenden werden Verhaltensmerkmale aufgezählt, die mit einer SOT-Diagnose bei einem Kind mit hohen intellektuellen Fähigkeiten nicht vereinbar sind beziehungsweise im Widerspruch dazu stehen oder die zumindest ernsthafte Zweifel aufwerfen sollten, ob die SOT-Diagnose korrekt ist.

- Das Trotzverhalten tritt nur in einem Bereich auf, zum Beispiel nur in der Schule oder nur bei einem bestimmten Lehrer.
- Legt sich nicht mit den meisten beziehungsweise mit allen Erwachsenen an.
- Die Wut richtet sich häufig auf Aspekte von Ungerechtigkeit oder Idealismus.
- Streitet effektiv mit Erwachsenen oder bringt sachkundige Argumente vor, wenn man ihn/sie lässt.
- Verärgert andere nicht absichtlich; ist sich dessen nicht bewusst.
- Macht sich über die Gefühle anderer Gedanken.
- Fühlt sich oft durch Umweltreize wie Lärm, Licht etc. gestört, die eine negative Reaktion auslösen.
- Ist häufig Zielscheibe von Spott und Mobbing.
- Wird häufig für seinen/ihren Idealismus und die übermäßige Empfindlichkeit kritisiert.

Der zehnjährige Ravi hat eine Vorgeschichte mit verbalen Wutanfällen in der Schule, die meist durch Frustration oder den Spott seiner Mitschüler ausgelöst werden oder wenn ihn jemand bei einer Tätigkeit stört, in die er vertieft ist. Man hat ihn deswegen bereits mehrfach nach Hause geschickt und ihn mit Time-out oder Hausarrest bestraft. Zu Hause drücken die Eltern ihm bei solchen Gelegenheiten einen Stock in die Hand, mit dem er auf Bäume eindreschen darf, um sich abzureagieren.

Ravis Eltern sind relativ konsequent, was ihre Erziehungs- und Bestrafungsmethoden betrifft, aber sie haben auch zugegeben, dass sie Ravi gelegentlich geschlagen haben, weil sie über sein Verhalten frustriert waren oder Konflikten aus dem Weg gehen wollten. Sie berichten, dass Ravi in der Regel ein freundlicher Junge sei und außerhalb der Schule gut mit Erwachsenen zurechtkomme. Auf die Frage, ob sie sich an besondere Zwischenfälle in der Schule erinnern könnten, erzählen sie, dass Ravi in der ersten Klasse Gegenstände wie Radiergummis oder Haarspangen gestohlen hat.

Als Ravi schließlich von der Schule fliegt, weil er ein Mädchen aus seiner Klasse mit einem Baseballschläger bedroht hat, wird er an seinen Kinderarzt überwiesen. Dort erklärt er den Vorfall ausführlich und drückt sich dabei sehr gut aus. Er berichtet von einer Reihe von Ereignissen, die schließlich zu dem Vorfall mit dem Baseballschläger führten: „Ich kam zu spät in den Unterricht, weil sie mich ausgesperrt hat, als ich mein Pausenbrot holen wollte!!" Eine Vorgeschichte mit dem Quälen oder Töten von Tieren hat Ravi nicht, im Gegenteil: Er mag Hunde und Katzen sehr gern und bringt regelmäßig Streuner mit nach Hause, um sie zu pflegen. Er hat auch nie Feuer gelegt. Die körperliche Untersuchung und das EEG sind unauffällig, der Drogentest ist negativ.

Ravi wird an einen örtlichen Psychologen überwiesen. Als man ihm dort einen Lego-Baukasten gibt und ihn auffordert, etwas zu bauen, geht der mürrische Junge mit einem Mal aus sich heraus. Während er mit den Bausteinen beschäftigt ist, meint er, es tue ihm leid, wie er sich verhalten habe, aber er könne sich einfach nicht kontrollieren. Er erzählt, er habe keine Freunde, und in der Schule würden sich alle über ihn lustig machen und ihm Streiche spielen, was er vergeblich zu ignorieren versuche. Er habe das Gefühl, ständig gekränkt und unfair behandelt zu werden, und er müsse den ganzen Tag über auf der Hut sein. Der Stanford-Binet-Intelligenztest ergibt einen IQ von 160, mit sehr hohen visuell-räumlichen Werten. Wäre der Kontext, in dem Ravis Problemverhalten auftritt, ignoriert worden, hätte man ihm wahrscheinlich zu Unrecht eine Störung mit Oppositionellem Trotzverhalten oder sogar eine Störung des Sozialverhaltens diagnostiziert. Durch die Kenntnis seiner Fähigkeiten und sein Verständnis kann Ravis Psychologe eine therapeutische Intervention anbieten, die höhere Erfolgsaussichten bietet. Dass er Ravis Hochbegabung in die Interventionen miteinbezieht, statt sich nur auf das nach außen hin sichtbare Verhalten zu konzentrieren, hilft Ravi dabei, sich verstanden zu fühlen, und ermöglicht ihm, sein Gesicht zu wahren und sein Verhalten anzupassen, mit seinen Emotionen umzugehen und seine Impulse zu kontrollieren. Manche Kinder wie Ravi benötigen zwar Medikamente, um besser mit ihren Emotionen klarzukommen, doch eine geeignete therapeutische Intervention ist unabdingbar. Dazu gehört auch, eine besser für ihn geeignete Schule und die richtigen Peers zu finden.

Als er auf eine Schule der Mittelstufe wechselte, an der er speziellen Unterricht für Hochbegabte erhielt, fand er Freunde, und sein gewalttätiges Verhalten hatte ein Ende.

Disruptive Affektregulationsstörung

Obwohl das DSM-5 diese Störung unter den depressiven Störungen auflistet, haben wir sie hier eingeordnet, weil das für diese Diagnose erforderliche Hauptmerkmal eine chronische, schwergradige und anhaltende Reizbarkeit ist, welche sich durch wiederkehrende Wutausbrüche manifestiert, die in ihrer Intensität völlig unangemessen für die erlebte Situation oder Provokation sind. Aufgrund der engen Verbindung zwischen Depression und Wut sollte dies nicht verwundern. Man sagt im Allgemeinen: Wo Rauch ist, ist auch Feuer. Ebenso gilt: Wo Depression ist, ist auch Wut. Wie weiter oben ausgeführt, haben hochbegabte Kinder und Erwachsene viele Gründe, um sich depressiv oder wütend zu fühlen, und ihre Sensibilität und Intensität kann Reaktionen hervorrufen, die im Vergleich zu den Reaktionen anderer unverhältnismäßig erscheinen. In **Tabelle 6** die Kriterien gemäß DSM-5.

Die Verhaltensweisen, die mit der Diagnose einer Disruptiven Affektregulationsstörung nicht vereinbar wären beziehungsweise im Widerspruch dazu stehen, sind im Grunde genommen dieselben wie bei der Störung mit Oppositionellem Trotzverhalten. Bei der Arbeit mit Individuen, die an dieser affektiven Störung leiden, ist es entscheidend, den Fokus auf die Enttäuschung und Depression zu richten, die dem Wutverhalten zugrunde liegt. Dabei sollte aber auch die bei hochbegabten Kindern häufig bestehende Entwicklungsverzögerung des Urteilsvermögens berücksichtigt werden. Eine asynchrone Entwicklung kann über Jahre hinweg für schlechte exekutive Funktionsleistungen verantwortlich sein.

Tabelle 6: Diagnostische Kriterien für Disruptive Affektregulationsstörung

A. Schwere wiederkehrende Wutausbrüche, die sich verbal (z. B. verbales Toben) und/oder im Verhalten (z. B. physische Aggression gegenüber Personen oder Gegenständen) manifestieren und die in ihrer Intensität und Dauer in Bezug auf die Situation und den Anlass völlig unangemessen sind.
B. Die Wutausbrüche sind dem jeweiligen Entwicklungsstand unangemessen.
C. Die Ausbrüche ereignen sich durchschnittlich dreimal pro Woche oder öfter.
D. Die Stimmung zwischen den Ausbrüchen ist an beinahe jedem Tag über die meiste Zeit des Tages anhaltend reizbar oder ärgerlich und kann von anderen wahrgenommen werden (z. B. Eltern, Lehrer, Gleichaltrige).
E. Die Kriterien A bis D sind über einen Zeitraum von 12 oder mehr Monaten vorhanden. Während dieses Zeitraums gab es keine Episode von drei oder mehr aufeinanderfolgenden Monaten, in der die Kriterien A bis D nicht voll erfüllt waren.
F. Die Kriterien A bis D sind in mindestens zwei von drei Lebensbereichen vorhanden (z. B. im häuslichen Umfeld, in der Schule, unter Gleichaltrigen) und dabei in mindestens einer dieser Umgebungen schwergradig ausgeprägt.
G. Die Diagnose sollte nicht erstmalig vor dem Alter von sechs Jahren und nicht nach dem Alter von 18 Jahren gestellt werden.
H. Das Alter der Erstmanifestation (Krankengeschichte oder Beobachtung) der Kriterien A bis E liegt vor dem Alter von zehn Jahren.
I. Es gab nie eine abgegrenzte Zeitspanne von mehr als einem Tag, in der – mit Ausnahme des Zeitkriteriums – alle Symptomkriterien einer manischen oder hypomanen Episode erfüllt waren. **Beachte:** Eine dem Entwicklungsstand angemessene gehobene Stimmung, z. B. im Zusammenhang mit dem Auftreten oder der Erwartung eines hochgradig positiven Ereignisses, sollte nicht als manisches oder hypomanes Symptom gewertet werden.
J. Die genannten Verhaltensweisen treten nicht ausschließlich während einer Episode einer Major Depression auf und können nicht besser durch eine andere psychische Störung erklärt werden (z. B. Autismus-Spektrum-Störung, Posttraumatische Belastungsstörung, Störung mit Trennungsangst, Persistierende Depressive Störung (Dysthymie).
K. Die Symptome sind nicht Folge der physiologischen Wirkung einer Substanz oder eines medizinischen oder neurologischen Krankheitsfaktors.

(Wiedergabe mit freundlicher Genehmigung von American Psychiatric Association, 2018. Diagnostisches und Statistisches Manual Psychischer Störungen DSM-5®. Deutsche Ausgabe herausgegeben von P. Falkai und H.-U. Wittchen. Göttingen: Hogrefe, S. 210–211.)

Störung des Sozialverhaltens

Im DSM-5 werden zwei Subtypen von Störung des Sozialverhaltens angeführt. Der Typ mit Beginn in der Kindheit, bei dem die Symptome erstmals vor dem Alter von zehn Jahren auftreten, betrifft überwiegend Jungen, die durch gestörte Peerbeziehungen und körperliche Aggressionen gegenüber anderen auffallen. Bei den Betroffenen kann zuvor bereits eine Störung mit Oppositionellem Trotzverhalten und/oder ADHS diagnostiziert worden sein.

Der Typ mit Beginn in der Adoleszenz zeigt weniger aggressive Verhaltensweisen, hat insgesamt bessere Beziehungen zu Gleichaltrigen und in der Regel eine bessere Prognose. Verhaltensstörungen treten bei von diesem Typ Betroffenen vor allem dann auf, wenn sie sich in Gesellschaft anderer Jugendlicher befinden.

Die Störung des Sozialverhaltens entwickelt sich häufig aus einer Störung mit Oppositionellem Trotzverhalten, wobei die Wut zunimmt und die Kontrolle über diese Wut abnimmt. Die Störung mit Oppositionellem Trotzverhalten lässt sich daher am ehesten als eine leichtere Form der Störung des Sozialverhaltens begreifen und nicht als eine Erweiterung von Normalverhalten (Christophersen & Mortweet, 2001). Bei der Störung des Sozialverhaltens kommt die Wut zum Ausdruck, die sich aufgrund von unerträglicher Frustration und einem Mangel an Verständnis über Jahre hinweg angestaut hat. Personen mit einer Störung des Sozialverhaltens zeigen meist wenig Empathie und nehmen keine Rücksicht auf die Gefühle oder das Wohlergehen anderer. Die Betroffenen sind häufig gefühllos und zeigen keine Schuldgefühle oder Reue, es sei denn, sie versuchen einer Strafe zu entgehen.

Bei jungen Kindern schließt die Störung des Sozialverhaltens die Probleme mit ein, die auch bei der Störung mit Oppositionellem Trotzverhalten vorhanden sind. Darüber hinaus ist die Störung des Sozialverhaltens aber durch eine Komponente von Gewalt gegenüber Menschen und Tieren gekennzeichnet. Vor allem die Schwächeren sind das Ziel von Aggressionen. Wird diesem Prozess nicht Einhalt geboten, ist die Wahrscheinlichkeit groß, dass diese Kinder in zunehmendem Maße die Rechte der anderen missachten (Diebstahl, Manipulation, Aggression gegenüber anderen, Zerstörung von Eigentum, sexuelle Gewalt gegen den Partner). Oft begehen solche Kinder „Erwachsenen-Straftaten", zum Beispiel Auto- oder Ladendiebstähle. Dieses Verhalten tritt nur bei drei bis neun Prozent aller Heranwachsenden auf (INSERM, 2005).

Bestimmte Verhaltensweisen, wie zum Beispiel Schulschwänzen, sind so verbreitet, dass sie für sich genommen nicht signifikant erscheinen. Die meisten Kinder schwänzen mindestens einmal die Schule. Dass die Grenze zu normalem Fehlverhalten überschritten wurde, lässt sich daran erkennen, dass der Betroffene ein bestimmtes Verhaltensmuster zeigt, das bei der Störung mit Oppositionellem Trotzverhalten und bei der Störung des Sozialverhaltens vorhanden ist. Dabei kann Oppositionsverhalten auch Teil einer Störung des Sozialverhaltens sein. Solange jedoch keine destruktiven Verhaltensweisen vorhanden sind, entspricht dieses Muster nicht den Kriterien einer Störung des Sozialverhaltens.

Viele Kinder mit einer Störung des Sozialverhaltens haben eine Vorgeschichte mit strenger und inkonsequenter Bestrafung. Ein solcher Erziehungsstil führt häufig zu interpersonalem Misstrauen und antisozialem Ausagieren. Die beiden Typen der Störung des Sozialverhaltens (Beginn in der Kindheit und Beginn in der Adoleszenz), die im DSM-5 beschrieben werden, lassen sich weiter in leicht (z.B. lügen, Schule schwänzen, ohne Erlaubnis von zu Hause wegbleiben), mittel (z.B. Diebstahl, Vandalismus) und schwer (z.B. körperliche Grausamkeit, Einbruchsdelikte, erzwungene sexuelle Handlungen) einteilen. Das Computer-Hacking in der Schule oder am Arbeitsplatz oder das Entwickeln und Einschleusen von Viren im Internet sind zwei Beispiele für die Störung, welche vor allem mit der Wut junger hochbegabter Menschen assoziiert sind.

Erwähnenswert ist, dass Abschreiben weder als charakteristisches Merkmal für eine Störung mit Oppositionellem Trotzverhalten noch für eine Störung des Sozialverhaltens angeführt wird. Das mag daran liegen, dass Abschreiben selbst unter hochbegabten Kindern und Jugendlichen so weit verbreitet ist. Berichten zufolge geben zwischen 80 und 90 Prozent der Schüler, die ansonsten keine Schwierigkeiten in der Schule haben, trotzdem zu, in der High School mindestens einmal abgeschrieben zu haben.

Das DSM-5 beschreibt die diagnostischen Kriterien für die Störung des Sozialverhaltens folgendermaßen (**Tabelle 7**):

Tabelle 7: Diagnostische Kriterien für Störung des Sozialverhaltens

A. Es liegt ein repetitives und anhaltendes Verhaltensmuster vor, durch das die grundlegenden Rechte anderer oder wichtige altersentsprechende gesellschaftliche Normen oder Regeln verletzt werden. Dies manifestiert sich im Auftreten von mindestens drei der folgenden 15 Kriterien aus einer der nachfolgenden Kategorien während der letzten 12 Monate, wobei mindestens ein Kriterium in den letzten sechs Monaten erfüllt sein muss:
Aggressives Verhalten gegenüber Menschen und Tieren
1. Schikaniert, bedroht oder schüchtert andere häufig ein.
2. Beginnt häufig Schlägereien.
3. Hat Waffen benutzt, die anderen schweren körperlichen Schaden zufügen können (z.B. Schlagstock, Ziegelstein, zerbrochene Flasche, Messer, Schusswaffe).
4. War körperlich grausam zu Menschen.

5.	Quälte Tiere.
6.	Hat in Konfrontation mit dem Opfer gestohlen (z. B. Überfall, Taschendiebstahl, Erpressung, bewaffneter Raubüberfall).
7.	Hat jemanden zu sexuellen Handlungen gezwungen.
Zerstörung von Eigentum	
8.	Hat vorsätzlich Brandstiftung begangen mit der Absicht, schweren Schaden zu verursachen.
9.	Hat vorsätzlich fremdes Eigentum zerstört (jedoch nicht durch Brandstiftung).
Betrug oder Diebstahl	
10.	Ist in eine fremde Wohnung, ein fremdes Gebäude oder Auto eingebrochen.
11.	Lügt häufig, um sich Güter oder Vorteile zu verschaffen oder um Verpflichtungen zu entgehen (d. h. „legt andere herein").
12.	Hat Gegenstände von erheblichem Wert ohne direkten Kontakt mit dem Opfer gestohlen (z. B. Ladendiebstahl, jedoch ohne Einbruch, sowie Fälschungen).
Schwere Regelverstöße	
13.	Bleibt schon vor dem Alter von 13 Jahren trotz elterlicher Verbote häufig über Nacht weg.
14.	Ist mindestens zweimal über Nacht von zu Hause weggelaufen, während er/sie noch bei den Eltern oder bei einer anderen Bezugsperson wohnte, oder kam einmal erst nach einem längeren Zeitraum zurück.
15.	Schwänzt schon vor dem Alter von 13 Jahren häufig die Schule.
B.	Die Verhaltensstörung verursacht in klinisch bedeutsamer Weise Beeinträchtigungen in sozialen, schulischen oder beruflichen Funktionsbereichen.
C.	Bei Personen, die 18 Jahre oder älter sind, sind die Kriterien einer Antisozialen Persönlichkeitsstörung nicht erfüllt.

(Wiedergabe mit freundlicher Genehmigung von American Psychiatric Association, 2018. Diagnostisches und Statistisches Manual Psychischer Störungen DSM-5®. Deutsche Ausgabe herausgegeben von P. Falkai und H.-U. Wittchen. Göttingen: Hogrefe, S. 469–470.)

Verhaltensmerkmale, die mit einer Störung des Sozialverhaltens nicht vereinbar sind

Im Folgenden werden Verhaltensmerkmale aufgezählt, die mit einer Störung des Sozialverhaltens bei einem Kind mit hohen intellektuellen Fähigkeiten nicht vereinbar sind beziehungsweise im Widerspruch dazu stehen oder die zumindest ernsthafte Zweifel aufwerfen sollten, ob die Diagnose „Störung des Sozialverhaltens" korrekt ist.

- Schüchtert Peers und Erwachsene verbal ein, jedoch ohne (Gewalt-)Drohungen auszusprechen.
- Zerstört Dinge, die ihm/ihr selbst gehören (vor allem Dinge, die er/sie selbst hergestellt hat), nicht jedoch fremdes Eigentum, und tut dies aus Frustration über sich selbst, nicht über andere.
- Stiehlt Gegenstände, die für andere keinen großen Wert haben.
- Versucht den Schulbesuch entweder aktiv zu vermeiden (Schulschwänzen) oder passiv, indem er/sie Ausreden findet.
- Manipuliert, um unangenehme Situationen zu vermeiden.
- Manipuliert andere bei Gruppenprojekten in der Schule, damit die Gruppe insgesamt ein besseres Ergebnis erzielt.
- Ist bei Gleichaltrigen unbeliebt.
- Liebt Tiere.
- Lässt sich nur auf Schlägereien ein, wenn er/sie provoziert wird.
- Wird häufig gemobbt oder verspottet.
- Zeigt Mitgefühl für andere und hat Gewissensbisse, wenn er/sie anderen Leid zugefügt hat.

Ein hochbegabtes Kind kann auch eine „Pseudostörung des Sozialverhaltens" aufweisen, ähnlich wie das oben beschriebene Konzept des „Pseudopsychopathen". In diesem Fall zeigt die Person Verhaltensweisen, die den Störungsmerkmalen ähneln, weist aber nicht die charakterliche Grundausstattung auf, die bei Menschen mit einer echten Störung des Sozialverhaltens vorhanden ist. Ein Hauptunterschied zwischen einer echten Störung des Sozialverhaltens und einer Pseudostörung des Sozialverhaltens besteht darin, dass das Fehlverhalten bei Letzterer dem Selbstschutz dient; unter anderen Umständen ist die Person mit Pseudostörung des Sozialverhaltens durchaus emotional zugänglich.

Bei Präsenz der oben beschriebenen Verhaltensweisen, egal ob aufgrund einer Pseudostörung des Sozialverhaltens, einer tatsächlichen Verhaltensstörung oder einfach als Reaktion eines hochbegabten Kindes, ist es erforderlich, auf diese Probleme einzugehen und dadurch positivere Interaktionen zu fördern. Zeigt ein hochbegabtes Kind einige der oben beschriebenen Verhaltensweisen, ist eine Behandlung angezeigt, um zu verhindern, dass sich diese Verhaltensweisen verstärken und zu klinisch relevanten Problemen auswachsen. Auch wenn Hochbegabung einige Verhaltensweisen erklären kann, ist sie keine Entschuldigung für Verhaltensweisen, die andere beeinträchtigen.

Intermittierende Explosible Störung

Nach dem DSM-5 tritt die Intermittierende Explosible Störung typischerweise zwischen dem Jugendalter und dem 40. Lebensjahr auf. Dennoch sind uns hochbegabte Kinder begegnet, denen diese Störung diagnostiziert worden ist. In der ICD-10 gibt es diese diagnostische Kategorie nicht.

Das DSM-5 beschreibt die Merkmale der Intermittierenden Explosiblen Störung wie folgt (**Tabelle 8**).

Verhaltensmerkmale, die mit einer Intermittierenden Explosiblen Störung nicht vereinbar sind

Im Folgenden werden Verhaltensmerkmale aufgezählt, die mit einer Intermittierenden Explosiblen Störung bei einem Kind mit hohen intellektuellen Fähigkeiten nicht vereinbar sind beziehungsweise im Widerspruch dazu stehen oder die zumindest ernsthafte Zweifel aufwerfen sollten, ob die Diagnose „Intermittierende Explosible Störung" korrekt ist.

- Er/sie ist jünger als 14 Jahre.
- Vorgeschichte mit intensiven Emotionen aller Art, einschließlich positiven Gefühlen.
- Vorgeschichte mit anhaltender Entfremdung, deutlicher Provokation oder Frustration in derselben Umgebung, in der die Episode auftritt.
- Starker, idealistischer Gerechtigkeitssinn in allen Bereichen, auch in Situationen, die keine Wutepisoden hervorrufen.
- Bei den Ausbrüchen handelt es sich um Manipulationsversuche, um ein sinnvolles Ergebnis herbeizuführen.
- Die Wut tritt in Situationen auf, in denen er/sie eine andere Person oder ein Ideal verteidigt.
- Vorgeschichte mit Ereignissen, die den Gewaltausbruch nachvollziehbar machen.
- Leidet unter fortwährendem Schlafmangel oder Schlafapnoe.
- Erinnert sich detailliert an die Episode, die ihn wütend gemacht hat, und kann die Ursache der Wut logisch erklären, wenn er/sie eine geeignete Gelegenheit dazu bekommt (z. B. nicht während oder unmittelbar nach der Episode).

Vor dem Alter von 14 Jahren ist eine gewisse Impulsivität durchaus normal, und Kinder dieses Alters treffen auch häufig unkluge Entscheidungen und haben Schwierigkeiten, mit ihrer Wut umzugehen. Das ist einer der Gründe, weshalb wir sie vor Aktivitäten bewahren, bei denen ihre schlecht durchdachten Entscheidun-

Tabelle 8: Diagnostische Kriterien für Intermittierende Explosible Störung

A. Wiederholte Verhaltensausbrüche aufgrund des Versagens der Kontrolle über aggressive Impulse, die sich in einer der folgenden Weisen manifestieren:
1. Verbale Aggression (z. B. Wutausbrüche, Schimpfen, verbale Auseinandersetzungen oder Streitereien) oder körperliche Aggression gegen Gegenstände, Tiere oder andere Personen, die im Durchschnitt zweimal pro Woche über einen Zeitraum von drei Monaten auftritt. Körperliche Aggression führt nicht zu einer Beschädigung oder Zerstörung von Gegenständen und nicht zur Verletzung von Tieren oder anderen Personen.
2. Drei Verhaltensausbrüche innerhalb eines Zeitraums von 12 Monaten, die mit der Beschädigung oder Zerstörung von Gegenständen und/oder tätlichen Angriffen einhergehen, bei denen Tiere oder andere Personen verletzt werden.
B. Das Ausmaß der Aggressivität, das in den wiederholten Ausbrüchen zum Ausdruck kommt, steht in grobem Missverhältnis zur jeweiligen Provokation oder anderen vorausgegangenen psychosozialen Belastungen.
C. Die wiederholten aggressiven Ausbrüche sind nicht geplant (d. h. sie sind impulsiv und/oder Ausdruck von Wut) und werden nicht zur Erreichung konkreter Ziele eingesetzt (z. B. Geld, Macht, Einschüchterung).
D. Die wiederholten aggressiven Ausbrüche verursachen entweder deutliches Leiden beim Betroffenen oder Beeinträchtigungen im beruflichen oder zwischenmenschlichen Funktionsbereich oder sind mit finanziellen oder rechtlichen Konsequenzen verbunden.
E. Das chronologische Alter (oder der Entwicklungsstand) beträgt mindestens sechs Jahre.
F. Die wiederholten aggressiven Ausbrüche können nicht besser durch andere psychische Störungen erklärt werden (z. B. Major Depression, bipolare Störung, Disruptive Affektregulationsstörung, eine psychotische Störung, Antisoziale Persönlichkeitsstörung, Borderline-Persönlichkeitsstörung) und sind auch nicht Folge eines anderen medizinischen Krankheitsfaktors (z. B. Kopfverletzung, Alzheimer-Erkrankung) oder Folge der physiologischen Wirkung einer Substanz (z. B. Substanz mit Missbrauchspotenzial, Medikament). Bei Kindern im Alter von 6 bis 18 Jahren sollte die Diagnose bei aggressivem Verhalten im Rahmen einer Anpassungsstörung nicht gestellt werden.

(Wiedergabe mit freundlicher Genehmigung von American Psychiatric Association, 2018. Diagnostisches und Statistisches Manual Psychischer Störungen DSM-5®. Deutsche Ausgabe herausgegeben von P. Falkai und H.-U. Wittchen. Göttingen: Hogrefe, S. 640–641.)

gen zu unwiderruflichen Konsequenzen führen können, zum Beispiel gefährliche Tauchgänge oder die Verpflichtung beim Militär. Es sollte außerdem ein Grund sein, mit der Vergabe einer Diagnose, die sich auf zukünftige Entscheidungen auswirken kann, sorgfältig zu sein.

Junge Kinder können eine echte Wutstörung haben, aber die damit verbundenen Probleme treten selten alleine auf. In der Regel gehen echte Wutstörungen mit signifikanten Entwicklungsverzögerungen, pränataler Exposition gegenüber Drogen und anderen Giftstoffen, einem Schädel-Hirn-Trauma oder anderen neurologischen Anomalien einher. Die Diagnose einer Impulskontrollstörung sollte nur nach einer sorgfältigen, gründlichen Beurteilung und einer Untersuchung durch einen pädiatrischen Neurologen erfolgen.

Narzisstische Persönlichkeitsstörung

Beim Narzissmus wird zwischen benignen und malignen Formen unterschieden (Kernberg, 2013).[2] Dabei ist zu beachten, dass benigner egozentrischer Narzissmus ein normales Entwicklungsmerkmal ist. Beim Heranwachsenden weicht der Narzissmus des Kleinkindes mit zunehmender Reife der Empathie und später der Selbstlosigkeit, wenngleich die meisten Heranwachsenden über mehrere Jahre hinweg durchaus narzisstische Züge zeigen. Jedenfalls sollte diese Diagnose grundsätzlich nicht bei jungen Kindern gestellt werden. Wie rasch und in welchem Maße diese Entwicklungsaufgabe fortschreitet, ist unterschiedlich. Die asynchrone Entwicklung hochbegabter Kinder scheint den Reifeprozess in manchen Fällen zu beschleunigen und über ein narzisstisches Maß hinauszutreiben; bei anderen scheint die Entwicklung von Empathie und Selbstlosigkeit dagegen langsamer fortzuschreiten. Wir haben jedoch die Beobachtung gemacht, dass hochbegabte Kinder zu einem „großen Ego" neigen, und zwar in dem Sinne, dass sie oft in großen, weiten Dimensionen denken und sich darauf konzentrieren, wie sie in bestimmte Situationen einbezogen werden. Zudem hinkt ihr Urteilsvermögen hinter ihrem Intellekt hinterher, sodass es unwahrscheinlich ist, dass sie an mögliche negative Konsequenzen ihrer Verhaltensweisen für andere denken.

Es mag manche Leser erstaunen, die Narzisstische Persönlichkeitsstörung in der Gruppe der Wutdiagnosen vorzufinden. Menschen mit Narzisstischer Persönlichkeitsstörung haben jedoch eine abweisende, überhebliche Haltung gegenüber anderen, welche sie chronisch wütend erscheinen lässt, und tatsächlich können sie sehr wütend werden, wenn man sie reizt.[3] Uns sind nur selten hochbegabte Kinder mit dieser Diagnose begegnet, dafür umso mehr hochbegabte Erwachsene, denen eine Narzisstische Persönlichkeitsstörung diagnostiziert worden war.

Das soll nicht heißen, dass uns nie ein arrogantes hochbegabtes Kind oder ein arroganter hochbegabter Erwachsener begegnet ist; das ist tatsächlich vorgekommen. Aber Narzissmus ist eine schwere psychische Störung, die im Vergleich zur Selbstversunkenheit oder Arroganz eine viel weitreichendere soziale Beeinträchtigung mit sich bringt. Unserer Meinung nach kann diese Diagnose falsch sein, da die narzisstischen, ichbezogenen Merkmale nur geringfügige Beeinträchtigungen verursachen. Tatsächlich können sie auch ein wesentlicher Teil der Bemühungen einer

Person sein, eine außergewöhnliche Fähigkeit zu entwickeln, mit einer als überwältigend empfundenen Umwelt zurechtzukommen. Denken Sie an die Hybris von Menschen wie Steve Jobs oder Bill Gates, der auszog, um die Computerwelt zu verändern. Denken Sie an einen Herzchirurgen, der dazu bereit ist, das Leben eines Patienten aufs Spiel zu setzen, indem er dessen Herz zum Stillstand bringt. Man muss extrem selbstbewusst oder sogar arrogant sein, um derartige Ziele erreichen zu können. Auf dem Weg zum langfristigen Erfolg muss man viele Menschen und Dinge übergehen und es dabei vielleicht an Empathie für die Auswirkungen seiner unmittelbaren Handlungen fehlen lassen. Die Überzeugung hochbegabter Personen, anderen überlegen zu sein, ist nicht ganz unbegründet, zumindest, was ihren Intellekt betrifft. Manche sprechen in diesem Zusammenhang von einem „gesunden Narzissmus", der dem Individuum zu der Überzeugung verhilft, eine besonders schwierige Aufgabe bewältigen zu können, dabei aber andere nicht ohne schlechtes Gewissen ausnutzt oder demütigt.[4]

So weist auch das DSM-5 darauf hin, dass „viele äußerst erfolgreiche Menschen Persönlichkeitszüge [aufweisen], die als narzisstisch angesehen werden könnten. Nur wenn diese Eigenschaften unflexibel, unangepasst und überdauernd sind und in bedeutsamer Weise funktionelle Beeinträchtigungen oder subjektives Leiden verursachen, stellen sie eine Narzisstische Persönlichkeitsstörung dar" (American Psychiatric Association, 2018, S. 922).

In **Tabelle 9** werden die wesentlichen Merkmale der Narzisstischen Persönlichkeitsstörung nach DSM-5 aufgelistet.

Individuen mit Narzisstischer Persönlichkeitsstörung weisen die oben beschriebenen Merkmale auf, obgleich kaum jemand ihr überhöhtes Selbstbild teilt. Oft verbringen sie viel Zeit damit, über ihren Erfolg und die daraus resultierende Bewunderung und Vorzugsbehandlung nachzusinnen. Sie stellen sich selbst auf die gleiche Stufe mit anderen berühmten und erfolgreichen Menschen und sind davon überzeugt, etwas Besseres, Besonderes, Einzigartiges zu sein. Daher glauben sie, nur von solchen Menschen verstanden zu werden (und auch nur mit solchen Menschen verkehren zu können), die ebenfalls besonders und von hohem Ansehen sind und ihre eigene Wichtigkeit widerspiegeln beziehungsweise erhöhen. Wer ihr grandioses Selbstbild nicht unterstützt, dem bringen sie weder Empathie noch Beachtung entgegen.

Ihrer Forderung nach übermäßiger Bewunderung liegt jedoch nahezu ausnahmslos ein mangelndes Selbstwertgefühl zugrunde. Ihre Gefühle werden durch Kritik oder Misserfolg schnell verletzt und erzeugen bei ihnen häufig ein Gefühl von Demütigung, Herabsetzung und Leere. Hochbegabte Individuen neigen zu einem mangelnden Selbstwert, wenn sie regelmäßig für Ergebnisse gelobt werden, die sie mit begrenztem Einsatz erzielt haben. In solchen Situationen, in denen ein Hochbegabter keine gute Arbeitsethik entwickelt, weil er zu wenig gefordert wird, entsteht

Tabelle 9: Diagnostische Kriterien für Narzisstische Persönlichkeitsstörung

Ein tief greifendes Muster von Großartigkeit (in Fantasie oder Verhalten), Bedürfnis nach Bewunderung und Mangel an Empathie. Der Beginn liegt im frühen Erwachsenenalter, und das Muster zeigt sich in verschiedenen Situationen. Mindestens fünf der folgenden Kriterien müssen erfüllt sein:
1. Hat ein grandioses Gefühl der eigenen Wichtigkeit (z. B. übertreibt die eigenen Leistungen und Talente; erwartet, ohne entsprechende Leistungen als überlegen anerkannt zu werden).
2. Ist stark eingenommen von Fantasien grenzenlosen Erfolgs, Macht, Glanz, Schönheit oder idealer Liebe.
3. Glaubt von sich, „besonders" und einzigartig zu sein und nur von anderen besonderen oder angesehenen Personen (oder Institutionen) verstanden zu werden oder nur mit diesen verkehren zu können.
4. Verlangt nach übermäßiger Bewunderung.
5. Legt ein Anspruchsdenken an den Tag (d. h. übertriebene Erwartungen an eine besonders bevorzugte Behandlung oder automatisches Eingehen auf die eigenen Erwartungen).
6. Ist in zwischenmenschlichen Beziehungen ausbeuterisch (d. h. zieht Nutzen aus anderen, um die eigenen Ziele zu erreichen).
7. Zeigt einen Mangel an Empathie: Ist nicht willens, die Gefühle und Bedürfnisse anderer zu erkennen oder sich mit ihnen zu identifizieren.
8. Ist häufig neidisch auf andere oder glaubt, andere seien neidisch auf ihn/sie.
9. Zeigt arrogante, überhebliche Verhaltensweisen oder Haltungen.

(Wiedergabe mit freundlicher Genehmigung von American Psychiatric Association, 2018. Diagnostisches und Statistisches Manual Psychischer Störungen DSM-5®. Deutsche Ausgabe herausgegeben von P. Falkai und H.-U. Wittchen. Göttingen: Hogrefe, S. 918.)

eine falsche Überheblichkeit. Diese falsche Empfindung legt sich rasch, wenn Erfolge nur durch Anstrengung erzielt werden können, und an ihre Stelle tritt ein Gefühl des Versagens. Dieses Gefühl (narzisstische Verletzung) äußert sich häufig durch Wut, die dazu dient, ein äußerst geringes Selbstwertgefühl und Ego zu schützen. Das Versagen wird meist auf andere projiziert und die Schuld dafür der Familie, den Peers oder bestimmten Institutionen zugeschrieben.

Ein solcher maligner Narzissmus ist durch eine verletzliche Grundpersönlichkeit gekennzeichnet. Bei der geringsten Provokation können die Betroffenen in die Luft gehen und auch gewalttätig werden. Die Narzisstische Persönlichkeitsstörung entwickelt sich über einen längeren Zeitraum hinweg und beginnt für gewöhnlich schon recht früh in der Kindheit. Die Merkmale, die mit dieser Störung einhergehen, sind änderungsresistent, ganz gleich, welche professionellen Interventionen unternommen werden.

Hochbegabung und Narzissmus

Wie bereits erwähnt, ist Narzissmus auch ein fundamentaler Aspekt im Leben vieler gesunder hochbegabter Personen. Wer sich vornimmt, mit den eigenen Ideen und Erfindungen oder dem eigenen Führungsstil etwas in dieser Welt zu bewirken, muss an sich glauben – ein gesunder Narzissmus. Um die eigenen Fähigkeiten so zu entwickeln, dass man damit etwas Herausragendes erreicht, braucht es viel Zeit und Anstrengung, und man muss sich darauf (manchmal ganz konsequent) konzentrieren. Mit viel Weitsicht ein großes Projekt anzugehen, setzt einen intensiven Glauben an sich selbst und eine entsprechende Fokussierung voraus, was nicht selten mit einer Vernachlässigung anderer Pflichten oder sogar anderer Menschen einhergeht. Lubinski und Benbow (2001) haben festgestellt, dass es oft über zehn Jahre hinweg 70-Stunden-Wochen braucht, um die spezifischen Fähigkeiten zu entwickeln, die eine Person benötigt, um auf einem Gebiet etwas zu bewirken und um die Grenzen einer Disziplin zu erweitern.

Aufbauend auf der Arbeit von Anders Ericsson (Ericsson, Krampe & Tesch-Romer, 1993), postuliert Malcom Gladwell (2008), dass es 10 000 Stunden dauert, bis man ein Experte in einem kognitiv anspruchsvollen Gebiet wird. Nur mit erheblichem Einsatz für die eigene Disziplin besteht die Chance auf einen Erfolg. Und hierfür sind sowohl Selbstvertrauen als auch langfristige Anstrengungen erforderlich. Es braucht die klare Fokussierung eines engagierten Individuums, das auf seinem Weg womöglich andere ignoriert und sehr mit sich selbst beschäftigt scheint.

Jeder, der einmal ein Buch geschrieben oder einen Forschungsantrag gestellt, ein Gebäude oder eine Landschaft entworfen, ein Kunstwerk erschaffen oder einen operativen Eingriff durchgeführt hat, weiß, wie viel Zeit für die Vorbereitung und erfolgreiche Ausführung dieser Tätigkeit notwendig ist. Die fokussierte Aufmerksamkeit hat zur Folge, dass man Dinge und Menschen um einen herum zumindest für gewisse Zeit selektiv ausblendet. Wie Lubinski und Benbow (2001) bemerken, hat „die Entscheidung, wahre Höchstleistungen zu erzielen, ihren Preis [...], und die Intimität mit Peers und der Familie leidet zwangsläufig darunter. Es ist eine sehr schwierige Entscheidung" (S. 77). Die Menschen im Umfeld der hochbegabten Person sind vielleicht eine Zeit lang geduldig, aber früher oder später wird sie ihnen selbstbezogen oder sogar narzisstisch erscheinen. Chirurgen gelten zum Beispiel häufig als narzisstisch. Aber wie viel Selbstsicherheit muss ein Mensch besitzen, um an einem anderen herumzuschneiden und sich zuzutrauen, mögliche Zwischenfälle während der Operation zu meistern? Das ausgeprägte Selbstvertrauen von Chirurgen wird ihnen oft als Arroganz ausgelegt. Diese Fehlzuschreibungen führen dazu, dass wir solche

Individuen behandeln, als seien sie tatsächlich überheblich, und der Betreffende kann nichts tun, um diese Wahrnehmung zu ändern, weil die anderen ihn einfach nicht verstehen.

Ein Chirurg berichtet, dass er als Kind in der Metzgerei seines Vaters immer Teile von Tierkadavern sezierte. Die Wissenschaft der Lebewesen und die Funktionsweisen des Körpers faszinierten ihn. Er neigte zu Wutanfällen und wurde oft missverstanden, weil er so wirkte, als seien ihm die anderen gleichgültig. Seine Familie war besorgt über seine ungewöhnliche Selbstfokussierung und sein ausschließliches Interesse an der Biologie. Nichtsdestotrotz war er ein herausragender Schüler, und er hatte ein paar wenige enge Freunde, die auch allesamt Hochleister waren.

Jahre später – inzwischen studierte er Medizin –, als er während der Semesterferien seine Familie besuchte, beschloss der brillante Student kurzerhand, die Hauskatze zu sterilisieren. Er verkündete, der Eingriff sei ein Erfolg gewesen, doch kurz darauf starb die Katze. Gedemütigt kehrte er an die Universität zurück. Er verdoppelte seine Anstrengungen, alles über operative Eingriffe zu lernen. Heute ist er ein hoch angesehener Chirurg, und er erinnert sich voller Dankbarkeit an die Demütigung von damals, weil sie für ihn eine wichtige Lektion war.

Derzeit befindet er sich in einer Ehekrise. Seine Frau, die seine Fähigkeiten und seinen Erfolg anfangs sehr zu schätzen wusste, fühlt sich inzwischen vernachlässigt. Sie und die Kinder möchten mehr Aufmerksamkeit. Dennoch nimmt die Ehefrau zur Kenntnis, dass ihr Mann durch die Entwicklung neuer Operationsmethoden unzählige Menschenleben gerettet hat, und wenn sie es schafft, ihn von seiner Arbeit loszueisen und ein paar Urlaubstage mit der Familie zu verbringen, ist er ein mitfühlender und verständnisvoller Mensch. Obwohl sie manchmal einen Narzissten in ihm sieht, nimmt sie auch den selbstbewussten und fürsorglichen Menschen wahr, der sehr stolz auf sein Können ist.

Zahlreiche Bücher, die eigentlich gar nicht von Narzissmus handeln, haben die Selbstversunkenheit geschildert, die offenbar mit der Verwirklichung großer Projekte einhergeht. *Cradles of Eminence: The Childhoods of More than 700 Famous Men and Women* (Goertzel, Goertzel, Goertzel & Hansen, 2004) beschreibt die unbeirrbare Fokussierung berühmter Persönlichkeiten, die alles andere in den Hintergrund drängt und daher meist auf Kosten ihrer Beziehungen zu anderen geht. Die beiden Bücher *Smart Boys: Talent, Manhood, and the Search for Meaning* (Kerr & Cohn, 2001) und *Smart Girls in the 21st Century: Understanding Talented Girls and Women*

(Kerr & McKay, 2014) beschreiben ebenfalls den nach innen gerichteten Fokus hochbegabter, intensiver und idealistischer Männer und Frauen, die versuchen, ihr Potenzial zu entfalten. Plucker und Levy (2001) fassen das folgendermaßen zusammen: „Diese Opfer fallen keineswegs leicht, vor allem dann nicht, wenn es darum geht, Beziehungen zu pflegen, sich um die Familie zu kümmern oder eine gewisse Lebensqualität aufrechtzuerhalten. Wir alle würden gerne glauben, dass ein Mensch hart arbeiten und sein Talent entwickeln kann, ohne dass das irgendwelche Auswirkungen hat, aber diese Annahme ist alles andere als realistisch“ (S. 76).

Bei einer pathologisch-narzisstischen Persönlichkeit, die bei manchen Menschen vorkommt – ob hochbegabt oder nicht –, überwiegen Gefühle wie Scham, Neid und eine grundlegende Anspruchshaltung, die das Gefühl der eigenen Unzulänglichkeit überdeckt. Pathologischer Narzissmus ist im Großen und Ganzen eine kompensatorische Überheblichkeit, hinter der sich eine innere Leere verbirgt (McWilliams, 1994). Für solche narzisstischen Individuen ist es viel wichtiger, in den Augen anderer Menschen Prestige zu gewinnen, als realistische und angemessene Ziele zu erreichen. Sie wollen die renommierteste Schule oder Universität besuchen und das „beste“ Auto fahren, egal, ob ihre intellektuellen oder materiellen Voraussetzungen das gestatten. Narzissten neigen zu einem Schwarz-Weiß-Denken, bei dem es nur zwei Kategorien gibt: „das Beste“ und alles andere, was „nicht das Beste“ ist. Letzteres ist für sie nicht hinnehmbar, ähnlich wie in der Erfahrung des Perfektionisten. Ein ehrgeiziger hochbegabter Perfektionist kann demnach ebenfalls narzisstisch wirken, was die beiden Konstrukte Hochbegabung und Narzissmus noch stärker miteinander verquickt. Für Narzissten ist der Schein jedoch wichtiger als die Realität, wohingegen hochbegabte Individuen sich mehr Gedanken um die Realität und die Auswirkungen auf andere und die Zukunft machen.

Personen mit dem (nicht pathologischen) Narzissmus der Hochbegabung streben in der Regel danach, die Fähigkeiten und Talente, die sie bei sich selbst wahrnehmen, zu entwickeln und zum Ausdruck zu bringen, ganz gleich, was die anderen davon halten. Sie verfügen über einen inneren, oftmals idealistischen (und manchmal auch unrealistischen) Antrieb, der ihnen möglicherweise in die Wiege gelegt wurde, alles zu werden, was sie sein können, und sie streben nach Selbstverwirklichung (Daniels & Piechowski, 2008; Lovecky, 1986). Hochbegabte Individuen suchen sich oft skurrile Lösungen aus, die ihren eigenen Bedürfnissen oder denen der Situation entsprechen. Es geht ihnen nicht darum, bei anderen Menschen Eindruck zu schinden oder einen höheren Status zu erreichen. Narzissten wählen das, was ihren Status über ihre Funktion und vielleicht sogar über das Ergebnis hebt. Ehrgeizige hochbegabte Menschen kämpfen darum, das auszudrücken, was sie sind, wohingegen Menschen mit Narzisstischer Persönlichkeitsstörung darum kämpfen, ihr Minderwertigkeitsgefühl und ihre persönlichen Defizite zu verstecken.

In manchen Familien wird ein unangemessener Narzissmus regelrecht anerzogen, vor allem, wenn Eltern von ihren Kindern erwarten, einen prestigeträchtigen Beruf zu ergreifen, ohne Rücksicht darauf, ob die Kinder für diesen Beruf geeignet sind oder sich dafür interessieren. Einem jungen Mann wurde im Alter von sieben Jahren in den Kopf gesetzt, er müsse Arzt werden, und zwar kein geringerer als ein Neurochirurg oder Kardiologe. Seit sein Bruder gestorben war, musste er praktisch die doppelten Ansprüche der Eltern erfüllen, um den Verlust, den die Familie erlitten hatte, zu kompensieren. Leider konnte sich die Familie nie damit abfinden, dass aus dem Jungen zwar kein Chirurg, dafür aber ein talentierter Psychologe geworden ist. Die Aufgabe von Eltern besteht darin, herauszufinden, wer ihr Kind ist, und dem Kind dabei zu helfen, einen Beruf zu wählen, der zu ihm passt.

Manche Familien heben die „Besonderheit" ihres hochbegabten Kindes auf eine Art und Weise hervor, die sowohl Druck als auch Narzissmus erzeugt. Beispielsweise können Eltern, die verkünden, dass ihre Kinder „Indigo-Kinder" sind, die auf die Welt gekommen sind, um Außergewöhnliches zu vollbringen, dadurch Erwartungen erzeugen, die weit außerhalb der Vorstellung eines jungen Kindes liegen.[5] Wenn das Kind seinen besonderen Platz im Universum „begreift" oder „akzeptiert", beginnt es vielleicht, sich selbst als „besser als andere" zu betrachten, und sieht keinen Grund mehr dafür, sich nach Gepflogenheiten oder Regeln zu richten. Vielleicht entwickelt es schon früh bestimmte Verhaltensweisen, um andere zu beeindrucken, was einen aufkeimenden Narzissmus weiter nähren kann.

Personen mit Narzisstischer Persönlichkeitsstörung scheinen oft eine Art Drehbuch für die Menschen in ihrem Umfeld parat zu haben, und sie können sehr wütend werden, wenn diese Menschen sich nicht an das Drehbuch halten. Die Bedürfnisse und Wünsche der anderen sind dem Narzissten völlig gleichgültig. Bei hochbegabten Kindern und Erwachsenen lässt sich ein anderes Muster beobachten: Sie folgen lieber ihrem eigenen Takt, anstatt andere nach ihrer Pfeife tanzen zu lassen und sie dazu zu zwingen, Statisten in ihrer „Ein-Mann-Show" zu sein.

Möglicherweise setzen Eltern, die von ihren hochbegabten Kindern eingeschüchtert sind, keine ausreichenden Grenzen, was deren Verhalten anbelangt. Diese Kinder können Verhaltensweisen und Haltungen einer Narzisstischen Persönlichkeitsstörung zeigen und in der Persönlichkeit gefangen bleiben, die sie im Umgang mit ihrer Familie entwickelt haben. Es wird für sie sehr schwierig sein, aus diesem Denk- und Verhaltensmuster auszubrechen und ihren eigenen Weg im Leben zu finden.

Selbstverständlich zeigen die meisten Menschen Verhaltensweisen, die an Narzissmus erinnern, wenn man ihre Leistungen nicht respektiert oder sie auf herablassende Weise kritisiert – in diesem Fall sprechen Fachleute von „narzisstischen Verletzungen". Diejenigen, die sehr hohe Erwartungen an sich stellen, vor allem Perfektionisten, sind dafür besonders anfällig. „Jede nicht narzisstische Person kann unter bestimmten Umständen – wenn die eigene Identität und das Selbstvertrauen angegriffen werden – arrogant, herablassend oder leer wirken oder andere idealisieren. Medizinische Fakultäten und psychotherapeutische Trainingsprogramme sind berühmt dafür, Studierenden, die eigentlich erfolgreiche und autonome Erwachsene sind, das Gefühl zu vermitteln, sie seien unfähige Kinder. Kompensatorische Verhaltensweisen wie Prahlerei, Rechthaberei, überkritische Kommentare oder die Idealisierung eines Mentors sind unter solchen Umständen nichts Ungewöhnliches“ (McWilliams, 1994, S. 185). Solche Verhaltensweisen, die von schwierigen Situationen herrühren, kann man von der Narzisstischen Persönlichkeitsstörung unterscheiden, indem man die Vorgeschichte einer Person berücksichtigt. Wenn das Problemverhalten nicht wiederholt und in verschiedenen Situationen vorhanden war oder wenn es erst in jüngerer Zeit im Kontext einer neuen Lebenssituation und Umgebung aufgetreten ist, so ist die Diagnose „Narzisstische Persönlichkeitsstörung“ nicht angemessen.

Verhaltensmerkmale, die mit einer Narzisstischen Persönlichkeitsstörung nicht vereinbar sind

Im Folgenden werden Verhaltensmerkmale aufgezählt, die mit einer Narzisstischen Persönlichkeitsstörung bei einem Kind oder einem Erwachsenen mit hohen intellektuellen Fähigkeiten nicht vereinbar sind beziehungsweise im Widerspruch dazu stehen oder die zumindest ernsthafte Zweifel aufwerfen sollten, ob die Diagnose „Narzisstische Persönlichkeitsstörung “ korrekt ist.

- Er/sie ist auf einem oder mehreren Gebieten außergewöhnlich kompetent.
- Die unangemessene Fokussierung oder Vernachlässigung anderer tritt nur (oder meistens) dann auf, wenn er/sie in eine Aufgabe aus dem eigenen Kompetenzbereich vertieft ist.
- Toleriert keine Inkompetenz aufgrund von Nachlässigkeit. Bei Kindern: Ist geduldig, wenn die anderen sich redlich bemühen.
- Zeigt Empathie und Sympathie für andere und kann hinsichtlich der eigenen Leistungen Bescheidenheit an den Tag legen.
- Scheint seine/ihre idiosynkratischen Vorlieben zu verteidigen, anstatt nach Prestige zu heischen.
- Zeigt in manchen Situationen narzisstische Verhaltensweisen, aber nicht in allen.
- Das narzisstische Verhalten ist ein relativ neues Phänomen.
- Hat ein gutes und realistisches Selbstwertgefühl und ein starkes und echtes Vertrauen in die eigenen Fähigkeiten.

- In der Vorgeschichte gibt es kein frühes Bindungstrauma, das zu einer narzisstischen Störung beigetragen haben könnte.

Zusammenfassung

Die Intensität und Sensitivität hochbegabter Kinder kann zu Frustration führen, wenn sie zu Hause kein Verständnis erfahren und wenn in der Schule keine Bildungsanpassungen vorgenommen werden. Allzu oft ist dies der Fall, da hochbegabte Kinder, insbesondere diejenigen, die höchstbegabt sind, zu einer Minderheit (eines in einer Klasse von 30 Schülern) gehören, deren charakteristische Verhaltensweisen von anderen möglicherweise nicht verstanden oder sogar kritisiert werden. Auch Erwachsene können ähnliche wütende Verhaltensweisen zeigen, wenn sie zu Hause oder am Arbeitsplatz nicht verstanden werden und wenn ihre realen Fähigkeiten zurückgewiesen, heruntergespielt oder missachtet werden. Man darf nicht vergessen, dass Beziehungen das Wichtigste sind, wenn es darum geht, ein Kind zu einem gut angepassten Menschen mit guten Beziehungen in Ehe, Alltag und Beruf zu erziehen, und die Akzeptanz eines hochbegabten Individuums – mit all seinen Eigenarten – trägt viel zur Förderung von Verständnis und positiven Interaktionen bei. Eltern und psychologische Fachpersonen sollten nicht in die „Wutfalle" treten, die das Kind ihnen stellt, und wütende Machtkämpfe vermeiden, da diese die Beziehung nur belasten. Mit dem Strom schwimmen, anstatt ihn zu bekämpfen, lautet das Motto, das Eltern dabei helfen kann, diese leidvollen Interaktionen zu umgehen.

Bei den hier beschriebenen Wutdiagnosen handelt es sich um schwerwiegende psychische Probleme, und sie sollten nicht auf die leichte Schulter genommen werden. Eine kompetente Evaluation durch eine geeignete Fachperson, die sich mit Hochbegabung auskennt, kann stigmatisierende Fehldiagnosen verhindern. Mithilfe einer sachkundigen Beurteilung und einer geeigneten Behandlung lässt sich das Wut- und Trotzverhalten, das mit Hochbegabung in Verbindung gebracht wird, in den Griff bekommen und erheblich mindern. Positive zwischenmenschliche Beziehungen, die auf Akzeptanz und Verständnis basieren, sorgen in Kombination mit Bildungsangeboten, die auf die Bedürfnisse Hochbegabter ausgerichtet sind, für weniger Frustration und Wutreaktionen bei sensiblen hochbegabten Kindern.

Anmerkungen

1 Die besten Schulen für hochbegabte Kinder sind solche, die einen flexiblen Lehrplan und altersgemischte Klassen anbieten. Wenn ein Zweitklässler auf dem Niveau eines Fünftklässlers lernt, sollte er die Klassenstufe besuchen dürfen, die seinen Fähigkeiten am ehesten gerecht wird. Solche Schulen geben allen Schülern die Gelegenheit zum individualisierten Lernen. Leider halten die meisten Schulen strikt an der Gruppierung nach Alter fest, wodurch überdurchschnittlich intelligente Schüler gezwungen werden, auf die anderen zu warten. Ausgehend von ihrer Metaanalyse von Forschungen zu Bildungsoptionen für hochbegabte Kinder hat Karen Rogers (2002) in ihrem preisgekrönten Buch *Re-Forming Gifted Education: How Parents and Teachers Can Match the Program to the Child* eine ganze Reihe von Ansätzen beschrieben, die Schulen verwenden könnten. Andere spezifische Ansätze, wie den Bedürfnissen hochbegabter Schüler in Schulen entsprochen werden kann, werden in Büchern zu Clusterbildung (Winebrenner & Brulles, 2008), Bildungsstrategien für den regulären Unterricht (Winebrenner & Brulles, 2012) und radikaler Akzeleration (Gross & Van Vliet, 2005; Solow & Rhodes, 2012) beschrieben.

2 Verschiedene Autoren beschreiben viele Varianten des Narzissmus: den gesunden Narzissmus, den offenkundig grandiosen Typus, der ins DSM aufgenommen wurde, den verdeckten, sorgenden Typus (der viel häufiger vorkommt) und den zerstörerischen Narzissmus (der die schlechteste Prognose hat, da es starke Überschneidungen mit Psychopathie gibt).

3 Der Ausdruck von Wut wird oft für eine Differenzialdiagnose zwischen Borderline- und narzisstischen Patienten herangezogen. Wenn Menschen mit einer Borderline-Persönlichkeitsstörung wütend werden, ist ihre Wut hitzig und intensiv, doch im Allgemeinen eher oberflächlich, labil und verfliegt rasch wieder. Die Wut von Menschen mit einer Narzisstischen Persönlichkeitsstörung ist dagegen oftmals kalt, berechnend und rachsüchtig, aber Narzissten wissen in der Regel, wie sie ihren Charme einsetzen müssen, um ihre Wut zu überdecken. Er ist ein wichtiges Werkzeug bei ihrer ständigen Jagd nach narzisstischen Erfolgen und Bewunderung.

4 Eine gute Zusammenfassung der Unterschiede zwischen gesundem Narzissmus und pathologischem Narzissmus findet sich unter https://en.wikipedia.org/wiki/Healthy_narcissism

5 http://www.indigochild.com/

Kapitel 5: Ideations- und Angststörungen

Ein weiteres Cluster von Fehldiagnosen bei hochbegabten Kindern und Erwachsenen betrifft Angst, Sorgen oder Ideation (Ideenbildung). In diesen Bereichen sind Erkrankungen allerdings tatsächlich recht häufig. Oft gehen Ideation und Angst Hand in Hand, etwa bei der Generalisierten Angststörung, bei Zwangsstörungen oder bei der Zwanghaften Persönlichkeitsstörung, bei der sich die Betroffenen ebenfalls angsterfüllt mit sich selbst beschäftigen. Oder die Angst betrifft zwischenmenschliche Beziehungen, wie zum Beispiel bei Personen mit Sozialer Angststörung, Schizoider oder Schizotyper Persönlichkeitsstörung. Bei der Asperger-Störung (in der ICD-10 auch Asperger-Syndrom genannt und im DSM-5 jetzt der Kategorie Autismus-Spektrum-Störung zugeordnet) steht das größtenteils emotionslose, intellektualisierte Denken und Grübeln im Vordergrund, wobei es in bestimmten sozialen oder unvorhersehbaren Situationen ebenfalls zu großem Unbehagen oder sogar Angst kommen kann.

Manche Fachleute werden nicht damit einverstanden sein, dass wir alle diese Störungen in einem Kapitel gruppiert haben, um Angst und/oder Ideation im Zusammenhang mit Hochbegabung zu erörtern. Wir sind jedoch der Ansicht, dass wir die Unterschiede zwischen hochbegabten Kindern und Erwachsenen, die diese Störungen haben, und solchen, die sie nicht haben, so am besten herausarbeiten können. Wir können dadurch auch die Störungen besonders hervorheben, bei denen höhere intellektuelle Fähigkeiten vermutlich ein Faktor sind, der zur Entstehung einer Störung beiträgt oder sie aufrechterhält.

Wie bereits erwähnt, ist eine akkurate Diagnosestellung kein Entweder-oder-Prozess, bei dem entschieden wird, ob eine Person an einer bestimmten Störung leidet oder nicht. Manchmal geht Hochbegabung tatsächlich mit einer Störung einher, und diese Überschneidung lässt sich besonders häufig bei den Diagnosen beobachten, die wir in diesem Kapitel behandeln. Das hängt mit der starken intellektuellen Komponente und den Vorstellungsprozessen dieser Störungen zusammen. Selbstverständlich können hochbegabte Kinder und Erwachsene an einer dieser Störungen leiden; wie es scheint, treten manche dieser Störungen sogar häufiger bei hochbegabten Erwachsenen auf.

Die Asynchronität eines fortgeschrittenen Verständnisses der Realität gepaart mit unzureichender Erfahrung und mangelnder emotionaler Reife erzeugt große Dissonanz. Die Intensität, Sensibilität und das geschärfte Bewusstsein der meisten hochbegabten Individuen heizen die emotionalen Reaktionen und Überreaktionen auf diese Dissonanz weiter an. Durch ihre Intelligenz sind hochbegabte Kinder sich des Widerspruchs zwischen Ideal und Wirklichkeit deutlich bewusst, doch es mangelt ihnen an Erfahrung, die Wichtigkeit von Regeln und den Unterschied zwischen unmoralischem und unrechtmäßigem Verhalten zu erkennen. Als Folge davon treten bei ihnen häufig Ängste und Sorgen auf.

Ein Junge mit Asperger-Syndrom stürmt angsterfüllt in das Haus, wo er gerade zu Besuch ist, und bittet, man möge die Polizei rufen. Auf weitere Nachfrage stellt sich heraus, dass er gesehen hat, wie andere Kinder eine Katze ärgern. Die Erwachsenen müssen ihm zwar zustimmen, dass ein solches Verhalten nicht richtig ist, aber sie erklären ihm gleichzeitig, dass es nicht so schlimm sei, dass gleich die Polizei eingeschaltet werden muss.

Angst ist die normale Reaktion auf einen Kontroll- oder Vertrauensverlust. Wenn man erkennt, dass die vorhandenen Regeln und Ideale oftmals nicht mit der Realität übereinstimmen, fühlt man sich belogen; darauf wiederum mit Angst zu reagieren, ist völlig normal. Wenn Regeln nur selektiv eingehalten werden, kann ein Kind nicht wissen, was von seiner Umgebung zu erwarten ist. Das Verhalten des Jungen ist eine Reaktion auf die Inkonsequenz in seiner Umgebung.

Ich bin die Mutter eines außerordentlich hoch begabten Teenagers, der als Kleinkind (im Alter von 18 Monaten) an einer schweren Trennungsangst und Depression litt. Damals machte ich gerade meine Facharztausbildung, die ich schließlich abbrechen musste. Ich glaube, seine Angst rührte von einer sehr frühen Konfrontation mit dem Tod her: Nachdem sein Goldfisch gestorben war, hatte mein Sohn schreckliche Angst, ich könnte ebenfalls sterben, und er war geradezu besessen davon, diese Möglichkeit abzuwenden. Ganz von sich aus – ohne mein Zutun – zog er alle möglichen Schlüsse aus dem Tod des Goldfischs und übertrug sie dann auf mich.

Seine extreme Angst und Obsession dauerte mehrere Jahre an, ungefähr bis er in die erste Klasse kam. Wir suchten einen Therapeuten auf, um nach Mitteln und Wegen zu suchen, wie er damit umgehen konnte. Der Therapeut meinte, die außergewöhnliche Intelligenz unseres Sohnes würde wahrscheinlich zu seiner übermäßigen Angst beitragen. Nach und nach schien unser Sohn das Problem eigenständig in den Griff zu bekommen. Als Erstes legte er sich einen imaginären Freund zu, der ein Flugzeug und eine spezielle Waffe besaß, mit der er Tote zum Leben erwecken konnte. Er stellte sich vor, wie er mich vor meinem Tod mit dem Flugzeug an einen besonderen Ort bringen und mit der Wunderwaffe gegen den Tod „immun" machen würde.

Er verbrachte quasi den ganzen Tag damit, über solche Dinge nachzudenken und sich Sorgen zu machen. Später, als ihm klar wurde, dass er nichts würde tun können, um meinen Tod zu verhindern, überlegte er sich, wer seine Mutter sein könnte, falls ich sterben würde. (Die Frau, auf die seine Wahl fiel, hätte ich bestimmt nicht ausgesucht!) Das war das letzte Mal, dass er über den Tod sprach.

Viele Personen, darunter auch die frühere Kinderärztin meines Sohnes, seine Vorschullehrerin und einige Leute in der Verwandtschaft, haben mir vorgeworfen, ich hätte seine schwere Angst irgendwie verschuldet, aber ich glaube wirklich nicht, dass das zutrifft.

Wie diese Fallbeispiele zeigen, ist es selbst für den reifsten und erfahrensten Erwachsenen schwer, mit den komplexen Realitäten von Trennung, Tod, Armut und Krieg zurechtzukommen. Junge hochbegabte Kinder benötigen Schutz vor diesen Realitäten, bis sie eine Perspektive zur Bewältigung entwickeln können. Die kleinen Notlügen, auf die die Erwachsenen zurückgreifen, etwa um zu erklären, wohin das tote Haustier gegangen ist, überzeugen hochbegabte Kinder häufig nicht. Sie stellen ohnehin so vieles infrage. Sie nehmen sich die Brutalität im Fernsehen, die nicht durch Logik zu erklären ist, sehr zu Herzen und haben oft ganz einfache Lösungen gegen Armut oder Obdachlosigkeit parat: „Warum lassen wir die Leute nicht einfach hier bei uns wohnen?“ Auch Naturkatastrophen sind etwas, das sie nur schwer begreifen können. Die Sorge um den Tod kann um die Verletzbarkeit von Insekten oder den Konsum von Fleisch kreisen und zu entsprechenden Verhaltensänderungen führen: Die Kinder werden Vegetarier oder gehen draußen nur noch mit größter Vorsicht herum.

Wann überschreiten diese Ideationen die Grenze des für hochbegabte Kinder Normalen und werden klinisch relevant für eine Diagnose? Das ist schwer zu sagen. Dieses Kapitel wird einige Ähnlichkeiten und Unterschiede der Ideation bei hochbegabten Kindern und bei Kindern mit einer diagnostizierten Störung beleuchten sowie aufzeigen, wann Hochbegabung und pathologische Ideation zusammentreffen.

Zwangsstörungen

Unserer Meinung nach sind Zwangsstörungen eine häufige Fehldiagnose bei hochbegabten Kindern. Dabei ist zu beachten, dass Intelligenz und Zwanghaftigkeit sich manchmal überschneiden. Zwangsstörungen werden so gut wie nie bei Personen mit verminderter Intelligenz beobachtet. Tatsächlich ist ja gerade das Denken – eine Schlüsselkomponente hoher Intelligenz – ursächlich an der Entstehung dieser Störungsform beteiligt. Doch wenn man diese Störung auf hochbegabte Kinder anwenden möchte, sollte man Vorsicht walten lassen. Es ist wichtig, den Hinweis des DSM-5 im Hinterkopf zu behalten, dass Zwangsstörungen nur selten vor der Adoleszenz oder dem frühen Erwachsenenalter beginnen. Die Kindheit zeichnet sich typischerweise durch starres, zwanghaftes, magisches und Schwarz-Weiß-Denken aus, und diese normalen Kindheitsmerkmale sind bei hochbegabten Kindern häufig noch extremer ausgeprägt. Da das DSM-5 der Überschneidung mit Hochbegabungsmerkmalen kaum Aufmerksamkeit schenkt, verleiten die typischen Verhaltensweisen der Zwangsstörung Kliniker immer wieder zu Fehldiagnosen, selbst wenn die Kinder noch sehr klein sind.

Die Verhaltensweisen in **Tabelle 10** entsprechen den im DSM-5 angeführten diagnostischen Kriterien für eine Zwangsstörung.

Während die meisten Kinder ihre kleinen Rituale am Tag oder beim Zubettgehen als tröstend empfinden, beschränken sich solche Rituale für gewöhnlich auf be-

Tabelle 10: Diagnostische Kriterien für Zwangsstörung

A. Entweder Zwangsgedanken, Zwangshandlungen oder beides:
Zwangsgedanken sind durch (1) und (2) definiert: 1. Immer wiederkehrende und anhaltende Gedanken, Impulse oder Vorstellungen, die im Krankheitsverlauf mindestens zeitweilig als aufdringlich und ungewollt empfunden werden und die meist ausgeprägte Angst und großes Unbehagen hervorrufen.
2. Die Person versucht, diese Gedanken, Impulse oder Vorstellungen zu ignorieren oder zu unterdrücken oder sie mithilfe anderer Gedanken oder Tätigkeiten zu neutralisieren (z. B. durch die Ausführung einer Zwangshandlung).
Zwangshandlungen sind durch (1) und (2) definiert: 1. Wiederholte Verhaltensweisen (z. B. Händewaschen, Ordnen, Kontrollieren) oder mentale Handlungen (z. B. Beten, Zählen, Wörter lautlos wiederholen), zu denen sich die Person als Reaktion auf einen Zwangsgedanken oder aufgrund von streng zu befolgenden Regeln gezwungen fühlt.
2. Die Verhaltensweisen oder die mentalen Handlungen dienen dazu, Angst oder Unbehagen zu verhindern oder zu reduzieren oder gefürchteten Ereignissen oder Situationen vorzubeugen; diese Verhaltensweisen oder mentalen Handlungen stehen jedoch in keinem realistischen Bezug zu dem, was sie zu neutralisieren oder zu verhindern versuchen, oder sie sind deutlich übertrieben.
B. Die Zwangsgedanken oder Zwangshandlungen sind zeitintensiv (sie beanspruchen z. B. mehr als eine Stunde pro Tag) oder verursachen in klinisch bedeutsamer Weise Leiden oder Beeinträchtigungen in sozialen, beruflichen oder anderen wichtigen Funktionsbereichen.
C. Die Symptome der Zwangsstörungen sind nicht Folge der physiologischen Wirkung einer Substanz (z. B. Substanz mit Missbrauchspotenzial, Medikament) oder eines medizinischen Krankheitsfaktors.

D. Das Störungsbild kann nicht besser durch das Vorliegen einer anderen psychischen Störung erklärt werden (z. B. exzessive Sorgen, wie bei der Generalisierten Angststörung; übermäßige Beschäftigung mit dem äußeren Erscheinungsbild, wie bei der Körperdysmorphen Störung; Schwierigkeiten, Gegenstände auszusondern oder sich von diesen zu trennen, wie beim Pathologischen Horten; Haareausreißen, wie bei der Trichotillomanie [Pathologisches Haareausreißen]; Hautzupfen/-quetschen, wie bei der Dermatillomanie [Pathologisches Hautzupfen/-quetschen]; Stereotypien, wie bei der Stereotypen Bewegungsstörung; ritualisiertes Essverhalten, wie bei Essstörungen; übermäßige Beschäftigung mit Substanzen oder Glücksspielen, wie bei den Störungen im Zusammenhang mit psychotropen Substanzen und abhängigen Verhaltensweisen; übermäßige Beschäftigung, eine Krankheit zu haben, wie bei der Krankheitsangststörung; sexuell dranghafte Bedürfnisse oder Fantasien, wie bei der Paraphilie; Impulsdurchbrüche, wie bei den Disruptiven, Impulskontroll- und Sozialverhaltensstörungen; Grübeln über Schuld, wie bei einer Major Depression; Gedankeneingebung oder Wahn, wie bei einer Störung aus dem Schizophrenie-Spektrum oder anderen psychotischen Störungen; oder stereotyp wiederholter Verhaltensmuster, wie bei der Autismus-Spektrum-Störung).

(Wiedergabe mit freundlicher Genehmigung von American Psychiatric Association, 2018. Diagnostisches und Statistisches Manual Psychischer Störungen DSM-5®. Deutsche Ausgabe herausgegeben von P. Falkai und H.-U. Wittchen. Göttingen: Hogrefe, S. 322–323.)

stimmte Tageszeiten oder sind weitgehend spielerisch. Kinder vermeiden es zum Beispiel, auf Spalten oder Risse zu treten, um zu verhindern, dass der Mutter etwas passiert. Das gehört zum „magischen Denken“ der Kindheit. Kinder sind kleine Menschen, die an den Weihnachtsmann und an Monster im Schrank glauben, nicht ohne ihre Kuscheldecke schlafen können und fürchten, ihre Stofftiere zu kränken. Solche Überzeugungen können bei Erwachsenen pathologische Ausmaße annehmen; bei Kindern sind sie jedoch Teil der normalen Entwicklung.

Junge Kinder glauben oft, dass Dinge auf ganz bestimmte Weise erledigt werden müssen, nämlich so, wie man es ihnen beigebracht hat oder wie sie es bei anderen beobachtet haben. Häufig hört man Kinder sagen: „So macht man das nicht!“ oder „Mama macht das anders!“, was auf ihre Überzeugung zurückgeht, dass es nur eine einzige Art und Weise gibt, wie eine bestimmte Aufgabe zu erledigen ist. Sie können hartnäckig an bestimmten Routinen festhalten, und auch das gehört zum Entwicklungsprozess dazu. Wenn Kinder älter werden, lassen sie das Stadium des magischen Denkens und die starren Verhaltensmuster hinter sich und entwickeln ein realistischeres Verständnis der Dinge.

Kinder, die an einer Zwangsstörung leiden, unterscheiden sich von anderen Kindern dadurch, dass ihre Überzeugungen viel stärker in ihren Alltag eingreifen und ihn beeinträchtigen. Ihre Zwangsgedanken machen ihnen oft Angst, und Zwangshandlungen helfen ihnen – zumindest vorübergehend – dabei, gegenzusteuern und die Angst zu mindern, die mit der Störung einhergeht. Zwanghafte Rituale können zu einer Vollzeitbeschäftigung werden, die das tägliche Leben der Betroffenen deutlich beeinträchtigt. Normatives Verhalten zu erkennen, ist ein wichtiger Bestandteil des diagnostischen Prozesses. Zwischen dem Siebenjährigen, der denkt, dass es nur eine Art und Weise gibt, etwas zu tun, und dem Kind, das seine Hände mehrmals hintereinander wäscht und sich weigert, Gegenstände anzufassen, die vorher vom Bruder oder der Schwester berührt wurden, ist ein himmelweiter Unterschied.

Als der achtjährige Ethan zum ersten Mal das Sprechzimmer des Psychologen betritt, sind seine Hände rot und rau. Seine Eltern sind besorgt über seinen Waschzwang und seine Weigerung, Gegenstände anzufassen, die ein anderes Familienmitglied zuvor berührt hat. Er hat Angst vor Keimen und Krankheiten, und selbst die lautstärksten Beteuerungen und detailliertesten Informationen über Keime, die hochbegabten Kindern mit einer echten Zwangsstörung dabei helfen können, ihre Bedenken auszuräumen, halfen Ethan nicht, diesen Zustand zu überwinden. Er weigerte sich schließlich, in seiner Freizeit etwas zu unternehmen, ging weder zum Schwimmen noch in ein Museum für Kinder. Seine Mutter hatte gelesen, dass manche hochbegabte Kinder perfektionistische Tendenzen zeigten, und fragte sich, ob dies mit Ethans Problemen zu tun haben könnte, denn er war das Kind hochbegabter Eltern und bei einem Test in der Schule bereits selbst als hochbegabt identifiziert worden. Ethans Evaluation ergab schließlich die Diagnose einer Zwangsstörung. Er dachte ständig darüber nach, was für schreckliche Dinge geschehen könnten, wenn er sich nicht waschen würde, und welche beängstigenden Ereignisse er verhindern könnte, wenn er bestimmte Rituale durchführte. Ethan wurde mit Techniken der kognitiven Verhaltenstherapie behandelt, darunter milde Exposition und Reaktionsprävention, obwohl diese bei so jungen Kindern in der Regel nicht eingesetzt werden. Ethans Intellekt und seine ungleichmäßige (fortgeschrittene) Entwicklung sorgten dafür, dass er schnell Nutzen aus diesen Techniken ziehen und lernen konnte, mit den quälenden Gedanken umzugehen, die das zwanghafte Händewaschen auslösten.

Bei Kindern mit einer Zwangsstörung kann es vorkommen, dass sie den Weg zwischen der Schule und ihrem Zuhause noch einmal abgehen müssen, weil sie sich mit den Parkuhren, an denen sie vorbeigekommen sind, verzählt haben. In der Schule müssen ihre Aufgabenkarten oder andere Utensilien vielleicht nach einer bestimmten Ordnung sortiert sein. Manche brauchen eine „symmetrische" Anzahl bei bestimmten Handlungen. Möglicherweise müssen sie ihre Hausaufgaben immer wieder aufs Neue durchgehen, um sicherzustellen, dass sie nichts vergessen haben, oder bestimmte Sätze oder Passagen in ihren Lehrbüchern noch einmal lesen, um sicher zu sein, dass sie den Inhalt auch wirklich komplett verstehen. Somit dauert es deutlich länger, bis sie mit den Hausaufgaben oder einem Test fertig sind. Dieses Verhalten kann leicht Perfektionismus zugeschrieben werden, was jedoch zu einer Fehldiagnose führt. Für einen kleinen Jungen war es beispielsweise eine richtige Qual, wenn seine Mutter ihn an der Schulter berührte, denn es brachte ihn aus dem Gleichgewicht, solange sie nicht auch die andere Schulter berührte. Er wusste, dass das „dumm“ war, darum behielt er das Geheimnis für sich und vermied es einfach, sich von ihr umarmen zu lassen. Schließlich konnte er nicht sicher sein, ob sie ihn am Ende „einseitig“ stehen ließ.

Hochbegabte Kinder und Erwachsene können in der Tat skurrile Verhaltensweisen zeigen, und ihre erhöhte Sensitivität kann starke Reaktionen auf bestimmte Reize wie Gerüche, Geräusche oder die Beschaffenheit von Stoffen herbeiführen. Zwar kann eine hochbegabte Person mit erhöhter Sensitivität in Stresssituationen ebenfalls zwanghafte Verhaltensweisen zeigen, doch tatsächlich zwanghaftes Verhalten unterscheidet sich qualitativ von diesen eigentümlichen, zwangsähnlichen und skurrilen Verhaltensweisen, die üblicherweise nur von kurzer Dauer sind, oder dem begeisterten Engagement, das hochbegabte Kinder aus ihrer „Leidenschaft des Moments“ heraus oft an den Tag legen. Wenn hochbegabte Kinder ganz auf eine Handlung fixiert sind, haben sie meist ein klares Ziel. Zwanghafte Handlungen bei Individuen mit einer Zwangsstörung verfolgen typischerweise keinen anderen Zweck, als Ängste zu verringern, sich selbst zu beruhigen und/oder ein Ereignis zu negieren oder ungeschehen zu machen, vor dem sie sich aus irrationalen Gründen fürchten. Ihre ausdrücklich zwanghaften Handlungen können sogar als „antikreative“ Verhaltensweisen betrachtet werden, die dazu dienen, eine Chance zu vertun, statt sie zu ergründen oder neu zu entwickeln. Die Zweideutigkeit einer Situation zu ertragen, ist für von einer Zwangsstörung betroffene Personen sehr schwierig, wenn nicht gar unmöglich. Zwangshandlungen werden durch Furcht und Angst ausgelöst, nicht durch übermäßiges Interesse und Freude an der Aktivität, wie es bei hochbegabten Kindern und ihren leidenschaftlichen Interessen der Fall ist. „Zwanghaft begabt“ ist damit qualitativ und im Grunde auch quantitativ von zwanghaften Verhaltensweisen zu unterscheiden.[1]

Zwanghafte Persönlichkeitsstörung

Nach dem DSM-5 gibt es auch eine grundlegende Persönlichkeitsstruktur, die als „Zwanghafte Persönlichkeitsstörung“ bezeichnet wird. Das Hauptmerkmal ist die starke Beschäftigung mit Ordnung, Präzision, Perfektion sowie psychische und zwischenmenschliche Kontrolle, auf Kosten von Flexibilität, Aufgeschlossenheit und

Effizienz. Während Ordnung, hohe Qualität und Kontrolle in bestimmten Situationen erstrebenswert sein können, werden diese Merkmale bei der Zwanghaften Persönlichkeitsstörung auf ungesunde Weise übertrieben. Die Betroffenen sind übermäßig unflexibel, diszipliniert, ordentlich, penibel, starrsinnig, akribisch und kritisch. Sie denken nach dem Motto „Alles oder nichts" nur in zwei Kategorien und betreiben Haarspalterei. Sie sind übertrieben gewissenhaft und sparsam und häufig besessen von den vermeintlichen Nachlässigkeiten und moralischen Verfehlungen anderer. Die Neigung zu solchen Verhaltensweisen scheint eine angeborene Gemütsart beziehungsweise eine grundlegende Persönlichkeitsstruktur zu sein. Die Merkmale können sich insofern mit Hochbegabung überschneiden, als dass sie eine verblüffende Ähnlichkeit mit den Verhaltensweisen mancher perfektionistischer hochbegabter Kinder aufweisen und aus einem Gefühl der Angst entstehen, das vom Verlust der Kontrolle über die Situation herrührt. Es gibt jedoch auch deutliche Unterschiede, die wir weiter unten erläutern werden.

In **Tabelle 11** werden die im DSM-5 angeführten diagnostischen Kriterien für eine Zwanghafte Persönlichkeitsstörung aufgelistet.

Beziehung zu Hochbegabung

Seit Jahrzehnten wird behauptet, Personen mit zwanghaften Merkmalen seien unverhältnismäßig oft überdurchschnittlich intelligent, obschon es keine Forschungsstudien gibt, die diesen Zusammenhang belegen. Überhaupt wurde kaum ein Versuch unternommen, Zwanghaftigkeit mit dem Konzept der Hochbegabung in Verbindung zu bringen. Wenn es hier eine Verbindung gäbe, wäre das jedoch nicht weiter verwunderlich, zumal verschiedene Studien (z.B. Neumeister, 2015; Rogers & Silverman, 1997) einen Zusammenhang zwischen Hochbegabung und Perfektionismus festgestellt haben. Personen mit einer Zwangsstörung oder mit Zwanghafter Persönlichkeitsstörung sind auch insofern Perfektionisten, als dass sie sich über ihre eigenen Unzulänglichkeiten und Defekte Sorgen machen, was zu Schuldgefühlen oder Angst führt. Wie das DSM-5 (American Psychiatric Association, 2018, S. 933) bemerkt, „sind sie hinsichtlich eigener Fehler erbarmungslos selbstkritisch". Sowohl hochbegabte Personen als auch zwanghafte Personen versuchen ihren Perfektionismus, ihre Angst und ihre Schuldgefühle durch Intellektualisieren in den Griff zu bekommen, und sie denken sich Möglichkeiten aus, um Anspannung abzubauen und Kontrolle über ihre Umgebung auszuüben.

Das vierte Kriterium in der Tabelle oben ist ein Merkmal hochbegabter Erwachsener, das häufig den Erhalt ihres Arbeitsplatzes beeinträchtigt. Hochbegabte Kinder und Erwachsene verbringen sehr viel Zeit mit Nachdenken, und sie sind typi-

Tabelle 11: Diagnostische Kriterien für Zwanghafte Persönlichkeitsstörung

Ein tief greifendes Muster von starker Beschäftigung mit Ordnung, Perfektion und psychischer sowie zwischenmenschlicher Kontrolle auf Kosten von Flexibilität, Aufgeschlossenheit und Effizienz. Der Beginn liegt im frühen Erwachsenenalter, und das Muster zeigt sich in verschiedenen Situationen. Mindestens vier der folgenden Kriterien müssen erfüllt sein:
1. Beschäftigt sich übermäßig mit Details, Regeln, Listen, Ordnung, Organisation oder Plänen, sodass der wesentliche Gesichtspunkt der Aktivität dabei verloren geht.
2. Zeigt einen Perfektionismus, der die Aufgabenerfüllung behindert (z. B. kann ein Vorhaben nicht beendet werden, da die eigenen überstrengen Normen nicht erfüllt werden).
3. Verschreibt sich übermäßig der Arbeit und Produktivität unter Ausschluss von Freizeitaktivitäten und Freundschaften (nicht auf offensichtliche finanzielle Notwendigkeit zurückzuführen).
4. Ist übermäßig gewissenhaft, skrupulös und rigide in Fragen von Moral, Ethik oder Werten (nicht auf kulturelle und religiöse Orientierung zurückzuführen).
5. Ist nicht in der Lage, verschlissene oder wertlose Dinge wegzuwerfen, selbst wenn sie nicht einmal Gefühlswert besitzen.
6. Delegiert nur widerwillig Aufgaben an andere oder arbeitet nur ungern mit anderen zusammen, wenn diese nicht genau die eigene Arbeitsweise übernehmen.
7. Ist geizig sich selbst und anderen gegenüber; Geld muss im Hinblick auf befürchtete künftige Katastrophen gehortet werden.
8. Zeigt Rigidität und Halsstarrigkeit.

(Wiedergabe mit freundlicher Genehmigung von American Psychiatric Association, 2018. Diagnostisches und Statistisches Manual Psychischer Störungen DSM-5®. Deutsche Ausgabe herausgegeben von P. Falkai und H.-U. Wittchen. Göttingen: Hogrefe, S. 931.)

scherweise Idealisten. Sie beschäftigen sich damit, was richtig und was falsch ist, haben einen ausgeprägten Gerechtigkeitssinn und überlegen, wie man die Welt verbessern könnte (Rogers & Silverman, 1997; Silverman, 2002). Sie denken darüber nach, wie sie sein könnten und wie die Welt sein sollte, und sie können sich das lebhaft vorstellen. Gleichzeitig erkennen sie genau, dass sie selbst und die Welt diesem Ideal nicht gerecht werden.

Hochbegabte Kinder entwickeln schon sehr früh einen ausgeprägten Idealismus, und zwar zu einem Zeitpunkt, da sie bemerken, dass sie einerseits immer mehr Kontrolle über ihre Umwelt gewinnen, andererseits jedoch noch nicht an ihre persönlichen Grenzen gestoßen sind und diese akzeptiert haben. Bei vielen führt das dazu, dass sie sich persönlich verantwortlich fühlen. Wenn sie einen Obdachlosen oder verstörende Bilder von hungernden Kindern sehen, nimmt sie das stark mit. Manchen hochbegabten Kindern fällt es schwer, nachts einzuschlafen, weil sie sich Sorgen über den weltweiten Terrorismus machen und an die Menschen denken, die überall auf der Welt verletzt und getötet werden. Ähnlich wie viele Personen mit Zwangsstörungen und Zwanghaften Persönlichkeitsstörungen machen sich hochbegabte Kinder oft ständig und übermäßig Gedanken über persönliche Schuld und Verantwortung. Im Allgemeinen suchen sie die Schuld eher bei sich selbst als bei anderen. Alle Kinder neigen dazu, egozentrisch zu sein und sich selbst als Verursacher oder Schuldiger zu betrachten. Bei Hochbegabten ist diese Haltung jedoch ganz besonders stark ausgeprägt. Die permanenten Sorgen können sehr quälend sein, und oft lassen sie sich auch durch die Rückversicherung der Eltern nicht vertreiben. Diese Verhaltensmuster bereiten zwar den Kindern und ihren Eltern viel Kummer, doch sie weisen nicht notwendigerweise auf eine psychische Störung hin; stattdessen können sie einfach ein Ausdruck der Charaktereigenschaften hochbegabter Kinder und Heranwachsender sein, aus denen später sehr fürsorgliche und altruistische Erwachsene werden. Um potenzielle Störungen vom normalen Alltagsverhalten Hochbegabter abzugrenzen, kommt es auch hier auf das Ausmaß der Beeinträchtigung an. Wenn ein leichter Schmerz zu einer positiven Veränderung der Person führt, etwa dazu, dass sie fürsorglicher und uneigennütziger wird, so wird ihre Beeinträchtigung im alltäglichen Leben vermutlich nicht so groß sein, dass man ein „klinisches Problem" beziehungsweise eine Störung diagnostizieren müsste.

Es ist völlig normal, dass Kinder in neuen Situationen Angst haben oder sich unwohl fühlen, selbst wenn diese Reaktion aus der Sicht eines Erwachsenen unbegründet oder übertrieben erscheint. Die Maßstäbe der Erwachsenen eignen sich jedoch nicht dazu, die Ängste eines Kindes zu beurteilen: Was in unseren Augen harmlos erscheint, kann für ein Kind furchterregend sein. Nehmen wir zum Beispiel ein elfjähriges Mädchen, das gerade lernt, allmählich ein wenig allein zu Hause zu bleiben, und dem diese Situation Angst macht. Der Psychologe – der einst ein Schlüsselkind war – wundert sich anfangs über die Ängstlichkeit des Kindes, da es in einer sicheren, ländlichen Umgebung lebt, mit lauter Nachbarn, die es schon lange kennt. Darüber hinaus haben der Vater, die Mutter und die Stiefmutter alle Handys und arbeiten ganz in der Nähe. Für das Kind ist es jedoch neu und beängstigend, allein zu Hause zu sein. Die meisten von uns betrachten Kinder durch die Linse der eigenen Kindheit und legen entsprechende Maßstäbe für „normales" Verhalten an, ganz gleich, wie subjektiv diese Maßstäbe sind.

Man sollte sich auch darüber im Klaren sein, dass Angst ansteckend ist und häufig von den Eltern auf die Kinder „übertragen" wird. Wenn Kinder zum Beispiel stolpern und hinfallen, schauen sie oft als Erstes zu den Eltern, um zu sehen, wie besorgt sie über diesen Zwischenfall sind. Wenn sie merken, dass die Eltern erschrocken sind, schieben sie die Unterlippe vor und fangen zu brüllen an. Blicken sie dagegen in entspannte Gesichter, bleibt diese Reaktion für gewöhnlich aus, es sei denn, sie haben sich wirklich wehgetan. Aufwachsen bedeutet, sich nach und nach von den Eltern und deren Beurteilung einer Situation zu lösen. Dazu gehört auch, dass Kinder zunehmend Ängsten und frustrierenden Situationen ausgesetzt werden, damit sie lernen, mit Ungewissheiten und Spannungen fertigzuwerden. Auf ihrem Weg in die Autonomie müssen Kinder ermutigt werden; dazu gehört aber auch, dass sie lernen, mit kleinen, zumutbaren Frustrationen umzugehen. Das beginnt damit, dass man sie selbstständig ihre Schuhe binden lässt, ihnen aber Hilfe anbietet, wenn sie sie brauchen. Wenn Kinder groß werden, kommen sie nicht umhin, Entscheidungen zu treffen, Herausforderungen zu begegnen und mit beängstigenden Situationen umzugehen. Wenn sie in der Kindheit nie herausfordernde, potenziell beängstigende Erfahrungen gemacht haben, sind sie auf ihre Unabhängigkeit im Erwachsenenalter schlecht vorbereitet.

Eine Person mit einer Zwangsstörung rettet sich in bestimmte Rituale, um die Sorgen zu vertreiben, wobei sie sich meist bewusst ist, dass die Gedanken und Verhaltensweisen übertrieben, unbegründet oder sogar absurd sind. Die Trichotillomanie (das zwanghafte Ausreißen von Haaren) gehört zu solchen Verhaltensweisen: Die betroffene Person zwirbelt die Haarwurzel ab oder reißt sich die Kopf-, Augenbrauen- oder Wimpernhaare aus. Manchmal entstehen dadurch deutlich sichtbare kahle Stellen. Die Betroffenen wissen, dass diese Angewohnheit unproduktiv ist, können sie jedoch nicht unterlassen.

Hochbegabte Personen empfinden ihre Rituale dagegen meist nicht als übertrieben oder unsinnig und können detailliert erläutern, warum ihre Gedanken und Handlungen nicht nur durchdacht, sondern unter den gegebenen Umständen sogar rational und angemessen sind. Wenn sie ihr Verhalten erklären, kann es sogar einem Außenstehenden einleuchten. Ein Pilot beispielsweise folgt vor dem Flug einem ganz bestimmten Handlungsablauf und überprüft die einzelnen Funktionen des Flugzeugs, bevor er die Passagiere an Bord lässt. Dabei hält er sich strikt an eine bestimmte Reihenfolge und lässt sich durch nichts ablenken. Die meisten Menschen finden Rituale wie diese beruhigend. Ebenso ist das Verhalten der hochbegabten Person meist auf ein positives Ziel gerichtet und nicht unproduktiv, negativ, selbstkritisch oder selbstzerfleischend.

Das Ausmaß der Beeinträchtigung ist bei Personen mit Zwangsstörungen oder Zwanghaften Persönlichkeitsstörungen daher ein anderes als bei Hochbegabten. Obwohl sich die Gedanken und Verhaltensweisen ähneln können, sind Personen mit Zwangsstörungen und Zwanghaften Persönlichkeitsstörungen in ihrer Funktionsfähigkeit beeinträchtigt, während hochbegabte Personen in ihrer Suche nach Lösungen für persönliche oder gesellschaftliche Probleme – die Ursache ihrer Besorgnis – regelrecht aufgehen. Trotzdem sei angemerkt, dass hochbegabte Menschen dennoch Zwangsstörungen und Zwanghafte Persönlichkeitsstörungen haben können (und auch tatsächlich haben) und von einer Behandlung profitieren können. Die besten Behandlungsansätze stammen aus der kognitiven Verhaltenstherapie und beinhalten Exposition und Reaktionsprävention. Hierbei werden die Patienten ihren Ängsten gegenüber desensibilisiert und lernen, mit ihren Gedanken und Angstgefühlen umzugehen und diese für sich (statt gegen sie) arbeiten zu lassen.[2]

Das DSM-5 weist auch darauf hin, dass Zwangsstörungen vermutlich eine erbliche Komponente haben. Das gilt natürlich auch für den Intellekt. Inwieweit die beiden miteinander zusammenhängen, ist unklar.

Essstörungen

Das DSM-5 setzt Zwangsstörungen und die Zwanghafte Persönlichkeitsstörung in Verbindung zu Perfektionismus und Essstörungen, und es liegen Hinweise auf einen Zusammenhang zwischen Essstörungen und Hochbegabung vor (Neihart, 1999). Daily und Gomez (1979) berichteten, dass 90 Prozent ihrer Patienten mit Essstörungen IQ-Werte von 130 oder höher hatten, und Rowland (1970) stellte fest, dass mehr als 30 Prozent IQ-Werte von mindestens 120 hatten. Blanz et al. (1997) fanden ebenfalls signifikant höhere IQ-Werte bei Jugendlichen mit Magersucht oder Bulimie. Touyz, Beaumont und Johnstone (1986) konnten hingegen keinen Zusammenhang zwischen hohen IQ-Werten und Essstörungen feststellen.

Typischerweise entwickeln Menschen mit Essstörungen die ersten Symptome in der Adoleszenz. Zwar erfüllen weniger als 1 % der Bevölkerung sämtliche Kriterien für Magersucht, doch bereits Mädchen mit sechs Jahren können sich wegen ihres Gewichts und Körpers schlecht fühlen und deshalb mit einer Diät anfangen. Jüngere Studien haben auf einen Zusammenhang zwischen Magersucht und undiagnostizierten Autismus-Spektrum-Störungen hingewiesen (Baron-Cohen, Jaffa, Davies, Auyeung, Allison & Wheelwright, 2013; Dudova, Kocourkova & Koutek, 2015).

Ungefähr 1 % aller jungen Frauen erfüllen die Kriterien für eine Bulimie. Die Symptome der Störung sind individuell verschieden, doch ihre Ursache liegt in der Gesellschaft begründet. Stellt man Bilder von schlanken Menschen denen von Normal- oder Übergewichtigen gegenüber, entsteht ein negatives Körperbild (Groesz, Levine & Murnen, 2002). Wie die meisten anderen psychischen Erkrankungen sind auch Essstörungen ein Produkt aus Genetik, sozialen Einflüssen und der unmittelbaren Umgebung. Aus einer Diät kann Magersucht entstehen, doch wer diese Erkrankung entwickeln wird, kann nur begrenzt vorhergesagt werden. Einmal aufgetreten, ist Magersucht nur schwer zu behandeln; Betroffene haben eine schlechte Prognose (Steinhausen, 2002; Zipfel, Lowe, Reas, Deter & Herzog, 2000).

Laien sehen Essstörungen gelegentlich einfach als eine „Phase“ oder als Ausdruck von Narzissmus, doch sie zählen zu den psychischen Störungen mit den höchsten Sterblichkeitsraten. Diuretika, Abführmittel und strenges Diäthalten kann die Elektrolyte stören, die für eine normale Herzfunktion benötigt werden. Außerdem trägt das mit Bulimie und Magersucht einhergehende Ekelgefühl vor dem eigenen Körper zu einer hohen Suizidrate bei (Arcelus, Mitchell, Wales & Nielsen, 2011; Kostro, Lerman & Attia, 2014).

Von Magersucht Betroffene neigen zu Perfektionismus und Zwängen, wobei diese Eigenschaften schon vorher vorhanden sind und weiter bestehen bleiben, wenn die Magersucht remittiert. Sie achten oftmals nur begrenzt auf die Folgen für ihre Gesundheit, und ihre verzerrte Körperwahrnehmung steht in drastischem Gegensatz zu ihrem ausgemergelten tatsächlichen Erscheinungsbild. Depression, Angst, Substanzmissbrauch, Zwangs- und Persönlichkeitsstörungen gehen häufig mit einer Magersucht einher.[3]

Für den Kliniker ist es von entscheidender Bedeutung, die Unterschiede in der Ätiologie der Essstörungen zu erfassen, insbesondere wenn es um höchst- und außerordentlich begabte Mädchen mit Magersucht geht. Ebenso sollte ein Zusammenhang zwischen nicht diagnostizierten Autismus-Spektrum-Störungen und Magersucht in Betracht gezogen werden. Ohne die Kenntnis, dass andere, gleichzeitig auftretende Störungen möglich sind, und ohne ein Bewusstsein für die ätiologischen Unterschiede kommt es bei der stationären Behandlung von Essstörungen häufig zu mehrfachem Behandlungsversagen. Wenn beispielsweise eine Patientin klagt, dass ihr vom Essen übel wird, sieht man sie oft als aufsässig an. Möglicherweise ist sie tatsächlich nicht in der Lage, mit den vielen Nahrungsergänzungsmitteln fertigzuwerden, und/oder reagiert auf bestimmte Nahrungsmittel überempfindlich, was bei höchstbegabten und außerordentlich hoch begabten Personen sehr häufig vorkommt. Ebenso wird Patienten, die wiederholt behaupten, sie hätten gar kein wirkliches Verlangen danach, dünn zu sein, häufig eine Lüge unterstellt, anstatt dass man ihrem Problem mit intellektuellem Respekt begegnet. Diesen Patienten dabei zu helfen, die Anteile ihrer Persönlichkeit zu verstehen, die auf Hochbegabung und/oder das autistische Spektrum zurückgehen, kann sehr hilfreich sein. Sie können dadurch ihre Gefühle von Andersartigkeit, Einsamkeit, existenzielle Anliegen usw. besser verstehen und unterscheiden, welche ihrer Verhaltensweisen lediglich Eigenheiten sind und an welchen sie versuchen sollten zu arbeiten.

Essstörungen sind meist chronische Zustände, bei denen es immer wieder zu Rückfällen kommen kann. Diesen kann bei jüngeren Betroffenen durch frühzeitige und tief greifende Interventionen, die eine stationäre Aufnahme erfordern können, am besten entgegengewirkt werden (Robinson, 2009).

Autismus-Spektrum-Störung und Asperger-Störung

Die Asperger-Störung, auch Asperger-Syndrom genannt, wurde aus dem DSM-5 gestrichen, ist aber immer noch in der ICD-10 enthalten und wird auch im allgemeinen Sprachgebrauch noch häufig als Begriff verwendet. Im DSM-5 wird diese Diagnose der Kategorie „Autismus-Spektrum-Störung" zugeordnet, in der nun alle Schweregrade von Individuen mit sehr großen funktionellen Einschränkungen (für die in DSM-Terminologie „sehr umfangreiche Unterstützung erforderlich" ist, American Psychiatric Association, 2018, S. 67) bis hin zu Personen mit geringen funktionellen Einschränkungen (für die „Unterstützung erforderlich" ist, S. 67) enthalten sind. Bei der Diagnosestellung muss spezifiziert werden, ob das Individuum begleitende intellektuelle oder sprachliche Beeinträchtigungen hat, um sein Funktionsniveau näher zu beschreiben.

Die Autismus-Spektrum-Störung erhielt in den letzten Jahren zunehmend Beachtung, und die Anzahl der gestellten Diagnosen ist gestiegen. Im Jahr 2015 wurde bei einem von 50 Kindern in den Vereinigten Staaten eine Autismus-Spektrum-Störung diagnostiziert.[4]

Die vor über 70 Jahren erstmals von dem österreichischen Kinderarzt Hans Asperger (1944) beschriebene Asperger-Störung[5] stieß auf wenig Interesse, bis Lorna Wing (1981) eine ähnliche Beschreibung für die englischsprachige Welt veröffentlichte. Diese zog viel Aufmerksamkeit auf sich, und in der Folge wurde viel über die Störung geforscht. Obwohl die Asperger-Störung nun dem autistischen Spektrum zugeordnet ist, besteht immer noch Uneinigkeit darüber, ob es sich um eine eigenständige Störung oder um eine Variante von Autismus handelt. Schon seit Langem gibt es unter Fachleuten sehr unterschiedliche Auffassungen darüber, welches die definierenden Merkmale dieser Störung sind (Lovecky, 2004). Über viele Jahre hinweg diskutierten Wissenschaftler und Kliniker, ob es einen Unterschied zwischen „hochfunktionalem Autismus" und der Asperger-Störung gebe. Wenngleich das DSM-5 zu dem Schluss kam, dass die beiden Störungen ähnlich genug seien, um derselben Kategorie zugeordnet zu werden – eine Entscheidung, die für große Frustration bei denjenigen sorgte, die mit dieser Population arbeiten –, geht die Diskussion weiter.

Trotz dieser Unstimmigkeiten wird die Asperger-Störung in den letzten 15 Jahren immer häufiger diagnostiziert. Mitunter ist damit auch der „hochfunktionale Autismus" gemeint. Beispielsweise beschreibt die ICD-10, eine Person mit Asperger-Syndrom sei „durch dieselbe Form qualitativer Beeinträchtigungen der gegenseitigen sozialen Interaktionen charakterisiert, die für den Autismus typisch ist, hinzu kommt ein Repertoire eingeschränkter, stereotyper, sich wiederholender Interessen und Aktivitäten. Die Störung unterscheidet sich von dem Autismus in erster Linie durch das Fehlen einer allgemeinen Entwicklungsverzögerung bzw. keines Entwicklungsrückstandes der Sprache oder kognitiven Entwicklung. Die meisten Patienten besitzen eine normale allgemeine Intelligenz, sind jedoch üblicherweise motorisch auffällig ungeschickt" (Dilling et al., 2015, S. 351).

Während die meisten Menschen mit Autismus eine ausgeprägte Beeinträchtigung ihres Intellekts, ihrer Kommunikationsfähigkeit sowie ihrer Denk- und Lernfähigkeit aufweisen, sind solche Probleme bei Personen mit Asperger-Störung in der Regel nicht vorhanden. Obwohl ihre Fähigkeiten oft sehr ungleich entwickelt sind, können sie bei Intelligenz- oder Leistungstests recht hohe Punktwerte erzielen – mitunter sogar IQ-Werte von 140 oder darüber. Besonders gut schneiden sie bei verbalen Aufgaben und bei gedächtnisbezogenen Tests ab. Ein strukturierter Unterricht, der Gedächtnisfertigkeiten betont, kommt ihren Stärken zugute, vor allem, wenn Anpassungen vorgenommen werden, die ihnen helfen, ihre Schwächen zu kompensieren. Sie können ihren Standpunkt häufig logisch darlegen und Informationen liefern, sind dabei aber möglicherweise sehr konkret und pedantisch. Wenn sie als hochbegabt identifiziert wurden, müssen auch hier entsprechende Anpassungen – zum Beispiel Unterrichtsformen, die stärker auf den Einzelnen zugeschnitten sind – vorgenommen werden, um ihnen zu besseren Leistungen zu verhelfen.

Wohlmeinende, aber unwissende Kliniker können die Asperger-Störung jedem diagnostizieren, der sozial unbeholfen ist, Schwierigkeiten hat, soziale Hinweise zu deuten, oder in sozialen Situationen schlichtweg reserviert ist. In Wirklichkeit ist die Asperger-Störung jedoch ein Zustand, der die Betroffenen erheblich beeinträchtigt, und keine angemessene Diagnose bei Personen, die einfach unbeholfen oder exzentrisch sind oder sich in sozialen Situationen unwohl fühlen. Neuerdings, so scheint es, ist man mit der Diagnose Asperger-Störung jedoch allzu schnell bei der Hand. Menschen mit Asperger-Störung haben Schwierigkeiten, soziale Hinweise zu deuten und darauf zu reagieren, wobei ihre Fähigkeit, in sozialen Situationen zu verallgemeinern und die Perspektive eines anderen einzunehmen, ganz besonders eingeschränkt ist. Das Ausmaß der Beeinträchtigung geht weit über die gelegentliche soziale Unbeholfenheit einer exzentrischen hochbegabten Person hinaus. Was uns in Bezug auf die Asperger-Störung große Sorgen bereitet, ist der Umstand, dass diese schwerwiegende Diagnose oft allzu unbekümmert gestellt wird. Schlüsselwörter wie „schwer", „anhaltend" oder „beträchtlich" sollten daher sehr ernst genommen werden.

Personen im autistischen Spektrum haben extreme Schwierigkeiten mit zwischenmenschlichen Beziehungen. Es mangelt ihnen an Empathie und an der Fähigkeit, soziale Hinweise und Nuancen zu deuten.[6] Sie nehmen nur eingeschränkt wahr, dass menschliches Verhalten aus dem Zusammenspiel von Gedanken, Absichten und Gefühlen resultiert, wobei es Unterschiede zu der objektiven Realität geben kann, die sie wahrnehmen (Goldstein, Naglieri & Ozonoff, 2009). Diese Mentalisierungsfähigkeit, die als Theory of Mind (ToM) bezeichnet wird, wird bei Autismus-Spektrum-Störungen inklusive der Asperger-Störung als zentrales Defizit angeführt. ToM-Defizite führen zur Fehlinterpretation sozialer Situationen, wobei es Hinweise gibt, dass hochfunktionale Individuen mit Spektrum-Störungen einfache Tests bestehen können, aus denen hervorgeht, dass sie Fähigkeiten in diesem Bereich besitzen, aber dennoch bei alltäglichen Interaktionen zu kämpfen haben. Einschränkungen bei ToM-Fähigkeiten haben zwischenmenschliche Probleme zur Folge und hemmen die Entwicklung von Empathie.

Menschen mit Asperger-Störung legen großen Wert auf Gewohnheiten und Struktur, und ihre Vorliebe für Rituale kann so ausgeprägt sein, dass sie geradezu zwanghaft erscheint,[7] was sich ebenfalls auf die zwischenmenschlichen Beziehungen auswirkt. Ihre Interessen wirken auf andere häufig merkwürdig oder unattraktiv. So hatte zum Beispiel ein Kind mit Asperger-Störung eine Leidenschaft für Fritteusen. Der Junge bestand darauf, in Fast-Food-Restaurants in die Küche zu gehen, um zu sehen, welches Modell dort im Einsatz war. Er kannte die Geschichte und den Firmensitz jedes Fritteusen-Herstellers. Ein anderes Kind hatte eine ähnliche Obsession mit Waschmaschinen. Die Interessen hochbegabter Kinder mögen den meisten Menschen ebenfalls merkwürdig erscheinen; im Gegensatz zu Kindern mit Asperger-Störung können sie jedoch anschaulich erklären, was sie an einem Thema fasziniert, und andere dafür begeistern. Das Kind mit der Fritteusen-Leidenschaft wird wohl kaum jemanden finden, der seine Begeisterung für dieses Thema teilt. Es kommt jedoch vor, dass eine solche Person eine Möglichkeit findet, sein glühendes Interesse nutzbringend einzusetzen, wie etwa der Mann, der alles über Radon wusste und sich als Berater selbstständig gemacht hat. Er berät bei Immobilienkäufen und Inspektionen zum Thema Radonbelastung und bietet außerdem Schulungen an. So kann er stundenlang mit seinen Kunden Informationen über sein Lieblingsthema austauschen – manchmal sogar mehr, als diesen lieb ist.

Personen mit Asperger-Syndrom bleiben oft bei konkreten Handlungen haften und haben Schwierigkeiten, zu abstrahieren, was dazu führt, dass sie Gelerntes nur schwer verallgemeinern und auf andere Situationen übertragen können. Die Betroffenen lernen hauptsächlich über das Auswendiglernen von Fakten, wobei sie ohne Anleitung und Unterstützung kaum in der Lage sind, Gelerntes auf bedeutungsvolle und kreative Weise anzuwenden. Sie haben Schwierigkeiten, Metaphern oder Ironie zu verstehen, weil sie alle Äußerungen wörtlich nehmen. Redewendungen wie „Jemandem das Herz brechen“ oder „Mit dem Kopf durch die Wand gehen“ verwirren sie. Es kann vorkommen, dass sie auf die Bitte „Gieße die Pflanzen“ hin sowohl die künstlichen als auch die echten Pflanzen gießen. Ihre konkrete Denkweise lässt sie anders erscheinen und ist vielleicht auch der Grund dafür, warum sie so gleichgültig und wenig mitfühlend wirken.

Bei dem zwölfjährigen Collin besteht der Verdacht, er könnte die Asperger-Störung haben, und seine Eltern begleiten ihn zu einem Psychologen im Zentrum von Chicago, um ihn testen zu lassen. Collin spricht mit monotoner Stimme. Er kann hervorragend buchstabieren, und es macht ihm Spaß, die Fahrpläne der Hochbahn von Chicago auswendig zu lernen. Allerdings fährt er nicht gern damit, denn der Lärm und die vielen Eindrücke sind für sein Sinnessystem überwältigend. Mit seinen Mitschülern kommt er nicht gut zurecht, und in seiner Peergruppe gilt er als fehl am Platz. Er weiß, dass er intelligent ist, aber er versteht nicht, warum sich die anderen über ihn lustig machen, anstatt seine Intelligenz zu schätzen. „Sie verstehen mich nicht, weil ich so klug bin. Das ergibt keinen Sinn", sagt Collin. Manchmal bekommt er gar nicht mit, dass die anderen ihn aufziehen.

Collins Vater berichtet, Collin habe schnell gelernt, Gitarre zu spielen, und dabei eine gute Technik entwickelt. Allerdings spiele er „zu platt", also ohne den Ausdruck und das Gefühl, die die eigentliche Seele eines Songs ausmachen. Collin ist nicht der Ansicht, dass seine Peers es schätzen würden, wenn er bluesige Gitarrensolos spielen könnte. „Mein Gedächtnis ist viel wichtiger und auch viel interessanter", sagt er.

Auf dem Weg zu der psychologischen Praxis machen Collins Eltern ihren Sohn auf die spektakulären Wolkenkratzer Chicagos aufmerksam, doch Collin richtet den Blick starr auf den Gehsteig. Nach oben zu schauen, würde ihn überwältigen. Die Evaluation ergibt, dass Collins mangelnde Verbundenheit mit anderen, seine eingeschränkte Empathie und seine Unfähigkeit, zu verallgemeinern, tatsächlich auf die Asperger-Störung zurückgehen. Der hochbegabte Junge ist also ein zweifach außergewöhnliches Individuum.

Die Konkretheit von Personen mit Asperger-Störung äußert sich auch darin, dass sie Schwierigkeiten haben, auf Veränderungen zu reagieren. Ein australischer Asperger-Forscher berichtet, dass er die wöchentlichen Termine seiner Patienten immer auf die gleiche Tageszeit legen muss, denn die unterschiedlichen Licht- und Schattenverhältnisse um das Haus herum würden sie sonst durcheinanderbringen, und manche hätten dann Schwierigkeiten, seine Praxis zu finden. Personen mit Asperger-Störung fällt es schwer, sich auf Veränderungen einzustellen. Für sie sind Veränderungen niemals belanglos, sondern stets Ausdruck einer neuartigen Situation (Snyder, 2004).

Wenn ein Kind auf Asperger getestet wird, muss genau unterschieden werden, ob es empathiefähig ist und andere Menschen überhaupt berücksichtigt oder ob es lediglich eingeschränkte soziale Fertigkeiten hat. In der Schule beeinträchtigt die schlechte soziale Wahrnehmung von Kindern mit Asperger-Störung die Entwicklung von Peerbeziehungen, und sie gelten meist als merkwürdig oder „anders". Da ihr Denken so konkret, wörtlich und ernsthaft ist, machen sich Gleichaltrige oft über sie lustig, verspotten sie oder spielen ihnen Streiche. Kinder mit Asperger-Störung sind die perfekten Mobbing-Opfer (Klin et al., 2000). Zwar verfügen sie häufig über besondere verbale Fertigkeiten, aber ihre motorischen Fertigkeiten sind in der Regel längst nicht so gut wie die ihrer Altersgenossen, weswegen sie oft gehänselt und als tollpatschig oder „dämlich" abgestempelt werden. Offenbar zeigen 50 bis 90 Prozent aller Kinder mit Asperger-Störung eine motorische Unbeholfenheit (Neihart, 2000).

Dem zwölfjährigen hochbegabten Juan wird eine Asperger-Störung diagnostiziert. Er ist in der sechsten Klasse und hat Schwierigkeiten, mit den Veränderungen umzugehen, die der Übergang in die Mittelstufe mit sich gebracht hat. Jede Schulstunde findet in einem anderen Klassenzimmer statt. Das Läuten der Schulglocke und der Lärm auf dem Schulflur stören ihn sehr. Jede Veränderung des Tagesablaufs, etwa eine Versammlung oder ein Treffen außer der Reihe, bringt Juan durcheinander und stresst ihn. Häufig braucht er Zeit, um sich fern von dem Lärm und den anderen Schülern zu entspannen und Druck abzulassen.

Tests ergeben, dass Juans IQ-Wert über 130 liegt, und das, obwohl er aufgrund seiner feinmotorischen Probleme bei den Papier-und-Bleistift-Tests nur sehr langsam vorangekommen ist. Bei den Aufgaben, bei denen soziale Fertigkeiten gefragt sind, hat er ebenfalls schlecht abgeschnitten. Emotional hat Juan überhaupt keinen Zugang zu seinen Peers. Er ist sich nicht einmal der Bedeutung seiner Mutter in seinem Leben bewusst. Er hat keine Vorstellung davon, wie sich sein Verhalten auf andere auswirkt, und die Personen in seinem Umfeld, einschließlich seiner Mutter, sind für ihn eher Gegenstände als Menschen. Er ist ein egozentrisches Kind und ähnelt in vielerlei Hinsicht einem Erstklässler. Intellektuell ist Juan seinem Alter zwar weit voraus, doch emotional und sozial liegt er weit hinter anderen Zwölfjährigen zurück. Diese extrem asynchrone Entwicklung ist bei hochbegabten Kindern mit Asperger-Störung nichts Ungewöhnliches.

Der ungewöhnliche Denkstil und die zwischenmenschlichen Schwierigkeiten, die mit der Asperger-Störung einhergehen, wirken sich auch auf die Schule aus. Da es den Betroffenen schwerfällt, Gelerntes zu verallgemeinern und auf andere Situationen zu übertragen, bereiten ihnen abstrakte Aufgaben große Schwierigkeiten. Wer die Dinge nicht aus der Perspektive eines anderen betrachten kann, tut sich zum Beispiel sehr schwer damit, eine Erörterung zu schreiben. Den Betroffenen kommt es gar nicht in den Sinn, dass jemand eine andere Sichtweise haben könnte. Oder sie denken: „Wen juckt es schon, was der oder die darüber denkt – mich nicht!" In solchen Fällen benötigen Kinder sehr viel Führung, um die Emotionen und Sichtweisen der anderen überhaupt zu erkennen und sich darüber klar zu werden, wie sich ihr Verhalten auf andere auswirkt. Meist lässt sich das nur über den Intellekt bewerkstelligen. Was den sozialen Austausch betrifft, scheint es ihnen an Intuition zu mangeln.

Manche hochbegabte Kinder haben anfänglich mit diesen Aufgaben ebenfalls zu kämpfen, doch der Veränderungsprozess geht anders vonstatten. Sehen wir uns zum Beispiel den Zehntklässler im fortgeschrittenen Englischunterricht an, der konzentriert an einer literarischen Interpretation arbeitet. Er hat schwer damit zu kämpfen, die subtilen Nuancen des Texts, die Nebenhandlungen und die Handlungsmotivationen der Figuren in einem literarischen Text zu erfassen, für den er sich kaum interessiert, und bekommt deshalb eine schlechte Note im ersten Halbjahr. Nachdem man ihm einmal individuell gezeigt hatte, wie Texte zu interpretieren und Handlungsmotivationen zu erkennen sind, war dieser hochbegabte Schüler im Gegensatz zu einem Schüler mit Asperger dazu in der Lage, seine Fähigkeiten und seine soziale Intuition so einzusetzen, dass er sich im verbleibenden Schuljahr ganz gut machte. Selbst für einen hochbegabten Schüler mit Asperger-Störung wäre dieser einmalige Erklärungsversuch vermutlich nicht ausreichend, denn er könnte soziale Regeln und Erkenntnisse nicht so leicht anwenden oder von einem Roman zum anderen abstrahieren wie ein Schüler, der nicht an dieser Störung leidet.

Außerdem ist ein Phänomen in Betracht zu ziehen, das als „Unsichtbarkeit des schwarzen Autismus" bezeichnet wurde. Kinder und Abkömmlinge von Afroamerikanern sind in der Autismusforschung signifikant unterrepräsentiert.[8] Aus Unkenntnis und Vorurteilen werden Afroamerikaner mit Asperger- oder Autismus-Spektrum-Störung häufig fehldiagnostiziert und erhalten stattdessen Diagnosen wie ADHS oder mentale Retardierung und manchmal auch ungeeignete Medikamente.

Auch wenn die spezifische Diagnose Asperger-Störung aus dem DSM-5 gestrichen und mit dem Label „autistisches Spektrum" versehen wurde, wird sie immer noch in der ICD-10 sowie von vielen Fachpersonen der Gesundheits- und Erziehungsberufe in Bezug auf Kinder verwendet. Die primären diagnostischen Kriterien für die Asperger-Störung, wie sie im DSM-IV-TR angeführt sind, werden in **Tabelle 12** aufgelistet. Im Anschluss folgen in **Tabelle 13** die diagnostischen Kriterien für Autismus-Spektrum-Störung gemäß DSM-5.

Tabelle 12: Diagnostische Kriterien für Asperger-Störung (DSM-IV-TR)

A. Qualitative Beeinträchtigungen der sozialen Interaktion, die sich in mindestens zwei der folgenden Bereiche manifestieren:
1. Ausgeprägte Beeinträchtigung im Gebrauch multipler nonverbaler Verhaltensweisen wie beispielsweise Blickkontakt, Gesichtsausdruck, Körperhaltung und Gestik zur Regulation sozialer Interaktionen.
2. Unfähigkeit, entwicklungsmäßige Beziehungen zu Gleichaltrigen aufzubauen.
3. Mangelnde Fähigkeit, spontan Freude, Interessen oder Erfolge mit anderen zu teilen (z. B. Mangel, anderen Menschen Dinge, die für die Betroffenen von Bedeutung sind, zu zeigen, zu bringen oder darauf hinzuweisen).
4. Mangel an sozio-emotionaler Gegenseitigkeit.
B. Eingeschränkte repetitive und stereotype Verhaltensmuster, Interessen und Aktivitäten in mindestens einem der folgenden Bereiche:
1. Umfassende Beschäftigung mit einem oder mehreren stereotypen und begrenzten Interessen, wobei Inhalt und Intensität abnorm sind.
2. Auffällig starres Festhalten an bestimmten nicht funktionalen Gewohnheiten oder Ritualen.
3. Stereotype und repetitive motorische Manierismen (z. B. Biegen oder schnelle Bewegungen von Händen oder Fingern oder komplexe Bewegungen des ganzen Körpers).
4. Ständige Beschäftigung mit Teilen von Objekten.
C. Die Störung verursacht in klinisch bedeutsamer Weise Beeinträchtigungen in sozialen, beruflichen oder anderen wichtigen Funktionsbereichen.
D. Es tritt kein klinisch bedeutsamer allgemeiner Sprachrückstand auf (es werden z. B. bis zum Alter von zwei Jahren einzelne Wörter, bis zum Alter von drei Jahren kommunikative Sätze benutzt).
E. Es treten keine klinisch bedeutsamen Verzögerungen der kognitiven Entwicklung oder der Entwicklung von altersgemäßen Selbsthilfefertigkeiten, im Anpassungsverhalten (außerhalb der sozialen Interaktionen) und bezüglich des Interesses des Kindes an der Umgebung auf.
F. Die Kriterien für eine andere spezifische tief greifende Entwicklungsstörung oder für Schizophrenie sind nicht erfüllt.

(Wiedergabe mit freundlicher Genehmigung von American Psychiatric Association, 2003. Diagnostisches und Statistisches Manual Psychischer Störungen: Textrevision. DSM-IV-TR. Deutsche Bearbeitung und Einführung von H. Saß, H.-U. Wittchen, M. Zaudig und I. Houben. Göttingen: Hogrefe, S. 117.)

Tabelle 13: Diagnostische Kriterien für Autismus-Spektrum-Störung (DSM-5)

A. Anhaltende Defizite in der sozialen Kommunikation und sozialen Interaktion über verschiedene Kontexte hinweg. Diese manifestieren sich in allen folgenden aktuell oder in der Vergangenheit erfüllten Merkmalen (die Beispiele sind erläuternd, nicht vollständig):
1. Defizite in der sozio-emotionalen Gegenseitigkeit. Diese reichen z. B. von einer abnormen sozialen Kontaktaufnahme und dem Fehlen von normaler wechselseitiger Konversation sowie einem verminderten Austausch von Interessen, Gefühlen oder Affekten bis hin zum Unvermögen, auf soziale Interaktion zu reagieren bzw. diese zu initiieren.
2. Defizite im nonverbalen Kommunikationsverhalten, das in sozialen Interaktionen eingesetzt wird. Diese reichen z. B. von einer schlecht aufeinander abgestimmten verbalen und nonverbalen Kommunikation bis zu abnormem Blickkontakt und abnormer Körpersprache oder von Defiziten im Verständnis und Gebrauch von Gestik bis hin zu einem vollständigen Fehlen von Mimik und nonverbaler Kommunikation.
3. Defizite in der Aufnahme, Aufrechterhaltung und dem Verständnis von Beziehungen. Diese reichen z. B. von Schwierigkeiten, das eigene Verhalten an verschiedene soziale Kontexte anzupassen, über Schwierigkeiten, sich in Rollenspielen auszutauschen oder Freundschaften zu schließen, bis hin zum vollständigen Fehlen von Interesse an Gleichaltrigen.
B. Eingeschränkte, repetitive Verhaltensmuster, Interessen oder Aktivitäten, die sich in mindestens zwei der folgenden aktuell oder in der Vergangenheit erfüllten Merkmalen manifestieren (die Beispiele dienen der Erläuterung und sind nicht vollständig):
1. Stereotype oder repetitive motorische Bewegungsabläufe, stereotyper oder repetitiver Gebrauch von Objekten oder von Sprache (z. B. einfache motorische Stereotypien, Aufreihen von Spielzeug oder das Hin- und Herbewegen von Objekten, Echolalie, idiosynkratrischer Sprachgebrauch).
2. Festhalten an Gleichbleibendem, unflexibles Festhalten an Routinen oder an ritualisierten Mustern verbalen oder nonverbalen Verhaltens (z. B. extremes Unbehagen bei kleinen Veränderungen, Schwierigkeiten bei Übergängen, rigide Denkmuster oder Begrüßungsrituale, Bedürfnis, täglich den gleichen Weg zu gehen oder das gleiche Essen zu sich zu nehmen).
3. Hochgradig begrenzte, fixierte Interessen, die in ihrer Intensität oder ihrem Inhalt abnorm sind (z. B. starke Bindung an oder Beschäftigen mit ungewöhnlichen Objekten, extrem umschriebene oder perseverierende Interessen).
4. Hyper- oder Hyporeaktivität auf sensorische Reize oder ungewöhnliches Interesse an Umweltreizen (z. B. scheinbare Gleichgültigkeit gegenüber Schmerz/Temperatur, ablehnende Reaktion auf spezifische Geräusche, Strukturen oder Oberflächen, exzessives Beriechen oder Berühren von Objekten, visuelle Faszination für Licht oder Bewegungen).

C. Die Symptome müssen bereits in der frühen Entwicklungsphase vorliegen. (Sie manifestieren sich möglicherweise aber erst dann, wenn die sozialen Anforderungen die begrenzten Möglichkeiten überschreiten. In späteren Lebensphasen können sie auch durch erlernte Strategien überdeckt werden.)

D. Die Symptome verursachen in klinisch bedeutsamer Weise Leiden oder Beeinträchtigungen in sozialen, beruflichen oder anderen wichtigen Funktionsbereichen.

E. Diese Störungen können nicht besser durch eine Intellektuelle Beeinträchtigung (Intellektuelle Entwicklungsstörung) oder eine Allgemeine Entwicklungsverzögerung erklärt werden. Intellektuelle Beeinträchtigungen und Autismus-Spektrum-Störungen treten häufig zusammen auf. Um die Diagnosen Autismus-Spektrum-Störung und Intellektuelle Beeinträchtigung gemeinsam stellen zu können, sollte die soziale Kommunikationsfähigkeit unter dem aufgrund der allgemeinen Entwicklung erwarteten Niveau liegen.

Beachte: Bei Personen mit einer gesicherten DSM-IV-Diagnose einer Autistischen Störung, einer Asperger-Störung oder einer nicht näher bezeichneten tief greifenden Entwicklungsstörung sollte die Diagnose der Autismus-Spektrum-Störung gestellt werden. Bei Personen, die deutliche Defizite in der sozialen Kommunikation haben, deren Symptome jedoch ansonsten nicht die Kriterien der Autismus-Spektrum-Störung erfüllen, sollte die Diagnose Soziale (Pragmatische) Kommunikationsstörung erwogen werden.

(Wiedergabe mit freundlicher Genehmigung von American Psychiatric Association, 2018. Diagnostisches kai und H.-U. Wittchen. Göttingen: Hogrefe, S. 210–211.)

Ähnlichkeiten und Unterschiede zwischen Asperger-Störung und Hochbegabungsverhalten

Da Personen mit Asperger-Störung auf einem durchschnittlichen oder sogar überdurchschnittlichen intellektuellen Niveau funktionieren, könnte man meinen, dass es einen echten Zusammenhang zwischen Asperger-Störung und Hochbegabung gibt. Sicherlich sind viele Verhaltensweisen ähnlich (Amend, 2003; Little, 2002; Neihart, 2000). Manche Forscher behaupten auch, dass zahlreiche berühmte Persönlichkeiten – darunter Thomas Jefferson, Orson Welles, Carl Sagan, Glenn Gould, Wolfgang Amadeus Mozart und Albert Einstein – an der Asperger-Störung litten (z.B. Grandin, 1996; Ledgin, 2000; Ledgin & Grandin, 2002). Wenn man die mit einer Asperger-Störung verbundenen Beeinträchtigungen bedenkt, ist es angesichts der außergewöhnlichen Kreativität und Leistung dieser Personen allerdings unwahrscheinlich, dass sie von dieser Störung betroffen waren, und wenn doch, dann höchstens in einer leichten Ausprägung.

Darüber hinaus gibt es viele Bücher, die von eindeutig hochbegabten Autoren verfasst wurden, die angeben, dass bei ihnen eine Asperger-Störung diagnostiziert wurde, zum Beispiel *Look Me in the Eye: My Life with Asperger's* von John Elder Robinson und *The Journal of Best Practices: A Memoir of Marriage, Asperger Syndrome, and One Man's Quest to Be a Better Husband* von David Finch. Das Ausmaß der von ihnen beschriebenen Beeinträchtigungen soll nicht kleingeredet werden, doch manche ihrer Schwierigkeiten erinnern an die Geschichten über den Kampf hochbegabter Individuen nach Anerkennung und Verständnis. Wir stellen diese Diagnosen selbstverständlich nicht auf der Basis unserer Fallgeschichten infrage – damit würden wir dieselben nachlässigen diagnostischen Techniken anwenden, die wir zu begrenzen versuchen. Dennoch liegt auf der Hand, dass diese Individuen die Stärken ihrer Hochbegabung eingesetzt haben, um die großen Herausforderungen der Asperger-Störung zu überwinden oder zumindest in Schach zu halten. Das eindrucksvollste Beispiel liefert wahrscheinlich die Arbeit von Dr. Temple Grandin, einer einflussreichen Fürsprecherin dieser zweifach außergewöhnlichen Menschen (sowohl hochbegabt als auch unter den beeinträchtigenden Folgen der Asperger-Störung leidend), die selbst von der Asperger-Störung betroffen ist.[9]

Hochbegabte Personen mit und ohne Asperger-Störung weisen Ähnlichkeiten auf. Beide haben in der Regel ein hervorragendes Gedächtnis, sind sehr redegewandt, reden viel und stellen ununterbrochen Fragen. Kinder beider Gruppen sprechen in einer übertrieben intellektualisierten Weise, und das oft schon ungewöhnlich früh. Beide Gruppen verfolgen mit großer Intensität ein oder mehrere Interessen, über die sie eine Fülle von Fakten und Informationen anhäufen, wobei Personen mit Asperger-Störung die Fakten vermutlich nie zu einem bedeutsamen Ganzen zusammenfügen. Kindern beider Gruppen sind Fairness und Gerechtigkeit ein wichtiges Anliegen, wobei diese Konzepte für Asperger-Betroffene weniger emotional besetzt sind, sondern vielmehr eine logische Folgerung darstellen.

Beide Gruppen – Kinder mit Asperger-Störung und hochbegabte Kinder ohne Asperger-Störung – haben oft Aufmerksamkeitsprobleme, weil sie sich nur auf die Dinge konzentrieren, die *sie* gerade interessieren. Da sie für gewöhnlich nicht vorausdenken, fällt es beiden Gruppen schwer, mit Veränderungen umzugehen und die Aufmerksamkeit auf andere Dinge zu richten. Beide Gruppen haben häufig einen ungewöhnlichen oder skurrilen Humor, und beide zeigen oft eine Überempfindlichkeit beziehungsweise eine erhöhte Sensitivität gegenüber Licht, Geräuschen, Gerüchen, Geschmack, der Beschaffenheit von Stoffen und anderen Reizen. Kinder mit Asperger-Störung werden von Erwachsenen und Peers *fast immer* als sonderbar und anders wahrgenommen. Hochbegabte Kinder ohne Asperger-Störung werden von Lehrern und Peers *oft* als sonderbar und anders wahrgenommen. Das kann an ihrer asynchronen Entwicklung, einer schlechten Passung zwischen den Lernbedürfnissen und dem schulischen Angebot oder an einer ausgeprägten Introvertiertheit, sozialem Unbehagen oder anderen Faktoren liegen.

Bei einem hochbegabten Kind mit Asperger-Störung kann die asynchrone Entwicklung extrem sein und zu Verhaltensweisen führen, die noch rätselhafter und merkwürdiger erscheinen. Zwar ist die Asynchronität bei Hochbegabten und auch bei Menschen mit Asperger-Störung deutlich erkennbar, doch bei einer asynchronen hochbegabten Person, die zusätzlich von der Asperger-Störung betroffen ist, nimmt sie extreme Ausmaße an. Eine Person mit Asperger-Störung kann in ihren sozialen Fertigkeiten drei bis fünf Jahre hinter ihrem chronologischen Alter zurückliegen, aber dennoch angemessene kognitive und sprachliche Fertigkeiten aufweisen. Eine zweifach außergewöhnliche Person kann dieselbe Entwicklungsverzögerung im sozialen Bereich aufweisen, aber gleichzeitig in ihren kognitiven Fertigkeiten fünf bis sieben Jahre über ihrem chronologischen Alter liegen. Hieraus ergibt sich eine Asynchronie mit einem absoluten Wert von insgesamt zwölf Jahren für einen Hochbegabten mit Asperger-Störung. Damit Sie dies besser verstehen können, stellen Sie sich bitte eine Siebzehnjährige vor, die bestimmte Dinge nicht kann, die jede gewöhnliche Fünfjährige beherrscht. Ein solcher Unterschied von zwölf Jahren bei domänenübergreifenden Kompetenzen wäre nicht nur auffällig, sondern würde das alltägliche Leben deutlich beeinträchtigen. Zum Beispiel würde sie wie eine Zehnjährige aussehen und wie eine Siebzehnjährige denken, sich aber in manchen Situationen wie eine Fünfjährige verhalten. Bei außerordentlich hoch begabten Individuen besteht von Natur aus ein hoher Grad an Asynchronität. Wenn dann auch noch eine Autismus-Spektrum-Störung vorhanden ist, steigt die absolute Differenz weiter an, was ein sehr wirres diagnostisches Bild ergibt.

Wir möchten nochmals darauf hinweisen, dass Persönlichkeitsmerkmale innerhalb eines bestimmten Spektrums auftreten und die Diagnose einer Erkrankung nur zutreffend ist, wenn diese Merkmale die normale Funktion deutlich beeinträchtigen. Die normale Funktion wird ihrerseits von der Wechselwirkung zwischen den persönlichen Merkmalen einer Person und ihrer Umwelt mitbestimmt.

Unterscheidungsmerkmale

Manchmal kann es schwierig sein, hochbegabte Kinder von Kindern mit Asperger-Störung zu unterscheiden.[10] Tatsächlich können die Verhaltensweisen, die für manche hochbegabte Kinder kennzeichnend sind, so ausgeprägt sein, dass die daraus resultierenden Beeinträchtigungen schließlich fälschlicherweise der Asperger-Störung zugeschrieben werden. Kinder, die tatsächlich an der Asperger-Störung leiden, können zusätzlich ADHS oder eine Zwangsstörung haben, wodurch das diagnostische Bild unklar wird (Klin et al., 2000; Lovecky, 2004).

Es ist jedoch wichtig, zu einer korrekten Diagnose zu gelangen. Wenn Kinder mit Asperger-Störung einfach als sonderbare, exzentrische Kinder betrachtet werden und die Störung nicht diagnostiziert wird, erhalten sie auch keine Behandlung, die ihnen helfen könnte (Neihart, 2000). Ein hochbegabtes Kind, dem fälschlicherweise die Asperger-Störung diagnostiziert wird – in der Regel geschieht das bei Kindern, deren Schul- oder Lernsituation für sie nicht passend ist –, erhält dagegen Interventionen, die es gar nicht braucht und die ihm nichts nützen; darüber hinaus wird es um die Fördermaßnahmen gebracht, die es eigentlich bräuchte.

Um diese Unterschiede besser einschätzen zu können, haben Amend und Kollegen (Amend et al., 2009) ein Tool entwickelt, das Giftedness-Asperger's Disorder Checklist (GADC)© heißt.[11] Diese Checkliste, die vor der Überweisung an eine Fachperson auszufüllen ist und in der Herbstausgabe 2009 der Zeitschrift *Gifted Child Today* ausführlich beschrieben wird, wurde als Hilfestellung bei der Arbeit mit hochbegabten Schülern entwickelt und dient dazu, bestimmte Merkmale der Asperger-Störung zu verstehen und abzuprüfen, um Kindern eine unnötige Evaluation zu ersparen. Wenn die Beschreibung des Kindes nach dieser Checkliste eher dem Profil eines hochbegabten Kindes entspricht, sollten – anstelle einer Evaluation – Interventionen und Unterrichtsanpassungen vorgenommen werden, die seiner Hochbegabung Rechnung tragen. Zeigt das Profil dagegen Anzeichen, die potenziell auf eine Asperger-Störung hindeuten, ist eine gründliche Evaluation angezeigt. Die Checkliste wurde als Hilfestellung bei der Arbeit mit hochbegabten Individuen entwickelt und soll zu einem besseren Verständnis für die Unterscheidungsmerkmale beider Diagnosen beitragen.

Offenbar gibt es drei Faktoren, die eine genaue Unterscheidung ermöglichen zwischen Hochbegabung, Asperger-Störung und zweifach außergewöhnlichen Individuen, die beides in sich vereinen. Der erste ist, das Verhalten des Kindes zu beobachten, wenn es mit anderen Kindern zusammen ist, die seine intellektuelle Leidenschaft teilen. Kinder mit echter Asperger-Störung nehmen soziale Hinweise nicht wahr, und es mangelt ihnen an Empathie. Ihr soziales Defizit zeigt sich beständig im Umgang mit verschiedenen Peers. Sie reden andere nieder und dozieren wie kleine Professoren, auch wenn andere keinerlei Interesse zeigen. Kinder ohne Asperger-Störung, die diese Diagnose fälschlicherweise erhalten haben, sind dagegen recht umgänglich, wenn sie mit anderen zusammen sind, die die gleichen Interessen haben wie sie. Sie interagieren mit anderen, zeigen Empathie und eine ausgeprägte Fähigkeit, abstrakt zu denken. Ältere Kinder ohne Asperger-Störung erkennen es, wenn andere an ihrem Vortrag nicht interessiert sind, und halten sich in den meisten Fällen entsprechend zurück, es sei denn, die Leidenschaft hat sie in dem Moment gepackt und kurzzeitig die Wahrnehmung der Interessen der anderen gestört.

Der zweite entscheidende Faktor ist, zu prüfen, ob das Kind wahrnimmt, wie es auf andere wirkt und wie sein Verhalten bei anderen ankommt. Hochbegabte Kinder haben in der Regel eine gute intellektuelle Einsicht in soziale Situationen und wissen, wie die anderen sie sehen; bei Kindern mit Asperger-Störung ist das nicht der Fall (Neihart, 2000). Beispielsweise kämpfen hochbegabte Kinder oft darum, ihr Leistungsbedürfnis mit ihrem Bedürfnis nach Zugehörigkeit zu vereinbaren, und sie sind sich ihrer Wahlmöglichkeiten und deren Auswirkungen auf das Ergebnis durchaus bewusst.[12] Im Allgemeinen sind sich hochbegabte Kinder ohne Asperger-Störung darüber im Klaren, dass sie nicht ins soziale Raster passen, und häufig leiden sie darunter. Selbstverständlich ist es manchen hochbegabten Kindern, insbesondere wenn sie aus einer unkonventionellen Familie kommen, auch relativ egal, wie andere sie sehen, was die Diagnose eines hochbegabten Kindes mit Asperger-Störung zusätzlich erschweren kann. Ein introvertiertes hochbegabtes Kind, das einen Freund oder eine Freundin gefunden hat, mag sozial zufrieden sein; intellektuell ist es sich aber sehr wohl darüber im Klaren, dass es anders ist als die meisten Gleichaltrigen, auch wenn es ihm keinen Kummer bereitet. Bei Personen mit Asperger-Störung ist diese Fähigkeit, die Wahrnehmungen und Gefühle anderer zu erkennen, auch Theory of Mind genannt (siehe oben), oftmals nicht vorhanden.

Ein dritter entscheidender Faktor, um eine hochbegabte Person mit Asperger-Störung von einer nicht hochbegabten Person mit dieser Störung zu unterscheiden, ist das Ausmaß ihrer asynchronen Entwicklung. Wie bereits mehrfach erwähnt, tritt diese Asynchronie häufig bei hochbegabten Kindern auf, und ihr Niveau variiert von leicht unter bis *deutlich über* dem chronologischen Alter. Bei hochbegabten Kindern mit Asperger-Störung ist die Asynchronie extrem; ihr Fähigkeitsniveau schwankt zwischen *deutlich unter* dem chronologischen Alter und deutlich darüber. Der hochbegabte Zwölfjährige, dessen Denken dem eines jungen Mannes entspricht und der einem Unterricht auf College-Niveau folgen kann, ist bemerkenswert. Der zweifach außergewöhnliche Zwölfjährige, der sich weigert, sich zu waschen, sozial zurückgeblieben ist und seine Klassenkameraden im College immer umarmen möchte, wie es kleine Kinder untereinander tun, wird dagegen tatsächlich aus dem Rahmen fallen. Die Asynchronität kann als Gradmesser für die Entscheidung dienen, in welchem Ausmaß bestimmte Verhaltensweisen eine Person beeinträchtigen und ob eine weitere Diagnose angebracht ist.

Zusätzlich zu diesen drei Faktoren gibt es spezifische Verhaltensweisen, die ein hochbegabtes Kind von einem Kind mit Asperger-Störung und einem zweifach außergewöhnlichen Kind unterscheiden. Kinder mit Asperger-Störung sprechen oft mit pedantischer, monotoner Stimme über ihre Interessen. Diese Kinder können weder erklären, warum sie eine unerschütterliche Vorliebe für Fritteusen oder Waschmaschinen haben, noch sind sie in der Lage, so über ihre Interessen zu berichten, dass andere sich von ihrer Begeisterung anstecken lassen. Sie reden, ohne auf die Reaktionen anderer zu achten. Die Interessen hochbegabter Kinder mögen vielen (oder sogar den meisten) Erwachsenen ebenfalls merkwürdig oder gar langweilig erscheinen; im Gegensatz zu Kindern mit Asperger-Störung können sie jedoch anschaulich erklären, was sie daran fasziniert, und zumindest einen kleinen Personenkreis – zum Beispiel Sammler von „Star Wars"-Fanartikeln – dafür begeistern. In diesem Fall ist eine Asperger-Diagnose weniger wahrscheinlich. Wenn ein Kind in der Lage ist, anderen etwas von der Freude zu vermitteln, die ihm sein Hobby bereitet, oder wenn es andere sogar spontan daran teilhaben lässt, ist die Wahrscheinlichkeit geringer, dass eine Asperger-Diagnose tatsächlich zutrifft.

Es kann zum Beispiel sein, dass ein außerordentlich hoch begabtes, akustisch-sequenzielles Kind eine Leidenschaft für Flugzeuge hat und den Flugplan des örtlichen Flughafens auswendig kennt, sämtliche Fluggesellschaften, die dort vertreten sind, aufzählen kann und genau weiß, wie viele Crew-Mitglieder an Bord der verschiedenen Maschinen arbeiten, welches Ladegewicht bei den einzelnen Flugzeugtypen zulässig ist und welche baulichen Verbesserungen bei den Start- und Landebahnen des Flughafens geplant sind. Möglicherweise interessiert es dieses Kind aber überhaupt nicht, wie ein Flugzeug eigentlich in der Luft bleibt. Andere Viertklässler würden Fakten über Crew-Mitglieder oder Ladegewicht wahrscheinlich sehr langweilig finden, weil diese Informationen keinerlei Relevanz und keinen praktischen Bezug zu ihnen haben. Wenn ein Kind noch dazu nicht erkennt, dass es die anderen langweilt, weil es die nonverbalen Hinweise nicht deuten kann, und wenn es keine anderen Themen findet, über die es sich mit anderen Kindern austauschen kann, leidet das Kind mit größerer Wahrscheinlichkeit an der Asperger-Störung.

Auf der anderen Seite gibt es hochbegabte Kinder, die einige – obschon nicht alle – Merkmale von Kindern mit Asperger-Störung zeigen. Introvertiertheit und ein fokussiertes, fieberhaftes Interesse an Themen wie Mathematik oder Computer könnten einen unwissenden Kliniker dazu verleiten, einem hochbegabten Kind oder Erwachsenen eine Asperger-Störung zu diagnostizieren. Sowohl bei Personen mit Asperger-Störung als auch bei introvertierten Menschen ist der Fokus nach innen gerichtet, aber ein Introvertierter ist sich dessen bewusst und in der Lage, seinen Fokus auf etwas anderes zu richten – wenn es die Situation erfordert, auch mit Mühe. Susan Cain (2013) erklärt in ihrem Buch *Quiet: The Power of Introverts in a World That Can't Stop Talking* dieses Phänomen ziemlich gut. Wenn man einen introvertierten Menschen zu seiner Situation befragt, zeigt er Einsicht in das Problem, und wenn er auf Menschen trifft, die seine Interessen teilen, zeigt er gute soziale Fertigkeiten.

Stellen Sie sich eine Drittklässlerin vor, die eine ernsthafte Leidenschaft für Zahlenpuzzles und Anagramme hat und die Präzision solcher Muster liebt. In ihrer Freizeit korrespondiert sie über das Internet mit Gleichgesinnten. Ihre Altersgenossen können ihren Eifer nicht nachvollziehen, und das Mädchen regt sich darüber auf, dass die anderen Drittklässler so unreif wirken. Mangelt es diesem Kind an Empathie? Nein – eher an Toleranz. Hochintelligente Kinder zeigen nur wenig Toleranz für andere, die ihren raschen mentalen Prozessen nicht folgen können – etwas, das vor langer Zeit als Schwierigkeit, „Torheit lächelnd zu ertragen“[13], bezeichnet wurde. Wenn solche Kinder dagegen mit Gleichgesinnten – etwa mit den Mitgliedern des Mathematikklubs der Schule – zusammen sind, wird rasch deutlich, dass sie normale soziale Interaktionen mit den Peers dort haben und zu Empathie, Gegenseitigkeit und Emotionalität fähig sind. Wenn das Problem in erster Linie mangelnde Toleranz – nicht mangelnde Empathie – ist, ist die Wahrscheinlichkeit für eine Asperger-Störung ebenfalls gering. In den meisten Umgebungen zeigen hochbegabte Kinder normalerweise ein bemerkenswertes Maß an Empathie und Verständnis für andere, vor allem, wenn es um benachteiligte oder leidende Menschen geht.[14] Ein junger Mensch mit Asperger kann das Leid anderer intellektuell erfassen und auch Mitgefühl für Menschen in Not aufbringen. Doch häufig fehlt es ihm an Verständnis, wie man diesen Menschen Trost spenden kann.

Unser neunjähriger Sohn Baxter saß im Wartezimmer der Praxis einer Entwicklungspädiaterin, die ihn auf die Asperger-Störung testen sollte. Wie immer, wenn er etwas Neues zu lesen fand, war Baxter voll und ganz in einen Zeitschriftenartikel vertieft. Als die Ärztin ihn begrüßte, nahm er sie kaum wahr und murmelte nur etwas Unverständliches. Später, als wir mit der Kinderärztin sprachen, fragte sie uns als Erstes, ob Baxter andere Leute immer so ignorierte. Wir erklärten, dass er das immer tat, wenn er gerade las. Die Kinderärztin diagnostizierte ihm die Asperger-Störung, aber inzwischen denken wir, dass diese Diagnose falsch war.

Situationsspezifische Besonderheiten

Ein Faktor, der bei der Asperger-Diagnostik berücksichtigt werden sollte und der auch bei ADHS eine wichtige Rolle spielt, ist die Feststellung, ob das Problemverhalten nur in manchen Situationen auftritt oder ob es durchgängig in allen Umgebungen und Situationen vorhanden ist. Wenn mangelnde Empathie bei einem Kind beispielsweise nur in manchen Situationen, aber nicht generell beobachtet wird, sinkt die Wahrscheinlichkeit für eine Asperger-Diagnose deutlich. Für die Diagnosestellung ist es hilfreich zu wissen, ob die Beeinträchtigung je nach Situation unterschiedlich ausgeprägt ist. Kinder mit Asperger- Syndrom sind normalerweise in unterschiedlichen sozialen Situationen gleichermaßen beeinträchtigt, weil sie ohne entsprechendes Training kaum in der Lage sind, soziale Hinweise zu deuten. Ebenso können sie anderen gegenüber ohne entsprechende Anleitung nur selten Empathie zum Ausdruck bringen und setzen dazu häufig ausschließlich auf ihren Intellekt. Ihre Angst in sozialen Situationen kann extrem sein, vor allem, wenn etwas Unerwartetes vorfällt.

Hochbegabte Kinder ohne Asperger-Störung zeigen in der Regel ähnliche Merkmale, etwa einen konkreten, linearen, ernsten, akustisch-sequenziellen Denkstil oder Unbehagen in sozialen Situationen. In bestimmten Situationen können sie auch mit Angst reagieren, doch nicht in allen Bereichen. Bei zwischenmenschlichen Interaktionen mit anderen Personen, die dieselben Interessen haben, zeigen sie dagegen weniger Angst, eine angemessene Reziprozität im Gespräch, Empathie und eine ausgeprägte Fähigkeit zum abstrakten Denken.

Um Kindern mit Asperger-Störung – ungeachtet ihrer oft so hohen intellektuellen Funktionsfähigkeit – zu helfen, muss man jedes soziale Verhalten in seine Bestandteile zerlegen, um es zu verdeutlichen. Zum Beispiel kann es notwendig sein, dem Kind körperlich zu demonstrieren, welchen Abstand man für gewöhnlich einhält, wenn man sich mit jemandem unterhält; oder man verdeutlicht dem Kind, dass man der Person, mit der man gerade spricht, in die Augen schaut. Dabei sollte man bedenken, dass das Kind darauf mit gesteigerter Angst reagieren kann. Das Training sozialer Kompetenz muss ausführlich und konkret sein und im Bezug auf unterschiedliche Situationen wiederholt werden, da Kinder mit Asperger-Störung Schwierigkeiten haben, das Gelernte zu verallgemeinern. Oft lernen diese Kinder die „Regeln" für soziale Interaktionen auswendig, und man kann nicht davon ausgehen, dass ein Kind mit Asperger-Störung die Regeln auf andere Situationen übertragen kann. Manchmal hilft ein solches Training nicht, weil es dem Kind an Motivation oder Einsicht mangelt, seine sozialen Fertigkeiten zu verbessern, und weil ihm bestimmte Verhaltensweisen – zum Beispiel jemandem in die Augen schauen – großes Unbehagen bereiten. Erhöhte Angst kann es dem Kind auch erschweren, die im Training erworbenen begrenzten Fähigkeiten unter Beweis zu stellen. Ebenso wie das autistische Spektrum weist die Asperger-Störung im Allgemeinen ein Kontinuum oder Spektrum auf; eine gewisse Deutungsfähigkeit für soziale Interaktionen kann daher vorhanden sein. Beispielsweise wird ein höchstbegabtes Kind gelegentlich seine soziale Unbeholfenheit wahrnehmen, soziale Interaktionen auf eigene Faust intellektuell analysieren und verschiedene Strategien austesten. Wenn seine in Eigenregie entwickelte Intervention funktioniert, benötigt es vielleicht immer noch ein paar Ratschläge, doch bei Weitem kein so ausführliches strukturiertes Training wie ein Kind, dem diese Einsichten fehlen.

Introvertiert, ängstlich oder Asperger-Störung?

Bei hochbegabten Kindern, die introvertiert sind, ist die Gefahr besonders groß, dass man ihnen fälschlicherweise eine Asperger-Störung diagnostiziert. Anders als Personen mit Asperger-Störung zeigen introvertierte hochbegabte Kinder jedoch nur noch sehr wenige oder überhaupt keine Asperger-ähnlichen Verhaltensweisen mehr, wenn sie sich erst einmal an eine andere Person gewöhnt haben und sich in ihrer Gegenwart wohlfühlen. Die Eltern extrem schüchterner oder introvertierter junger Menschen können ein Lied davon singen, dass ihre Freunde dachten, das hochbegabte Kind sei „taubstumm", weil sie nicht bemerkten, was für große Angst das Kind davor hatte, mit Erwachsenen zu sprechen. Ein ängstliches hochbegabtes Kind, das sich schon beim Gedanken an die Interaktion mit anderen wie gelähmt fühlt, kann in bestimmten Situationen genau wie ein Kind mit Asperger-Störung wirken. Zu Hause spielt es den Clown, doch in sozialen Situationen erstarrt es förmlich, sodass andere rätseln, ob es überhaupt soziale Fertigkeiten und die Fähigkeit zur Interaktion besitzt. Bei einer Evaluation wird es nur durch die Untersuchung des situationsspezifischen Verhaltens möglich sein, bestimmte Störungen auszuschließen und die Grundursache – Angst und Introversion – für die Schwierigkeiten zu finden, an denen gearbeitet werden muss.

Den meisten introvertierten Kindern mit sozialen Defiziten kann geholfen werden, wenn die Eltern ihre eigenen Entscheidungen und Handlungen fortlaufend kommentieren: Wenn der Erwachsene zum Beispiel ein Geschenk für jemanden aussucht, kann er seine Überlegungen laut artikulieren. Welche Geschenke kommen für die betreffende Person nicht infrage, und warum? Welche Optionen sind passend? Steht ein bestimmtes Budget zur Verfügung? Warum wird das Geschenk verpackt, wo doch das Geschenkpapier hinterher sowieso im Mülleimer landet? Wird dem Geschenk eine Karte beigelegt, und wenn ja, warum? Ein introvertiertes hochbegabtes Kind wird solche Informationen rascher aufnehmen als ein Kind mit Asperger-Störung. Kinder ohne Asperger-Störung, denen es lediglich an sozialen Fertigkeiten mangelt, sind in der Regel sehr empfänglich für Hinweise und Strategien, wie sie ihre Akzeptanz bei den Peers verbessern können.

Verhaltensmerkmale, die mit einer Asperger-Störung nicht vereinbar sind

Die folgenden Verhaltensmerkmale sind mit der Diagnose einer Autismus-Spektrum-Störung oder einer Asperger-Störung bei einem Kind mit hohen intellektuellen Fähigkeiten nicht vereinbar beziehungsweise stehen im Widerspruch dazu oder sollten zumindest ernsthafte Zweifel aufwerfen, ob die Diagnose zutreffend ist.

- Relativ normale zwischenmenschliche Beziehungen mit Personen, die seine/ihre Interessen teilen.
- Umfassendes Wissen über und intensives Interesse an einem bestimmten Thema, jedoch ohne die für die Asperger-Störung typischen Verhaltensweisen.
- Kommt mit abstrakten Ideen, unstrukturierten Situationen und neuen Aktivitäten zurecht.
- Reagiert auf nicht sprachliche Hinweise bei der Interaktion mit anderen, die seine/ihre Interessen teilen.
- Falls atypische motorische Manierismen vorhanden sind, kann er/sie diese weitgehend bewusst kontrollieren, und eventuell vorhandene ungewöhnliche motorische Manierismen treten unter Stress oder infolge überschüssiger Energie auf.
- Weist mindestens eine altersgemäße motorische Entwicklung und Koordination oder körperliches Geschick auf.
- Kann die Emotionen anderer und zwischenmenschliche Situationen deuten.
- Zeigt Theory of Mind.
- Die eigenen Emotionen sind einem Thema oder einer Situation angemessen.
- Zeigt bei verschiedenen Gelegenheiten Empathie und Mitgefühl für andere und weiß, wie man andere tröstet.
- Sprachmuster und Sinn für Humor entsprechen eher denen von Erwachsenen.
- Versteht und verwendet Humor, der soziale Reziprozität erfordert; beschränkt sich nicht auf einseitigen Humor, Wortspiele oder auswendig gelernte Witze.
- Ist sich seiner/ihrer selbst in hohem Maße bewusst und versteht die Auswirkungen seines/ihres Verhaltens auf andere.
- Ist sich bewusst, wie andere ihn/sie wahrnehmen.
- Kommt mit abrupten Veränderungen im Alltag zurecht oder widersetzt sich solchen Veränderungen nur passiv.
- Versteht problemlos die Bedeutung von Metaphern oder Redewendungen wie „Nicht mit der Tür ins Haus fallen“.
- Aufmerksamkeitsschwierigkeiten oder Ablenkbarkeit rühren von Ereignissen oder Aktivitäten in der Umgebung her und nicht allein von seinem/ihrem Denken oder seinen/ihren Ideen.

Soziale (Pragmatische) Kommunikationsstörung

Im DSM-5 wurde die Kategorie Asperger-Störung gestrichen und gleichzeitig eine neue Kategorie mit der Bezeichnung Soziale (Pragmatische) Kommunikationsstörung eingeführt, die viele ähnliche Merkmale aufweist. Obwohl diese neue Diagnose nicht dem Autismus zugeordnet, sondern als Kommunikationsstörung gelistet ist, halten wir es für wahrscheinlich, dass sie viele ähnliche Doppel- und Fehldiagnosen wie die Asperger-Störung haben wird. In **Tabelle 14** werden die im DSM-5 angeführten diagnostischen Kriterien für Soziale (Pragmatische) Kommunikationsstörung aufgelistet.

Personen, die durch eine Soziale (Pragmatische) Kommunikationsstörung eingeschränkt sind, haben Schwierigkeiten damit, Sprache im Kontext und/oder gemäß

Tabelle 14: Diagnostische Kriterien für Soziale (Pragmatische) Kommunikationsstörung

A. Anhaltende Schwierigkeiten im sozialen Gebrauch verbaler und nonverbaler Kommunikation, die sich in allen folgenden Merkmalen zeigen:
1. Defizite im Gebrauch von Kommunikation für soziale Zwecke, beispielsweise beim Grüßen oder beim Austauschen von Informationen in einer dem sozialen Kontext angemessenen Weise.
2. Beeinträchtigung der Fähigkeit, den Kommunikationsstil an den Kontext oder die Bedürfnisse des Zuhörers anzupassen, beispielsweise in unterschiedlicher Weise im Klassenzimmer oder auf dem Spielplatz zu sprechen, anders mit einem Kind als mit einem Erwachsenen zu reden oder die Anwendung übermäßig formaler Sprache zu vermeiden.
3. Schwierigkeiten, Regeln für Konversationen und beim Erzählen zu beachten, beispielsweise den Gesprächspartner bei Unterhaltungen auch zu Wort kommen zu lassen, bei Missverständnissen eine andere Formulierung zu wählen oder verbale und nonverbale Signale zur Regulation von Interaktionen einzusetzen.
4. Schwierigkeiten im Verständnis von nicht expliziten Botschaften (z. B. Schlussfolgerungen zu ziehen) und von nicht wörtlicher oder mehrdeutiger Sprache (z. B. bei Redewendungen, Humor, Metaphern, mehrdeutigen Begriffen, deren Bedeutung vom Kontext abhängt).
B. Diese Schwierigkeiten führen zu funktionellen Beeinträchtigungen in der effektiven Kommunikation, bei der sozialen Teilhabe, in sozialen Beziehungen, in der schulischen oder beruflichen Leistungsfähigkeit (einzeln oder in jeglicher Kombination).
C. Der Beginn der Störung liegt in der frühen Entwicklungsphase (Schwierigkeiten können sich aber erst voll manifestieren, wenn die Anforderungen an die soziale Kommunikation die begrenzten Fähigkeiten überschreiten).
D. Die Symptome können nicht auf einen anderen medizinischen oder neurologischen Krankheitsfaktor oder auf zu gering ausgeprägte Fähigkeiten in der Wortbildung und der Grammatik zurückgeführt werden. Sie können nicht besser durch eine Autismus-Spektrum-Störung, eine Intellektuelle Beeinträchtigung (Intellektuelle Entwicklungsstörung), eine Allgemeine Entwicklungsverzögerung oder eine andere psychische Störung erklärt werden.

(Wiedergabe mit freundlicher Genehmigung von American Psychiatric Association, 2018. Diagnostisches und Statistisches Manual Psychischer Störungen DSM-5®. Deutsche Ausgabe herausgegeben von P. Falkai und H.-U. Wittchen. Göttingen: Hogrefe, S. 61.)

dem sozialen Sprachgebrauch zu verstehen und zu verwenden, obwohl sie im Wortwissen und in der Grammatik relative Stärken aufweisen (d.h., die Kinder müssen mindestens vier bis fünf Jahre alt sein, sodass ihre Sprachfertigkeit ausreichend entwickelt ist). Aufgrund ihrer pragmatischen sprachlichen Beeinträchtigung haben sie Probleme damit, Sprache für soziale Zwecke einzusetzen, insbesondere dabei, ihre Kommunikation dem sozialen Kontext richtig anzupassen, die Regeln des kommunikativen Kontexts zu befolgen (z.B. abwechselndes Sprechen in einer Konversation), Sprache nicht wörtlich zu nehmen (z.B. Witze, Redewendungen, Metaphern) und Sprache im Zusammenhang mit nonverbalem Kommunikationsverhalten zu betrachten (Swineford, Thurm, Baird, Wetherby & Swedo, 2014).

Personen mit dieser Störung stehen zwar vor spezifischen Herausforderungen hinsichtlich der Pragmatik sozialer Kommunikation, doch sie weisen keine kognitiven Probleme auf. Sie sind lediglich nicht dazu in der Lage, mit sprachlichen oder nicht sprachlichen Hinweisen umzugehen oder ihren Kommunikationsstil an den Kontext anzupassen, was zu Schwierigkeiten bei sozialen Interaktionen führt. Beispielsweise wenn Kinder auf dieselbe Weise mit anderen Kindern und mit Erwachsenen sprechen oder im Klassenzimmer genauso wie auf dem Spielplatz und generell nicht dazu in der Lage sind, ihr sprachliches Verhalten der sozialen Situation anzupassen.[15]

Es ist wichtig, anzumerken, dass sich die diagnostischen Kriterien für Soziale (Pragmatische) Kommunikationsstörung qualitativ von denen einer Asperger-Störung unterscheiden und trotz gewisser Ähnlichkeiten auch nicht denen einer „leichten Asperger-Störung“ entsprechen. Sowohl Personen mit einer Sozialen (Pragmatischen) Kommunikationsstörung als auch Personen im autistischen Spektrum haben Schwierigkeiten mit ihrer sozialen Kommunikationsfähigkeit. Individuen mit einer Sozialen (Pragmatischen) Kommunikationsstörung zeigen jedoch typischerweise keine eingeschränkten Interessen, repetitiven Verhaltensweisen, sensorischen Anomalien oder beharren auf Gleichartigkeit (Swineford, Thurm, Baird, Wetherby & Swedo, 2014).

Trotz der aufgezeigten Unterschiede zwischen den beiden Diagnosen scheint eine gewisse Verwirrung oder zumindest Unklarheit zu bestehen, ob diese neue Kategorie das Störungsbild beinhalten wird, das früher als Asperger bezeichnet wurde. Das DSM-5 weist ausdrücklich darauf hin, dass diese Diagnose auf Individuen mit sozialen Kommunikationsschwierigkeiten angewendet werden kann, die früher die Kriterien für Asperger-Störung erfüllten, doch den neuen strengen DSM-5-Kriterien für Autismus-Spektrum-Störung nicht entsprechen.[16]

Verhaltensmerkmale, die mit einer Sozialen (Pragmatischen) Kommunikationsstörung nicht vereinbar sind

Es besteht ein hohes Risiko für Fehldiagnosen. Gerade bei hochbegabten Individuen mit einem befremdlichen Kommunikationsstil ist es sehr wahrscheinlich, dass sie mit diesem Etikett versehen werden, denn es handelt sich um eine neue Diagnose, zu der das DSM-5 relativ wenig Informationen liefert. Die Verhaltensmerkmale eines Kindes mit hohen intellektuellen Fähigkeiten, die mit der Diagnose einer Sozialen (Pragmatischen) Kommunikationsstörung nicht vereinbar sind beziehungsweise im Widerspruch zu ihr stehen, sind dieselben wie die oben bei der Autismus-Spektrum-Störung/Asperger-Störung beschriebenen.

Schizoide Persönlichkeitsstörung

Personen, die an einer Schizoiden Persönlichkeitsstörung leiden, zeigen „ein tief greifendes Muster, das durch Distanziertheit in sozialen Beziehungen und eine eingeschränkte Bandbreite des Gefühlsausdrucks im zwischenmenschlichen Bereich gekennzeichnet ist" (American Psychiatric Association, 2018, S. 894). Ihnen scheint der Wunsch nach Intimität oder engen Beziehungen zu anderen zu fehlen, und sie verbringen ihre Zeit lieber allein als in Gesellschaft. Meist gehen sie einzelgängerischen Aktivitäten und Hobbys nach, und andere betrachten sie oft als „Eigenbrötler". Sie bevorzugen mechanische oder abstrakte Aufgaben wie Computer- oder mathematische Spiele, und häufig sind sie weitgehend gleichgültig gegenüber Lob oder Kritik anderer. Für gewöhnlich haben sie nur wenige enge Freunde und geben kaum persönliche Informationen über sich preis, auch wenn sie möglicherweise eine einzelne enge Beziehung aufrechterhalten.

Es gibt Hinweise darauf, dass Personen mit Schizoider Persönlichkeitsstörung angeborene Temperamentabweichungen haben (Brazelton, 1982). Bereits im Säuglingsalter versuchen sie, körperlicher Nähe auszuweichen und versteifen sich, wenn man sie in den Arm nimmt. Oft erscheinen sie „ungehobelter" und zugleich dünnhäutiger als andere Kinder; Empfindungen und soziale Anforderungen führen bei ihnen rasch zu einer Überreizung. Die wesentliche Coping-Methode dieser Kinder besteht darin, sich in ihre eigene Fantasiewelt zurückzuziehen und soziale Kontakte zu meiden. Wenn sie erwachsen sind, gehen sie am liebsten Tätigkeiten nach, bei denen sie allein sind oder nachts arbeiten können, damit sie ungestört ihren Gedanken nachhängen können. Dieses Verhaltensmuster kann auch ein Coping-Mechanismus sensibler und introvertierter Hochbegabter sein und kommt außerdem bei

Adoptivkindern oder Kindern mit reaktiver Bindungsstörung vor. Diese Zustände sind vor Diagnosestellung auszuschließen.

Die Betroffenen erscheinen oft „glatt“, „emotionslos“ und „bar jeden sexuellen Interesses“ (McWilliams, 1994). Sie richten sich nicht nach Modeerscheinungen oder Gepflogenheiten wie regelmäßigen Mahlzeiten, und wenn andere von ihrem Liebeskummer berichten, können sie deren Gefühle nicht nachvollziehen. Die typischen Treffpunkte von Teenagern (Einkaufszentren oder Kinos) interessieren sie nicht, es sei denn, sie betrachten solche Orte objektiv, als würden sie eine Spezies im Labor beobachten. Ein Betroffener hat das folgendermaßen beschrieben: „Es fühlt sich an, als wäre man ein Zombie hinter einer Glaswand“ (Sass, 1992, S. 24). Der Persönlichkeitsstil ist mit einem höheren Risiko für Schizophrenie assoziiert und kommt häufiger in Familien vor, in denen Schizophrenie aufgetreten ist.

Das DSM-5 beschreibt die definierenden Merkmale der Schizoiden Persönlichkeitsstörung wie folgt (**Tabelle 15**).

Tabelle 15: Diagnostische Kriterien für Schizoide Persönlichkeitsstörung

A. Ein tief greifendes Muster, das durch Distanziertheit in sozialen Beziehungen und eine eingeschränkte Bandbreite des Gefühlsausdrucks im zwischenmenschlichen Bereich gekennzeichnet ist. Der Beginn liegt im frühen Erwachsenenalter, und das Muster zeigt sich in verschiedenen Situationen. Mindestens vier der folgenden Kriterien müssen erfüllt sein:
1. Hat weder den Wunsch nach engen Beziehungen noch Freude daran, einschließlich der Tatsache, Teil einer Familie zu sein.
2. Wählt fast immer einzelgängerische Unternehmungen.
3. Hat, wenn überhaupt, wenig Interesse an sexuellen Erfahrungen mit einem anderen Menschen.
4. Wenn überhaupt, dann bereiten nur wenige Tätigkeiten Freude.
5. Hat keine engen Freunde oder Vertraute, außer Verwandten ersten Grades.
6. Erscheint gleichgültig gegenüber Lob und Kritik von Seiten anderer.
7. Zeigt emotionale Kälte, Distanziertheit oder eingeschränkte Affektivität.

(Wiedergabe mit freundlicher Genehmigung von American Psychiatric Association, 2018. Diagnostisches und Statistisches Manual Psychischer Störungen DSM-5®. Deutsche Ausgabe herausgegeben von P. Falkai und H.-U. Wittchen. Göttingen: Hogrefe, S. 894.)

Ähnlichkeiten mit hochbegabten Kindern und Erwachsenen

Eine ausgeprägte Introvertiertheit kann leicht zu einer Fehldiagnose von Schizoider Persönlichkeitsstörung führen, insbesondere wenn sie mit Beziehungsangst einhergeht. Zwar haben hochbegabte Kinder und Erwachsene oft Freude an der Gesellschaft anderer Menschen, empfinden sie aber auch als ermüdend. Dann verspüren sie das Bedürfnis, sich zurückzuziehen und allein zu sein, bis sie wieder „aufgetankt" haben. Ebenso vermeiden hochbegabte Individuen häufig oberflächliche soziale Beziehungen, denn sie empfinden diese als banal und uninteressant.

Freude an einzelgängerischen intellektuellen Tätigkeiten, die unter erfolgreichen hochbegabten Individuen weit verbreitet ist, oder Selbstisolation aufgrund mangelnder echter Peers sind keine diagnostischen Kriterien für eine Schizoide Persönlichkeitsstörung. Individuen, die tatsächlich an dieser Störung leiden, können gar nicht zwischen Isolation und Gesellschaft wählen; hochbegabte Kinder oder Erwachsene ohne Schizoide Persönlichkeitsstörung sind dazu sehr wohl in der Lage und entscheiden sich für das, was jeweils am besten passt. Wenn jemand nur wenige oder überhaupt keine Freunde hat, ist er nicht automatisch schizoid veranlagt. Manche hochbegabte Kinder und Erwachsene kommen mit anderen nicht gut aus und vermeiden Interaktionen mit ihnen. Das kann natürlich Grund zur Sorge bieten, ist aber nicht zwangsläufig ein Hinweis auf eine Schizoide Persönlichkeitsstörung.

Es ist wichtig, sich vor Augen zu führen, dass Persönlichkeitsstörungen auf einem Kontinuum mit normalen Persönlichkeitsstilen liegen, das heißt, sie sind nicht per se pathologisch. Das Pathologische daran ist die mangelnde Flexibilität der Betroffenen und ihre Beeinträchtigung im Alltag. Wenn sich die Verhaltensweisen nicht fortwährend negativ auf Arbeit, Schule, Freundschaften, Familie, Liebesbeziehungen und Selbstpflege auswirken, stellen sie nur selten ein Problem dar. Eine Persönlichkeitsstörung wird erst dann diagnostiziert, wenn die Verhaltensweisen extreme Ausmaße annehmen und die betroffene Person so unflexibel ist, dass die grundlegenden Alltagsverrichtungen dadurch beeinträchtigt werden.

Manch einer, der dieses Buch liest, hat vielleicht selbst schizoide Persönlichkeitszüge, und das eine oder andere Merkmal dieser (oder einer anderen) Persönlichkeitsstörung kommt ihm bekannt vor. Das ist nicht weiter verwunderlich, denn wenn wir gestresst und überfordert sind, bewegen wir uns oft vom Normalbereich des Kontinuums in Richtung pathologischer Bereich. Wer ohnehin schon eine Neigung zur Selbstisolation hat, wird sich unter Stress vermutlich erst recht von anderen zurückziehen; wer von Natur aus Trost bei anderen sucht, wird vielleicht besonders anhänglich; und wer eine pessimistische Lebenseinstellung hat, wird unter Umständen depressiv. Die eigene Persönlichkeitsstruktur zu kennen, befähigt uns dazu, schon im Vorfeld Situationen zu identifizieren, die für uns schwierig oder unerträglich sind, und Möglichkeiten zu finden, um mit unserem individuellen Leidensmuster umzugehen und unsere Reaktionen entsprechend zu planen.

Das DSM-5 weist nicht darauf hin, dass Merkmale von Hochbegabung bei der Diagnose einer Schizoiden Persönlichkeitsstörung berücksichtigt werden müssen, obwohl manche Merkmale recht ähnlich erscheinen können. Extrem hochbegabte Personen betrachten sich selbst für gewöhnlich als introvertiert, sozial wenig versiert und gehemmt (Dauber & Benbow, 1990). Altaras-Dimitrijevic (2012), Silverman (1993a) und Winner (1997a) haben ebenfalls darauf hingewiesen, dass hochbegabte Kinder und Erwachsene – insbesondere die außerordentlich hoch begabten unter ihnen – eher introvertiert als extrovertiert sind, und zwar häufiger, als das in der Allgemeinbevölkerung der Fall ist. Introvertierte Personen laden für gewöhnlich ihre Batterien auf, indem sie Zeit für sich allein verbringen, während extrovertierte Personen emotionale Stärkung und neue Energie aus dem Zusammensein mit anderen gewinnen. Introvertierte hochbegabte Personen sind zwar sehr intensiv, werden von ihren Mitmenschen aber gelegentlich als unnahbar oder distanziert empfunden, insbesondere wenn es um Themen geht, die sie als banal oder uninteressant betrachten. Hieraus entsteht bei den anderen dann der Verdacht auf schizoide Tendenzen.

Der Wunsch, viel Zeit für sich allein zu verbringen, scheint nicht nur ein Merkmal vieler hochbegabter Personen zu sein. So zeigen zum Beispiel Barbara Kerrs (1997; Kerr & McKay, 2014) Forschungen, dass hochbegabte Mädchen, die später berühmte Frauen wurden, ein gemeinsames Merkmal hatten: Sie alle brauchten viel Zeit für sich allein, um zu lesen, nachzudenken oder anderen Tätigkeiten nachzugehen. Möglicherweise war das sogar notwendig, damit sie ihre besonderen Fähigkeiten entwickeln konnten. Andere Quellen haben ähnliche Verhaltensweisen bei beiden Geschlechtern beobachtet (z.B. Goertzel, Goertzel, Goertzel & Hanson, 2004; Piirto, 2004). Kerr hat außerdem herausgefunden, dass die hochbegabten Mädchen – im Gegensatz zu schizoiden Personen, die normalerweise kaum auf Lob oder Kritik reagieren – selbst auf subtile soziale Hinweise sehr empfindlich reagierten und sich entweder aus sozialen Beziehungen zurückzogen oder schwierige Beziehungen mit anderen führten.

Verhaltensmerkmale, die mit einer Schizoiden Persönlichkeitsstörung nicht vereinbar sind

Die folgenden Verhaltensmerkmale sind mit der Diagnose einer Schizoiden Persönlichkeitsstörung bei einem Kind mit hohen intellektuellen Fähigkeiten nicht vereinbar beziehungsweise stehen im Widerspruch dazu oder sollten zumindest ernsthafte Zweifel aufwerfen, ob die Diagnose „Schizoide Persönlichkeitsstörung“ zutreffend ist. Wie bereits erwähnt, möchten wir Fachpersonen daran erinnern, dass sich Hochbegabung und Schizoide Persönlichkeitsstörung nicht gegenseitig ausschließen. Hochbegabte Personen können durchaus an einer Schizoiden Persönlichkeitsstörung – oder an einer anderen in diesem Buch erwähnten Störung – leiden.

Wenn Merkmale wie die folgenden vorhanden sind, ist eine Schizoide Persönlichkeitsstörung jedoch äußerst fraglich:

- Hat mehrere enge Freunde oder Bekannte außerhalb der Familie und pflegt mit diesen häufig enge Freundschaften.
- Drückt den Wunsch nach zwischenmenschlichen Beziehungen und engen Freundschaften aus, doch es mangelt ihm/ihr an Fertigkeiten, um diese einzugehen oder aufrechtzuerhalten (in diesem Fall sollten andere Störungen in Erwägung gezogen werden).
- Art und Intensität der Emotionen (Affekt) sind meistens angemessen, wenngleich die Person in Situationen, in denen sie das Gefühl hat, dass ihre Ansichten von anderen nicht akzeptiert werden, einen verminderten emotionalen Ausdruck zeigt.
- Kann eindeutig Freude empfinden, geht manchmal bereitwillig zu sozialen Ereignissen und sucht Umgebungen mit Menschen auf.
- Sucht sich gezielt Peers aus, die ähnliche Interessen haben, und fühlt sich in ihrer Gesellschaft sichtlich wohl.
- Reagiert merklich auf Lob oder Kritik von anderen; sein/ihr Verhalten wird von den Reaktionen anderer beeinflusst.
- Hat eine Vorgeschichte mit Situationen, in denen die intellektuelle Neugier der Person nicht willkommen war oder geschätzt wurde, und ist deshalb bei sozialen Begegnungen übervorsichtig.
- Unangemessenes Verhalten oder Erscheinungsbild sind Ausdruck von Unabhängigkeit und Rebellion und zeugen nicht davon, dass sich die Person der Unangemessenheit ihres Auftretens nicht bewusst ist oder dass es ihr gleichgültig ist, wie sie auftritt.
- Hat eine oder mehrere der aufgezählten Verhaltensweisen über längere Zeit in ihrem Leben gezeigt (d.h. die Anzeichen der Persönlichkeitsstörung waren nicht immer vorhanden und tief greifend).

Wir möchten ausdrücklich darauf hinweisen, dass bei depressiven und introvertierten Personen viele Zeichen und Symptome der Schizoiden Persönlichkeitsstörung vorhanden sein können. Hochbegabung kann in Verbindung mit einer unangemessenen Umgebung zu Depression führen. Es ist daher wichtig, eine seit Langem bestehende, chronische Depression von einer Schizoiden Persönlichkeitsstörung abzugrenzen.

Schizotype Persönlichkeitsstörung

Nach dem DSM-5 zeigen Personen mit Schizotyper Persönlichkeitsstörung ein tief greifendes Muster sozialer und zwischenmenschlicher Defizite, ein exzentrisches Verhalten sowie Verzerrungen des Denkens und der Wahrnehmung. Sie können mit anderen Menschen interagieren, wenn sie es müssen, bleiben aber lieber allein, weil sie merken, dass sie anders sind und nicht dazugehören. Oft sind sie davon überzeugt, über eine besondere Macht zu verfügen, Dinge vorherzusehen oder die Gedanken anderer Menschen lesen zu können. Sie sind sehr empfindlich gegenüber offener und versteckter Kritik. Ihr eigentümliches Verhalten äußert sich in ungewöhnlichen Manierismen oder merkwürdiger (ungepflegter, schlecht passender) Kleidung, und sie scheinen gegenüber sozialen Konventionen gleichgültig zu sein. So berichtet zum Beispiel die Mutter eines hochbegabten Sohnes, dass er immer und ausschließlich gelbe Kleidung tragen wolle – am liebsten kleide er sich von Kopf bis Fuß nur in Gelb.

Die Schizotype Persönlichkeitsstörung wird mitunter auch als „Schizophrenie light“ bezeichnet, weil sie als häufigster Vorläufer von Schizophrenie gilt. Aberglaube und ungewöhnliche oder irrationale Überzeugungen sind bei der Schizotypen Persönlichkeitsstörung sehr verbreitet. Die meisten Kinder, auch die hochbegabten unter ihnen, haben Phasen mit Aberglauben und magischem Denken, aber ihr Leben wird dadurch nicht beeinträchtigt. Junge Erwachsene mit Schizotyper Persönlichkeitsstörung scheinen dagegen in einer mysteriösen Welt voller komplexer, seltsamer oder sogar magischer Vorkommnisse zu leben, welche sie speziell auf sich beziehen. Sie versuchen einen zum Beispiel davon zu überzeugen, dass der Metallstreifen auf dem Zwanzig-Dollar-Schein von der Regierung eingesetzt wird, um die Bürger zu überwachen und jeden ihrer Schritte nachzuvollziehen. Der Streifen, so ihre Überzeugung, sendet über jeden Geldautomaten und jeden Scanner an der Supermarktkasse Signale aus, die den Standort des Kunden verraten. Wenn man eine Person mit Schizotyper Persönlichkeitsstörung auffordert, eine Geschichte zu schreiben, kommt dabei häufig ein weitschweifiges, unzusammenhängendes und unverständliches Manifest heraus.

Die im DSM-5 angeführten diagnostischen Kriterien für die Schizotype Persönlichkeitsstörung sind in **Tabelle 16** aufgelistet.

Tabelle 16: Diagnostische Kriterien für Schizotype Persönlichkeitsstörung

A. Ein tief greifendes Muster sozialer und zwischenmenschlicher Defizite, das durch akutes Unbehagen in und mangelnde Fähigkeit zu engen Beziehungen gekennzeichnet ist. Weiterhin treten Verzerrungen der Wahrnehmung oder des Denkens und eigentümliches Verhalten auf. Der Beginn liegt im frühen Erwachsenenalter, und das Muster zeigt sich in verschiedenen Situationen. Mindestens fünf der folgenden Kriterien müssen erfüllt sein:
1. Beziehungsideen (jedoch kein Beziehungswahn).[17]
2. Seltsame Überzeugungen oder magische Denkinhalte, die das Verhalten beeinflussen und nicht mit den Normen der jeweiligen subkulturellen Gruppe übereinstimmen (z. B. Aberglaube, Glaube an Hellseherei, Telepathie oder an den „sechsten Sinn“; bei Kindern und Jugendlichen bizarre Fantasien und Beschäftigungen).
3. Ungewöhnliche Wahrnehmungserfahrungen einschließlich körperbezogener Illusionen.
4. Seltsame Denk- und Sprechweise (z. B. vage, umständlich, metaphorisch, übergenau, stereotyp).
5. Argwohn oder paranoide Vorstellungen.
6. Inadäquater oder eingeschränkter Affekt.
7. Verhalten oder äußere Erscheinung sind seltsam, exzentrisch oder merkwürdig.
8. Mangel an engen Freunden oder Vertrauten außer Verwandten ersten Grades.
9. Ausgeprägte soziale Angst, die nicht mit zunehmender Vertrautheit abnimmt und die eher mit paranoiden Befürchtungen als mit negativer Selbstbeurteilung zusammenhängt.

(Wiedergabe mit freundlicher Genehmigung von American Psychiatric Association, 2018. Diagnostisches und Statistisches Manual Psychischer Störungen DSM-5®. Deutsche Ausgabe herausgegeben von P. Falkai und H.-U. Wittchen. Göttingen: Hogrefe, S. 898.)

Ähnlichkeiten mit hochbegabten Kindern

Es kann schwierig sein, Personen mit Schizotyper Persönlichkeitsstörung von hochbegabten Personen zu unterscheiden, zumal die Schizotype Persönlichkeitsstörung laut dem DSM-5 recht verbreitet ist (circa drei bis vier Prozent der Allgemeinbevölkerung) und in der Kindheit und Adoleszenz auftreten kann, wo sie sich in Form von Einzelgängertum, schlechten Peerbeziehungen, sozialer Angst, Minderleistung in der Schule, Hypersensibilität, sonderbaren Gedanken, seltsamer Sprache und ungewöhnlichen oder sogar bizarren Fantasien äußert, kurzum: Die Ähnlichkeiten mit hochbegabten Kindern sind augenfällig, insbesondere mit denjenigen, die oft als „Nerds“ bezeichnet werden. Entscheidend für die Abgrenzung sind hier die Verbreitung und das Ausmaß der Beeinträchtigung.

Die meisten hochbegabten Kinder und Erwachsenen sind empfindlicher als ihre Peers, manche sogar um ein Vielfaches, und in der Regel haben sie ein komplexes und intensives Fantasieleben. Wie bereits erwähnt, hat etwa die Hälfte der hochbegabten Vorschüler einen oder mehrere imaginäre Spielgefährten und baut ein kompliziertes Fantasieleben um sie herum auf. Viele hochbegabte Kinder und Erwachsene neigen außerdem dazu, unbelebte Objekte zu vermenschlichen und ihnen bestimmte Charaktereigenschaften und Gefühle zuzuschreiben, insbesondere wenn sie eine übermäßig stark ausgeprägte Vorstellungskraft besitzen. Andere sind auch der Überzeugung, dass sie wahrnehmen können, was andere denken oder gleich tun werden, und betrachten sich selbst als „Empathen", reagieren aber gleichzeitig sehr empfindlich auf potenzielle Bewertung und Ablehnung durch andere. Eine extreme Ausprägung hiervon stellen die sogenannten „Indigo-Kinder" dar, deren Eltern glauben, dass ihre Kinder wiedergeborene Engel oder ähnliche Wesen mit einer deutlich wahrnehmbaren Aura seien. Sie sollen infolge der harmonischen Kräfte des Universums auf die Welt gekommen und für ihr Alter übermäßig weise sein (Day & Gale, 2004). Manche werden der Ansicht sein, dass es sich hierbei um schizotypes Denken handelt, andere dagegen, dass es nur die Auffassung einer Subkultur ist. Das DSM-5 (S. 901) betont, dass es wichtig sei, „festgefügte, kulturell geprägte Verhaltensweisen, insbesondere in Bezug auf religiöse Glaubensinhalte und Rituale ... [die] auf den uninformierten Außenstehenden schizotyp wirken (z.B. Voodoo-Kult, das Sprechen in anderen Zungen, Leben nach dem Tod, Schamanentum, Gedankenlesen, sechster Sinn, Teufelsauge und magische Glaubensinhalte in Bezug auf Krankheit und Gesundheit" in den diagnostischen Prozess einzubeziehen.

An anderer Stelle wurde bereits erwähnt, dass viele hochbegabte Personen, die keine geeigneten intellektuellen Peers finden, die Gesellschaft von Büchern bevorzugen oder einzelgängerischen Aktivitäten nachgehen. Eine Fachperson, die sich mit hochbegabten Personen nicht auskennt und sich nicht die Zeit nimmt, ihre Motivation, ihr kognitives Grundgerüst und ihre emotionale Intensität zu verstehen, kann angesichts der hohen Sensitivität vieler hochbegabter Kinder und Erwachsener, in Verbindung mit ihren sonderbaren Verhaltensweisen, ihrer Introvertiertheit und Zurückhaltung, leicht zu dem Schluss kommen, dass eine Schizotype Persönlichkeitsstörung vorliegt.

Bei kreativ hochbegabten Personen ist die Gefahr einer Fehldiagnose besonders groß. In Zeiten intensiver Kreativität ziehen sie sich stark zurück und zeigen darüber hinaus auch noch ungewöhnliche Gedankenprozesse. So hat zum Beispiel Rothenberg (1990) herausgefunden, dass kreativ hochbegabte Schriftsteller bei ihren Denkprozessen eine ungewöhnliche Logik und Konzeptualisierung zeigten. Sowohl Neihart (1999) als auch Piirto (2004) haben auf verschiedene klinische Studien hingewiesen, die Ähnlichkeiten bei den Denkprozessen von manischen, psychotischen und hoch kreativen Personen gefunden haben.

Wir möchten jedoch nochmals darauf hinweisen, dass hochbegabte Personen keineswegs vor Störungen wie der Schizotypen Persönlichkeitsstörung gefeit sind. Tatsächlich gibt es Hinweise, wonach manche Störungen – zum Beispiel eine bipolare Störung, Depression oder sogar Suizidalität – unter kreativ hochbegabten Personen häufiger auftreten (Neihart, 1999; Nelson & Rawlings, 2010; Piirto, 2004).[18] Dennoch sollte die Hochbegabung – und die damit einhergehenden Merkmale – bei der Diagnostik und Behandlung berücksichtigt werden.

Verhaltensmerkmale, die mit einer Schizotypen Persönlichkeitsstörung nicht vereinbar sind

Die folgenden Verhaltensmerkmale sind mit einer Schizotypen Persönlichkeitsstörung nicht vereinbar und sollten beim Diagnoseprozess berücksichtigt werden:

- Das Ausmaß der Emotionen (Affekt) ist in den meisten Situationen angemessen, wenngleich die Person in Situationen, in denen sie das Gefühl hat, dass ihre Ansichten von anderen nicht akzeptiert werden, einen verminderten emotionalen Ausdruck zeigt.
- Misstrauen oder paranoides Denken ist nicht vorhanden.
- Sucht sich Peers mit gleichen Interessen und fühlt sich in ihrer Gesellschaft offenbar wohl.
- Schulische Minderleistung tritt nur in Fächern oder bei Lehrern auf, die das Kind nicht mag; andernfalls sind die schulischen Leistungen außerordentlich gut.
- Erwachsene mit guter Bildung empfinden ihre Gedanken nicht als sonderbar, sondern als tiefgründig und kreativ.
- Es gibt eine Vorgeschichte mit Situationen, in denen die Kreativität oder intellektuelle Neugier der Person nicht erwünscht oder geschätzt wurde.
- Unangemessenes Verhalten oder Erscheinungsbild sind als Ausdruck von Unabhängigkeit und Rebellion gedacht und zeugen nicht davon, dass sich die Person der Unangemessenheit ihres Auftretens nicht bewusst ist oder dass es ihr gleichgültig ist, wie sie auftritt.

Vermeidend-Selbstunsichere Persönlichkeitsstörung

Personen mit einer Vermeidend-Selbstunsicheren Persönlichkeitsstörung gehen Situationen, in denen sie Kritik, Missbilligung oder Zurückweisung erfahren könnten, aus dem Weg. Aufgrund ihrer Ängste und Gefühle der Unzulänglichkeit sind sie für gewöhnlich schüchtern, ruhig und gehemmt, und sie vermeiden enge zwischenmenschliche Beziehungen, es sei denn, sie werden kritiklos akzeptiert. Obgleich sie sich nach engen Beziehungen sehnen, fürchten sie, abgelehnt zu werden, und reagieren auf negative Beurteilungen übermäßig empfindlich. Aus Angst, möglicherweise zu scheitern, nehmen sie Gelegenheiten nicht wahr, und ihre übermäßige Furcht vor Zurückweisung kann dazu führen, dass sie sich isolieren.

Wenn andere sie verhöhnen, entwickeln die Betroffenen häufig Selbstzweifel, oder bereits bestehende Selbstunsicherheiten werden verstärkt. Den Schätzungen des DSM-5 zufolge sind 2,4 Prozent der Allgemeinbevölkerung von einer Vermeidend-Selbstunsicheren Persönlichkeitsstörung betroffen.

Die im DSM-5 angeführten diagnostischen Kriterien für die Vermeidend-Selbstunsichere Persönlichkeitsstörung sind in **Tabelle 17** aufgelistet.

Tabelle 17: Diagnostische Kriterien für Vermeidend-Selbstunsichere Persönlichkeitsstörung

Ein tief greifendes Muster von sozialer Gehemmtheit, Insuffizienzgefühlen und Überempfindlichkeit gegenüber negativer Beurteilung. Der Beginn liegt im frühen Erwachsenenalter, und das Muster zeigt sich in verschiedenen Situationen. Mindestens vier der folgenden Kriterien müssen erfüllt sein:
1. Vermeidet aus Angst vor Kritik, Missbilligung oder Zurückweisung berufliche Aktivitäten, die engere zwischenmenschliche Kontakte mit sich bringen.
2. Lässt sich nur widerwillig mit Menschen ein, sofern er/sie sich nicht sicher ist, dass er/sie gemocht wird.
3. Zeigt Zurückhaltung in intimen Beziehungen, aus Angst, beschämt oder lächerlich gemacht zu werden.
4. Ist stark davon überzeugt, in sozialen Situationen kritisiert oder abgelehnt zu werden.
5. Ist aufgrund von Gefühlen der eigenen Unzulänglichkeit in neuen zwischenmenschlichen Situationen gehemmt.
6. Hält sich für gesellschaftlich unbeholfen, persönlich unattraktiv oder anderen gegenüber unterlegen.
7. Nimmt außergewöhnlich ungern persönliche Risiken auf sich oder irgendwelche neuen Unternehmungen in Angriff, weil sich dies als beschämend erweisen könnte.

(Wiedergabe mit freundlicher Genehmigung von American Psychiatric Association, 2018. Diagnostisches und Statistisches Manual Psychischer Störungen DSM-5®. Deutsche Ausgabe herausgegeben von P. Falkai und H.-U. Wittchen. Göttingen: Hogrefe, S. 922–923.)

Ähnlichkeiten mit hochbegabten Kindern und Erwachsenen

Wie bereits bemerkt, haben die meisten hochbegabten Kinder und Erwachsenen eine temperamentbedingte Neigung zu Introvertiertheit, während das bei der Mehrheit der durchschnittlich begabten Personen nicht der Fall ist (Burrus & Kaenzig, 1999; Dauber & Benbow, 1990; Gallagher, 1990; Hoehn & Birely, 1988; Silverman, 1993a). Außerdem sind hochbegabte Individuen in vielerlei Hinsicht empfindlicher als andere (Daniels & Piechowski, 2008; Lind, 1999) und sorgen sich häufig darum, dass sie nicht in der Lage sein werden, die Kriterien zu erfüllen, die sie sich selbst als Maßstab gesetzt haben. Daher überrascht es nicht, wenn sie ein erlerntes Vermeidungsverhalten zeigen, ein Muster, das dem der Vermeidend-Selbstunsicheren Persönlichkeitsstörung ähneln kann.

Hochbegabte Kinder sehen sich nicht nur den ständigen Beurteilungen, sondern auch einem Mobbing durch andere ausgesetzt. Ihrer Eigenschaften wegen werden sie häufig von Peers oder sogar von Lehrern verspottet, gehänselt oder lächerlich gemacht (Schuler, 2002). Wie Cross (2001) und andere festgestellt haben, stellen öffentliche Schulen in den Vereinigten Staaten häufig ein antiintellektuelles Umfeld dar, das soziale Fertigkeiten und die Gesellschaftsordnung höher bewertet als akademische Fähigkeiten. Öffentliche Schulen sind daher keine einladenden Bildungseinrichtungen für Hochleister oder Kinder mit hohen intellektuellen und kreativen Fähigkeiten.

Wenn hochbegabte Kinder über einen Zeitraum von acht bis zehn Jahren einer solchen Umgebung ausgesetzt sind, können sie als Erwachsene leicht eine vermeidende Persönlichkeit entwickeln. Ohne ein starkes Selbstbewusstsein wird eine talentierte hochbegabte Person in solch einer Umgebung vermutlich beginnen, an sich selbst zu zweifeln. Mit zunehmenden Selbstzweifeln stellt sich die Frage nach der eigenen Kompetenz. Das psychologische Phänomen, den eigenen Erfolg nicht zu akzeptieren und von Selbstzweifeln geplagt zu werden, wird als Hochstapler-Syndrom oder Impostor-Syndrom bezeichnet.[19] Wir konnten keine Forschungsstudien ausfindig machen, die den Zusammenhang zwischen Hochbegabung und diesem Syndrom untersuchen, doch es werden viele hochbegabte Individuen beschrieben, die an sich selbst zweifeln, wenn sie vor einer Herausforderung stehen, oder die befürchten, andere könnten herausfinden, dass sie nicht so begabt sind, wie es scheint.

In Verbindung mit ihrer ausgeprägten Empfindlichkeit und wertenden Selbsteinschätzungen kann das dazu führen, dass hochbegabte Kinder und Erwachsene keine Risiken eingehen möchten, vor allem dann nicht, wenn sie befürchten, negativ beurteilt zu werden. Ist die hochbegabte Person perfektionistisch veranlagt, kann es sein, dass sie Risiken scheut, weil sie fürchtet, die Dinge nicht „völlig perfekt" hinzubekommen, und in ihren Augen wäre das ein Versagen. Zwar kann sie sich ein mögliches positives Ergebnis vorstellen, aber die Angst vor einem möglichen negativen Ergebnis ist größer. Wenn die hochbegabte Person aus einer Familie kommt, in der ihre Bemühungen stets kleingeredet oder bewertet wurden, ist sie vermutlich empfindlicher gegenüber Kritik. In diesem Fall nimmt sie Herausforderungen lieber nicht an und geht zwischenmenschlichen Beziehungen aus dem Weg, um von anderen nicht negativ bewertet zu werden.

Fundierte Forschungen (Neihart, Reis, Robinson & Moon, 2002) haben gezeigt, dass ein Zusammenhang zwischen Hochbegabung und Perfektionismus besteht, und diejenigen hochbegabten Kinder, die durch ihren Perfektionismus regelrecht gelähmt sind, können so wirken, als hätten sie eine Vermeidend-Selbstunsichere Persönlichkeitsstörung. Ein entscheidender Unterschied besteht jedoch darin, dass die vermeidende Persönlichkeit Kritik von außen – also von anderen Menschen – fürchtet, während perfektionistische hochbegabte Menschen eher das innere Leid vermeiden möchten, das sich einstellt, wenn sie ihren eigenen hohen Ansprüchen oder – häufig unrealistischen – inneren Ansprüchen nicht gerecht werden. Dem ungeübten Beobachter können beide Arten von Vermeidung gleich erscheinen. Dabei müssen diese unterschiedlichen Schwierigkeiten jeweils völlig anders angegangen werden.

Hochbegabte Kinder haben oft schon früh und ohne große Anstrengung Erfolg. Da sie nicht gelernt haben, mit Niederlagen umzugehen, entwickeln viele von ihnen eine ausgesprochene Versagensangst. Wenn eine hochbegabte Person außerhalb der Familie nie auf einen Peer oder auf einen Erwachsenen gestoßen ist, der die gleichen – oder sogar noch höhere – Fähigkeiten in bestimmten Bereichen besitzt, geht sie vermutlich davon aus, klüger und kompetenter als alle anderen zu sein. Wenn diese Vorstellung noch dazu identitätsstiftend ist, stellt jede Niederlage und jeder Hinweis auf die Überlegenheit anderer eine Bedrohung dieser Identität dar. „Wenn ich nicht derjenige bin, der immer recht hat und immer alles am besten weiß – wer bin ich dann?" In gewisser Weise entwickeln sie das, was Dr. Carol Dweck (2007) als „fixed mindset", also als „festgelegte Denkweise", bezeichnet. Wenn jemand glaubt, er sei klug und dies sei unumstößlich so, stellt jede anderslautende oder widersprüchliche Information einen Angriff auf seine Identität dar.

Mit zunehmendem Alter treffen diese Kinder zwangsläufig auf immer mehr Menschen, die erfahrener sind oder höhere Fähigkeiten besitzen als sie selbst. Da aber ihre ganze Identität daran gebunden ist, der oder die Beste zu sein, kann es passieren, dass sie Herausforderungen lieber aus dem Weg gehen, anstatt sich ihnen zu stellen. Die Forschung von Dweck bestätigt dies: Individuen mit festgelegter Denkweise gehen herausfordernden Aufgaben häufiger aus dem Weg, um ihr „kluges" Image zu wahren, statt Aufgaben zu übernehmen, die zeigen könnten, dass sie doch nicht so klug sind, wie sie oder andere womöglich dachten. Je jünger das Kind ist, wenn es auf andere mit den gleichen oder mit noch höheren Fähigkeiten trifft, umso eher lässt sich vermeiden, dass es dieses unrealistische Selbstbild überhaupt entwickelt. Das mag zunächst traumatisch sein, aber langfristig ist es eine Erleichterung für das Kind, wenn es feststellt, dass es den hohen selbst auferlegten Anforderungen unmöglich gerecht werden kann. Wer das Risiko eines Misserfolgs in Kauf nimmt, eröffnet sich selbst viele neue Möglichkeiten, die denjenigen versagt bleiben, die das Risiko gar nicht erst eingehen.[20]

Im DSM-5 wird für Vermeidend-Selbstunsichere Persönlichkeitsstörung eine Prävalenz von etwa 2,4 Prozent angegeben, doch gleichzeitig angemerkt, dass die Diagnose „mit großer Zurückhaltung bei Kindern und Jugendlichen verwendet werden [sollte], bei denen schüchternes und vermeidendes Verhalten im Rahmen der normalen Entwicklung auftritt" (S. 925). Für jemanden, der dieses Verhalten zeigt, wäre Soziale Phobie die geeignetere Diagnose.

Verhaltensmerkmale, die mit einer Vermeidend-Selbstunsicheren Persönlichkeitsstörung nicht vereinbar sind

Im DSM-5 ist nicht davon die Rede, dass die Vermeidend-Selbstunsichere Persönlichkeitsstörung unter hochbegabten Personen häufiger vorkommen könnte, obwohl diese Vermutung angesichts der oben beschriebenen Ähnlichkeiten naheliegt. Das DSM-5 weist auch nicht darauf hin, dass das Vermeidungsverhalten oft schon in der Kindheit beginnt und sich in Schüchternheit, Isolation und Angst vor Fremden und vor neuen Situationen äußert. Worauf allerdings hingewiesen wird, ist, dass sich die Schüchternheit bei den meisten Individuen mit zunehmendem Alter auswächst. Daher kann es hilfreich sein, sich die Unterschiede zwischen Personen mit Vermeidend-Selbstunsicherer Persönlichkeitsstörung und sensitiven hochbegabten Personen, die sich ihr Vermeidungsverhalten angeeignet haben, vor Augen zu führen.

Um zwischen Hochbegabung und der Vermeidend-Selbstunsicheren Persönlichkeitsstörung zu unterscheiden, muss man die Entwicklung des Vermeidungsverhaltens zurückverfolgen. Wenn die Schüchternheit, Isolation und Angst vor Fremden bereits vor dem Schuleintritt begonnen hat, könnten die Probleme eher mit Vermeidung als mit Hochbegabung zusammenhängen. Ist gleichzeitig noch eine Panikstörung oder eine generalisierte Soziale Phobie vorhanden, ist die Wahrscheinlichkeit ebenfalls größer, dass die Person an einer Vermeidend-Selbstunsicheren Persönlichkeitsstörung leidet. Das Fehlen einer Panikstörung oder einer generalisierten Sozialen Phobie schließt eine solche Diagnose jedoch nicht aus.

Wenn das eine oder andere Vermeidungsverhalten schon früh vorhanden war und sich Isolation und Vermeidung mit zunehmendem Alter verstärkt haben, sollte die Diagnose einer Vermeidend-Selbstunsicheren Persönlichkeitsstörung sorgfältig geprüft werden, da eine Zunahme von Vermeidungsverhalten auf das Gefühl zurückgehen kann, unter Gleichaltrigen, in der Schule oder in anderen Umgebungen nicht dazuzugehören, und sich so die Wahrscheinlichkeit für eine Fehldiagnose erhöht. Wenn die Symptome zeitgleich mit dem Schulanfang oder dem Beginn in der Tagesbetreuung einsetzten, deutet dies darauf hin, dass es sich nicht um ein inhärentes Verhalten des Betroffenen, sondern um eine Reaktion auf die Umgebung handelt. Hochbegabte Kinder beschäftigen sich schon sehr früh mit Metakognition und sind sich darüber im Klaren, dass sich ihr Denken und Fühlen qualitativ von dem Gleichaltriger unterscheidet. Dieses Phänomen ist als Entfremdung oder Alienation beschrieben worden, und manche Kinder ziehen in der Tat in Betracht, dass sie Aliens sein könnten.

Wenn eine Person jedoch häufig Kritik an ihren intellektuellen Aktivitäten erfahren hat (z. B. „Immer stellst du alles infrage!“ oder „Du bist viel zu empfindlich, neugierig usw.“) und sie sich aus diesem Grund ein Vermeidungsverhalten angewöhnt hat, trifft die Diagnose einer Vermeidend-Selbstunsicheren Persönlichkeitsstörung höchstwahrscheinlich nicht zu. Auch wenn das Vermeidungsverhalten über die Jahre hinweg zunimmt, muss die Rolle der Umgebung näher untersucht werden. Frühe Erfolge, die ohne Anstrengung erzielt werden, und eine nicht entwickelte Frustrationstoleranz können die Angst vor der Bewertung durch andere verstärken und zu Vermeidung führen. Die Präsenz des Hochstapler-Syndroms oder einer festgelegten Denkweise könnte trotz offenkundiger Erfolge aus persönlichen Anstrengungen ebenfalls auf ein erlerntes Vermeidungsverhalten hindeuten. Weist die Vermeidung einen klaren Bezug zu tatsächlichen Ereignissen und Auslösern in der Umgebung auf, so kann die mit der Hochbegabung einhergehende Sensitivität eine Erklärung sein – selbst dann, wenn die Vermeidung im Laufe der Zeit zunimmt. Wenn das Vermeidungsverhalten in der Gegenwart von Peers mit gleichen Interessen deutlich geringer ist, liegen die Ursachen wahrscheinlich ebenfalls in der Hochbegabung und nicht in einer Vermeidend-Selbstunsicheren Persönlichkeitsstörung begründet. Dieser entscheidende Aspekt muss bei der Behandlungsplanung unbedingt berücksichtigt werden. Egal, ob es sich um ein auf Hochbegabung zurückzuführendes erlerntes Vermeidungsverhalten oder um eine Vermeidend-Selbstunsichere Persönlichkeitsstörung handelt, eine Behandlung ist in beiden Fällen angezeigt, um den Herausforderungen zu begegnen, mit denen sich die Betroffenen konfrontiert sehen. Die Ansätze dieser Behandlung sind dabei allerdings je nach der Ursache der Vermeidung jeweils unterschiedlich.

Andere Angststörungen

Hochbegabte zeichnen sich durch Intensität, Sensitivität sowie beurteilendes und wertendes Denken aus und haben häufig das Gefühl, nicht in ihre soziale Umgebung zu passen. Daher können bei ihnen auch andere im DSM-5 beschriebene Angststörungen häufiger vorkommen als bei nicht hochbegabten Menschen. Viele Psychologen, die mit hochbegabten Klienten arbeiten, werden häufig wegen Ängsten konsultiert. Unseren klinischen Beobachtungen nach zu urteilen, scheinen Angsterkrankungen bei hochbegabten Kindern und Jugendlichen immer mehr zuzunehmen. Wir sind der Ansicht, dass die Merkmale von Hochbegabung mit hoher Wahrscheinlichkeit eine wichtige Rolle für das Auftreten von Ängsten spielen. Hohe kognitive Fähigkeiten sind aus unserer Sicht jedoch gleichzeitig auch sehr hilfreich für die Behandlung von Erkrankungen wie Panikstörungen und Panikattacken, die Soziale Angststörung und die Generalisierte Angststörung, insbesondere wenn dabei Behandlungsansätze der kognitiven Verhaltenstherapie verwendet werden. Klienten mit höherer Intelligenz können die therapeutischen Techniken schneller erfassen, doch zugleich stellen sie häufiger die diagnostischen oder therapeutischen Ansätze der behandelnden Fachperson auf querulantische und überzogen intellektualisierte Art und Weise infrage.

Anmerkungen

1 Einen faszinierenden Einblick in das schwierige Leben eines Menschen mit einer Zwangsstörung gibt das Buch *Triggered: A Memoir of Obsessive-Compulsive Disorder* von Fletcher Wortmann. Er beschreibt das qualvolle Leid, das mit dieser Störung einhergeht, sehr anschaulich.

2 Dan Peters' Buch *Make Your Worrier a Warrior* mit seinem Begleitbuch für Kinder *From Worrier to Warrior* ist eine hervorragende Ressource. Beide beschreiben Methoden aus der kognitiven Verhaltenstherapie, um das „Angstmonster zu zähmen" (Peters, 2013a, 2013b). Weitere ausgezeichnete Ressourcen speziell zu Zwangsverhalten bei Kindern sind *Talking Back to OCD: The Program That Helps Kids and Teens Say „No Way" — and Parents Say „Way to Go"* von John March und Christine Benton (March & Benton, 2006) sowie *What to do When Your Brain Gets Stuck: A Kid's Guide to Overcoming OCD* von Dawn Huebner (2007).

3 Manche „durch Hunger verursachte biologische Veränderungen" können zu weiterem, nicht beabsichtigtem Gewichtsverlust führen.

4 http://www.cdc.gov/nchs/data/nhsr/nhsr087.pdf

5 Aspergers Beschreibung ähnelte Leo Kanners Beschreibung von autistischem Verhalten aus dem Jahr 1943. Vergleiche der Arbeiten der beiden Männer (die sich nie begegnet sind) beschäftigen Forscher und Kliniker bis heute (Klin et al., 2000).

6 Personen mit Asperger-Syndrom zeigen eine deutliche Beeinträchtigung in der Prosodie. Das bedeutet, dass sie große Schwierigkeiten haben, subtilere Aspekte zwischenmenschlicher Kommunikation – zum Beispiel Tonfall, Betonung oder Modulation der Stimme – zu verstehen.

Dasselbe gilt für nonverbale Hinweise wie Mimik, Gestik oder Körperhaltung bei sozialen Interaktionen.

7 Ihr scheinbar zwanghaftes Verhalten unterscheidet sich im Allgemeinen von den Verhaltensweisen, die für eine Zwangsstörung oder eine Zwanghafte Persönlichkeitsstörung kennzeichnend sind: Anders als Zwangspatienten sind Personen mit Asperger-Störung generell in der Lage, diese Verhaltensweisen zu unterlassen, ohne dass sich dabei übermäßige Angst oder Unwohlsein einstellt, wie es für Personen mit Zwangsstörung oder Zwanghafter Persönlichkeitsstörung typisch ist. Die Routinen von Personen mit Asperger-Störung erzeugen ein ähnlich beruhigendes Gefühl und reduzieren ihre Angst, doch sie sind nicht dazu gedacht, Katastrophen zu vermeiden oder sich von schmerzhaften Gedanken zu befreien.

8 http://undark.org/article/invisibility-black- autism/

9 Temple Grandin, eine bekannte Autorin und Professorin für Tierwissenschaften an der Colorado State University hat überzeugend zum Ausdruck gebracht, dass man hohe Erwartungen an Personen mit Asperger-Störung stellen sollte. Ein Überblick über ihre Arbeit und eine Liste der von ihr veröffentlichten Bücher findet sich unter https://en.wikipedia.org/wiki/Temple_Grandin.

10 Es sind über die Jahre mehrere Versuche unternommen worden, um das Verhalten von Personen mit Asperger-Störung anhand von Ratingskalen zur Verhaltensbeobachtung zu erfassen, etwa anhand der *Australian Scale for Asperger's Syndrome* (https://www.aspennj.org/pdf/information/articles/australian-scale-for-asperger-syndrome.pdf) von Garnett und Attwood (1998). Hier bewerten Eltern oder Lehrer insgesamt 24 Verhaltensdimensionen auf einer Skala von „selten" bis „oft". Ähnlich verfahren die *Gilliam Asperger's Disorder Scale* von Gilliam (2001) und die in zweiter Auflage vorliegende *Childhood Autism Rating Scale* von Schopler und Van Bourgondien (2010). Campbell (2005) vergleicht fünf häufig verwendete Ratingskalen. Die von Goldstein und Naglieri (2012) veröffentlichten Ratingkskalen für das Autismus-Spektrum, die ursprünglich auf das DSM-IV-TR abgestimmt waren, wurden aktualisiert, sodass sie nun den DSM-5-Kriterien entsprechen. Diese Ratingskalen gibt es in unterschiedlichen Versionen für Kinder und Jugendliche zwischen 2 und 18 Jahren. Eltern und Pädagogen können damit ein Kind anhand einer Likert-Skala mit fünf Punkten beurteilen. Der in zweiter Auflage vorliegende *Autism Diagnostic Observational Schedule* ist ein semistrukturiertes Instrument zur Beurteilung von Kindern und Erwachsenen. Ein entsprechend geschulter Beurteiler tritt 30 bis 45 Minuten in einen interaktiven Austausch mit der Testperson und beobachtet ihr Sozial- und Kommunikationsverhalten. Festgelegte Cut-off-Punkte zeigen an, in welchem Ausmaß das Verhalten der Testperson mit dem von Individuen aus dem autistischen Spektrum übereinstimmt. Zur Diagnose einer Autismus-Spektrum-Störung sollte man sich nicht auf eines dieser Verfahren verlassen, sondern immer mehrere Instrumente heranziehen, sodass die Verhaltensweisen des autistischen Spektrums klar von denen hochbegabter Individuen unterschieden werden können.

11 http://mcgt.net/wp-content/uploads/2011/04/%CB%86x-Giftedness-Asp.Dis_.Checklist.pdf

12 Für weitere Ausführungen zu diesem Thema bei Kindern und Teenagern siehe M. Neiharts (2008) *Peak Performance for Smart Kids: Strategies and Tips for Ensuring School Success.* Implikationen für das Erwachsenenleben diskutiert A. Mahoneys (1998) *Gifted Identity Formation Model.*

13 Hollingworth (1975) führt aus, eine der Hauptaufgaben hochbegabter Kinder bestehe darin, „zu lernen, Torheit lächelnd zu ertragen".

14 Ein Beispiel sind die Ereignisse vom 11. September 2001, welche die Menschen auf ganz unterschiedliche Weise berührt haben. Kindern mit typischen Asperger-Merkmalen fiel es schwer, die teilweise sehr persönlichen Auswirkungen der Geschehnisse zu begreifen. Was an jenem Tag passierte, faszinierte sie zwar, aber sie zeigten kaum Mitgefühl für die Opfer und deren Familien. Im Gegensatz dazu reagierten viele hochbegabte Kinder gerade wegen ihrer starken Empathie und Sorge um andere zutiefst betroffen auf diese Tragödie. Sie verstanden, was geschehen war, wollten genau wissen, wie es dazu kommen konnte, und dachten darüber nach, was die

Ereignisse nicht nur für sie selbst und die Menschen in den Vereinigten Staaten bedeuteten, sondern auch für die Menschen in der ganzen Welt. Die Reaktionen einiger hochbegabter Kinder mit Asperger-Störung stießen dagegen auf Unverständnis: Zwar hatten sie die Tragödie auf kognitiver Ebene verstanden, aber das emotionale Grundgerüst fehlte ihnen. Am 12. September stellte ein hochbegabtes Kind mit Asperger-Störung folgende Überlegung an: „Mir ist klar, was die Terroristen getan haben, aber wenn sie erreichen wollten, dass die Türme einstürzen, hätten sie die Flugzeuge in einem steileren Winkel und weiter unten hineinsteuern müssen. Das wäre eine viel bessere Strategie gewesen." Das ist ein valides und logisches Argument, doch es lässt jedes emotionale Verständnis für andere vermissen, denen die Zerstörung des World Trade Center enormes Leid zugefügt hat. Dieser vollständige Mangel an emotionaler Verbundenheit mit anderen, kombiniert mit einem mangelnden Verständnis, was das eigene Verhalten bei anderen auslösen kann, ist für Personen mit Asperger-Störung typisch.

15 Vielen dieser Kinder wurde zuvor einfach eine nicht näher bezeichnete tief greifende Entwicklungsstörung diagnostiziert, da sie die vollen DSM-IV-TR-Kriterien für eine autistische Störung, Asperger-Störung oder eine andere spezifische Diagnose dieser Kategorie nicht erfüllten.

16 Nach Einschätzung des DSM-5 fallen über 15 % der Personen, die gemäß den DSM-IV-Kriterien mit einer Asperger-Störung diagnostiziert worden wären, nicht in das autistische Spektrum des DSM-5. Demnach werden einige davon diese neue Diagnose erhalten.

17 Unter Beziehungsideen versteht man die zwanghafte Neigung, Handlungen oder Bemerkungen anderer Leute auf sich selbst zu beziehen.

18 Andere haben jedoch heftige Kritik an der Forschung geübt, die diesen Zusammenhang nahelegt, z. B. Schlesinger, J. (2012), *The Insanity Hoax: Exposing the Myth of the Mad Genius*. Ardsley-on-Hudson, NY: Shrinktunes Media.

19 https://en.wikipedia.org/wiki/Impostor_syndrome

20 Mit ihrer übermäßigen Betonung von standardisiertem Testen und standardisierter Test-Vorbereitung berauben Schulen und Eltern die Schüler jeder Gelegenheit, auch mal ein Versagen zu riskieren und sich ungestraft davon selbst wieder erholen zu lernen. Manchmal beginnt dies bereits in der Vorschule. Zwar sind Perfektionismus und Versagensangst oft nach innen gerichtet, doch die schulischen Erfahrungen fördern häufig ebenfalls keine gesunde Einstellung zum Scheitern. Hilfreiche Ressourcen hierzu sind *Blessings of a Skinned Knee* von Wendy Mogel, *Daring Greatly* von Brene Brown, *How Children Succeed* von Paul Tough und *The Gift of Failure* von Jessica Lahey.

Kapitel 6: Affektive Störungen

Im DSM-5 sind die affektiven Störungen in zwei verschiedene Kategorien unterteilt worden: Bipolare und verwandte Störungen (das extreme Hochgefühl, das als Manie bezeichnet wird) und Depressive Störungen (die verschiedene depressive Zustände beinhalten). In der ICD-10 gibt es diese Trennung nicht, die genannten Störungsbilder sind in der Gruppe „Affektive Störungen“ zusammengefasst.

Unserer Erfahrung nach sind Depressionsdiagnosen bei hochbegabten Kindern und Erwachsenen in der Regel gerechtfertigt, wenngleich Fachleute die Bedeutung hoher intellektueller Fähigkeiten häufig nicht in Betracht ziehen. Mehrere Wissenschaftler (z.B. MacCabe, Lambe, Cnattingius, Sham, David, Reichenberg & Hultman, 2010; Neihart, 1999; Piirto, 2004) haben festgestellt, dass bestimmte affektive Störungen – etwa bipolare Störungen und Depressionen – unter hochbegabten Personen häufiger vorkommen, insbesondere wenn diese gleichzeitig sehr kreativ sind; andere haben dies dagegen infrage gestellt.[1] Wiederum andere haben beobachtet, dass höchstbegabte Menschen anfälliger dafür sind, eine existenzielle Depression zu entwickeln, bei der sich alles um den Sinn des Lebens dreht (Webb, 2013). Auch Suizid kann in dieser Personengruppe öfter auftreten (Delisle, 1986). Die Diagnosen „Manie“ oder „Hypomanie“ treffen bei hochbegabten Individuen in der Regel seltener zu. Doch auch bei einer korrekten Diagnose sind die Hochbegabungsmerkmale relevant für den Behandlungsansatz.

Hochbegabung und die damit einhergehenden Merkmale sollten also sowohl bei der Diagnose als auch bei der Behandlung von affektiven Störungen berücksichtigt werden. Bestimmte Merkmale von hochbegabten Kindern und Erwachsenen, etwa ihre Sensitivität, Intensität und Metakognition, tragen zu der Wahrscheinlichkeit einer Diagnose bei, und ebendiese Merkmale bestimmen meist die Behandlung. Dabei sollte die Wechselwirkung zwischen den Merkmalen der hochbegabten Person und ihrer Umweltsituation beachtet werden, denn das Verständnis dieses Zusammenhangs trägt zu einer akkurateren Diagnose und einer besseren Behandlungsplanung bei.

Krasse Fehldiagnosen von affektiven Störungen, insbesondere von bipolaren Störungen, begegnen uns jedoch nur selten und hauptsächlich bei jungen Kindern. Meist sind das Fälle, in denen einem Kind eine klassische „Erwachsenenstörung“ diagnostiziert wird.[2] Häufig wird auch die für Hochbegabte typische Intensität von Gefühlen, Verhaltensweisen und Reaktionen auf bestimmte Situationen als Ausdruck einer Störung missdeutet. Zu Fehldiagnosen kommt es auch, wenn sich die Fachperson mit hochbegabten Kindern und Erwachsenen nicht auskennt, die diagnostischen Kriterien nicht sorgfältig prüft oder der Ansicht ist, die aktuelle DSM-5- oder ICD-10-Ausgabe sei nicht akkurat oder vollständig. Obgleich es bislang noch nicht einmal eine offiziell beschriebene Diagnose von bipolarer Störung im Kindes- und Jugendalter[3] gibt, haben Fachleute eine neue Kategorie der bipolaren Störung – eine „juvenile bipolare Störung mit Rapid Cycling“ – angemahnt.[4] Eine solche Diagnose mag in seltenen Fällen zutreffend sein; wir sind jedoch überzeugt, dass die bipolare Störung häufig zu Unrecht bei normalen hochbegabten Kindern diagnostiziert wird.[5]

Eine Mutter beschreibt, wie ihrer sechsjährigen Tochter eine bipolare Störung diagnostiziert wurde. Vor etwa drei Monaten zeigte sie mit einem Mal extreme Stimmungsschwankungen. Manchmal wirkte sie überschwänglich fröhlich, und kurz darauf war sie plötzlich niedergeschlagen und machte Dinge kaputt, darunter auch ihre Lieblingsspielsachen. Obwohl sie schon mit drei Jahren Lesen gelernt hatte, interessierte sie sich plötzlich nicht mehr für Bücher und weigerte sich, in die Schule zu gehen. Im einen Moment war sie anhänglich, im nächsten wies sie die anderen wütend zurück.

Die Kinderärztin überwies das Mädchen an einen Kinderpsychologen, der zu dem Schluss kam, dass es an einer bipolaren Störung litt und außerdem Probleme hatte, die von einer Bindungsstörung herrührten. Er meinte, das Kind müsse sofort in eine Klinik und medikamentös behandelt werden. Daraufhin wurde das Mädchen 28 Tage lang hospitalisiert, bis die Krankenversicherung die Zahlungen einstellte und das Mädchen entlassen wurde. Der behandelnde Psychiater riet der Mutter, einen niedergelassenen Psychologen zu suchen, der ihre Tochter weiter behandelte.

Der Psychologe war entsetzt, dass man einem so jungen Kind eine bipolare Störung diagnostiziert hatte und dass es hospitalisiert und medikamentös behandelt worden war. Er sah sich die Familiengeschichte genauer an und stellte fest, dass sich die Eltern des Mädchens einen Monat bevor die plötzlichen Stimmungsschwankungen anfingen, getrennt hatten. Mutter und Tochter waren gezwungen gewesen, umzuziehen. Zur selben Zeit war der Hund des Mädchens von einem Auto überfahren worden, und der Kontakt zum Vater war abgerissen.

Seitdem es aus der Klinik entlassen worden war, zeigte sich das Mädchen extrem anhänglich und ließ die Mutter nicht mehr aus den Augen. Die Mutter beschloss, ihrer Tochter keine Medikamente mehr zu verabreichen, und die Stimmung des Mädchens besserte sich. Als sich die häusliche Situation langsam stabilisierte, zeigte das Mädchen auch keine Stimmungsschwankungen mehr.

Beim Wechsler-Intelligenztest erreichte das Kind einen Gesamt-IQ von 143, und die Leistungstests ergaben, dass seine Leseleistung mehrere Klassenstufen über seiner Altersstufe lag. In diesem Fall waren die intensiven emotionalen Reaktionen eines sensitiven, hochbegabten Kindes offensichtlich als bipolare Störung missdeutet worden.

Bipolare Störungen (ehemals „Manisch-Depressive Störungen“ genannt)

Uns sind hochbegabte Kinder begegnet, denen schon mit drei Jahren eine bipolare Störung diagnostiziert worden war. Das ist aus mehreren Gründen unverantwortlich. Erstens werden bipolare Störungen gemeinhin nur Erwachsenen diagnostiziert: Nach dem DSM-5 liegt das durchschnittliche Erkrankungsalter bei 18 bis 25 Jahren. Das schließt natürlich nicht aus, dass auch eine Person unter 18 von der Störung betroffen sein könnte, aber unserer Meinung nach ist es unangemessen, einem präadoleszenten Klienten eine schwerwiegende Erwachsenenstörung zu diagnostizieren.

Uns ist bewusst, dass manche Psychiater (z. B. Findling, Kowatch & Post, 2002; Geller, 1995; Lederman & Fink, 2003; McClellan, Kowatch & Findling, 2007; Papalos & Papalos, 2007; Renk, White, Lauer, McSwiggan, Puff & Lowell, 2014) über Kinder mit bipolarer Störung geschrieben haben. In Fachkreisen scheint es jedoch noch keine breite Übereinstimmung zu geben, dass bipolare Störungen häufig bei Kindern auftreten, und es muss noch viel geforscht werden, um sagen zu können, ob es so etwas wie bipolare Störungen bei Kindern überhaupt gibt, und wenn ja, wie hoch die Prävalenz ist und wie genau sich bipolare Störungen bei Kindern äußern, beziehungsweise wie sie sich von bipolaren Störungen bei Erwachsenen unterscheiden.[6]

Wir haben mit einigen Eltern gesprochen, deren hochbegabten Kindern in jungen Jahren eine bipolare Störung diagnostiziert worden war. Bei Kindern unter acht Jahren ist eine solche Diagnose in hohem Maße fragwürdig, denn so kleine Kinder können die Verhaltensweisen, die für diese Störung kennzeichnend und für die Diagnose erforderlich sind (z. B. übermäßige Beschäftigung mit angenehmen Aktivitäten, die potenziell unangenehme Konsequenzen nach sich ziehen), noch gar nicht zeigen. Auch ein übersteigertes Selbstwertgefühl tritt bei Kindern häufig auf – denken Sie daran, wie viele Kinder später Popstars oder Profisportler werden möchten. Unserer Erfahrung nach gibt es eine sehr geringe Zahl von hochbegabten Jugendlichen, die tatsächlich Symptome einer echten bipolaren Störung zeigen. In den meisten Fällen lassen sich die hochemotionalen Verhaltensweisen hochbegabter Kinder und Jugendlicher aber auf ihr intensives, sensitives Wesen und auf ihre Reaktion auf belastende Lebensereignisse wie die Trennung der Eltern oder den Tod eines Elternteils zurückführen. In diesen Fällen erfüllen die beobachteten Verhaltensweisen nicht die DSM-5-Kriterien für eine echte bipolare Störung.

Merkmale von bipolaren Störungen

Es werden zwei Typen von bipolaren Störungen unterschieden: die Bipolar-I-Störung[7] und die Bipolar-II-Störung[8] (American Psychiatric Association, 2018). Beide Typen haben eine starke genetische Komponente. Individuen mit bipolarer Störung berichten meist von Verwandten ersten Grades, die ebenfalls an der Störung oder „nur“ an einer Major Depression leiden oder litten.

Beide Typen sind durch drastische und extreme emotionale Hochs und Tiefs gekennzeichnet, die von einer Manie (oder Hypomanie)[9] bis hin zur Depression reichen. Der Hauptunterschied zwischen den beiden Typen besteht darin, dass bei der Bipolar-I-Störung mindestens eine manische Episode (mit manischen Symptomen an mindestens sieben aufeinanderfolgenden Tagen) aufgetreten ist, wobei sich auch Episoden einer Depression in der Anamnese finden können, was allerdings nicht zwingend ist. Bei Personen mit Bipolar-II-Störung ist mindestens eine Episode einer Major Depression von mindestens zweiwöchiger Dauer und mindestens eine vier Tage andauernde hypomane Episode aufgetreten. Der Wechsel von depressiven und hypomanen Episoden bei der Bipolar-II-Störung wurde früher auch als manisch-depressive Zyklen bezeichnet. Rapid-Cycling wurde nur bei älteren Erwachsenen beschrieben, die chronisch von einer bipolaren Störung betroffen sind, und meint den Wechsel zwischen Episoden veränderter Stimmung, wobei dieser nicht täglich oder wöchentlich stattfindet.

Da es auch innerhalb der Bipolar-I- und Bipolar-II-Störung viele Variationen gibt, werden wir uns hier auf die Beschreibungen im DSM-5 beschränken. Spezifische diagnostische Kriterien und Zusatzinformationen können im DSM-5 nachgelesen werden.

Bei den manischen Episoden ist die Stimmung der betroffenen Person mindestens eine Woche lang extrem gehoben und wird von Symptomen wie Größenideen, übersteigerter Betriebsamkeit, expansivem Denken oder Reizbarkeit begleitet. Es kann zum Beispiel vorkommen, dass der Betroffene jedem, dem er begegnet, hastig und lautstark mitteilt: „Ich habe das Perpetuum mobile erfunden ...“ oder „Ich komponiere gerade die perfekte Symphonie ...“ oder „Ich schreibe den großen amerikanischen Roman! Lassen Sie uns gemeinsam ein Geschäft daraus machen! Wir werden 500 Millionen Dollar verdienen, und das in den nächsten zehn Monaten!“ Oder sie lassen sich plötzlich auf mehrere geschäftliche Unternehmungen gleichzeitig ein, geben Unsummen von Geld aus und fordern Angehörige und Freunde auf, in sie zu investieren. Dabei nehmen sie überhaupt keine Rücksicht darauf, wie sich diese Projekte auf andere auswirken könnten. Zu einer hochbegabten Person, deren optimistisches Denken tatsächlich eine gewisse objektive Basis besitzt und auf ein einzelnes Gebiet beschränkt ist, besteht ein himmelweiter Unterschied. Ein ganz auf seine spätere Olympia-Teilnahme fixiertes Kind lässt zum Beispiel verlauten: „Ich werde den Eiskunstlaufwettbewerb gewinnen!“

Während dieser manischen Episoden kommen die Betroffenen tagelang mit wenig oder überhaupt keinem Schlaf aus. Die Gedanken scheinen zu rasen und sind schneller, als sie in Sprache umgesetzt oder aufgeschrieben werden können. Die Betroffenen sind übermäßig gesellig oder sogar aufdringlich, wenn sie ihre Ideen und Pläne erläutern. In diesem „Rauschzustand“ kann es zu Promiskuität, Kreditkartenschulden, Drogenkonsum und anderen illegalen Aktivitäten, dem Verlust des Arbeitsplatzes oder der Zerstörung von Freundschaften kommen. In der Regel gipfelt die manische Episode in der Einweisung in eine Klinik. Die Symptome sind extrem und beeinträchtigen eindeutig die normale Funktionsfähigkeit der betroffenen Person. Beachten Sie, dass es sich bei den Schwierigkeiten, mit denen sich eine Person durch eine manische Episode konfrontiert sieht, durchwegs um „Erwachsenenprobleme“ handelt.

Die anschließende Tiefphase äußert sich in Form einer schweren Depression. Während dieser Episode empfinden die Betroffenen weder Freude noch Interesse an irgendwelchen Dingen oder Aktivitäten. Der Absturz ist meist so extrem wie das manische Hoch, häufig sogar extremer. Alle Lebensfreude verfliegt. Nichts schmeckt mehr gut oder fühlt sich gut an. Alles erscheint sinnlos und schwierig. Es kommt zu einem drastischen Energieverlust und einer ausgeprägten Müdigkeit, zu Denkproblemen, Konzentrationsschwierigkeiten und Problemen bei der Entscheidungsfindung. Den Betroffenen fällt es schwer, abends einzuschlafen oder morgens aufzustehen. Häufig machen sie sich so große Sorgen über ihre Ausfälle und Enttäuschungen, dass sie sich wertlos und hoffnungslos fühlen. Die Scham angesichts ihres jüngsten manischen Verhaltens ist noch vernichtender, wenn sie zu der biologisch bedingten Major Depression hinzukommt. Es kann zu vermindertem Appetit oder Überessen kommen, und die betroffene Person kann persistierende Suizidgedanken haben. Ähnlich wie die engelhafte Gestalt in Albrecht Dürers rätselhaftem Kupferstich *Melencolia I* (1514) kann das bipolare Individuum während der depressiven Episode nur mit dem Kopf in den Händen dasitzen und über das allumfassende Elend seines Lebens nachsinnen.

Meinem hochbegabten Sohn – er ist im Teenageralter – wurde eine Bipolar-II-Störung diagnostiziert. Der Diagnose gingen anderthalb Jahre Therapie voraus. Das Schwierigste an dem Diagnoseprozess war, auseinanderzuhalten, was für einen Teenager normal ist, was für einen Hochbegabten normal ist und über welche Verhaltensweisen wir uns Sorgen machen sollten. Seine affektive Störung manifestierte sich erstmals in Form einer Depression, als er 13 Jahre alt war. Sein manisches Verhalten war subtil und konnte leicht als ein typischer kreativer Schub eines Hochbegabten missdeutet werden. Es gab Zeiten, in denen er überhaupt nicht schlief, sondern nur las, schrieb und komponierte. Er selbst sah darin überhaupt kein Problem.

Eines Tages jedoch, nachdem er in einem naturwissenschaftlichen Unterrichtsfach an einer Diskussion teilgenommen und gleichzeitig ein Streichquartett komponiert hatte, fiel er in ein tiefes Loch. Diese Depression war schwerer und hielt länger an als die erste Episode. Drei Monate vergingen, bevor er medikamentös so eingestellt war, dass sein Zustand sich stabilisierte, aber die Medikamente funktionierten offenbar. Seine größte Angst war, dass er unter ihrem Einfluss nicht mehr so brillant, kreativ oder lustig sein würde. Das ist aber nicht der Fall. Wir hatten großes Glück, auf einen Therapeuten und einen Nurse Practitioner gestoßen zu sein, die uns beide über einen langen Zeitraum hinweg begleitet haben und sich die Zeit nahmen, unseren Sohn kennenzulernen, bevor sie die Diagnose stellten.

Bipolare Störungen bei Jugendlichen und Erwachsenen

Es scheint ein geringer Zusammenhang zwischen Hochbegabung und bipolaren Störungen zu bestehen. Zumindest zwei Studien (MacCabe et al., 2010; Smith et al., 2015) ergaben, dass ein höherer IQ-Wert in der Kindheit, insbesondere ein hoher verbaler IQ, ein Risikomarker für die spätere Entwicklung einer bipolaren Störung sein könnte.

Die Höhen und Tiefen einer bipolaren Störung treten typischerweise zyklisch und mit einer Häufigkeit von Monaten oder Jahren auf. Betroffene können mehrere Tage oder Wochen in Hochstimmung sein und dann in eine Depression verfallen, die mehrere Monate oder Jahre andauert. Für gewöhnlich handelt es sich um einen langsamen Zyklus, wobei die Depression in der Regel viel länger anhält als die manische Phase.

Allerdings weist das DSM-5 darauf hin, dass bei manchen Individuen mit bipolarer Störung, vor allem bei Frauen, ein Phänomen namens Rapid Cycling auftritt. Diese Personen haben innerhalb von zwölf Monaten vier oder mehr affektive Episoden, wobei die Symptome in der Regel mindestens zwei Monate lang ganz oder teilweise abklingen oder „in eine Episode entgegengesetzter Polarität" kippen. Das heißt, sie haben mehrmals im Jahr eine deutliche affektive Episode, aber nicht häufiger als alle zwei oder drei Monate.

Bipolare Störungen bei Kindern

Obwohl in einigen Veröffentlichungen von bipolaren Störungen bei Kindern die Rede ist (z.B. Findling, Kowatch & Post, 2002; Geller, 1995; Lederman & Fink, 2003; Papalos & Papalos, 2007; Renk, White, Lauer, McSwiggan, Puff & Lowell, 2014), muss darauf hingewiesen werden, dass zu diesem Phänomen vergleichsweise nur sehr wenige Forschungsdaten zur Verfügung stehen (Carlson, Jensen & Nottelmann, 1998; Geller & Luby, 1997; Van Meter, Moreira & Youngstrom, 2011; Wagner et al., 2009). Wir möchten erneut betonen, dass bipolare Störungen unserer Meinung nach bei Kindern zu häufig diagnostiziert werden.

Selbst wenn eine bipolare Störung vorhanden ist, manifestiert sie sich bei Kindern ganz anders als bei Erwachsenen. Wenn man einfach nur die Erwachsenen-Kriterien auf ein Kind überträgt, führt das mit hoher Wahrscheinlichkeit zu einer Fehldiagnose. Wie bereits erwähnt, sind sich Fachleute darin einig, dass derart schwere Störungen nur bei Jugendlichen und Erwachsenen diagnostiziert werden sollten, und nicht bei Kindern. Daher raten wir zu äußerster Vorsicht und Zurückhaltung, wenn es darum geht, eine potenziell nachteilige Diagnose wie die bipolare Störung zu stellen, vor allem bei außerordentlich hoch begabten Kindern. Die Diagnose „bipolare Störung" beinhaltet das Risiko einer Psychopathie, einen Realitätsverlust, und könnte dem zukünftigen Potenzial eines Kindes großen Schaden zufügen, denn in vielen Berufen steht man Individuen mit Psychopathie ablehnend gegenüber. Wenn dieses Etikett vergeben wurde, sollte es bis zum späten Teenageralter nochmals sorgfältig überprüft und bestätigt beziehungsweise widerrufen werden.

Bipolare Störungen mit Rapid Cycling bei Kindern

Fachleute, die bipolare Störungen bei Kindern diagnostizieren, weisen oft darauf hin, dass es sich dabei um Störungen mit Rapid Cycling oder einem „sehr raschen Wechsel" von affektiven Episoden handelt. Trotz der oben angeführten DSM-5-Beschreibung von Rapid Cycling gehen viele dieser Fachleute offenbar davon aus, dass bei diesem Phänomen Hoch- und Tief-Stimmungen innerhalb weniger Tage oder Wochen – oder sogar innerhalb eines Tages – in rascher Abfolge wechseln. Diese

Annahme steht im Widerspruch zum DSM-5 und teilweise auch zur Fachliteratur über bipolare Störungen bei Kindern.

Auf diesen Punkt weisen wir ausdrücklich hin, weil den meisten hochbegabten Kindern, denen eine bipolare Störung diagnostiziert wird, zugleich ein Rapid-Cycling-Muster bescheinigt wird. Im Klartext bedeutet das, dass diese Kinder mehrmals am Tag oder in der Woche deutliche Stimmungsschwankungen zeigen. Doch selbst bei bipolaren Störungen mit Rapid Cycling gibt es kein Verlaufsmuster, bei dem depressive und manische Episoden mehrmals täglich wechseln. Natürlich können häufige und intensive Stimmungsschwankungen im Laufe eines Tages ein ernsthaftes Problem darstellen, das unbedingt angegangen werden muss, aber dieses Muster trifft nicht auf die im DSM-5 beschriebene bipolare Störung zu. Unserer Erfahrung nach beruhen die Verhaltensweisen, die als Rapid Cycling interpretiert werden, oft auf anderen, weitaus einfacheren Ursachen wie eine wiederholt auftretende zeitweise Unterzuckerung, auf die wir in diesem Buch zu einem späteren Zeitpunkt noch eingehen werden. Diese führt zu emotionalen Krisen, die sich mit expansiven Verhaltensweisen, bislang nicht identifizierten allergischen Reaktionen oder sogar paradoxen Reaktionen auf frei verkäufliche (oder auch verschreibungspflichtige) Medikamente abwechseln, die zum Beispiel gegen Allergien, Kopf- oder Magenschmerzen eingenommen werden. Wenn keine vollständige Anamnese erhoben wird, bleiben diese Faktoren unentdeckt und können nicht als Ursachen herangezogen werden.

Ähnlichkeiten mit hochbegabten Kindern und Erwachsenen

Die Intensität von hochbegabten Kindern und Erwachsenen ist gut dokumentiert, und ihre intensiven Gefühle können anormal oder überzogen erscheinen, wenn sie nicht im Zusammenhang mit Hochbegabung betrachtet werden. Bei der Diagnose einer bipolaren Störung spielen Symptome wie Intensität und exzessives Verhalten ebenfalls eine zentrale Rolle. Wie bereits erwähnt, kann ein Zusammenhang zwischen bipolaren Störungen und Kreativität bestehen, zumindest bei Schriftstellern (Murray & Johnson, 2010; Piirto, 2004). Allerdings kann die Intensität der Erregung (Höhen) und der Desillusionierung (Tiefen), die bei vielen hochbegabten Personen zutage tritt, als bipolare Störung missdeutet werden, auch wenn eine solche Störung überhaupt nicht vorhanden ist. Ebenso wie bei anderen psychischen Diagnosen müssen zwei Schlüsselfragen beantwortet werden: „Ist die Funktionsfähigkeit der Person beeinträchtigt?“ (d.h., wer hat mit den fraglichen Verhaltensweisen ein Problem, der Betroffene selbst oder sein Umfeld?) und: „Sind die Symptome in allen Situationen und Umgebungen vorhanden oder nur in bestimmten?“

Abgesehen davon, dass bipolare Störungen bei jungen Kindern extrem selten sind, gibt es auch große Unterschiede zwischen einem hochbegabten Kind und einem Kind mit bipolarer Störung. Wenn diese Unterschiede erkannt werden, sinkt auch die Wahrscheinlichkeit einer Fehldiagnose. Die extremen Emotionen hochbegabter Kinder treten in Reaktion auf bestimmte Ereignisse oder Reize auf und sind nur selten Teil einer Hoch- oder Tief-Stimmung, die sämtliche Lebensbereiche betrifft. Da sie mit bestimmten Gedanken und Geschehnissen zusammenhängen, können die intensiven Gefühle auch innerhalb eines Tages – oder wann immer eine bestimmte Situation eintritt – wechseln. Mit ihren intensiven Reaktionen können hochbegabte Kinder nicht nur große Freude, zum Beispiel an einem Theaterstück oder Film, haben; sie wollen auch allen anderen davon erzählen und nehmen sich vor, das Stück ein zweites Mal anzuschauen oder das Buch zum Film zu lesen. Ein hochbegabtes perfektionistisches Kind kann sich vor, während oder nach einer besonders wichtigen Prüfung oder Präsentation extrem gestresst fühlen. Die intensive Enttäuschung, die ein hochbegabtes Kind empfindet, wenn seine Mannschaft ein wichtiges Spiel verliert, kann eine starke Traurigkeit oder Reizbarkeit auslösen, die scheinbar in keinem Verhältnis zu dem Ereignis steht, denn schließlich ist es ja „nur ein Spiel", wie die anderen sagen.

Solche Überreaktionen hängen jedoch immer mit einem vorangehenden Ereignis zusammen. Wenn solche Reaktionen nur hin und wieder auftreten, würde ein Kliniker auch nie auf die Idee kommen, eine Diagnose zu stellen. Das Problem ist, dass bei hochbegabten Kindern ein Muster von intensiven Reaktionen besteht, die im Laufe einer Woche mehrmals auftreten können. Ein ungeschulter Kliniker, der für das Verhalten des Kindes eine Störungskategorie finden möchte, könnte solche Reaktionen als bipolare Störung missdeuten. Untersucht er hingegen den Zusammenhang, in dem die Emotionen auftreten, spricht eigentlich alles gegen eine bipolare Störung. Fehldiagnosen werden meist dann gestellt, wenn der Kontext, in dem bestimmte Verhaltensweisen auftreten, unberücksichtigt bleibt.

Die extremsten Verhaltensweisen von Kindern – Wutanfälle, depressive Phasen oder frenetische, sinnlose Aktivitäten – treten häufig dann auf, wenn sie übermüdet sind. Oft vergessen wir, dass gerade hochbegabte Kinder ihren Interessen mit einer solchen Intensität nachgehen, dass sie sich überanstrengen, ohne es zu merken. Außerdem sind sie oft so sehr in eine Tätigkeit versunken, dass sie die Mahlzeiten vergessen oder viel zu lange aufbleiben.

Leach (2001) schreibt, dass ein ganz normaler Tag für ein junges Kind ungefähr so anstrengend ist wie ein Tag Skikurs für einen Erwachsenen. Hochbegabte Kinder sind dazu nicht nur leidenschaftlich, getrieben und perfektionistisch, sondern neigen auch dazu, ihre Kapazitäten zu überschätzen, was zwangsläufig zu Enttäuschungen führt. Vor allem jüngere Kinder verfügen noch nicht über die körperliche Koordination und Kontrolle ihrer älteren Geschwister. Selbst Kinder, die „nur spielen", müssen bei der Koordination ihrer Gliedmaßen mit weniger neuronalem Feedback auskommen als Erwachsene, und die Länge und Proportionen ihrer Arme und Beine verändern sich ständig. Nehmen wir zum Beispiel ein kleines Mädchen auf einem Spielplatz, das herausfinden muss, was es tun soll, wenn ihm jemand „seine" Schaukel wegnimmt. Es stolpert im Sandkasten und kriegt etwas Sand in den Mund. „Ist das schlimm?", fragt es sich. „Ist Sand schlecht für mich?" Andere Kinder springen um das Mädchen herum und rufen sich Dinge zu, die es nicht versteht. Mit manchen von ihnen macht es Spaß, zu spielen, mit anderen nicht. Fremde Erwachsene laufen über den Spielplatz, und das kleine Mädchen versucht, seinen Vater nicht aus den Augen zu verlieren, während es die Rutsche testet. Erwachsene vergessen nur allzu rasch, wie ermüdend der Alltag eines Kindes ist und wie rasch und dramatisch Kinder deswegen die Fassung verlieren können.

Ein weiteres Merkmal, das für außerordentlich hoch begabte Kinder kennzeichnend ist, kann ebenfalls zu der Fehldiagnose einer bipolaren Störung oder einer Zyklothymen Störung führen. Offenbar leiden etwa sieben bis zehn Prozent der außerordentlich hoch begabten Kinder an einer funktionellen reaktiven Hypoglykämie, also einer zeitweisen Unterzuckerung, die ihr ohnehin schon intensives Verhalten noch verstärkt (Webb & Kleine, 1993). Dieser zusätzliche Faktor wird in Kapitel 9 erörtert.

Zyklothyme Störung

Die Zyklothyme Störung wird oft als „leichte" bipolare Störung beschrieben. Die Betroffenen haben ungewöhnlich starke Stimmungsschwankungen, die jedoch nicht so extrem sind wie bei der bipolaren Störung. Die Hoch-Phase ähnelt einer hypomanen Episode, bei der die Stimmung mindestens vier Tage lang ungewöhnlich gehoben, exzessiv und expansiv, grandios und mitunter auch gereizt ist und mit einer psychomotorischen Unruhe einhergeht. Dann setzt eine tiefe Traurigkeit ein, und die Betroffenen werden depressiv und tief unglücklich. Dieses Stimmungstief wird dann erneut von einer Hoch-Phase mit überschwänglicher Stimmung abgewechselt, und der Zyklus beginnt von vorne. Die Stimmungsschwankungen treten mindestens einmal alle zwei Monate innerhalb eines Zweijahreszeitraums (ein Jahr bei Kindern und Heranwachsenden) auf, erreichen jedoch nicht die Intensität und den Schweregrad einer Major Depression und der manischen Episoden einer bipolaren Störung (American Psychiatric Association, 2003).

Da die Stimmungsschwankungen bei Personen mit Zyklothymer Störung nicht so ausgeprägt sind, ist die Wahrscheinlichkeit größer, dass Fachleute bei hochbegabten Kindern diese Diagnose stellen. Die Ähnlichkeiten und Unterscheidungsmöglichkeiten von Hochbegabungsverhalten und Zyklothymer Störung sind die gleichen wie bei der bipolaren Störung (siehe oben).

Depressive Störung

Depressionen sind die häufigste psychische Erkrankung in der Allgemeinbevölkerung, und viele Menschen leiden irgendwann in ihrem Leben an einer Form von Depression. Manche Fachleute sind der Auffassung, dass hochbegabte Kinder aufgrund ihrer Merkmale anfälliger für bestimmte Typen von Depression sind als andere Gruppen (z.B. Cross, Gust-Brey & Ball, 2002). Doch es mangelt an empirischen Daten, und die vorhandenen Forschungen lassen lediglich darauf schließen, dass hochbegabte Kinder mindestens ebenso anfällig für solche Probleme sind wie andere Kinder derselben Altersstufe (Neihart, Reis, Robinson & Moon, 2002). Ihre intellektuellen Stärken schützen sie also nicht vor Depressionen, sondern erhöhen möglicherweise sogar das Depressionsrisiko.

Umweltbedingungen – zum Beispiel die falsche Schule – spielen ebenfalls eine große Rolle. So können hochbegabte Kinder eine leichte bis mittelschwere Depression entwickeln, wenn sie eine Schule besuchen, die ihren Bedürfnissen nicht gerecht wird.

Die allgemeine Anpassung eines hochbegabten Kindes wird entscheidend dadurch beeinflusst, ob es eine geeignete Schule besucht (Neihart, 1999; Persson, 2010; Rogers, 2007b). Das ist nicht weiter verwunderlich, wenn man bedenkt, dass manche hochbegabte Kinder bereits 60 bis 75 Prozent des Lernstoffs kennen, der im Laufe eines Schuljahres unterrichtet werden soll, und natürlich wirkt sich das auf die Anpassung und Stimmung des Kindes aus.[10] Mit zunehmender Langeweile und Ungeduld ist das Kind gezwungen, sich kreative Mittel und Wege zu suchen, um durchzuhalten und das Beste aus einer Situation zu machen, die für die meisten Erwachsenen unerträglich wäre. Diese Kinder befinden sich in einer Situation, die zumindest leichte Formen von Depression begünstigt, weil sie das Gefühl haben, in der Falle zu sitzen, und glauben, nichts tun zu können, um ihre Lage zu ändern. Der Psychologe Martin Seligman (1995) spricht in diesem Zusammenhang von „erlernter Hilflosigkeit“. Je höher das Intelligenzniveau des Kindes, umso unerträglicher wird es einen normalen Schultag empfinden. Kinder mit einem IQ von über 135 sollten hinsichtlich ihrer Zuordnung zu einer bestimmten Klassenstufe beurteilt werden, denn möglicherweise ist das Lerntempo einer normalen Schule für sie unerträglich langsam. Glücklicherweise gibt es andere Optionen wie das Überspringen einer Klasse, Akzeleration in einem bestimmten Unterrichtsfach, Online-Unterricht oder Hausunterricht.

Die 13-jährige Sarah hatte gerade die siebte Klasse in einem kleinen, ländlichen Schuldistrikt absolviert und wurde von ihren Eltern zu einem Psychologen gebracht, weil sie depressiv wirkte. Im Laufe des vergangenen Schuljahrs fühlte sie sich zunehmend frustriert, traurig und hilflos. Sie war gereizt und schien die Dinge, die ihr sonst Freude bereiteten, nicht mehr genießen zu können. Obwohl ihre Schulnoten zu den besten in der Klasse gehörten, hielt sie sich selbst für nicht besonders intelligent, weil sie manchmal Schwierigkeiten mit der Rechtschreibung hatte. Mit diesem Problem hatten auch einige ihrer Familienmitglieder zu kämpfen. Sie war nicht als hochbegabt identifiziert worden und besuchte den Regelunterricht, ohne besondere Fördermaßnahmen in Anspruch zu nehmen.

Sarahs Eltern waren davon überzeugt, dass ihre Tochter außergewöhnlich intelligent war, aber was ihnen größere Sorgen bereitete, war ihre mögliche Depression. Die Evaluation ergab, dass Sarah in der Tat depressiv war, aber die Depression hing mit ihrer schulischen Situation zusammen. Die Tests ergaben außerdem, dass Sarah hochbegabt war und dass ihren schulischen Bedürfnissen nie entsprochen worden war. Angesichts ihrer Hochbegabung würde sie von schulischen Anpassungen profitieren.

Nachdem der Psychologe die Situation mit Sarahs Eltern besprochen und mithilfe der Iowa Acceleration Scale systematisch alle relevanten Faktoren geprüft hatte, einigte man sich darauf, dass Sarah eine Klassenstufe überspringen sollte. Daraufhin besserte sich Sarahs Selbstvertrauen merklich, und ihre Stimmung begann zu steigen. Sie besuchte mit großem Erfolg ein akademisch orientiertes Sommer-Camp für hochbegabte Kinder und stieg im neuen Schuljahr direkt in die neunte Klasse ein, was ihre Lebens- und Bildungsaussichten sehr viel positiver erscheinen ließ.

Manche Erwachsene sind sehr unsensibel, was hochbegabte Kinder betrifft. Sie können nicht verstehen, wie diese Kinder überhaupt „gefährdet" sein können. Aus ihrer Sicht müssen alle Kinder lernen, zu warten, bis sie an der Reihe sind, Aufgaben zu Ende zu bringen – egal, wie banal sie sind – und das zu tun, was man ihnen sagt. Schließlich, so argumentieren sie, findet ein kluges Kind gewiss Mittel und Wege, um langweilige Zeitabschnitte zu überbrücken. Manche Kinder flüchten sich in Tagträume. Andere gewöhnen sich leider an, sich mit belanglosen und stupiden Dingen zu unterhalten – auf Kosten ihrer Leidenschaft, ihres Lerneifers und, nicht zuletzt, ihrer psychischen Gesundheit. Es ist eine Gratwanderung, ihnen auf der einen Seite beizubringen, zu kooperieren und andere zu respektieren, und ihnen gleichzeitig zu vermitteln, dass sie den geeigneten Zeitpunkt, Ort und Modus für eine produktive Konfrontation finden müssen.

Es kann hilfreich sein, Eltern, Lehrer und Fachleute der Gesundheitsberufe daran zu erinnern, wie es war, an einem Meeting oder an einer Fortbildung teilzunehmen, die sie entsetzlich langweilte, weil sie die Inhalte, die dort vermittelt wurden, bereits kannten. Erwachsene können sich die Frustration, die Trägheit und das Gefühl von Sinnlosigkeit ins Gedächtnis rufen, das sich in solchen Situationen einstellte. Genauso ergeht es tagtäglich den Kindern, die in einem unpassenden Umfeld lernen sollen. Manche Erwachsene erinnern sich vielleicht auch noch an ihre eigene Frustration und Langeweile in der Schule. In solchen Situationen kann es wirklich schwierig sein, zu lächeln, mit anderen zu interagieren, interessiert zu erscheinen und bei der Sache zu bleiben.

Die anderen Schüler empfinden dieses Unbehagen vermutlich nicht, mit dem Ergebnis, dass sich das hochbegabte Kind allein fühlt. Mit der Zeit kann eine solche Situation zu unterschiedlichen Schweregraden von Depression führen, es sei denn, es werden Anpassungen beim Bildungsprogramm vorgenommen, damit es den Bedürfnissen des Kindes stärker gerecht wird (Rogers, 2002; Strip & Hirsch, 2000).

Die Schule ist nicht das einzige Umfeld, in dem es bei hochbegabten Kindern zu der oben beschriebenen erlernten Hilflosigkeit und einer daraus resultierenden Depression kommen kann. Mitunter kritisieren Eltern auch regelmäßig die Verhaltensweisen, die für hochbegabte Kinder kennzeichnend sind und zu ihrer Persönlichkeit gehören. Beispielsweise werfen sie dem Kind vor, es sei zu sensibel, zu intensiv, zu ernst oder zu wissbegierig. Das verstärkende Wort „zu“ lässt diese Verhaltensweisen als etwas Negatives erscheinen und wertet das Kind insgesamt ab. Wenn sich diese sensiblen Kinder hilflos fühlen und glauben, die Situation oder ihre Gefühle nicht ändern zu können, kann es passieren, dass sie sich immer mehr zurückziehen und depressiv werden (Webb, Gore, Amend & DeVries, 2017).

Meinem 13-jährigen Sohn wurde vor circa vier Jahren eine Major Depression, ADHS und eine Störung mit Oppositionellem Trotzverhalten diagnostiziert. Mein Mann und ich haben noch drei jüngere Kinder, von denen keines irgendwelche psychischen Probleme zu haben scheint. Ich bin Krankenschwester, zurzeit aber nicht berufstätig. Mein Mann ist Ingenieur.

Unser Sohn Enrique ist ein sehr intelligenter Junge. Er hat sämtliche Meilensteine der Entwicklung im vorgesehenen Alter erreicht und schien sich in der Konfessionsschule, die er besuchte, zunächst gut zu entwickeln. In der zweiten Klasse traten dann Probleme mit der Organisation auf, und er hatte Schwierigkeiten, Aufgaben zu Ende zu führen. Bald zeigte er die typischen ADHS-Symptome, wobei er nicht wirklich hyperaktiv wirkte, sondern einfach nur unaufmerksam. Ich habe mit unserem Hausarzt darüber gesprochen, und er erklärte mir, dass Enrique – der damals acht

Jahre alt war – zu jung war, um ihn testen zu lassen. Die Probleme hielten jedoch an, und wir führten viele Gespräche mit den Lehrern, aber es kam nie etwas dabei heraus. Am Ende waren wir genauso weit wie vorher.

Enrique besucht jetzt die siebte Klasse einer öffentlichen Schule und kommt auf keinen grünen Zweig. Vor etwa einem Monat hat er an einem nationalen standardisierten naturwissenschaftlichen Test teilgenommen, und zu unserer großen Überraschung lagen seine Ergebnisse in der 97. Perzentile. Er liest auf College-Niveau. Seine Lehrer haben für das nächste Jahr eine Akzeleration in einzelnen Schulfächern geplant. Wir sind sehr froh über seine herausragenden Fähigkeiten, aber auch sehr frustriert darüber, dass er ein so schlechtes Selbstbild hat und sich überhaupt nicht anstrengt.

Er ist ein trauriges Kind, ein Einzelgänger. Seine Leidenschaft sind ferngesteuerte Autos, die er gerne auseinandernimmt und wieder zusammenbaut. Er kann ausführlich darüber berichten, wie sie funktionieren, und ich verstehe kein Wort von dem, was er sagt. Es scheint das einzige Thema zu sein, das ihn begeistert. Er liest alles darüber, was er in die Finger bekommt. Davor hat er praktisch überhaupt nichts gelesen; das ist also wenigstens ein Schritt in die richtige Richtung. Enrique ist von mehreren Schulpsychologen getestet worden, aber alle sagen nur, wie intelligent er doch sei; warum sich das nicht im Unterricht bemerkbar macht, kann uns keiner erklären. Wenn er die Sylvan Learning Centers – eine private Fördereinrichtung – besucht, sind seine Leistungen hervorragend, aber in der Schule langweilt er sich und erreicht nur mit Mühe die Noten, die für eine Versetzung erforderlich sind.

Mit zehn Jahren wurde er für eine Woche hospitalisiert, weil er vage Suizidgedanken ohne Plan oder Absicht geäußert hatte, die ich – in meiner Eigenschaft als Krankenschwester – sehr ernst nahm. Man diagnostizierte ihm eine Major Depression. Seit seinem Klinikaufenthalt war er bei mehreren Psychologen, aber keiner von ihnen schien einen Zugang zu ihm zu finden. Unsere ausgiebigen Recherchen führten uns schließlich zu einer Psychiaterin. Ihr gegenüber schien sich Enrique zu öffnen, also fuhren wir mit den Sitzungen bis in den Herbst hinein fort. Die Psychiaterin meinte, Enrique leide an einer bipolaren Störung. Sie probierte verschiedene Medikamente bei ihm aus: Risperdal®, Seroquel®, Zyprexa®, Trazodon®, Concerta® und Zoloft®. Dann wurde er körperlich krank, und nachdem er die Kellertreppe hinuntergefallen war, kaufte ich jedes Buch über bipolare Störungen bei Kindern, das ich finden konnte. Natürlich bin ich kein Arzt, aber ich habe mehrere Jahre auf einer Kinderstation gearbeitet, und ich konnte keine der Verhaltensweisen, die ich dort gesehen habe, bei meinem Sohn feststellen.

Nach meinem „Crash-Kurs" in bipolaren Störungen rief ich die Ambulanz der örtlichen Universitätskinderklinik an, um eine zweite Meinung einzuholen. Wir vereinbarten einen Termin mit einem Psychiater, der auf Kinder mit ADHS und Depressionen spezialisiert war. Nach einer 90-minütigen Evaluation, bei der auch mein Mann und ich zugegen waren, schloss er eine bipolare Störung bei Enrique aus, hielt ihn jedoch für stark depressiv. Außerdem hatte er bei ihm Anzeichen für eine Störung mit Oppositionellem Trotzverhalten entdeckt. Der Ansatz dieses Psychiaters gefiel uns, und wir beschlossen, ihm die weitere Behandlung unseres Sohnes anzuvertrauen.

Seitdem geht Enrique zweimal wöchentlich zu einem örtlichen Psychologen und alle vier bis sechs Wochen zu dem Psychiater. Er nimmt Ritalin LA®, Zoloft® sowie Trazodon® (bei Bedarf).

Können Sie uns weiterhelfen? Die Ärzte waren sehr rasch mit Medikamenten zur Hand, aber die haben nicht wirklich geholfen. Ich glaube, Enrique fühlt sich nach wie vor allein und deprimiert, aber niemand hier scheint zu wissen, ob der Faktor Hochbegabung berücksichtigt werden sollte.

Die Depressionsraten bei Kindern steigen an, während das Erkrankungsalter abnimmt (Abela & Hankin, 2008; Kovacs & Gastonis, 1994). Ein ähnliches Muster lässt sich auch bei Erwachsenen beobachten, vor allem bei erwachsenen Frauen. Bei Frauen, die nach 1950 geboren wurden, beträgt die Wahrscheinlichkeit, dass sie vor dem 30. Lebensjahr eine Major Depression entwickeln, 65 Prozent (Klerman et al., 1984; Klerman & Weissman, 1989). Überraschenderweise scheint das Risiko einer Depression höher zu sein, wenn man in einem reichen Land wie den Vereinigten Staaten zur Welt kommt. Das hängt offenbar mit verschiedenen kulturellen Faktoren zusammen.[11]

Die Anonymität, der Konsumismus und die Mobilität in den westlichen Industrienationen scheinen das Selbstwertgefühl vieler Menschen auszuhöhlen (Egeland & Hostetter, 1983). Früher, als die Menschen noch in kleinen Gemeinden lebten, wussten die Nachbarn alles übereinander. Sie kannten den Charakter, die Eigenheiten und die Vorgeschichte des anderen. Heutzutage kennen wir oft nicht einmal die Namen unserer Nachbarn. Angesichts der hohen Mobilität sind wir gezwungen, uns ständig in neuen Arbeits- und Lebensumfeldern zu „vermarkten" und mit Leuten umzugehen, die uns nicht kennen und auch keinen großen Wert darauf legen, uns kennenzulernen. All das trägt vermutlich zu den hohen Depressionsraten von heute bei.

Bei Kindern gehen Depressionen oft mit Angst- oder Verhaltensstörungen einher, die stärker ins Auge fallen als das eigentliche Problem und die es somit verschleiern (Kovacs & Devlin, 1998). Individuen mit einer Persönlichkeitsstörung haben ein höheres Risiko, an einer Depression zu erkranken und einen Rückfall zu erleiden (Ilardi, Craighead & Evans, 1997). Jungen mit Depressionen neigen stärker zu Unruhe, einem mürrischen Wesen und antisozialem, negativem Verhalten wie

Aggression, Pöbeleien, Schulproblemen und Drogen- oder Alkoholmissbrauch (Lewinsohn, Gotlib & Seeley, 1995). Oft werden sie erst x-mal zum Rektor zitiert, bevor man sie an den Schulpsychologen überweist. Depressive Mädchen ziehen sich dagegen oft zurück, werden still und in sich gekehrt und machen nicht mehr im Unterricht mit. Leider werden Mädchen in unserer Gesellschaft oft zu Zurückhaltung und Angepasstheit erzogen, weswegen niemand nach dem Grund für ihre Verschlossenheit forscht. Sie gehen einfach unter, es sei denn, man hat sie zu Hause dazu erzogen, sich zu Wort zu melden.

Scheidung und vor allem Streit zwischen den Eltern erhöhen das Depressionsrisiko von Kindern (Nolen-Hoeksema, Girgus & Seligman, 1986, 1992). Wenn sich die Eltern bekriegen, erzeugt das bei den Kindern ein Gefühl von Instabilität, und selbst diejenigen Eltern, die sich Mühe geben, trotz Trennung weiterhin gemeinsam für die Kinder zu sorgen, sind oft zu sehr mit sich selbst und ihren eigenen Problemen beschäftigt – ganz abgesehen davon, dass sie oft selbst depressiv sind –, um den Kindern eine Stütze zu sein.

Depressionen bei Jugendlichen werden oft auf die leichte Schulter genommen, weil man fälschlicherweise annimmt, sie seien in diesem Alter normal, oder weil man sie für die typischen Stimmungsschwankungen von Teenagern hält. Eine Depression ist aber keineswegs normal. Vor 40 Jahren lag das Durchschnittsalter, in dem die erste depressive Episode auftrat, noch bei 30 Jahren (Beck, 1967). 1998 ergab eine nationale Umfrage unter hochleistenden Schülern der Mittelstufe, dass 24 Prozent von ihnen Suizidgedanken hatten. Vier Prozent dieser hochleistenden Schüler hatten einen Suizidversuch unternommen, und 46 Prozent kannten jemanden in ihrem Alter, der einen Suizidversuch unternommen oder einen vollendeten Suizid begangen hatte (Who's Who Among American High School Students, 1998). Eine andere Studie ergab, dass etwa zehn Prozent der Kinder zwischen zwölf und 14 Jahren an einer ausgewachsenen Major Depression litten (Garrison, Addy, Jackson, McKeown & Waller, 1992).

Eine Depression ist eine schwere Störung, die entsprechend behandelt werden muss, zumal das Rückfallrisiko hoch ist und sie tödlich enden kann. Weniger als 15 Prozent der Betroffenen mit einer Major Depression schaffen es, fünf Jahre lang depressionsfrei zu bleiben. Diejenigen, denen das gelingt, haben in der Regel eine Psychotherapie gemacht und Medikamente eingenommen. Wer dagegen nur medikamentös behandelt wurde, fällt in der Regel rasch wieder in die Depression zurück, sobald er die Medikamente absetzt. Bemerkenswerterweise handelt es sich dabei oft um Personen, die psychisch besonders stabil waren, bevor die Depression auftrat (Mueller et al., 1999). Unserer Erfahrung nach werden zu viele hochbegabte Kinder ausschließlich medikamentös – und oft mit mehreren Medikamenten – behandelt, ohne dass eine Psychotherapie oder Beratung durchgeführt wird.

Wird eine Depression nicht behandelt, tritt sie für gewöhnlich immer häufiger auf und verschlimmert sich mit jedem Rückfall. Diese Prognose ist besorgniserregend, vor allem im Hinblick auf junge Leute, die heute offenbar ein erhöhtes Depressionsrisiko tragen und gerade während der Ausbildungs- und Berufsfindungszeit mit schweren Beeinträchtigungen rechnen müssen, wenn sie an einer Depression erkranken. Bei Jugendlichen wirken sich Depressionen außerdem negativ auf die Entwicklung sozialer Fertigkeiten, Freundschaften und dauerhafter Beziehungen aus. Freud hat die psychische Gesundheit als die Fähigkeit beschrieben, „zu lieben und zu arbeiten". Depressionen bei Kindern beeinträchtigen sowohl die eine als auch die andere Fähigkeit, und zwar bereits in einem frühen Entwicklungsstadium, was die Schwierigkeiten auf lange Sicht noch verschärft.

Persistierende Depressive Störung (Dysthymie)

Dysthymia, so die Bezeichnung in der ICD-10, wird im DSM-5 nun als Persistierende Depressive Störung bezeichnet. Diese Störungskategorie fasst die DSM-IV-Diagnosen der „chronischen Major Depression" und der „dysthymen Störung" zusammen und lässt sich vielleicht am besten als leichte Depression oder unterschwelliger Pessimismus beschreiben. Ähnlich wie beim Zyniker, dessen Glas grundsätzlich halb leer ist, erscheint den Betroffenen alles grau und düster. Das DSM-5 definiert die Hauptmerkmale bei Erwachsenen als „eine depressive Verstimmung für die meiste Zeit des Tages an der Mehrzahl der Tage über einen mindestens 2-jährigen Zeitraum"; „bei Kindern und Jugendlichen kann die Stimmung auch reizbar sein, und die Dauer muss mindestens 1 Jahr betragen" (American Psychiatric Association, 2018, S. 228). Außerdem handelt es sich um eine recht häufige Störung: ihre Punktprävalenz, also ihr Vorhandensein zu einem bestimmten Zeitpunkt, beträgt etwa zwei Prozent. Kinder, die von dieser Störung betroffen sind, zeigen nicht unbedingt eine depressive Verstimmung. Häufig äußert sich die Störung bei ihnen in Form von Reizbarkeit, und sie muss bei ihnen auch „nur" ein Jahr andauern, um die Kriterien zu erfüllen.

Das DSM-5 nennt folgende Kriterien für eine dysthyme Störung (**Tabelle 18**).

Ähnlichkeiten mit hochbegabten Kindern und Erwachsenen

Personen, die an einer Persistierenden Depressiven Störung (Dysthymie) leiden, sind pessimistisch und mit ihrem Leben generell unzufrieden: Das Leben ist miserabel, war immer schon miserabel und wird miserabel bleiben. Das Glas ist nicht nur halb leer, es

Tabelle 18: Diagnostische Kriterien für Persistierende Depressive Störung (Dysthymie)

A. Depressive Verstimmung für die meiste Zeit des Tages an der Mehrzahl der Tage über einen mindestens zweijährigen Zeitraum, von der betroffenen Person selbst berichtet oder von anderen beobachtet. **Beachte:** Bei Kindern und Jugendlichen kann die Stimmung auch reizbar sein, und die Dauer muss mindestens ein Jahr betragen.
B. Während der depressiven Verstimmung bestehen mindestens zwei der folgenden Symptome:
1. Schlechter Appetit oder Überessen.
2. Insomnie oder Hypersomnie.
3. Geringe Energie oder Erschöpfungsgefühle.
4. Geringes Selbstbewusstsein.
5. Konzentrationsschwierigkeiten oder Schwierigkeiten beim Treffen von Entscheidungen.
6. Gefühle der Hoffnungslosigkeit.
C. Während des Zwei-Jahres-Zeitraums (ein Jahr bei Kindern und Jugendlichen) gab es keinen symptomfreien Zeitraum von mehr als zwei Monaten ohne die Symptome aus Kriterium A und B.

(Wiedergabe mit freundlicher Genehmigung von American Psychiatric Association, 2018. Diagnostisches und Statistisches Manual Psychischer Störungen DSM-5®. Deutsche Ausgabe herausgegeben von P. Falkai und H.-U. Wittchen. Göttingen: Hogrefe, S. 228.)

hat auch einen Sprung und ist undicht. Jede Lösung ist problembehaftet, und für die Betroffenen gibt es unzählige Gründe, warum sie ihre klägliche Situation nicht ändern können. Manche hochbegabte Kinder fühlen sich so, wenn sie jahrelang eine Schule besuchen und merken, dass sie dort nichts lernen, obwohl sie sich große Mühe geben, anspruchsvollere und angemessenere Aufgaben zu bekommen. Eine solche chronische leichte Melancholie ist jedoch eine normale Reaktion auf eine unpassende Umgebung. In solchen Fällen ist es meist angemessen, eine situationsbedingte Depression zu diagnostizieren, aber keine Persistierende Depressive Störung (Dysthymie).

Allerdings ist uns – und sicherlich vielen Lesern – auch das zynische hochbegabte Kind begegnet, das eine pessimistische Grundhaltung zum Leben hat und kaum Hoffnung sieht, etwa nachdem es bei einer Klassenarbeit, die es unfair fand, eine schlechte Note bekommen hat oder weil es erkennt, dass die Entscheidung der Regierung, ein schlecht durchdachtes neues Gesetz zu verabschieden, schlimme Folgen haben wird oder weil es sich von seinem besten Freund entfremdet fühlt. Das idealistische hochbegabte Kind sieht sich ständig mit Heuchelei konfrontiert, denn die Realität reicht nur selten an seine Ideale heran. Ein solches Kind kann rasch die Hoffnung verlieren (und intensiv reagieren), wenn es merkt, dass seine starken Ideale möglicherweise *nie* erreicht werden können. Sollte man in solchen Fällen eine Diagnose stellen? Vielleicht. Sollten die Hochbegabung des Kindes und die Umstände, unter denen das problematische Verhalten auftritt, bei der Behandlung berücksichtigt werden? Unbedingt.

Hochbegabte Kinder können ein Problem oft von mehreren Seiten beleuchten, während andere sich nicht einmal des Problems bewusst sind. Wenn diese Kinder Theorien hinterfragen, über scheinbar zweitrangige Punkte streiten, die Darstellungen anderer infrage stellen oder eine chronisch pessimistische Haltung an den Tag legen, wirken sie auf andere zwangsläufig reizbar. Aber ist diese reizbare Verstimmung ein Hinweis auf eine Persistierende Depressive Störung (Dysthymie), oder ist sie lediglich ein Ausdruck von Hochbegabung? Anfangs fällt es oft schwer, das eine vom anderen zu unterscheiden, doch im Laufe von Wochen und Monaten wird vieles klarer. Während eine Person, die an einer Persistierenden Depressiven Störung (Dysthymie) leidet, über einen langen Zeitraum hinweg in nahezu allen Situationen pessimistisch ist, verfliegt der Pessimismus von hochbegabten Kindern und Erwachsenen häufig, sobald sie auf andere Idealisten stoßen oder sich in einem Bereich engagieren, wo sie tatsächlich das Gefühl haben, etwas bewirken zu können. Wie es ein Kollege formuliert hat: „Hinter einem Zyniker verbirgt sich in der Regel ein Idealist."

Existenzielle Depression

An und für sich sind hochbegabte Kinder und Erwachsene kaum anfälliger für eine Depression als andere. Oft werden die Probleme dadurch ausgelöst, dass die Umgebung einfach nicht für die hochbegabte Person geeignet ist. Mangelndes Verständnis und zu wenig Unterstützung durch Lehrer, Peers oder die Familie kann zu echten Problemen führen, unter anderem auch zu einer Depression.

Die existenzielle Depression ist eine Ausnahme: Sie tritt bei intelligenten Kindern und Erwachsenen offenbar in den meisten Umgebungen auf, wobei bestimmte Umstände besonders förderlich sind. Diese Art von Depression ist bei außerordentlich hoch begabten Personen besonders verbreitet. Allerdings bildet sie keine eigene Kategorie im DSM-5 oder in der ICD-10. Viele große Psychologen, Psychiater und Philosophen – darunter Albert Camus (1991), Viktor Frankl (1963), Jean-Paul Sartre (1993), Rollo May (1994) oder Irving Yalom (1980) – haben über existenzielle Depression geschrieben, aber nur wenige Experten haben sie mit Hochbegabung in Verbindung gebracht (Fornia & Frame, 2001; Prober, 2008; Webb, 2013). Unserer Erfahrung nach übersehen Fachleute oft die Hochbegabungskomponente, obwohl sie bei existenzieller Depression meist ein ausschlaggebender Punkt ist. Die existenzielle Depression wird oft fälschlicherweise für eine andere Art von Depression gehalten, die andere Ursachen hat.

Das Konzept der existenziellen Depression steht in engem Zusammenhang mit den Merkmalen von Hochbegabung. Das Nachdenken über existenzielle Fragen und die Asynchronie, die mit Hochbegabung einhergeht, spielen bei der existenziellen Depression eine wichtige Rolle (Webb, 2013). Hochbegabte Kinder entwickeln schon früh eine Art Metakognition, das heißt, sie sind in der Lage, ihr Denken zu reflektieren (Schwanenflugel, 1997). Mitunter entwickeln sie diese Fähigkeit, bevor sie über die emotionalen Mittel und Erfahrungen verfügen, die sie brauchen, um erfolgreich mit diesem Wissen umzugehen. Außerdem können sie Probleme und deren Folgen auf globaler Ebene erkennen. Zusammen mit ihrem Idealismus, ihrer Intensität und Sensitivität kann ihre Befähigung zur Metakognition leicht zu Gefühlen der Entfremdung von der Welt führen. Zwar tritt die existenzielle Depression häufiger bei jungen Erwachsenen und Erwachsenen auf, aber bei hochbegabten Kindern und Jugendlichen kann sich diese Art von Depression bereits in der Mittel- oder Oberstufe manifestieren, nämlich dann, wenn diese klugen Kinder anfangen, über ihre Zukunft nachzudenken. In diesen Zusammenhang ist auch das folgende Fallbeispiel zu stellen:

„Miss Dobson, ich bin jetzt in der neunten Klasse und fange an, mir über das College Gedanken zu machen, und darüber, was ich nach dem Schulabschluss tun möchte." Darauf Miss Dobson: „Nun, Vanessa, dir stehen alle Möglichkeiten offen."

Doch damit gibt sich Vanessa nicht zufrieden. „Aber genau das ist ja mein Problem. Ich habe einfach zu viele Alternativen. Ich würde zum Beispiel gerne Neurologin werden. Das Gehirn ist so faszinierend. Aber seitdem ich die Suzuki-Violinschule besuche, träume ich auch davon, Konzertgeigerin zu werden. Gleichzeitig bin ich so gerne draußen in der Natur und fände es toll, mich mit Botanik oder einem ähnlichen Thema zu befassen. Auf der anderen Seite gibt es im sozialen Bereich noch so viel zu tun, um die Welt zu verbessern. Vielleicht sollte ich einfach Diplomatin werden."

Vanessa steht vor einem existenziellen Dilemma: Sie kann nicht alles machen, was sie machen könnte. Indem sie sich für eine Möglichkeit entscheidet, klammert sie im Endeffekt alle anderen aus. Selbst wenn sie versuchen würde, ein 87-Stunden-Programm in einen 24-Stunden-Tag zu pressen, würde das nicht funktionieren.

Vanessa überlegt kurz. „Wenn ich versuche, mit Leuten meines Alters darüber zu sprechen, verstehen sie überhaupt nicht, was mein Problem ist. Sie sind mit ihren Idolen, dem neuesten Film oder dem ‚richtigen' Jeansmodell beschäftigt. Ich kann mit Gleichaltrigen nicht über solche Entscheidungen reden und fühle mich sehr allein.

Also habe ich es mit den Erwachsenen um mich herum versucht, aber mit ihnen kann ich über solche Dinge auch nicht reden. Sie sagen zu mir: ‚Ach, genieße doch einfach deine Kindheit; wenn du älter bist, wird dir schon etwas einfallen ...' Wenn ich mir anschaue, was diese Erwachsenen so tun, bin ich enttäuscht und rege mich nur auf. Sie führen ein völlig unreflektiertes Leben. Und außerdem sind sie Heuchler. Die Frauen reden zwar immer davon, dass sie alles ganz anders machen wollen als ihre Mütter, aber im Endeffekt definieren sie sich nur über ihre Kleidung und die Männer, mit denen sie zusammen sind. Die Männer sind allesamt primitiv und unbesonnen. Sie behaupten zwar, sie seien sensibel und sozial engagiert, aber im Grunde reden sie nur über Fußball. Die Leute sagen ständig Dinge, die sie überhaupt nicht ernst meinen. Zum Beispiel die Floskel ‚Wie geht es dir?' Wenn man ihnen dann erzählt, wie es einem tatsächlich geht, wollen sie das gar nicht hören.

Wenn es um Probleme wie Hunger oder Terrorismus, Umweltverschmutzung oder Obdachlosigkeit geht, fällt mir auf, dass sich kaum jemand darüber Gedanken macht. Das bestürzt mich. Die Erwachsenen unterhalten sich zwar manchmal über Umweltprobleme und solche Dinge, aber dann gehen sie hin und kaufen irgendwelches Zeug, das sie dann sowieso wieder wegwerfen. An die Luftverschmutzung oder die zugemüllten Meere denken sie dabei nicht. Im Grunde verhalten sie sich ja auch Menschen gegenüber so, als seien es Wegwerfartikel. Sie tun so, als würden sie sich um die Welt sorgen, aber in Wirklichkeit ist die Welt ihnen völlig egal.

Vielleicht hatte Woody Allen ja recht, als er sagte, das Leben bestehe zu neunzig Prozent daraus, sich sehen zu lassen. Kann überhaupt irgendjemand etwas in dieser absurden, kafkaesken Welt bewegen? Kann ich selbst irgendetwas verändern? Soll das alles sein? Man lebt sein Leben, stirbt – und das wars? Allein in einer absurden, unkritischen, bedeutungslosen Welt?"

Vanessas existenzielles Dilemma ist verständlich, wenn man bedenkt, wie intensiv ihr Idealismus ist und welche Wut und Verzweiflung sie angesichts der Heuchelei in der Welt empfindet. Bei außerordentlich hoch begabten Menschen wie Vanessa besteht die Gefahr, dass sie Suizid begehen oder zumindest aus der Mainstream-Gesellschaft herausfallen.

Existenzielle Depression rührt von der Fähigkeit her, die Dinge zu reflektieren und so zu sehen, wie sie idealerweise sein sollten, aber auch von dem Bewusstsein, dass man damit weitgehend allein ist. Wir haben sogar von siebenjährigen Kindern gehört, die nicht mehr leben wollten, weil das Leben ihnen zu kompliziert erschien.

Bei Menschen mit existenzieller Depression ist das Suizidrisiko besonders hoch, wenn sie von den signifikanten Personen in ihrem Leben abgelehnt werden. Häufig werden sie als „Nerds" oder „Freaks" bezeichnet und fühlen sich in ihrer Peergruppe ebenso allein wie in ihrer Familie und in der Gesellschaft. Sie erkennen, welche Anstrengungen eigentlich jeder in der Welt unternehmen müsste, um wirklich etwas zu bewegen. Oft haben sie niemanden, der ihre Sorgen teilt oder ihnen spirituelle Führung bietet. Da kann es leicht passieren, dass sie sich fragen: „Wozu das alles?"

Eine existenzielle Depression ist keine Phase, die irgendwann wieder vorübergeht.[12] Sind die existenziellen Fragen erst einmal ins Bewusstsein der betroffenen Person vorgedrungen, muss sie sich ständig damit auseinandersetzen. Sie kann nicht einfach an den Punkt zurückkehren, an dem sie diese Fragen noch nicht beschäftigt haben, nach dem Motto „Nichts kann rückgängig gemacht werden, was einmal gedacht wurde". Viele außerordentlich hoch begabte Kinder haben Fantasien, zum Beispiel, dass sie Außerirdische sind, die auf der Erde ausgesetzt wurden und auf das Mutterschiff warten, das sie nach Hause bringt. Aber wenn sie anderen davon erzählen, führt das leicht zu Fehldiagnosen, die das eigentliche Problem – die existenzielle Depression – verschleiern.

Die Behandlung einer existenziellen Depression basiert auf drei Hauptkomponenten. Den Betroffenen muss vermittelt werden, (1) dass es jemanden gibt, der ihre Gefühle versteht; (2) dass andere ihre Ideale teilen und sie nicht allein sind; und (3) dass sie sich anderen Idealisten anschließen können, die sich dafür einsetzen, die Dinge zum Besseren zu wenden, und die tatsächlich etwas erreichen. Oft engagieren sich diese Menschen sehr stark für soziale, politische oder religiöse Anliegen. Auf diese Weise fühlen sie sich weniger allein und machtlos.[13]

Es geht darum, Kindern und jungen Menschen klarzumachen, dass sie sich nicht vor ihrer sozialen Verantwortung drücken sollen, dass sie aber auch nicht für alles allein verantwortlich sind. Sich um gescheiterte oder hungrige Menschen zu kümmern, Sorge um die Umwelt zu tragen oder sich mit dem Schmerz zu befassen, den Menschen einander zufügen, ist nicht die Aufgabe eines Einzelnen, sondern die gemeinsame Verantwortung von uns allen. Selbst kleine, unspektakuläre Gesten können wichtig sein, auch wenn man damit kein großes Aufsehen erregt, wie das Prominente häufig tun. Es genügt schon, eine achtlos weggeworfene Getränkedose aufzuheben und in den nächsten Mülleimer zu werfen, um der Welt etwas Gutes zu tun. Oder man stattet einem Kranken einen Besuch ab oder kümmert sich um ein verletztes Tier. Sensible hochbegabte Menschen können lernen, dass eine einfache körperliche Berührung, zum Beispiel eine Umarmung, viel dazu beitragen kann, sich mit anderen verbunden zu fühlen und ihre Zuwendung zu spüren.

Anmerkungen

1 z. B. Schlesinger, J. (2012).
2 Es ist grundsätzlich unangemessen, Erwachsenenkriterien auf junge Kinder anzuwenden, denn Kinder sind keine „kleinen Erwachsenen". Die Überzeugung, dass im Schrank ein Monster wohnt oder dass Stofftiere ein geheimes Eigenleben führen, kann höchstens bei einem Erwachsenen ein Hinweis auf schizotype Merkmale sein. Stellen Sie sich vor, wir würden die Kriterien für Persönlichkeits- oder IQ-Tests oder andere übliche Erwartungen an das Verhalten eines Erwachsenen eins zu eins auf Kinder übertragen. Kaum ein Erwachsener verwendet zum Zählen die Finger. Kinder hätten enorme Probleme mit Kontoauszügen oder Kochbüchern – sie lesen am liebsten Bilderbücher mit vielen Reimwörtern. Die Pluralbildung (z. B. „Hause" statt Häuser) bereitet ihnen häufig Schwierigkeiten, ebenso das Erzählen von Witzen (meist umständliche Erzählform). Nicht zu vergessen ihre schweren motorischen Einschränkungen (brauchen Erwachsene etwa Hilfe beim Anziehen ihrer Schuhe oder einer Hose?). Selbst normale Kinder sind schlechte Zuhörer und zappeln viel herum. Bei Business-Meetings sieht man für gewöhnlich keine Erwachsenen, die auf ihrem Stuhl herumrutschen oder mit den Beinen wackeln. Warum also sollten wir uns die Freiheit nehmen, eine psychiatrische Störung auf Kinder zu übertragen, die Erwachsene betrifft und deren Kriterien sich an den Abweichungen von der Erwachsenennorm orientieren? Noch dazu eine Störung, die für gewöhnlich eine Einweisung in die Klinik und die lebenslange Einnahme von Medikamenten erfordert, von denen die wirksamsten schon in geringen Dosen toxisch sind.
3 Ellen Liebenluft, M. D., (2011) hat eine alternative Diagnose zu „bipolar mit Rapid Cycling" vorgeschlagen, um Stimmungsveränderungen innerhalb eines Tages zu beschreiben. Sie nennt dies „schwere affektive Dysregulation" und bezieht die Diagnose auf sehr reizbare Kinder. Es wird schwierig sein, eine im Entwicklungsverlauf völlig normale mangelhafte Affektkontrolle von der pathologischen „schweren affektiven Dysregulation" zu unterscheiden – denken Sie an ein zweijähriges Kind. Nichtsdestotrotz ist dies eine viel freundlichere Diagnose als „bipolar", denn sie impliziert keine Psychopathie.
4 Siehe zum Beispiel http://psychcentral.com/lib/symptoms-of-childhood-bipolar-disorder/; http://www.nimh.nih.gov/health/publications/bipolar-disorder-in-children-and-adolescents/index.shtml; http://bipolarchild.com/resources/faq/
5 Eine neuere Untersuchung zu bipolaren Störungen nutzte die funktionelle Magnetresonanztomografie und fand heraus, dass Personen mit echter bipolarer Störung eine kleinere Amygdala besitzen und stärker auf den Gefühlsausdruck in Gesichtern reagieren als die Kontrollgruppe. Dies liefert zwar objektive Daten, um eine Störung von der anderen zu unterscheiden, doch es wird noch etwas dauern, bis eindeutige Ergebnisse vorliegen. Bislang wurde noch keine Vergleichsgruppe aus Hochbegabten untersucht, was jedoch nicht überrascht, denn die Prävalenz von Hochbegabung ist niedrig, und es handelt sich hierbei nicht um eine Erkrankung.
6 Parry & Levin (2012).
7 Nach dem DSM-IV-TR tritt die Bipolar-I-Störung etwa bei einem Prozent der Allgemeinbevölkerung auf.
8 Nach dem DSM-IV-TR tritt die Bipolar-II-Störung etwa bei fünf Prozent der Allgemeinbevölkerung auf.
9 Unter Hypomanie versteht man eine Episode mit manischen Verhaltensweisen, die jedoch nicht so stark ausgeprägt sind wie bei einer ausgewachsenen manischen Episode. Dennoch dauert die hypomane Phase mindestens vier Tage lang an, und während dieser Zeit ist die Stimmung abnorm und anhaltend gehoben, expansiv oder reizbar. Die hypomane Episode geht mit drei oder mehr der folgenden Symptome einher: übersteigertes Selbstwertgefühl, reduziertes Schlafbe-

dürfnis, Rededrang, Ideenflucht, Ablenkbarkeit, gesteigerte Betriebsamkeit oder psychomotorische Unruhe und übermäßige Beschäftigung mit Aktivitäten, die potenziell negative Konsequenzen nach sich ziehen.

10 Webb, Gore, Amend & DeVries, 2017, S. 253.

11 Studien über die Glaubensgemeinschaft der Amischen, die ohne Elektrizität leben, Pazifismus praktizieren und Pferdewagen als Transportmittel benutzen, haben ergeben, dass die Depressionsrate bei ihnen weniger als ein Prozent beträgt (Egeland & Hostetter, 1983).

12 Die existenzielle Depression bei hochbegabten Kindern erinnert ein bisschen an die Midlife-Crisis von Erwachsenen, die in der Lebensmitte Bilanz ziehen und überlegen, welchen Sinn ihr bisheriges Leben gehabt hat. Oft fragen sie sich: „Soll das alles gewesen sein? Ich hatte mir mein Leben ganz anders vorgestellt."

13 Oft springen diese Menschen jahrelang von einem sozialen Engagement zum nächsten.

Kapitel 7: Lernstörungen

In Fachkreisen ist seit Langem bekannt, dass Lernstörungen in vielen verschiedenen Funktionsbereichen auftreten können, etwa im verbalen, nonverbalen, musikalischen und sensomotorischen Bereich. Am häufigsten machen sie sich beim Schreiben, Lesen oder Rechnen bemerkbar, weil schulische Aufgaben diese Fähigkeiten betonen. In vielen US-Bundesstaaten werden überhaupt nur solche Störungen anerkannt, die sich in spezifischen schulischen Bereichen niederschlagen. Ein ansonsten normales Kind, das große Schwierigkeiten beim Lesen, Schreiben oder Rechnen hat, wird für gewöhnlich schon in jungen Jahren und zu einem frühen Zeitpunkt seiner schulischen Laufbahn identifiziert. Bei hochbegabten Kindern wird eine Lernstörung dagegen oft gar nicht festgestellt. Tatsächlich muss davon ausgegangen werden, dass es viel mehr hochbegabte Kinder mit Lernstörungen gibt, als bisher angenommen. Besonders besorgniserregend ist die Tatsache, dass viele Lehrer und Angehörige der Gesundheitsberufe glauben, hochbegabte Kinder könnten gar keine Lernstörung entwickeln, und wenn dies trotzdem geschieht, sei dies, anderen zufolge, nur ein Effekt der extremen Asynchronie hochbegabter Schüler oder eine Möglichkeit für Eltern und Pädagogen, bestimmte Fördermaßnahmen für Schüler herauszuschlagen, die im Grunde weder die Voraussetzungen für eine Lernstörung noch die für eine Hochbegabung erfüllen (Lovett, 2010). Aktuelle Trends in der Bildungsforschung wie der Response-to-Intervention-Ansatz (RTI) können die Identifizierung hochbegabter Schüler mit Lernstörungen erschweren, doch sowohl Forscher als auch Kliniker betrachten es als wichtige Herausforderung, hochbegabte Schüler mit Lernstörungen zu erkennen und zu fördern (Assouline, Foley-Nicpon & Whiteman, 2010; Foley-Nicpon, Allmon, Sieck & Stinson, 2011). Um diese zweifach außergewöhnlichen Schüler zu identifizieren und richtig zu unterstützen, ist eine umfassende Evaluation erforderlich (Assouline, Foley-Nicpon & Whiteman, 2010; Foley-Nicpon, Allmon, Sieck & Stinson, 2011; Gilman et al., 2013).

Nicht nur auf hochbegabte Kinder wirken sich Lernstörungen negativ aus. Auch hochbegabte Erwachsene können unter den Effekten von Lernstörungen leiden und folglich einen Großteil ihres Lebens ihre Fähigkeiten unterschätzen, Tätigkeiten vermeiden, von denen sie der Ansicht sind, dass sie sie nicht beherrschen, oder sich im Vergleich mit anderen als irgendwie unzureichend fühlen. Aufgrund dieser potenziellen Langzeiteffekte ist es besonders wichtig, Lernstörungen zu erkennen und zu beheben.

Brody und Mills (1997) haben drei Gruppen von hochbegabten Kindern mit Lernstörungen beschrieben, deren Störung und/oder Hochbegabung höchstwahrscheinlich unentdeckt bleiben. Zu der ersten Gruppe gehören Schüler, die als hochbegabt identifiziert wurden, jedoch in der Lage sind, ihre Defizite so gut zu kompensieren, dass kaum jemand eine Lernstörung bei ihnen vermuten würde. Obwohl sie ins Schlingern geraten, sobald die schulischen Anforderungen zunehmen, wird ihre Lernstörung wahrscheinlich nicht erkannt und folglich auch nicht diagnostiziert und entsprechend behandelt. Stattdessen werden die schulischen Probleme einem Motivationsmangel, einem schlechten Selbstkonzept, Faulheit oder anderen Faktoren zugeschrieben. Es kann zum Beispiel passieren, dass man von einem Kind mit einer Lernstörung des schriftlichen Ausdrucks fälschlicherweise annimmt, es hätte keine Lust zu schreiben oder ein mangelndes Selbstvertrauen, wenn es trotz hoher mathematischer und kognitiver Fertigkeiten, die eindeutig als Hochbegabung einzustufen sind, eine unterdurchschnittliche Arbeit abgibt.

Bei der zweiten Gruppe hochbegabter Kinder sind die Lernstörungen so ausgeprägt, dass sie erkannt werden, während die hohe Befähigung der Kinder übersehen wird. Diese Schüler erhalten in der Regel Fördermaßnahmen für ihre festgestellten Lernstörungen, aber keine angemessene schulische Förderung in ihren Begabungsbereichen, weil ihre Fähigkeiten unterschätzt werden. Hinzu kommen unflexible Identifikationspraktiken und/oder starre Unterrichtserwartungen in den Hochbegabtenprogrammen, was dazu führt, dass diese Kinder nicht die Förderung bekommen, die sie eigentlich bräuchten. Es kann zum Beispiel passieren, dass ein Kind mit überragenden visuell-räumlichen Fähigkeiten beim Stanford-Binet-Intelligenztest nur durchschnittliche Werte erzielt, weil es ihm an Tiefenwahrnehmung mangelt. Dabei kann die Beeinträchtigung des Kindes seine Stärken überdecken. Ebenso können die besonderen visuell-räumlichen Fertigkeiten des Kindes durch feinmotorische Probleme überdeckt werden, da die Testperson bei vielen Aufgaben zusätzlich punkten kann, wenn sie rasch und geschickt vorgeht.

Die dritte und vielleicht größte Gruppe sind Schüler, deren Hochbegabung und Lernstörung sich gegenseitig überdecken. Ihre hohe Befähigung verbirgt ihre Störung, und die Störung verbirgt die akademische Hochbegabung. Meistens funktionieren diese Kinder auf dem Niveau, das normalerweise bei Kindern dieser Klassenstufe erwartet wird, manchmal auch etwas darüber, aber ihre besonderen Bedürfnisse werden nicht erkannt; sie gelten schlichtweg als durchschnittliche Schüler. Trotz ihrer allmählichen schulischen Fortschritte bleiben diese Kinder insgesamt erheblich hinter ihrem eigentlichen Potenzial zurück.

In Fachkreisen ist die Definition von Lernstörungen zwar umstritten, es gibt aber einen Ansatz, der bei der Diagnostik von Lernstörungen häufig verwendet wird. Dabei handelt es sich um ein „Diskrepanzmodell", nach dem die Leistungen des

Kindes in einem bestimmten Schulfach zwei oder mehr Klassenstufen – beziehungsweise ein bis zwei Standardabweichungen – unter den Erwartungen liegen.[1] Die Richtlinien orientieren sich fast immer an einem durchschnittlichen Kind der entsprechenden Altersstufe. Lehrer und Psychologen nehmen an der Skala für gewöhnlich keine Anpassungen vor, wenn ein Kind in den meisten Bereichen besser ist als Gleichaltrige, jedoch in einem Fach nur durchschnittliche Fertigkeiten zeigt. Beispielsweise gilt ein Kind, das in seiner Altersstufe in den meisten Fächern zu den besten fünf Prozent gehört, in einem Fach jedoch den unteren 25 Prozent zuzurechnen ist, als normal, weil alle Punktwerte innerhalb oder oberhalb der normalen Bandbreite liegen.

Obwohl das Konzept von einem zweifach außergewöhnlichen Kind (d.h. einem Kind, das sowohl eine Lernstörung als auch intellektuelle Fähigkeiten hat, vielleicht sogar außergewöhnlich hohe) auf zunehmende Akzeptanz stößt, ist die Wahrscheinlichkeit, diese Kinder zu identifizieren, offensichtlich gesunken. Verantwortlich hierfür ist die Bildungspolitik. Der in vielen Schulsystemen bei der Diagnose und Intervention vorherrschende Response-to-Intervention (RTI)-Ansatz gelangt im Wesentlichen rückwirkend zu einer Diagnose.[2] RTI definiert sich als Prozess, bei dem Schüler einen für sie geeigneten Unterricht erhalten, dessen Effektivität kontrolliert und angepasst wird. Zeigt sich also, dass die Reaktion (response) hierauf nicht den Erwartungen entspricht, erhalten die Schüler eine zusätzliche Förderung, und ihre Fortschritte werden erneut überwacht. Schüler, die weiterhin keine angemessenen Reaktionen zeigen, erhalten eine sonderpädagogische Förderung (Fuchs, Mock, Morgan & Young, 2003, S. 159). Befürworter des RTI-Ansatzes vertreten die Ansicht, dass ein erfolgreiches Modell, um sonderpädagogische Förderentscheidungen zu treffen, auf strukturiertem, datenbasiertem Problemlösen, flexibel eingesetzten Fördermaßnahmen, regelmäßiger Überprüfung des Lernverlaufs anhand valider diagnostischer Maßnahmen und einem Fokus auf natürlichen Unterrichtskontexten basiert. Grundsätzlich wurde das RTI-Modell als Präventionsmodell mit drei Ebenen konzipiert, wobei die primäre Maßnahme („Förderebene I“) aus dem Regelunterricht besteht, die sekundäre Prävention („Förderebene II“) aus einer zeitlich befristeten Maßnahme mit zielgerichteten, evidenzbasierten Interventionen in Kleingruppen und die tertiäre („Förderebene III“) eine intensive Einzelförderung vorsieht, die Ähnlichkeiten zu traditionellen sonderpädagogischen Maßnahmen aufweisen kann.

Ähnlich wie bei der Argumentation, dass eine Reaktion auf Stimulanzien eine ADHS-Diagnose bestätigt, wird die Verbesserung der schulischen Leistungen eines Kindes in Reaktion auf eine Fördermaßnahme als Beweis dafür angesehen, dass keine Lernstörung vorliegt (oder vorlag). Die Evaluation durch einen pädagogischen Diagnostiker oder Schulpsychologen wird zurückgestellt und ist auf die Kinder beschränkt, die definitiv keine Reaktion auf eine Fördermaßnahme zeigen, also keinen altersentsprechenden Lernfortschritt erzielen. Die finanziellen Ressourcen der Schulen sind beschränkt, insofern müssen sie in der Lage sein, nach dem Förderbedarf zu triagieren. Die zur Verfügung stehenden Geldmittel, Lehrer und Förderprogramme sind feste Größen, doch der Bedarf verändert sich. Ganz unabhängig von ihren Finanzen oder ihrer Expertise sollen Schulen für den Großteil der lerntherapeutischen Fördermaßnahmen bei allen Schülern aufkommen. Auf Basis dieses Drei-Ebenen-Modells werden hochbegabte Kinder kaum als Kandidaten für eine spezielle Hochbegabtenförderung in Betracht gezogen, solange sie in der Lage sind, in etwa auf Klassenstufenniveau mitzulaufen und voranzukommen.

Hochbegabte Kinder, egal, ob mit oder ohne Lernstörungen, sind mit dem RTI-Ansatz besonders schlecht bedient. Sie sind alles andere als typisch, deshalb sind typische Interventionen nur selten das Richtige für sie. Zudem gibt es zwar nützliche Datenbanken, die alle Fördermaßnahmen enthalten, doch kein System, um die richtige Maßnahme für ein bestimmtes Kind zu finden. Internetportale wie das *What Works Clearinghouse*, das unter der Ägide des US-Bildungsministeriums empirisch validierte Förderprogramme und -maßnahmen verzeichnet, sind eine Art „Wundertüte“, aus der sich Lehrer und Diagnostiker je nach ihren eigenen Erfahrungen mit einer bestimmten Intervention oder ihrer persönlichen Auffassung davon, weshalb ein Kind Schwierigkeiten hat, bedienen. Was aber vielleicht noch wichtiger ist: Der RTI-Ansatz folgt einer „Finde das Problem und behebe es“-Mentalität, die wenig bis gar nichts damit zu tun hat, Begabungen und Talente zu erkennen und zu fördern. Es handelt sich um ein dezidiert auf „Heilung“ oder zumindest auf die Behebung von Schwächen ausgerichtetes System, und nicht um eines, das auf die Entwicklung von Stärken abzielt.

Zwar wird großer Wert darauf gelegt, eine solide Forschungsbasis zum RTI-Ansatz zu schaffen und praktische Wege zu finden, die Erkenntnisse daraus flächendeckend zu verbreiten, doch die Tatsache, dass es Forschungsförderung für eine spezifische Intervention gibt, bedeutet nicht gleichzeitig, dass diese Strategie eine gute Wahl für eine bestimmte Person darstellt. Die Tatsache, dass die Forschung im Bereich Neurochirurgie gefördert wird, bedeutet zum Beispiel nicht zwangsläufig, dass Neurochirurgie eine gute Maßnahme gegen Kopfschmerzen darstellt. Der erfolgversprechendste Ansatz besteht darin, das spezifische Lernproblem zu identifizieren und unter Berücksichtigung der Eigenheiten des Kindes eine geeignete Fördermaßnahme auszuwählen. Doch dieser Ansatz erfordert eine Evaluation.

Lernstörungen liegt gemäß der Definition des Response-to-Intervention-Ansatzes ein Schwellenmodell zugrunde. Wenn die Leistungen eines Kindes etwa auf Klassenstufenniveau liegen oder, anders ausgedrückt, mittelmäßig sind, gilt das als ausreichend. Liegen seine schulischen Leistungen nur eine Klassenstufe unter den

Erwartungen, werden in Schulen normalerweise keine Fördermaßnahmen zur Verfügung gestellt, und es werden auch keine Anpassungen im Regelunterricht vorgenommen, um dem Kind die Gelegenheit zu geben, seine Fähigkeiten zu demonstrieren. Kinder ohne Lernstörungen profitieren in der Regel nicht von zusätzlicher Zeit bei Klassenarbeiten, während diese einfache Anpassung für Kinder mit Lernstörungen recht hilfreich sein kann. Hochbegabten Kindern mit Lernstörungen wird jedoch nur selten zusätzliche Zeit für Aufgaben oder Klassenarbeiten eingeräumt (Gilman, 2008), da sie die hierzu erforderliche Schwelle – weit genug unterhalb der alters- oder klassenstufenspezifischen Erwartungen zu liegen – nicht erreichen. Tatsächlich werden solche Schüler möglicherweise niemals mit Verdacht auf eine Lernstörung zur Evaluation an eine Fachperson überwiesen (Gilman et al., 2013). Verwendet man also den RTI-Ansatz, um hochbegabte Schüler mit Lernstörungen zu identifizieren, kann es sein, dass viele solche Schüler übersehen werden.[3]

Bei hochbegabten Kindern mit Lernstörungen wird die Störung häufig bis zur dritten oder vierten Klasse nicht erkannt (Kay, 2000). Uns sind sogar Fälle begegnet, in denen Betroffene bis in die Mittel- oder Oberstufe übersehen wurden. Ihre außergewöhnliche Intelligenz gestattet es ihnen, ihre Lernstörung so zu kompensieren, dass sie die Erwartungen der jeweiligen Klassenstufe erfüllen. Solange ein Kind die Fortschritte macht, die in seiner Altersgruppe erwartet werden, kommt kaum jemand auf den Gedanken, dass es eine Lernstörung haben könnte, schon gar nicht, wenn das Kind als hochbegabt identifiziert wurde. Erst in den höheren Klassen, wenn die Schüler größere Informationsmengen verarbeiten müssen, wird die Lernstörung offensichtlich. Es kann zum Beispiel vorkommen, dass ein Kind mit einer Lernstörung als hochbegabt identifiziert wird, und in der dritten, vierten oder fünften Klasse stellt der Lehrer plötzlich fest, dass das Kind nicht gut lesen oder schreiben kann. Bedauerlicherweise wird dann meist die Hochbegabung des Kindes infrage gestellt, anstatt die Lernstörung zu behandeln.

Bei manchen hochbegabten Kindern bleibt die Lernstörung die gesamte Schulzeit über unentdeckt. Sie machen ihrem Alter entsprechend Fortschritte und kompensieren ihre Schwächen mit ihren Stärken. Trotz ihrer allmählichen schulischen Fortschritte bleiben diese Kinder insgesamt erheblich hinter ihrem eigentlichen Potenzial zurück. Aufgrund ihrer Asynchronie verlieren sie ihr Selbstvertrauen und ihre Freude an der Schule (Robinson & Olszewski-Kubilius, 1996). Sie sind frustriert, weil sie manche Dinge sehr gut können, andere dagegen nicht annähernd so gut. Sie denken, sie seien nicht intelligent.

Wenn ein hochbegabtes Kind über besondere Stärken im verbalen Bereich verfügt, kann es mit anderen über seine Frustration sprechen. Andernfalls kann es passieren, dass ein Kind seine Frustration internalisiert oder ihr in Form von negativen Verhaltensweisen Luft macht. Wenn Leid und Frustration infolge einer asynchronen

Entwicklung internalisiert werden, zweifelt das Kind irgendwann an sich selbst. Das hat negative Auswirkungen auf sein Selbstwertgefühl, vor allem, wenn die Botschaft von außen lautet: „Du bist anders als wir!“ Tatsächlich stützt die Forschung die Auffassung, dass hochbegabte Kinder mit Lernstörungen sich mit der Herausforderung konfrontiert sehen, ein positives Selbstbild zu wahren, da ihre Resilienz durch Selbstzweifel angegriffen wird, die von der ironischen Dichotomie herrühren, einerseits hochbegabt zu sein, andererseits aber gleichzeitig ernsthafte Probleme bei manchen schulischen Aufgaben zu haben (Gardynik & McDonald, 2005).

Als Jasmin in die Oberstufe kam, hatte sie bereits eine unglückliche Schulzeit hinter sich. Da ihre Noten immer gut waren und sie als intelligent galt, wunderten sich ihre Eltern ein bisschen darüber, dass Jasmin nie in ein Hochbegabtenprogramm aufgenommen worden war, weder in der Grundschule noch in der Mittelstufe. Schließlich redeten sie sich ein, ihre Tochter sei zwar fleißig und leicht überdurchschnittlich intelligent, aber definitiv nicht hochbegabt. Lesen war Jasmin schon immer schwergefallen, aber in der Schule wurschtelte sie sich irgendwie durch. Um einen Text zu lesen, brauchte sie viel länger als andere, und oft entgingen ihr die subtileren Botschaften des Gelesenen. Irgendwann dachte Jasmin, sie sei eben nicht die Hellste, obwohl sie weiterhin gute Noten bekam.

Doch Jasmins Eltern machten sich zunehmend Sorgen über die Leseprobleme ihrer Tochter. Noch mehr beunruhigte sie ihr schlechtes Selbstwertgefühl. Sie konsultierten einen Psychologen, der einen Intelligenztest durchführte, weil er sich davon einige hilfreiche Informationen versprach.

Wie sich herausstellte, lagen Jasmins Testwerte eindeutig im Hochbegabungsbereich. Doch als der Psychologe meinte, Jasmin würde von dem Förderprogramm für hochbegabte Schüler profitieren, das an ihrer Schule angeboten wurde, wiesen die Eltern auf die Leseschwäche ihrer Tochter hin und fragten, ob Jasmin eine Lernstörung haben könnte. Der Psychologe erwiderte, das sei unmöglich, da sich Hochbegabung und Lernstörungen gegenseitig ausschlossen. Die Eltern gaben sich mit dieser Auskunft zufrieden. Der Psychologe hielt weitere akademische Tests für unnötig und versicherte den Eltern, dass die Dinge ins Lot kommen würden – schließlich hatte Jasmin nach wie vor gute Noten.

Aber das Mädchen war frustriert, vor allem, was das Lesen betraf. Später, nachdem sie einen anderen Psychologen aufgesucht hatte, der sich mit hochbegabten Kindern auskannte, wurden dann doch akademische Tests durchgeführt. Beim Leseverständnis erzielte Jasmin durchschnittliche Ergebnisse, die weit hinter dem zurücklagen, was man angesichts ihrer intellektuellen Fähigkeiten erwarten konnte. Das deutete auf eine Lernstörung hin. Da Jasmins sprachliche Fertigkeiten und ihre

Lesefertigkeiten jedoch mit denen ihrer Altersgenossen vergleichbar waren, war dieses Problem niemandem in der Schule aufgefallen, und Jasmins Lernstörung war jahrelang unentdeckt geblieben. Aufgrund dieser neuen Information konnten die Eltern entsprechende Anpassungen für Jasmin beantragen, und das Mädchen begann, ihre Stärken und Schwächen realistischer einzuschätzen.

Lernstörungen diagnostizieren

Der Ansatz, der bei der Diagnostik von Lernstörungen am häufigsten verwendet wird, ist der Vergleich der Fähigkeit beziehungsweise des Potenzials einer Person mit ihrer Leistung. Wenn die Leistung wesentlich unter dem liegt, was aufgrund der Befähigung zu erwarten wäre, wird eine Lernstörung vermutet, vorausgesetzt, es liegen keine anderen Beeinträchtigungen vor – zum Beispiel Sehstörungen, emotionale Probleme oder mangelnde Bildungsgelegenheiten –, die als Ursache für die Diskrepanz infrage kommen. Leider argumentieren manche Lehrer und Schulpsychologen, dass keine Lernstörung vorliegt, solange die Leistungen des Schülers dem Durchschnitt entsprechen, selbst dann nicht, wenn die Leistungen deutlich unter dem eigentlichen Potenzial des Schülers liegen (Lovett, 2010). Wir sehen das anders: Wenn ein außerordentlich hoch begabtes Kind zum Beispiel im Rechnen nur eine mittelmäßige Leistung erbringt, sollte man ihm dennoch eine Lernstörung diagnostizieren, da seine Fertigkeiten in diesem Bereich deutlich unter dem liegen, was aufgrund seiner Befähigung eigentlich zu erwarten wäre. Diese Diskrepanz ist für das Kind mit Sicherheit frustrierend. Die Untersuchungen von Assouline und Kollegen (2010) stützen diese Thesen, und Foley-Nicpon und Kollegen (2011) ziehen das Fazit, dass auch die vorliegende Forschung diese Schlussfolgerung bestätigt. Andere Wissenschaftler (Callinan, Theiler & Cunningham, 2015) haben dagegen vorgeschlagen, Lernstörungen anhand kognitiver Defizite zu identifizieren.

Das DSM-5 gibt an, dass eine Spezifische Lernstörung vorliegt, wenn die schulischen Fertigkeiten „wesentlich und quantifizierbar unter dem Niveau [liegen], das aufgrund des chronologischen Alters der Person zu erwarten wäre“ (American Psychiatric Association, 2018, S. 88). Die Kriterien des DSM-IV-TR, der vorherigen Version, nannten nicht nur das chronologische Alter als Vergleichsaspekt, sondern auch die gemessene Intelligenz und einen altersgemäßen Unterricht. Diese Begrifflichkeiten entsprachen dem Diskrepanzmodell, das damals in Bildungskontexten häufiger verwendet wurde. Das DSM-5 gibt zwar an: „Eine Spezifische Lernstörung kann auch bei Personen vorkommen, die als ‚hochbegabt‘ bezeichnet werden“ (American Psychiatric Association, 2018, S. 92), nennt als Referenz aber nicht, dass diese unterhalb der von ihnen erwarteten Fähigkeiten zurückbleiben. Die Definition scheint nur auf die Identifizierung der Schüler abzuzielen, die weit unter dem Durchschnitt liegen. Wir sind dazu jedoch anderer Meinung. Gilman et al. (2013) beschreibt, dass bei der Identifizierung hochbegabter Schüler mit Lernstörungen anhand eines Prozesses, der dieses Kriterium „unterhalb des Schwellenwertes" ansetzt, zahlreiche Probleme auftreten und infolgedessen viele solcher Schüler unerkannt durch das Raster fallen.

Möglicherweise bekommen Eltern als Definition von „lernbehindert" immer noch „zwei Standardabweichungen unter dem Durchschnitt" zu hören, obwohl diese Angabe mittlerweile veraltet ist. Sie bezieht sich auf das Diskrepanzmodell. Ein US-Bundesgesetz besagt, dass eine Diskrepanz oder Abweichung zur formalen Identifikation einer Lernstörung weder erforderlich noch ausreichend sei; im Zuge des Identifikationsprozesses könne sie jedoch verwendet werden. Obwohl es im Verlauf der gesamten Normalkurve zu Abweichungen kommen kann, wird häufig nach einer Abweichung Ausschau gehalten, die deutlich unterdurchschnittliche schulische Leistungen anzeigt. Bei Betrachtung eines hochbegabten Kindes ist dies allerdings nicht unbedingt logisch. Setzt man einen Schwellenwert an, unter dem ein Schüler liegen muss, um mit einer Lernstörung diagnostiziert zu werden, führt dies dazu, dass zweifach außergewöhnliche Schüler unerkannt bleiben. Ein hochbegabter Schüler kann beispielsweise sehr starke Abweichungen in der Ausprägung seiner Fähigkeiten aufweisen und bei den niedrigen Werten trotzdem noch im Durchschnitt liegen. Legt man ein Schwellenmodell zugrunde, so führt dies dazu, dass die Lernstörung des Schülers unerkannt bleibt. Eine Berechnung der Abweichungen würde jedoch den relativen Unterschied und die hieraus resultierende Beeinträchtigung aufzeigen. Wie von Gilman und Kollegen (2013) beschrieben, werden solche Berechnungen manchmal bei der Identifikation hochbegabter Schüler mit Lernstörungen herangezogen.

Ursprünglich verbarg sich hinter dem Kriterium „zwei Standardabweichungen unter dem Durchschnitt" die Intention, die Fähigkeit eines Kindes als Durchschnittswert (50. Perzentile) anzusetzen und bei Leistungen, die den unteren drei bis fünf Prozent der Gleichaltrigen entsprechen, von einer Beeinträchtigung zu sprechen. Dies entspricht beispielsweise dem Abstand zwischen einem durchschnittlichen IQ von 100 und einem IQ von 70, ab dem man von geistiger Behinderung spricht. Wendet man dieses Modell jedoch bei hochbegabten Kindern an, wird man in die Irre geleitet. Fällt nämlich die Leistung eines hochbegabten Kindes um „zwei Standardabweichungen" unter seinen Durchschnittswert, liegt sie möglicherweise etwa im Durchschnitt der US-Bevölkerung, und dies würde kaum als Problem erkannt werden, das schulische Anpassungen oder Fördermaßnahmen erfordert.

Um diagnostische Informationen zu bekommen, führen Schulpsychologen und Neuropsychologen Untersuchungen durch, zu denen auch Intelligenz-, Fähigkeits- und Leistungstests gehören; anschließend analysieren sie die Muster innerhalb der Profile. Bei den Intelligenztests werden die Indexwerte für Fähigkeitsbereiche wie Fluides Schlussfolgern, Visuell-räumliche Verarbeitung und Sprachverständnis untereinander und mit anderen Maßen verglichen sowie Unterschiede zwischen den Subskalen analysiert. Die Befähigung des Kindes (die zuvor mithilfe der Tests eingeschätzt wurde) lässt sich auch mit seinen aktuellen Leistungen vergleichen, wofür manchmal immer noch das Diskrepanzmodell herangezogen wird. Jede signifikante Differenz wird als Hinweis auf eine Dysfunktion gewertet, aber da klinische Psychologen eine andere Ausbildung als Schulpsychologen haben, interpretiert jede Fachgruppe die Muster anders. Probleme im Zusammenhang mit Hochbegabung werden dabei häufig übersehen.

Psychologen sind im Allgemeinen angehalten, zuerst die Diskrepanz zwischen den Indexwerten zu bestimmen. Ergeben sich Differenzen größer als 20 Punkte, wird eine Dysfunktion des Gehirns in einem bestimmten Areal in Erwägung gezogen. Außerdem wird in der Regel ein Zusammenhang mit einer Lernstörung vermutet. Anschließend untersuchen Psychologen die Streuung beziehungsweise die Verteilung von Punktwerten bei den einzelnen Subskalen der Indexwerte. Ist die Diskrepanz innerhalb der Subskalen signifikant, ist das als Hinweis auf eine spezifische Lernstörung zu werten.

Allerdings stützen Forschungen einen solchen Ansatz bei Kindern mit Lernstörungen nicht (Sattler, 2002), weil diese Kinder eine derart heterogene Gruppe bilden, dass sich deutliche Muster nur schwer ermitteln lassen. Ganze Teile der Gehirnfunktionen, die das Verhalten, die Stimmung und die kognitiven Funktionen beeinflussen, werden möglicherweise nicht korrekt beurteilt, es sei denn, die Fachperson, die den Test durchführt, wurde entsprechend geschult und achtet auf diese Bereiche.

Die Profilanalyse von Intelligenztestergebnissen ist auch nicht besonders hilfreich, wenn es darum geht, bei hochbegabten Schülern Lernstörungen festzustellen, weil asynchrone Muster unter hochbegabten Kindern einfach viel weiter verbreitet sind (z. B. Robinson & Olszewski-Kubilius, 1996; Silverman, 1997) und sie eine breitere Fähigkeitsspanne zeigen als normalbegabte Kinder. Diskrepanzen bei den Punktwerten können zwar Aufschluss über Stärken und Schwächen sowie über den bereits beschriebenen Denkstil geben, aber nicht unbedingt über Lernstörungen. Eine bemerkenswerte Streuung in den Subskalen wurde bei den Intelligenztests WPPSI-R (Wechsler Preschool and Primary Scale of Intelligence – Revised; Kaplan, 1992) und WISC-R (Wechsler Intelligence Scale for Children – Revised; Patchett & Stanfield, 1992) festgestellt.

Mehrere Studien sind zu dem Ergebnis gelangt, dass hochbegabte Kinder im sprachlichen Bereich höhere Punktwerte als im nicht sprachlichen Bereich erzielen, mitunter sogar erheblich höhere (Assouline et al., 2010; Brown & Yakimowski, 1987;

Malone, Brounstein, von Brock & Shaywitz, 1991; Sattler, 2001; Wilkinson, 1993). Webb und Dyer (1993) haben gefunden, dass die Punktwerte von Verbal-IQ und Handlungs-IQ auf der Wechsler-Intelligenzskala bei hochbegabten Kindern erheblich voneinander abwichen – in einem Fall betrug die Differenz sogar 45 Punkte –, ohne dass ein Zusammenhang mit einem signifikanten neurologischen oder psychischen Problem bestand. 27 Prozent der hochbegabten Kinder, deren Verbal-IQ höher war als der Handlungs-IQ, zeigten Muster, bei denen der Verbal-IQ mindestens 20 Punktwerte über dem Handlungs-IQ lag; bei acht Prozent dieser Kinder betrug die Differenz sogar 30 Punktwerte und mehr. Bei denjenigen Kindern, deren Handlungs-IQ höher war als der Verbal-IQ, zeigten elf Prozent eine Abweichung von 20 oder mehr Punkten. In einer Studie von Silver und Clampitt (1990) waren die Verbal-IQ-Werte bei 20 Prozent der hochbegabten Kinder ebenfalls um 21 oder mehr Punkte höher als die Handlungs-IQ-Werte. Assouline und Kollegen (2010) fanden in ihrer Stichprobe etwa eine Differenz von einer Standardabweichung, die beim WISC-IV-Indexwert Sprachverständnis (Mittelwert = 130) höher war als beim Fluiden Schlussfolgern (Mittelwert = 116). Die Ergebnisse der WISC-V (Wechsler Intelligence Scale for Children – 5. Auflage) sowie spezielle Gruppenstudien zeigen, dass sich bei hochbegabten Schülern der Trend zu höheren verbalen Testscores fortsetzt. Die Indexwerte zum Wortverstehen hochbegabter Individuen liegen durchschnittlich sechs beziehungsweise sieben Punktwerte über den Indexwerten zur Visuell-räumlichen Verarbeitung und dem Fluiden Schlussfolgern (Wechsler, Raiford & Holdnack, 2014).

Die Unterschiede zwischen verbalen und nonverbalen Punktwerten in den oben genannten Studien wären vermutlich noch größer gewesen, wenn es den Deckeneffekt in vielen der Subskalen nicht gäbe. Das heißt, diejenigen Kinder, die im obersten Bereich der Subskalen lagen, hätten vermutlich noch höhere Werte erzielt, wenn die Tests es zugelassen hätten. Webb und Dyer (1993) haben in einer groß angelegten Studie gefunden, dass 50 Prozent der jüngeren hochbegabten Kinder (im Alter von zehn Jahren und jünger) mit einem Gesamt-IQ von 130 bis 144 bei einem oder mehreren Subtests den Höchstwert überschritten. 77 Prozent der Kinder mit einem Gesamt-IQ von 145 und darüber erreichten bei vier oder mehr der zehn Subskalen die Höchstwerte, und 80 Prozent der älteren hochbegabten Kinder erreichten bei drei oder mehr der zehn Subskalen Deckenwerte. Kaplan (1992) fand bei jüngeren Kindern mit hohen IQ-Werten unter Verwendung der WPPSI-R (Wechsler Preschool and Primary Scale of Intelligence – Revised) ähnliche Deckeneffekte und Streuungen bei Subskalen. Die Deckeneffekte veranlassten Pearson PsychCorp, den Verleger des WISC-IV, erweiterte normative Daten für jeden Subtest zu entwickeln, sodass bei der Messung Werte weit über den normativen Standarddaten erzielt werden konnten. Damit waren beispielsweise bei IQ-Werten, die zuvor als 145+ angegeben werden mussten, nun Schätzungen von bis zu 210 möglich. Die neuste Version der Wechsler-Skalen ist der WISC-V, und aktuell wird an der Entwicklung solcher erweiterter Normen für diesen Test gearbeitet.

IQ-Tests sind nur selten ausreichend sensible Messinstrumente für hochbegabte – und insbesondere für höchstbegabte – Kinder. Möchte man deren Fähigkeiten und Beeinträchtigungen richtig einschätzen, müssen zum Beispiel auch Informationen über die schulischen Leistungen und den Lernkontext herangezogen werden (Assouline et al., 2010; Foley-Nicpon et al., 2011). Das ist ungefähr so, als würde man den GED High School Equivalency Test (ein mit dem High-School-Abschluss vergleichbarer Bildungsabschluss, der zum Studium an einer Hochschule berechtigt) mit Hochschulabsolventen durchführen und erwarten, dass man dabei Werte findet, die ihre unterschiedlichen Fähigkeiten widerspiegeln. Wenn die meisten Testteilnehmer 100 Prozent erreichen, trägt dieses Ergebnis nicht dazu bei, sie untereinander zu unterscheiden. Wie der ehemalige Präsident der American Psychological Association Dr. Ronald E. Fox (1976) bemerkt hat: „Wenn man außerordentlich intelligente Schüler testet, ist es besonders wichtig, Tests zu verwenden, die ausreichend ‚Luft nach oben' haben, um Unterschiede feststellen zu können" (S. 39). Die Praxis sieht häufig anders aus. In Anbetracht des Deckeneffekts können wir lediglich behaupten, dass hochbegabte Kinder gescheiter sind, als es die Ergebnisse von IQ-Tests verraten. Dieses Problem hat viele Psychometriker beschäftigt, die mit hochbegabten und talentierten Kindern arbeiten (z. B. Silverman & Kearney, 1992). Zu beurteilen, ob außerdem eine Lernstörung vorliegt oder nicht, wird zusätzlich erschwert, wenn Tests verwendet werden, die für hochbegabte Kinder ungeeignet sind.

Diskrepanzen bei Subtests und Deckeneffekte haben Auswirkungen auf die klinische Interpretation. So wird zum Beispiel das Profil eines hochbegabten Kindes aufgrund der großen Streuung beziehungsweise Unterschiede bei Fähigkeits- und Leistungstests wahrscheinlich als pathologisch eingestuft. Tatsächlich scheint eine solch asynchrone Funktionsfähigkeit bei hochbegabten Kindern sehr verbreitet – möglicherweise sogar normativ – zu sein. Ein Kliniker, der das nicht weiß, läuft Gefahr, diagnostische Fehler zu begehen oder Probleme zu schaffen und Interventionen einzuleiten, die gar nicht erforderlich sind. Wenn Fachleute die Streuung bei den einzelnen Subtests von Intelligenz- und Leistungstests analysieren, müssen sie sich darüber im Klaren sein, dass solche Tests gerade bei außerordentlich hoch begabten Kindern aufgrund der Deckeneffekte nur eine begrenzte Aussagekraft haben (McCoach, Kehle, Bray & Siegle, 2001).

Das alles soll nicht heißen, dass Testergebnisse bei hochbegabten Kindern nicht berücksichtigt werden sollten. Ganz im Gegenteil, umfassende Tests sind erforderlich, um das komplexe Zusammenspiel von Stärken und Schwächen zu erkennen und so die am besten geeigneten Fördermaßnahmen auswählen zu können (Gilman et al., 2013). In einer Metaanalyse der Forschung zu zweifach außergewöhnlichen

Schülern merken Foley-Nicpon et al. (2011, S. 7) an, dass „eine umfassende individuelle Evaluation, die bei der Analyse der Fähigkeiten und Leistungen einen intraindividuellen Ansatz verfolgt, statt interindividuell vorzugehen" von großer Bedeutung sei. Tests und erzielte Testwerte sind zwar alles andere als unfehlbar, aber dennoch ein notwendiges Instrument zur Bestimmung, ob bei einer bestimmten Person eine Lernstörung vorliegt oder nicht. Die Testergebnisse können herangezogen werden, um geeignete Bildungsanpassungen zu planen, ganz gleich, ob sie eine signifikante Streuung aufweisen oder auf eine Lernstörung hindeuten. Es ist zum Beispiel keineswegs ungewöhnlich, dass ein siebenjähriges außerordentlich hoch begabtes Kind wie ein Neuntklässler liest und mühelos Rechenaufgaben aus der sechsten Klasse löst, seine feinmotorischen Fertigkeiten aber noch auf dem Niveau eines Zweitklässlers liegen, was seinem chronologischen Alter entspricht. Eine solche Asynchronie ist natürlich dramatisch; es kann eine große Herausforderung sein, die geeignete Schule, Klasseneinstufung und Förderung für ein solches Kind zu finden. Da Schulen oftmals alles andere als flexibel sind, ist es nicht weiter verwunderlich, dass viele Eltern über die Bildungsoptionen ihrer hochbegabten Kinder frustriert sind (Davidson, Davidson & Vanderkam, 2004). In Ländern, wo das zulässig ist, beschließen daher viele Eltern, ihre Kinder zu Hause zu unterrichten, um ihren besonderen Fähigkeiten besser gerecht zu werden (Rivero, 2002; Wessling, 2012).

Trotz ihrer großen Streuung im Profil erfüllen manche hochbegabten Kinder mit außerordentlicher Asynchronie unter Umständen nicht die Kriterien für Lernstörungen. Dennoch können umfassende Tests bestimmte intellektuelle Bereiche identifizieren, in denen das Kind hinter seiner allgemeinen, überragenden Befähigung liegt. Diese Informationen können das Kind und die Eltern beruhigen, die möglicherweise an den akademischen und intellektuellen Fähigkeiten des Kindes zweifeln. Bei hochbegabten Kindern mit einer erheblichen Streuung ihrer Fähigkeiten (ob sie nun eine Lernstörung haben oder nicht) ist die Gefahr groß, dass sie Selbstwertprobleme bekommen, da sie ihren Selbstwert sehr stark daran messen, was sie nicht können, und nicht daran, was sie gut können. Sie haben mit hoher Wahrscheinlichkeit Probleme mit dem Selbstkonzept und sind frustriert oder sogar zornig und gekränkt (Fox, Brody & Tobin, 1983; Hishinuma, 1993; Mendaglio, 1993; Olenchak, 1994, 2009b; Olenchak & Reis, 2002; Schiff, Kaufman & Kaufman, 1981). Sie denken zum Beispiel: „Ich verstehe nicht, warum die Leute mich für so klug halten. Ich bin neun Jahre alt und kann Differenzialgleichungen im Kopf rechnen, aber ich kann nicht richtig schreiben. Eigentlich bin ich ziemlich dumm." Manche Schüler kommen zur Evaluation und sagen Dinge wie „Ich kann nicht richtig schreiben". Bei der Evaluation stellt sich dann heraus, dass sie schon richtig schreiben können, vielleicht sogar überdurchschnittlich gut, ihre Stärken in anderen Fähigkeitsbereichen jedoch noch weit über dieses Niveau hinausgehen.

Obwohl hochbegabte Kinder aufgrund ihrer asynchronen Entwicklung in der Regel große Fähigkeits- und Leistungsunterschiede in verschiedenen Fachgebieten aufweisen, sollten ihre Fähigkeiten und Leistungen innerhalb eines Fachgebiets ungefähr gleich sein. Wenn das nicht der Fall ist, muss die Fachperson sicherstellen, dass das Kind über die nötigen Vorkenntnisse verfügt, um eine bestimmte Leistung zu erbringen, und dass kein anderer Funktionsbereich die Testergebnisse verzerrt hat. Ein Kind mit schlechten feinmotorischen Fertigkeiten kann bei einem schriftlichen Test seiner verbalen oder räumlichen Fähigkeiten ungenaue und niedrige Werte erzielen. Ebenso wird ein Kind, das beim quantitativen Denken gut abschneidet, keine guten Leistungen erzielen, wenn man ihm vorher keine grundlegenden mathematischen Konzepte beigebracht hat. Weichen Fähigkeiten und Leistungen innerhalb eines Bereichs trotz entsprechender schulischer Vorkenntnisse stark voneinander ab, könnte eine Lernstörung vorliegen. Diese Kinder sollten von einem Psychologen beurteilt werden, der Neugier und Interesse daran zeigt, herauszufinden, weshalb die Leistungen schlecht sind, und dazu bereit ist, hierzu verschiedene Faktoren in Betracht zu ziehen. Eines der von uns beobachteten Muster besteht darin, dass hochbegabte Kinder in leichte Fragen oft zu viel hineininterpretieren oder sich gar nicht mit ihnen befassen. Bei späteren, schwierigeren Aufgaben schneiden sie dagegen sehr gut ab. Andere Kinder mit einem Hang zum Perfektionismus nehmen sich möglicherweise zu viel Zeit, um sicherzustellen, dass ihre Antworten korrekt sind. Selbst wenn das Gesamtergebnis durchschnittlich ausfällt, zeigt eine Analyse der tatsächlichen Testitems, dass das Ergebnis nicht die wahre Leistungsfähigkeit widerspiegelt. Wir haben außerdem herausgefunden, dass manche Kinder „abschalten", wenn die ersten Fragen primitiv erscheinen. Es kann auch sein, dass sie müde werden, wenn der Test beim chronologischen Alter des Kindes statt bei seinem offensichtlichen Entwicklungs- oder Kenntnisstand beginnt und sich in die Länge zieht, weil sie vielleicht doppelt so viele Probleme lösen oder Fragen beantworten müssen wie gleichaltrige Testkandidaten ohne Hochbegabung. Dies wirkt sich deutlich auf die Testerfahrung aus.

Das DSM-5 zeigt ein differenzierteres und tieferes Verständnis von Lernstörungen als frühere Versionen und weist darauf hin, dass viele Kinder Probleme mit einem oder mehreren Aspekten des Lesens, Schreibens oder Rechnens haben. Ein Kind mit Dyslexie kann möglicherweise flüssig vorlesen, erfasst dabei jedoch den Inhalt nicht. Dagegen ist es möglich, dass ein langsamer und zögerlicher Leser den Text gut versteht und die Wörter korrekt ausspricht. Es handelt sich hierbei um zwei verschiedene Probleme, die ganz unterschiedliche Fördermaßnahmen erfordern.

Insgesamt betrachtet, werden IQ-Tests alleine nur selten entscheidend dafür sein, das Ausmaß einer Hochbegabung oder das Vorhandensein von Lernstörungen zu bestimmen. Aufgrund der asynchronen Entwicklung hochbegabter Kinder funktioniert die Diskrepanzmethode zur Identifizierung von Lernstörungen nur bedingt. Ebenso ist auch der RTI-Ansatz keine ideale Methode zur Diagnose von Lernstörungen: Die Schwelle, um überhaupt eine Fördermaßnahme zu erhalten, liegt sehr weit unten; es gibt einen Placebo-Effekt (jede unspezifische Intervention kann zu einer Leistungsverbesserung führen), oder eine weitere Variable wird eingeführt. Steht eine qualifizierte Fachperson zur Verfügung, so ist eine umfassende Evaluation mit spezifischen Tests für spezifische Fertigkeiten der beste Weg, um zu beurteilen, ob bei einem hochbegabten Kind eine Lernstörung vorliegt.

Der 16-jährige Raoul suchte auf eigene Initiative um eine neuropsychologische Evaluation an. Er war am Boden zerstört, denn er wusste, dass seine schlechte Lesefähigkeit schuld daran war, dass er kein besseres Ergebnis im vorbereitenden Studieneignungstest (Preliminary Scholastic Aptitude Test, PSAT) erzielt hatte. Seine aktuellen Testergebnisse legten nahe, dass er keinen Platz in einem Top-College bekommen würde – und sein Traum vom Medizinstudium deshalb platzen würde. Die Evaluation von Raouls intellektuellen Fähigkeiten ergab einen IQ-Wert im 140er-Bereich, doch beim Lesen und Schreiben konnte er nur durchschnittliche Werte im oberen Bereich erzielen. Der Neuropsychologe, der eine Lernstörung vermutete, ließ Raoul über den üblichen Test hinaus weiterarbeiten. Raoul machte weiter, nachdem er den „Cut-off-Punkt" bei den Subtests zum Lesen von Unsinnswörtern, Lesen ganzer Wörter und zur Rechtschreibung erreicht hatte.

Er hatte eine ausreichende Intelligenz und Lerndisziplin, um bei seiner Arbeit ein angemessen hohes Niveau zu erreichen, doch wenn er phonetisch komplexe oder nie zuvor gesehene Wörter lesen und richtig schreiben musste, trat seine phonologische Dyslexie deutlich zutage. Raouls Rechtschreibfehler waren so gravierend, dass das von ihm Geschriebene gar nicht zu entziffern war, sofern er das Wort nicht zuvor auswendig gelernt und geübt hatte. Er hatte sich beim Rechtschreiben akribisch auf das Auswendiglernen von Wörtern verlassen und schlug sich beim Lesen anhand der Optik geläufiger Wörter durch. Diese Methode brachte es mit sich, dass er sich beim Lesen darauf konzentrierte, die Wörter eines Textes zu entschlüsseln, statt den Inhalt zu erfassen. Deshalb musste Raoul bei dem Test mehrere Textabschnitte erneut lesen, um die Informationen zusammenzutragen, die er zur Beantwortung der Fragen benötigte. Obwohl er jede von ihm bearbeitete Frage richtig beantwortete, schaffte er wegen seiner langsamen Vorgehensweise nicht viele Fragen.

Nachdem Raoul sehr engagiert an einem wissenschaftlich erprobten Leseförderprogramm teilgenommen hatte, verbesserte er sich deutlich. (Je früher Lernstörungen erkannt werden, umso einfacher ist es, sie zu beheben.) Obwohl aus ihm dadurch keineswegs ein perfekter Leser geworden ist, haben wir kürzlich erfahren, dass er einen der begehrtesten Plätze des Landes für eine Facharztausbildung zum Neurochirurgen bekommen hat. Das zeigt: Eine Lernstörung hat überhaupt nichts mit dem Intellekt eines Menschen zu tun.

Spezifische Lernstörungen

Das DSM-5 führt drei wesentliche Spezifische Lernstörungen auf und merkt an, dass deren Prävalenz fünf bis 15 Prozent bei Schulkindern in unterschiedlichen Sprachräumen und Kulturen sowie etwa vier Prozent bei Erwachsenen beträgt (American Psychiatric Association, 2018, S. 93). Das DSM-5 unterteilt die Spezifische Lernstörung in folgende Kategorien:

- Mit Beeinträchtigung beim Lesen (Lesegenauigkeit, Lesegeschwindigkeit oder -flüssigkeit, Leseverständnis).
- Mit Beeinträchtigung beim schriftlichen Ausdruck (Rechtschreibung, Genauigkeit der Grammatik und der Zeichensetzung, Klarheit oder Strukturierung des schriftlichen Ausdrucks)
- Mit Beeinträchtigung beim Rechnen (Zahlenverständnis, Einprägen arithmetischer Fakten, genaues oder flüssiges Rechnen, genaues mathematisches Schlussfolgern).

In der ICD-10 werden Lernstörungen als „Umschriebene Entwicklungsstörungen schulischer Fertigkeiten“ bezeichnet und in drei Subtypen sowie eine „Kombinierte Störung schulischer Fertigkeiten“ unterteilt. Die drei Subtypen sind: (1) Lese- und Rechtschreibstörung, (2) Isolierte Rechtschreibstörung, (3) Rechenstörung. Im schulischen Umfeld wird häufig von Spezifischen Lernbehinderungen auf den Gebieten grundlegende Lesekompetenz, mathematische Berechnungen, mathematisches Schlussfolgern und schriftlicher Ausdruck gesprochen. Auch wenn die Bezeichnungen variieren, entscheidend ist, dass Lernstörungen die Fähigkeiten betroffener Schüler beeinträchtigen, in ihrer Lernumgebung effektiv zu funktionieren. Dabei herrscht jedoch Uneinigkeit darüber, wie das Wort „effektiv“ zu definieren ist. Wie bereits angemerkt, verstehen manche unter „effektiv“ weit unter dem Durchschnitt, andere dagegen weit unterhalb der eigenen Fähigkeiten.

Es ist wichtig, zu wissen, dass Sprachfunktionen wie Schreiben, Lesen, Sprachverständnis und die Fähigkeit, sich durch Sprache auszudrücken, alle in unterschiedlichen Bereichen des Gehirns lokalisiert sind, die jeweils zusammenarbeiten müssen. Eine Person kann in einem oder mehreren dieser Bereiche Schwierigkeiten haben und in anderen Bereichen trotzdem eine klar erkennbare Begabung aufweisen. Beides kann auch bei einem hochbegabten Kind der Fall sein und sich bis ins Erwachsenenalter auswirken. Bei solchen zweifach außergewöhnlichen Kindern und Erwachsenen ist eine Doppeldiagnose – Hochbegabung und Lernstörung – angezeigt, doch die Diagnose Hochbegabung wird viel zu oft übersehen. Leider gibt es sogar unter Neuropsychologen, die laufend intellektuell leistungsfähige Personen mit einer fokalen Hirnverletzung evaluieren, Vertreter, die einen hohen IQ als Indiz für eine vollumfängliche Intaktheit des Gehirns betrachten (Koziol, Budding & Chidekel, 2011).

Bei hochbegabten Kindern mit einer Lesestörung bleibt die Hochbegabung besonders häufig unerkannt, da ihre Sprachschwierigkeiten ihr Talent verschleiern. Die meisten Bildungssysteme sind in hohem Maße sprachbasiert. Unterrichtsinhalte werden hauptsächlich durch Sprache vermittelt, selbst wenn Lehrer gelegentlich erlebnisbezogene oder visuelle Elemente mit einfließen lassen. Die Kinder lesen Lehrbücher und verfassen schriftliche Zusammenfassungen oder Aufsätze. Bei Tests lesen sie zunächst die Fragen und schreiben dann ihre Antworten nieder. Ein Defizit, das nur einen einzigen Aspekt der Sprache beeinträchtigt, kann die schulische Leistung insgesamt sabotieren und in einem Szenario enden, das für Eltern, Lehrer und das Kind gleichermaßen verwirrend ist. Beispielsweise kann es sein, dass ein Kind mündlich überaus eloquent seine Ideen ausdrückt, wenn man ihm eine Frage stellt, aber merkwürdig unorganisierte und unreife Antworten aufschreibt, wenn man ihm dieselbe Frage schriftlich stellt.

Manche junge Kinder mit Dyslexie haben starke Fähigkeiten im sprachlogischen Denken, doch gleichzeitig Schwierigkeiten bei der mündlichen oder schriftlichen Sprachverwendung.[4] Viele von diesen Kindern zeigen ein Phänomen, das Eide und Eide (2011) mit dem Begriff „verborgene Dyslexie“ (*stealth dyslexia*) beschrieben haben: Sie sind gut im Denken und Problemlösen und erzielen gute Ergebnisse bei Tests zum Leseverständnis, doch mit lautem Vorlesen, dem Aussprechen neuer, langer Wörter, der Rechtschreibung und oft auch mit dem Schreiben haben sie Probleme. In der Schule treten erst in höheren Klassenstufen Probleme auf, wenn der zu bewältigende Lernstoff an Menge und Komplexität zunimmt – manchmal sogar erst an der High School oder Universität.[5] Andere außerordentlich hoch begabte Kinder weisen aus unbekannten Gründen Verzögerungen in der Sprachentwicklung auf, beginnen dann aber oft plötzlich gleich in ganzen Sätzen zu sprechen (Gross, 2000b). Das bekannteste Beispiel hierfür ist wahrscheinlich Albert Einstein, von dem man sagt, er habe im Alter von drei Jahren begonnen zu sprechen und das Sprechen erst mit etwa zehn Jahren flüssig beherrscht (Mrazik & Dombrowski, 2010).

Beeinträchtigungen beim Lesen, Schreiben, Lernen, in der Sprachproduktion und im Gedächtnis

Lesen: Dyslexie ist ein Sammelbegriff für verschiedene Arten von Lesestörungen und – seltener – für Störungen des schriftlichen Ausdrucks. Bei Dyslexie denken die meisten an die Verdrehung von Buchstaben und an Verzögerungen beim Lesenlernen in der Grundschule. Diese Vorstellung greift jedoch viel zu kurz. Zwar sind diese Merkmale für viele Personen mit Dyslexie kennzeichnend, aber Lesestörungen und andere sprachbasierte Defizite können darüber hinaus die verschiedensten Formen annehmen. Lesestörungen können viel tief greifender sein als das Verdrehen von Buchstaben und das Falsch-Aussprechen von Wörtern.

Beim Lesen sind verschiedene Fertigkeiten gefragt, wodurch es schwieriger wird, das Grundproblem auszumachen, das wiederum verschiedene Ursachen haben kann, die in Betracht gezogen werden müssen: das Erkennen von Wörtern, das Erkennen von Mustern oder Defizite in der Blicksteuerung. Wörter sind visuelle Muster, die an sich keine Bedeutung haben. Kinder müssen die Form und den Klang von Buchstaben und Wörtern lernen, bis sie Silben und ganze Wörter ohne bewusste Anstrengung erkennen. Manchmal ist ein vermeintliches Sprachproblem in Wirklichkeit ein visuelles Problem, das die Wahrnehmung beeinträchtigt und das Kind beim Lernen von Wortkonstruktionen behindert. Manche Kinder, denen es schwerfällt, Muster zu erkennen, sind nicht in der Lage, Wörter als Ganzes wahrzunehmen, mit dem Ergebnis, dass sie sich Wörter Buchstabe für Buchstabe erlesen (Goldstein & McNeil, 2004). Andere haben Defizite in der Blicksteuerung und können nicht von einer Textzeile zur nächsten wechseln.

Für hochbegabte Kinder mit einer Lernstörung, wie etwa der Dyslexie, mündet die Unfähigkeit, den Akt des Lesens mechanisch oder automatisch ablaufen zu lassen, in einem ständigen Kampf, das Lesen zu lernen, während ihre Peers schon zur nächsten Stufe übergegangen sind: Sie lesen, um zu lernen. Wenn ein kluger Kopf an der Mechanik scheitert, obwohl er komplexe Ideen genauso gut oder sogar besser zum Ausdruck bringen kann als seine Peers, so stellt das eine enorme Belastung für ihn und einen schwierigen Balanceakt für seine Eltern und die Schule dar. Elementare Lesefertigkeiten in einen Automatismus zu verwandeln, erfordert häufig eine intensive Auseinandersetzung mit den „langweiligen" Grundlagen. Hochbegabte Kinder, für die sich die Freude am Lernen in den Gedankensprüngen und Assoziationen zwischen komplexen Ideen oder beim Ermitteln der Ausnahmen und Eigenheiten eines bestimmten Wissensgebiets offenbart, tun sich hier manchmal recht schwer. Sich auf Vor- und Nachsilben zu konzentrieren oder 300 geläufige Wörter auswendig zu lernen, die 70 Prozent unserer Texte ausmachen, kann das Lesen leichter machen, doch es bereitet nicht unbedingt Freude. Wenn hochbegabte Kinder ihr Augenmerk zu sehr auf die Grundlagen richten müssen, fühlen sie sich oft eher als Versuchskaninchen denn als Mensch.

Es gibt drei Arten von Dyslexie, bei denen es sich eindeutig um „sprachbasierte" Probleme handelt. Bei jeder geht es um andere sprachliche Fertigkeiten, die auf unterschiedliche Art und Weise gemessen werden. Die erste betrifft Individuen, die Wörter zwar korrekt und schnell lesen können (Leseflüssigkeit), ihre Bedeutung aber scheinbar nicht erfassen. Sie haben ein Problem mit dem Dekodieren, und die Verbindung zwischen gedruckten Buchstabenfolgen und ihrer Bedeutung ist beeinträchtigt. Die meisten Pädagogen identifizieren Probleme mit der Leseflüssigkeit relativ rasch, selbst bei hochbegabten Kindern, da der Lehrplan Tests vorsieht, bei denen erfasst wird, wie viele Wörter ein Kind innerhalb einer bestimmten Zeit laut vorlesen kann. Wenn intelligente Kinder jedoch Probleme mit dem Leseverständnis haben, ist es weniger wahrscheinlich, dass die Lehrer dies bemerken. Die Ursachen für ein mangelndes Leseverständnis sind viel schlechter einzugrenzen. Mitunter besteht das Problem darin, dass das Kind nicht verstanden hat, wie Sprache konstruiert wird. Viele betroffene Kinder mogeln sich durch die Schule, indem sie sich auf ihr hervorragendes Gedächtnis verlassen. Sie haben zwar gelernt, wie bestimmte Wörter aussehen, verstehen aber die zugrunde liegende Sprachstruktur nicht (zum Beispiel: Welches neue Wort ergibt sich, wenn du aus „Käufer" das „u" herausstreichst? „Käfer"). Gibt man diesen Kindern Fantasiewörter wie „Nasalothie" oder „Lirone" zu lesen, wissen sie nicht, wie sie diese Wörter aussprechen sollen.

Bei der zweiten Art von Dyslexie, der sogenannten „Oberflächendyslexie", kann der Betroffene zwar Wörter lesen, die regulär ausgesprochen werden, ist aber verwirrt, sobald ein Wort die phonologischen Konventionen bricht und anders ausgesprochen wird, als man es schreibt, zum Beispiel „Orange" oder „Stuhl".

Bei der dritten Art von Dyslexie, „Tiefendyslexie" genannt, erfasst der Betroffene zwar die Bedeutung eines Wortes, nennt aber anstelle des präsentierten Wortes ein semantisch ähnliches, zum Beispiel „König" statt „Fürst" oder „Tulpe" statt „Krokus".

Bei Lysia wurde in der zweiten Klasse die Diagnose „Dyslexie" gestellt. Der Beurteiler wies darauf hin, dass sie die „klassischen" Symptome für eine Dyslexie zeigte und eine Förderung angezeigt wäre. In der Schule lief es allerdings ganz gut, und sie zeigte keinerlei Anzeichen einer Beeinträchtigung. Ihre Eltern unterstützten sie mit Nachhilfeunterricht und sorgten dafür, dass Lysia einmal in der Woche mit jemandem an der Entwicklung ihrer Fertigkeiten arbeitete. In der Schule wurde Lysia aufgrund ihrer guten sprachlichen Fähigkeiten und der Ergebnisse sprachbasierter Schulleistungstests als hochbegabt identifiziert. Sowohl in der Grundschule als auch in der Mittelstufe erzielte sie gute Fortschritte. In der High School hatte sie ein bisschen mit Englisch zu kämpfen, doch sie legte sich ins Zeug und arbeitete viele Stunden daran, ihre Lernstörung zu kompensieren. In der Schule wurden ihre Stärken und die guten Noten immer noch wahrgenommen. Man weigerte sich daher, sie zu evaluieren oder Lernanpassungen zu gewähren, obwohl Lysia zwei- bis dreimal so lange wie ein durchschnittlicher Schüler brauchte, um Lese- oder Englischaufgaben zu bearbeiten, und wahrscheinlich vier- bis fünfmal so lange wie ein hochbegabter Schüler. Als sie das ACT-Examen absolvierte, einen Test zur Messung der Studierfähigkeit, trat Lysias Lernstörung schließlich deutlich zutage. Sie bestand zwar, doch sie wurde bei keinem der Testabschnitte fertig und konnte ihre Hochbegabung nicht unter Beweis stellen. Hätte sie aufgrund ihrer Dyslexie Anpassungen erhalten, wäre die Wahrscheinlichkeit größer gewesen, das volle Ausmaß ihrer Fähigkeiten zu zeigen. Ihre Eltern konsultierten einen Psychologen, der Tests durchführte, die Lysias Hochbegabung und ihre Lesestörung bestätigten. Leider wurde Lysia trotz der umfassenden Tests durch einen privaten Psychologen, die ihre Störung bestätigten, keine zusätzliche Zeit für das ACT-Examen gewährt. Sie konnte daher das volle Ausmaß ihrer Fähigkeiten ohne die Effekte ihrer Lernbehinderung nicht unter Beweis stellen.

Schreiben: Der schriftliche Ausdruck einer Person kann auf vielerlei Weise beeinträchtigt sein, wobei viele dieser Probleme mit den Schwierigkeiten beim Lesen vergleichbar sind. Wir möchten darauf hinweisen, dass Rechtschreibschwierigkeiten ein häufiges Problem hochbegabter Individuen darstellen. Programme zur Rechtschreibprüfung können hier Abhilfe schaffen.

Manche Kinder können Wörter zwar korrekt laut buchstabieren, sie aber nicht schreiben. Besonders Diktate fallen ihnen schwer, und sie machen ungewöhnliche Fehler, wenn sie Laute in geschriebene Buchstaben übertragen sollen. Diese Schwierigkeiten können isoliert auftreten, gehen jedoch häufig mit anderen Beeinträchtigungen der Sprache und des Sprechens einher. Das ist vor allem bei Kindern mit Gehirnverletzungen, prä- oder perinatalen Schlaganfällen, Krampfanfällen oder anderen klar umrissenen neurologischen Krankheitsfaktoren der Fall. Tatsächlich können sämtliche Störungen, die in diesem Kapitel erwähnt werden, auch auf ein Schädel-Hirn-Trauma zurückgehen.

Fachpersonen deuten eine schlechte Handschrift oft als diagnostischen Marker für Lernstörungen.[6] Unserer Erfahrung schreiben jedoch die meisten hochbegabten Kinder schlecht oder mittelmäßig mit der Hand. Die Erklärung hierfür ist recht einfach: Ihr Geist funktioniert ganz einfach viel schneller, als ihre kleinen Hände schreiben können, ihre motorischen Fertigkeiten bleiben hinter ihrem Intellekt zurück, und sie können mit der Geschwindigkeit ihrer Gedanken nicht mithalten, um diese zu Papier zu bringen. Vielleicht haben sie auch eine schlechte feinmotorische Koordination.[7] Außerdem betrachten viele hochbegabte Kinder das Schreiben als unwichtige Fertigkeit. Sie denken beispielsweise: Wenn ein anderer lesen kann, was sie schreiben, und wenn sie selbst lesen können, was ein anderer schreibt, und der Zweck des Schreibens die Kommunikation ist, warum sollte man eine Kunst daraus machen? Eine der einfachsten und praktischsten Strategien, mit diesem Problem umzugehen, besteht darin, dass sie das Zehnfinger-Tastaturschreiben lernen. Im Zeitalter der Computer verliert die Schreibkunst zunehmend an Bedeutung. Wenn die Schüler im College sind, werden sie kaum noch von Hand geschriebene Arbeiten abgeben. Häufig kommen schon in der Mittelstufe und an High Schools Technologien wie iPads zum Einsatz, sodass handschriftliche Arbeiten auch dort weniger werden. Diktier-Apps oder Smartpens können Schülern dabei helfen, ihre Gedanken zu sortieren, bevor sie mit dem Schreiben oder Tippen beginnen, oder das Schreiben gleich komplett ersetzen. Diktieren geht schneller als Schreiben, und oft macht es den Kindern, die Hemmungen vor dem Schreiben entwickelt haben, weniger Angst. Eine App fällt kein Urteil über ein Zwischenergebnis, und Eltern und Lehrer bekommen erst die nachbearbeitete schriftliche Version zu sehen. Auch die Gelegenheit, Informationen mündlich zu präsentieren, kann es Schülern mit Schreibproblemen ermöglichen, ihr Wissen zu demonstrieren, ohne dass sich ihre Lernstörung zu sehr bemerkbar macht.

Viele Schüler mit verborgener Dyslexie haben Probleme mit dem Schreiben, doch keinerlei Leseprobleme, sodass sie mit Dysgrafie diagnostiziert werden – der Unfähigkeit, kohärent zu schreiben. Andere erhalten eine ADHS-Diagnose, weil sie so viele „dumme Fehler“ machen, zeigen dabei aber – wie aus der Forschung von Hoeft hervorgeht – typischerweise eine starke Fokussierung und Aufmerksamkeit.[8]

Sprachproduktion: Manche Kinder verstehen zwar, was andere sagen, sind aber selbst nicht in der Lage, ihre Gedanken korrekt auszudrücken. Es kann vorkommen, dass ein Kind nicht versteht, wie die Veränderung der Wortfolge den Sinn eines Satzes verändert (z. B. „Der Hund hat den Vater des Mädchens gebissen“ vs. „Der Vater des Mädchens hat den Hund gebissen“). Solche Wortfolgeprobleme können isoliert auftreten oder mit anderen Sprach- oder Leseverständnisproblemen einhergehen. Schwierigkeiten mit der Sprachproduktion können auch daher kommen, dass der Betroffene Probleme hat, die am Sprechvorgang beteiligten Muskeln zu kontrollieren, die notwendig sind, um Laute oder Wortfolgen zu bilden (Dyspraxie und Dysarthrie). Es gibt keine Anhaltspunkte dafür, dass diese Probleme bei hochbegabten Individuen häufiger oder weniger häufig auftreten, als in der Allgemeinbevölkerung zu erwarten wäre.

Lern- und Gedächtnisprobleme: Gedächtnisprobleme können das Lesen beeinträchtigen, manchmal auch auf sehr subtile Weise. Beim Lesen werden gleichzeitig Wörter und Konzepte gelernt und im Gedächtnis gespeichert. Ist ein Gedächtnisproblem vorhanden, kann das die Fähigkeit eines Kindes beeinträchtigen, Informationen aufzunehmen oder abzurufen, was wiederum Auswirkungen auf den Leseprozess hat. Hochbegabte Kinder haben in der Regel jedoch ein überdurchschnittliches Gedächtnis. Sie können ihre Eltern täuschen und sie glauben machen, dass sie lesen, wenn sie eigentlich den Text schon auswendig können.

Lern- und Gedächtnisprobleme können durch Defizite der exekutiven Funktionen verkompliziert werden: Wenn es einem Kind große Mühe bereitet, Wörter zu dekodieren, entgeht ihm eventuell die Bedeutung dessen, was es liest. Das bedeutet, dass das Kind zwar die einzelnen Wörter liest, das Gelesene jedoch nicht in einen Zusammenhang bringen kann, aus dem sich ihm die Bedeutung eines ganzen Absatzes oder Textes erschließt. Das führt dazu, dass das Kind immer wieder von vorn anfangen muss. Dem Anschein nach vergisst das Kind sofort wieder, was es weiter oben gelesen hat; in Wirklichkeit hat es aber schlichtweg die Bedeutung nicht erfasst. Solche Kinder benötigen bei Tests und Klassenarbeiten zusätzliche Zeit. Dieses Problem kann mit einer Zwangsstörung verwechselt werden, denn Kinder, die Defizite bei exekutiven Funktionen aufweisen, lesen zwanghaft bestimmte Abschnitte wieder und wieder, weil sie die darin enthaltenen Informationen nicht erfasst haben.

Rechenschwäche

Eine Lernstörung im Bereich Mathematik (Dyskalkulie) tritt bei Kindern auf, die ausgesprochen mangelhafte Fertigkeiten in grundlegenden Rechenverfahren zeigen (Haskell, 2000). Über Rechenstörungen wird traditionell weitaus weniger geforscht als über Lesestörungen. Schwierigkeiten mit dem Rechnen werden selten vor der zweiten Klasse entdeckt, teils weil der Lehrplan die entsprechenden Fertigkeiten vorher nicht vorsieht, doch auch weil die Forschung über valide Messinstrumente für Rechenstörungen relativ neuen Datums ist (Mazzacco, 2005). Bei Kindern mit insgesamt hohen intellektuellen Fähigkeiten kann eine Rechenstörung noch viel schwieriger zu erkennen sein, weil sie gut kompensieren können, vor allem wenn es sich um Kinder mit einem angeborenen mathematischen Verständnis handelt, die lediglich die Grundlagen nicht beherrschen. Handelt es sich um Hochbegabte, erschwert sich die Identifikation zusätzlich, weil diese Kinder möglicherweise die Lösung wissen, ohne erklären zu können, wie sie darauf gekommen sind. So wurde etwa einem Vierjährigen bei einer psychologischen Beurteilung eine komplizierte Rechenaufgabe gestellt, und er nannte die richtige Lösung, wusste aber nicht, wie er zu dieser gelangt war. Hat ein Kind jedoch die Grundlagen nicht gelernt, kann dies später, wenn die Mathematikaufgaben komplizierter werden, zu Problemen führen.

Ähnlich wie beim Lesen und bei der Entschlüsselung von Buchstabensymbolen geht es beim Rechnen darum, Zahlensymbole zu erkennen und zu manipulieren. Allerdings sind hier andere Gehirnareale beteiligt als beim phonologischen Lesen (wo es um Wortlaute geht, also Phoneme), doch es bestehen Ähnlichkeiten zum orthografischen Lesen (bei dem der Akzent auf das Erscheinungsbild der Wortstruktur gelegt wird). Verschiedene spezifische Funktionen kommen zum Einsatz – Aufmerksamkeitsleistungen und Arbeitsgedächtnis (z. B. Zahlen korrekt abschreiben, Arbeitsschritte befolgen, das richtige Funktionszeichen bestimmen), Wahrnehmungsfähigkeiten (z. B. Zahlen zu Gruppen zusammenfassen, numerische Symbole und Vorzeichen erkennen) und Festigung des prozeduralen Gedächtnisses (z. B. durch den Umgang mit Mutliplikationstabellen). Dyskalkulie kann von Defiziten in der Fähigkeit zur Informationsrepräsentation oder -verarbeitung in einer oder sämtlichen mathematischen Disziplinen (Arithmetik und Geometrie) oder in einem oder einer Reihe von Teilbereichen innerhalb einer dieser Disziplinen (Theoreme vs. Diagramme) herrühren (Feifer & DeFina, 2005).

Ohne eine spezifische individuelle Evaluation ist es schwierig, Dyskalkulie und andere Beeinträchtigungen im Bereich Mathematik zu identifizieren, und zwar aufgrund zweier Faktoren: (1) der standardisierten Leistungstests (insbesondere der Gruppentests) und (2) der asynchronen Entwicklung hochbegabter Kinder und ihrer oft sehr spezifischen Defizite im Bereich Dyskalkulie.[9] Leistungstests fragen ein breites Spektrum mathematischer Themen ab, ohne zu berücksichtigen, dass für Mathematik gleichzeitig sprachliche Fertigkeiten, exekutive Funktionen und visuell-räumliche Fähigkeiten notwendig sind. Von Dyskalkulie betroffene Kinder weisen häufig schwere Defizite in einem dieser Bereiche und durchschnittliche oder überdurchschnittliche Kompetenzen in den anderen auf. Mit anderen Worten: Mathematik kann nicht isoliert von anderen neurologischen Prozessen betrachtet werden. Ermittelt man hier einen übergreifenden Durchschnittswert, so erhält man ein Leistungsniveau, das in manchen Bereichen die Kompetenzen überbewertet und in anderen Bereichen dagegen zu gering ansetzt.

Im Allgemeinen sind bei Rechenstörungen drei Subtypen zu unterscheiden: der prozedurale, der semantische (bezogen auf das semantische Gedächtnis) und der visuell-räumliche.

Prozeduraler Subtyp: Mit prozeduralen Defiziten ist gemeint, dass eine grundsätzliche Störung bei der Konsolidierung mathematischer Berechnungsverfahren vorliegt, was zu einer wesentlichen Beeinträchtigung des instrumentellen Lernsystems führt (Marien & Manto, 2016). Prozedurale Fehler können aus Schwierigkeiten bei der Überwachung und Koordination der einzelnen Schritte einer Problemlösungssequenz hervorgehen, also im Wesentlichen aus einem Defizit des Arbeitsgedächtnisses beziehungsweise der exekutiven Funktionen. Das Addieren und Subtrahieren in mehreren Spalten erfordert beispielsweise eine konkrete Vorgehensweise, die verinnerlicht werden muss. Geschieht dies nicht, denkt das Kind bei jeder Berechnung den Prozess aufs Neue durch, als ob es noch nie mit etwas Ähnlichem konfrontiert worden wäre. Unreife Zähl- und Rechenstrategien zur Lösung arithmetischer Probleme sind ein häufiger Grund, weshalb Kinder mit Dyskalkulie mehr Fehler machen als Gleichaltrige. Oft verwenden sie ineffiziente Problemlösungsverfahren wie das eher von jüngeren Kindern verwendete „Abzählen"; dabei kommt es zu Fehlern, weil sie sich verzählen, typischerweise um +/−1.[10]

Kinder mit prozeduraler Dyskalkulie verlassen sich beim Zählen oft auf ihre Finger statt auf lautes Abzählen und verwenden diese Strategie über einen längeren Zeitraum als nicht davon betroffene Kinder. Bei mehrstufigen Rechenproblemen kommt es oft zu Fehlern, wenn sie Werte von einer Spalte zur anderen übertragen. Diese Probleme entstehen infolge einer unterbrochenen Automatisierung erlernter Fähigkeiten.

Semantischer Subtyp: Bei der semantischen Dyskalkulie zeigen Kinder reduzierte Fähigkeiten bei der Erkennung und Decodierung der Größenverhältnisse von Zahlen und bemerken als Folge davon keine logischen Fehler, zum Beispiel dass 175 minus 15 nicht gleich 140 sein kann. Charakteristisch für den semantischen Subtyp ist ein Defizit beim Abruf des grundlegenden arithmetischen Faktenwissens (Feifer & DeFina, 2005). Schwierigkeiten beim Abruf mathematischer Fakten aus dem Gedächtnis gehen häufig mit Schwierigkeiten beim Lesen (Worterkennung) und bei der (nicht phonetischen) Rechtschreibung einher. Ein schlechtes Verständnis für die einem Verfahren unterliegenden Konzepte kann ebenfalls Dyskalkulie begünstigen, da konzeptuelles Wissen die Verwendung eines Verfahrens lenkt und einen Rahmen zur Bewertung der Präzision vorgibt, mit der bestimmte Verfahren durchgeführt werden. Beispielsweise die altersuntypische Verwendung des „Weiterzählens" und häufige Fehler beim Zählen scheinen zumindest teilweise mit unausgereiften Kenntnissen über das Zählen verbunden zu sein. Der Wechsel vom „Abzählen" zum „Weiterzählen" erfordert ein Verständnis dafür, dass Zählen nicht notwendigerweise bei 1 beginnen muss und in der normalen Zahlenabfolge weitergeht (Feifer & DeFina, 2005). Noch nicht ausgereifte Kenntnisse über das Zählen können auch zu Zählfehlern führen sowie dazu, dass Fehler nicht erkannt und selbst korrigiert werden können.

Visuell-räumlicher Subtyp: Visuell-räumliche Defizite können die Leistung in manchen mathematischen Teilgebieten, wie etwa in bestimmten Bereichen der Geometrie und Trigonometrie, beeinträchtigen, doch nicht den Abruf von Faktenwissen. Die meisten der Kinder, die von der prozeduralen und/oder semantischen Form der Dyskalkulie betroffen sind, scheinen sich in ihren grundlegenden visuell-räumlichen Fertigkeiten nicht von anderen Kindern zu unterscheiden. Kinder mit einem visuell-räumlichen Defizit beim Rechnen können jedoch die ordinalen Beziehungen von Zahlen nicht erfassen, die mit Verhältniswörtern wie beispielsweise „über“, „unter“, „rund“, „zwischen“ usw. ausgedrückt werden.

Zusammenfassung

Die Rechenstörung, die Lesestörung und die Störung des schriftlichen Ausdrucks können für andernfalls hochbegabte Kinder und Erwachsene eine enorme Beeinträchtigung darstellen. Frühe Interventionen sind zur Behebung solcher Lernstörungen entscheidend. Viele Kinder mit einer undiagnostizierten Lernstörung entwickeln das, was man gemeinhin als „erlernte Hilflosigkeit“ bezeichnet. Diese äußert sich in unverhältnismäßigem Bitten um Hilfe, dem Aufschieben von Hausaufgaben, Selbstzweifeln, unangemessenem Benehmen im Unterricht, Arbeitsverweigerung und deutlich erkennbarer Frustration. Ohne Diagnosestellung entsteht aufgrund der erlernten Hilflosigkeit oftmals ein ziemlich trotziger und irrationaler Eindruck, der Anlass zu weiteren Fehldiagnosen geben kann.

Ein geringeres Selbstwertgefühl und reduzierte Erwartungen hinsichtlich der eigenen Fähigkeiten sind weitere Konsequenzen nicht diagnostizierter Lernstörungen. Kinder und Erwachsene, die nicht wissen, dass eine Lernstörung nichts mit ihrem Intellekt zu tun hat und unabhängig davon zu betrachten ist, ziehen falsche Schlüsse über sich selbst, die ihr Selbstwertgefühl komplett zerstören. „Ich bin dumm“ und „Alle anderen sind besser als ich“ sind nur zwei Beispiele für solche falschen Schlüsse, die wir regelmäßig von Betroffenen hören. Wenn ein intelligentes Kind früher die Erfahrung gemacht hat, dass ihm das Lernen leichtfällt, betrachtet es jedes Versagen auf einem bestimmten Gebiet als „dumm und unter meiner Würde“ und geht zukünftigen Herausforderungen lieber aus dem Weg. Es verinnerlicht Glaubenssätze wie „Ich bin nicht besonders helle“, und sieht diese bestätigt, wenn andere bessere Leistungen erzielen.

Lesestörungen sind besonders beeinträchtigend, da man sich hauptsächlich über das Lesen Zugang zu Informationen verschafft und sich das breite und tiefe Wissen aneignet, das man braucht, um seine Talente voll zu entfalten. Shaywitz (2003) zeigt beispielsweise auf, dass Kinder, die in der ersten Klasse zu den unteren 20 Prozent gehören, was das Erkennen der Beziehungen zwischen Sprache und Lauten anbelangt, sich tendenziell auch in der fünften Klasse noch in den unteren 20 Prozent befinden. Ohne die richtige Förderung wird dieser Rückstand chronisch. Wer 20 Minuten pro Tag liest, liest im Durchschnitt 1,8 Millionen Wörter pro Jahr. Wer nur 4,6 Minuten pro Tag liest, kommt auf 282 000 Wörter pro Jahr, und bei einem täglichen Lesepensum von weniger als einer Minute sind es nur noch 8000 Wörter pro Jahr (Shaywitz, 2003). Kinder, die wenig oder gar nicht lesen, verpassen nicht nur die Gelegenheit, Lesefertigkeiten zu üben; ihnen entgehen auch all die Informationen, die andere mit der größten Selbstverständlichkeit aufnehmen.

Ebenso wie hochbegabte Kinder von ihrer Intelligenz in Kenntnis gesetzt werden müssen, damit sie lernen, demütig und verantwortungsbewusst mit dieser umzugehen, muss man ihnen auch ihre Dyskalkulie, ihre Leseschwäche oder jede andere Lernstörung näherbringen. Als Erstes müssen die Kinder sich ihrer asynchronen Entwicklung bewusst werden, um ein Verständnis dafür zu entwickeln, falsche Annahmen darüber, wie sich ihr Lernproblem manifestiert, zu korrigieren. Hat das Kind dieses Verständnis erzielt, so kann es die Lösungsangebote für sein Problem besser annehmen, statt sich einfach selbst die Schuld zu geben oder zu denken, es sei dumm.

Nonverbale Lernstörungen

Die meisten Lernstörungen, die man untersucht hat, sind mit Sprach- und Leseschwierigkeiten assoziiert; dabei handelt es sich in erster Linie um Funktionen der linken Hirnhälfte. In den 1980er-Jahren entdeckte der Neuropsychologe Byron Rourke Schwierigkeiten, die mit Anomalien der rechten Hirnhälfte assoziiert sind – ein Cluster von Defiziten, die die visuell-räumliche Verarbeitung, die Feinmotorik sowie soziale Fertigkeiten betreffen. Motorische Fertigkeiten, die mit der linken Hirnhälfte assoziiert sind, sind im Verhältnis häufiger beeinträchtigt. Kinder mit diesen Defiziten haben besonders Schwierigkeiten mit der Prosodie, das heißt, es fällt ihnen schwer, Tonfall, Betonung und Lautstärke der Stimme sowie nonverbale Hinweise wie Körperhaltung, Gestik und Mimik zu deuten.[11] Obwohl sie Wörter in der Regel richtig verwenden, scheint ihnen die „Sprechmelodie“ beziehungsweise die Intonation und der Sprechrhythmus zu entgehen. Außerdem haben sie Probleme, prosodische Hinweise wie Ironie, Enttäuschung, Humor oder Mehrdeutigkeit zu erkennen, ein Defizit, das auch beim Asperger-Syndrom eine Rolle spielt.

Lernstörungen im nonverbalen Bereich sind nun bei Hochbegabten näher ins Blickfeld gerückt, insbesondere visuell-räumliche Störungen (z.B. Lovecky, 2004; Maxwell, 1998; Rourke, 1989; Silverman, 2002; Silverman, 2009). Von diesen Störungen betroffene Kinder haben Schwierigkeiten mit der visuell-räumlichen Orientierung und damit, soziale Hinweise anderer Menschen zu deuten. Sie neigen dazu, viele zwischenmenschliche Signale zu übersehen, die andere schnell erfassen. Obwohl die Kriterien weder bei den DSM-IV-TR- noch bei den DSM-5-Diagnosen festgeschrieben wurden, gibt es immer mehr Forschungsliteratur über Hirnverletzungen der rechten Hemisphäre, prosodische Defizite und Schwierigkeiten bei der visuell-räumlichen Verarbeitung (Forrest, 2004; Krajewski & Schneider, 2009; Rourke, 1989; Winner, Brownell, Happe, Blum & Pincus, 1998). Semrud-Clikeman und Hynd (1990) haben die frühe Arbeit von Rourke sehr gut erforscht. Dabei ist es ihnen gelungen, Kinder mit diesen Symptomen anhand einer funktionellen MRT-Untersuchung zu erkennen und eine physiologische Hypothese aufzustellen, welche die klassischerweise mit nonverbalen Lernstörungen assoziierten Probleme stützt.

Nonverbale Lernstörungen sind funktionell am stärksten mit dem Schaltkreis des rechten Frontallappens verknüpft (Dobbins, 2007).[12] Die Tatsache, dass die rechte Gehirnhälfte langsamer als die linke heranreift, macht sie funktionell flexibler und gleichzeitig anfälliger. Der rechte Frontallappen wird beim Lesen und Anwenden sozialer und prosodischer Hinweise aktiviert sowie außerdem, wenn Aufgaben neu sind oder die Integration und Synthese unterschiedlicher Informationen erfordern. Wenn Aufgaben zur Routine werden, wandert die Aktivierung in die linke Gehirnhälfte (Goldberg, 1994).

Wenn die technischen Aspekte des täglichen Lebens mit zunehmender Übung irgendwann automatisch ablaufen, können die Frontallappen vom Erwerb bestimmter Fertigkeiten immer mehr zu deren Integration und Verwendung übergehen – ganz egal, ob es nun darum geht, ein Klavierkonzert zu spielen, seine Gedanken zu ordnen und in einem Aufsatz zum Ausdruck zu bringen oder zwei gegensätzliche Perspektiven nachvollziehen zu können. Hochbegabte Kinder mit einer Lernstörung wie Dyslexie sind nicht dazu fähig, den Vorgang des Lesens mechanisch ablaufen zu lassen. Dies bedeutet, dass dieser Automatismus nicht einsetzt. Wenn es einem hochbegabten Kind mit einer nonverbalen Lernstörung nicht gelingt, sich die mechanischen Abläufe einer Interaktion anzueignen und sie zu verstehen, obwohl es dazu fähig ist, in manchen Aspekten Komplexität zum Ausdruck zu bringen, kann dies für das Kind sehr frustrierend sein, da Hochbegabte sich eher für die Tiefe als für Grundlagen begeistern. Die Unfähigkeit, diese Interaktionen zu Automatismen werden zu lassen, erfordert ein zusätzliches Augenmerk auf grundlegende Aspekte, wodurch es schwieriger wird, zu den komplexen vorzudringen.

Zu nonverbalen Lernstörungen liegt derzeit nur eine begrenzte Zahl von Studien vor. Als eigene Kategorie haben sie weder Eingang ins DSM-5 noch in die ICD-10 gefunden, weshalb von diesen Störungen Betroffene meist Diagnosen wie „unspezifische Störung" oder „Mischform" erhalten. Einzelne Defizite, etwa im Bereich der Prosodie, sind zwar allgemein anerkannt, aber insgesamt besteht auf dem Gebiet der nonverbalen Lernstörungen nach wie vor ein großer Forschungsbedarf, und es gibt nur wenig Konsens unter den Fachleuten. Nonverbale Lernstörungen stellen noch keine formale medizinische Diagnose dar und werden als „Syndrom" klassifiziert. Die Schwierigkeiten treten offenbar gemeinsam auf und scheinen, wie bereits erwähnt, eng mit den Funktionen der rechten Hirnhälfte zusammenzuhängen.

Wie zu erwarten ist, kommt es bei der Diagnose oft zu Unklarheiten, ob eine Asperger- oder Autismus-Spektrum-Störung, eine nonverbale Lernstörung oder ADHS vorliegt. Da hinsichtlich der diagnostischen Kriterien für eine nonverbale Lernstörung keine Einigkeit herrscht, wird in der jüngeren Literatur zu dieser diagnostischen Konfusion die Frage aufgeworfen, ob es sich bei einer nonverbalen Lernstörung lediglich um eine Art visuell-räumliche Rechenstörung handele, die mit Zuständen einhergeht, die an das Asperger-Syndrom erinnern, es jedoch an den für Asperger typischen Schwierigkeiten mit Übergängen und dem stereotypen intensiven Interesse fehlen lassen (Fine, Semrud-Clikeman, Bledsoe & Musielak, 2013). Dass es bei den Symptomen Überschneidungen gibt, sollte keine Überraschung sein, denn bei beiden Diagnosen ist teilweise dasselbe neurologische Areal betroffen, sodass es teilweise zu denselben funktionellen Defiziten kommt. Interventionen zielen zudem meist auf Symptome ab und nicht auf Diagnosen. In der Praxis geht es darum, zu klären, welche Art von Problem vorliegt, und die geeigneten Interventionen auszuwählen. Glücklicherweise gibt es Anhaltspunkte, wie die Diagnosen voneinander abgegrenzt werden können (Fine, Semrud-Clikeman, Bledsoe & Hasson, 2010; Semrud-Clikeman, Walkowiak, Wilkinson & Minne, 2010).

Im Alter von sechs Jahren und vier Monaten wurde unsere Tochter Soo Jin mit dem Wechsler Intelligenztest für Kinder (Wechsler Intelligence Scale for Children, WISC-III) getestet. Man sagte uns, sie sei hochbegabt (der Test ergab einen Gesamt-IQ-Wert von 136) und leicht ablenkbar, es liege aber definitiv kein ADHS vor. Für den Test (der, wie sich herausstellen sollte, nur der erste von vielen war) hatten wir uns entschieden, weil Soo Jin ein hochintelligentes und überaus kreatives Kind war, beim Schreiben und Lesen aber ungewöhnlich langsam schien. Zugleich war sie für ihr Alter sehr unabhängig, ließ sich nichts vorschreiben, stellte ungewöhnliche Zusammenhänge her und fand kreative Lösungen für Probleme. Ihr älterer Bruder war außerordentlich hoch begabt, aber viel konventioneller. Als Soo Jin sieben war, ließen wir ihr Seh- und Hörvermögen testen, um auszuschließen, dass ihre Lese- und Schreibschwierigkeiten damit zusammenhingen. Der Facharzt versicherte uns, die Probleme seien entwicklungsbedingt, und ein gutes Coaching etc. würde unserer Tochter helfen.

Als Soo Jin neun Jahre und sieben Monate alt war, hatte sie signifikante Rechtschreibprobleme. Obwohl ihre Lesefertigkeiten nur langsam besser wurden, las sie auf dem Niveau ihrer Klassenstufe. Emotional war sie nicht besonders stabil, und sie hatte immer das Gefühl, die anderen würden sie kritisieren. Erwachsene schätzten ihre Gesellschaft, während Gleichaltrige meist nicht so gern mit ihr zusammen waren.

Eine Psychologin war der Auffassung, Soo Jin habe vermutlich „ein bisschen ADHS, ein bisschen Asperger-Syndrom und noch ein paar andere Dinge". Aber nichts davon schien auf Soo Jin zuzutreffen. Auf unsere Bitte hin ließ die zuständige Schulbehörde verschiedene Beurteilungen durch Fachleute durchführen, darunter ein Psychologe, eine Sozialarbeiterin, eine Ergotherapeutin, eine Lese- und Lernexpertin, eine Pflegefachkraft und ein Sprachpathologe. Nach Einschätzung der Ergotherapeutin litt Soo Jin an einer sensorischen Integrationsstörung mit visuellen Wahrnehmungs- und Konvergenzproblemen sowie Verzögerungen der feinmotorischen Fertigkeiten, einem geringen Muskeltonus und motorischen Planungsdefiziten. Außerdem wurde Soo Jin aufgrund ihrer WISC-III-Punktwerte eine nonverbale Lernstörung diagnostiziert. Zwischen ihrem Verbal-IQ und ihrem Handlungs-IQ bestand eine Differenz von 30 Punkten. Die Subtestwerte deuteten auf Gedächtnis- und Leistungsprobleme hin.

Ich glaube nicht, dass wir bislang eine vollständige oder akkurate Diagnose bekommen haben. Die visuelle Therapie hat einiges in Soo Jins Leben zum Besseren gewandt, und die Ergotherapie ist ebenfalls nützlich. Leider wurden diese Probleme nicht früher bemerkt, denn dann hätte man zum Beispiel die Angst und andere Folgeprobleme vermeiden können, die sich im Laufe der Zeit entwickelt haben. Soo Jin ist eindeutig mehr als leicht hochbegabt, und sie ist in der Lage, viele ihrer Defizite schon seit Jahren zu kompensieren (es ist keine Kleinigkeit, auf Klassenstufenniveau zu lesen, wenn die Wörter vor einem auf der Seite herumtanzen und man die Satzzeichen und klein gedruckten Wörter nicht entziffern kann!). Ich weiß einfach nicht, an wen ich mich noch wenden soll, um diesem Kind zu helfen.

Sensomotorische Integrationsstörungen

Eine extreme Sensitivität gegenüber verschiedenen sensorischen Reizen ist unter hochbegabten Kindern verbreitet (Lind, 2001; Tucker & Hafenstein, 1997), weswegen manche Fachleute dafür plädieren, die Beurteilung und Behandlung der sensomotorischen Integration in die Evaluation von Lernstörungen mit einzubeziehen. Eine neuere pädiatrische Studie stellte tatsächlich die Hypothese auf, hochbegabte Kinder seien aufgrund der hohen biologischen Geschwindigkeit, mit der sich ihr Gehirn entwickelt, im Allgemeinen anfälliger, sensomotorische Integrationsstörungen zu entwickeln (Vaivre-Douret, 2011).

Einfach ausgedrückt liegt eine sensorische Integrationsstörung vor, wenn die Sinnesorgane (Augen, Ohren, Nase etc.) normal arbeiten, das Erleben beziehungsweise die Wahrnehmung des Individuums jedoch überempfindlich oder anormal ist.[13] Irgendwo zwischen dem Sinnesorgan und dem persönlichen Erleben des Betroffenen wird die Information entweder qualitativ oder quantitativ nicht richtig integriert.[14] Zum Beispiel können Sehfähigkeit und Augenbewegungen eines Kindes perfekt sein, aber seine Tiefenwahrnehmung ist beeinträchtigt. Eine Störung der Tiefenwahrnehmung äußert sich zum Beispiel darin, dass das Kind häufig an Gegenständen anstößt, andere unabsichtlich anrempelt und dauernd hinfällt. Normalerweise müsste das Kind die Position des eigenen Körpers im Raum auch ohne visuelle Kontrolle bestimmen können, aber da seine propriozeptive Wahrnehmung beeinträchtigt ist, gelingt ihm das nicht. Quantitativ kann der Minzgeschmack einer handelsüblichen Zahnpasta von sogenannten „Superschmeckern", die 25 Prozent mehr Geschmacksknospen als andere Menschen besitzen, als schmerzlich intensiv wahrgenommen werden. Und noch ein Beispiel: Individuen, die Schwierigkeiten haben, sich an einen sensorischen Reiz zu gewöhnen (Habituierung), können sich schwer tun, Hintergrundgeräusche und -geschehnisse auszublenden. Natürlich sind Probleme wie diese nur schwer auszumachen, da wir unsere eigene Wahrnehmung nicht direkt mit der eines anderen vergleichen können. Eine sorgfältige Befragung kann jedoch Unterschiede bei der Wahrnehmung aufdecken. Propriozeptive Wahrnehmungsstörungen führen zu erheblichen praktischen Beeinträchtigungen und zu noch mehr Frustration, wenn die Ursache nicht erkannt wird. Viele dieser Probleme lassen sich bewältigen, sobald sie erkannt sind, zum Beispiel durch andere Kleidung, veränderte Lichtverhältnisse oder Ohrstöpsel.

Wenn ein hochbegabtes Kind unerklärliche Fehler oder vermeintliche Flüchtigkeitsfehler macht oder Fertigkeitsdefizite aufweist, sollte man es sorgfältig auf sensorische Integrationsdefizite, Lernstörungen oder andere neurologische Probleme testen. Außerdem sollte die Reaktion des Kindes auf seine Umgebung untersucht werden. Manche Kinder sind zum Beispiel einer Reizüberflutung ausgesetzt, die sie daran hindert, eine Aufgabe auszuführen. Sobald eine Diagnose vorliegt, können im Unterricht entsprechende Anpassungen vorgenommen werden, um dem Kind das Lernen zu erleichtern.

Sensomotorische Integrationsprobleme stellen derzeit nur eine provisorische diagnostische Kategorie dar; hier sind weitere Forschungen erforderlich. Wie bei so vielen neuen Forschungsbereichen kann es hilfreich sein, auf bereits vorhandene Techniken und Interventionen zurückzugreifen, die bei den betroffenen Kindern funktionieren, ohne dass man ihnen notwendigerweise ein Störungsetikett verpasst. Die DSM-5-Diagnose, die aktuell in solchen Fällen am häufigsten verwendet wird, ist die Entwicklungsbezogene Koordinationsstörung; die entsprechende ICD-10-Diagnose lautet Umschriebene Entwicklungsstörung der motorischen Funktionen.[15]

Diese Art von Lernstörungen bei hochbegabten Kindern muss noch besser erforscht werden. Wenn bei einem Kind eine sensorische Integrations- oder Wahrnehmungsstörung vermutet wird, ist es unter Umständen sinnvoller, sich an einen

Forscher auf diesem Gebiet zu wenden als an örtliche Fachleute. Ein Ergotherapeut, der auf sensorische Integration spezialisiert ist, kann ebenfalls von großem praktischem Nutzen sein.

Auditive Verarbeitungsstörung

Als Erwachsene kennen wir Situationen, in denen wir angesichts einer erheblichen Geräuschkulisse Schwierigkeiten haben, einem Gespräch zu folgen, etwa bei einem gesellschaftlichen Anlass mit vielen Gästen. Nach einer Weile geben wir es auf und nicken nur noch freundlich, weil wir den Großteil dessen, was unser Gegenüber erzählt, nicht mehr verarbeiten können. Das Zuhören wird zu anstrengend und ermüdend. Unterhaltungen, die uns in einer ruhigeren Umgebung vielleicht Freude bereitet hätten, sind nun lästig.

Eine solche Situation beschreibt recht gut, was Kinder und Erwachsene mit einer auditiven Verarbeitungsstörung erleben. Die Partygäste haben ein intaktes Gehör, und auch ihr Gehirn funktioniert einwandfrei; und doch bereitet es ihnen Mühe, einem Gespräch zu folgen. Kinder mit einer auditiven Verarbeitungsstörung versuchen, inmitten des „Lärms" eines Klassenzimmers Algebra zu lernen: Für sie ist der Lärmpegel in der Klasse etwa so wie der Partylärm für jemanden ohne diese Störung. Der Versuch, sich auf die Informationen zu konzentrieren und sie zu verarbeiten, ist so anstrengend, dass die Bedeutung dabei verloren geht.

Die auditive Verarbeitung ist etwas anderes als das Hören. Vielleicht erinnern Sie sich noch an einen Hörtest in der Schule oder beim Ohrenarzt, bei dem man Ihnen Kopfhörer aufsetzte und Sie die Hand heben mussten, wenn Sie einen Ton hörten. Solche grundlegenden Hörtests sind nicht geeignet, um komplexe Probleme beim Zuhören zu beurteilen. Kinder können diese Tests bestehen und dennoch auditive Verarbeitungsprobleme haben. Beispielsweise kann es ihnen Schwierigkeiten bereiten, Hintergrundgeräusche auszublenden und verzerrte Sprache oder ungewohnte Sprechstile zu verstehen. Möglicherweise haben sie ein Entwicklungsdefizit oder eine leichte neurologische Störung, die es ihnen erschwert, die akustischen Informationen, die sie aufnehmen, zu verarbeiten. Wenn es ihnen zu mühsam wird, lässt ihre Aufmerksamkeit kontinuierlich nach. Oft arbeiten diese Kinder in den ersten Stunden des Schultags – vor allem in einer ruhigeren Klasse oder wenn sie vorne sitzen – gut mit. Manche haben Lippenlesen gelernt, um besser zu verstehen, was andere sagen, oder sie leiten akustische Informationen aus dem situativen Zusammenhang ab.

Kinder mit solchen auditiven Verarbeitungsproblemen können den Anschein erwecken, als hätten sie weitere Beeinträchtigungen: Hörstörungen, Aufmerksamkeitsdefizite/ADHS, Sprachverzögerungen, Lernstörungen oder Lesestörungen. Ihre intellektuellen Fähigkeiten und ihr Potenzial werden mit großer Wahrscheinlichkeit übersehen. Manchmal wird ihnen auch unterstellt, sie würden absichtlich nicht zuhören: „Jeremy hört einfach nicht zu! Sobald ich etwas sage, schaltet er ab." Tatsächlich geben sich Kinder wie Jeremy alle Mühe, das zu tun, was sie glauben, gehört zu haben, aber häufig ist es nicht das, was die Eltern oder Lehrer gesagt haben. Häufig haben Kinder mit leichten Hörbeeinträchtigungen oder Problemen bei der auditiven Verarbeitung größere Schwierigkeiten, höhere Stimmen oder höhere Zischlaute (wie /F/, /S/ und das englische /Th/) richtig zu verstehen. Möglicherweise hören sie die Vokale, doch sie haben Schwierigkeiten, die Konsonanten zu unterscheiden.

Ein Test der auditiven Verarbeitung kann bei der Untersuchung von Aufmerksamkeitsproblemen besonders hilfreich sein. Die auditive Verarbeitung ist eine Entwicklungsaufgabe, und es ist normal, dass jüngere Kinder Elemente einer fremden Unterhaltung in das Gespräch „hinüberziehen", an dem sie gerade beteiligt sind. Sie tun das, ohne sich dessen bewusst zu sein. Das ist auch bei älteren Kindern mit Verzögerungen der auditiven Verarbeitung der Fall oder bei Kindern, deren Gehirnhälften weniger effizient miteinander kommunizieren. Beispielsweise müssen Informationen aus dem rechten Ohr zu den sprachlichen Arealen in der linken Gehirnhälfte geleitet werden. Sind die Bahnen zwischen diesen Hirnregionen beschädigt, kann dies die Signalverarbeitung stören.

Bei einer bestehenden auditiven Verarbeitungsstörung wird häufig auch eine Umschriebene Entwicklungsstörung des Sprechens und der Sprache (ICD-10) oder eine Sprachstörung (DSM-5) diagnostiziert. Es gibt einige einfache Maßnahmen, von denen Kinder mit auditiven Verarbeitungsproblemen profitieren können: Das Kind in die Nähe des Sprechenden zu setzen, sodass es sein Gesicht gut sieht, kann schon sehr hilfreich sein. Da das Kind mit einem Ohr oft genauer hören kann als mit dem anderen, sollte man es so setzen, dass das „gute" Ohr dem Sprechenden zugewandt ist, oder dorthin, wo die Wände den Klang amplifizieren. Wenn zum Beispiel ein Kind mit dem rechten Ohr genauer zuhören kann, empfiehlt es sich, das Kind im Klassenzimmer nach vorn und ganz nach rechts zu setzen. Auf diese Weise kann niemand rechts von dem Kind störende Geräusche machen (zum Beispiel mit Papier rascheln), und die rechte Wand reflektiert den Klang direkt in das „gute" Ohr des Kindes. Am Esstisch hilft es dem Kind vermutlich, wenn es ganz links sitzt, sodass sein rechtes Ohr auf die Anwesenden gerichtet ist.

Sensorische Beeinträchtigungen, insbesondere solche, die das Hören, Sprechen oder Sprachverständnis betreffen, gehen mit einem erhöhten Risiko für Depressionen und Ängste einher (Kvam, Loeb & Tambs, 2007). Da Hochbegabte ohnehin mit höherer Wahrscheinlichkeit introvertiert und mit sozialen Herausforderungen konfrontiert sind, gibt eine Hörbeeinträchtigung oder ein Problem mit der Sprachwahrnehmung besonderen Anlass zur Sorge.

In einer Umgebung mit mehreren Gesprächen oder Hintergrundgeräuschen zuzuhören, bedeutet für Kinder und Erwachsene mit Hörbeeinträchtigungen oder Problemen bei der auditiven Verarbeitung eine weitaus größere Anstrengung. Ermüdungserscheinungen beim Zuhören führen häufig zu Unaufmerksamkeit und setzen die kognitiven Fähigkeiten herab. Die Flüchtigkeit gesprochener Sprache wird bei hochbegabten Individuen zusätzlich beeinträchtigt, da sie den Gesprächsinhalt mit einer kleinen zeitlichen Verzögerung verarbeiten (Hicks & Tharpe, 2002). Aus diesem Grund gerät eine hochbegabte Person bei einer Unterhaltung leicht ins Hintertreffen und kann eine scharfsinnige Beobachtung häufig nicht mit anderen teilen, weil das Gespräch längst vorangeschritten und zu einem anderen Thema übergegangen ist.

Eigentlich dachten wir, unser Sohn sei ein ganz normales, durchschnittliches Kind, bis er in den örtlichen Kindergarten kam – da gingen die Probleme los. Nachdem er jahrelang ein hervorragendes Vorschulprogramm besucht hatte, wussten wir schon, dass er intelligent, neugierig, gesprächig und aktiv war und dass es ihm schwerfiel, im Stuhlkreis still zu sitzen. Auf uns wirkte er aber wie ein ganz normaler kleiner Junge. Seine Erzieherinnen fanden, er sei extrem intelligent und habe außergewöhnliche konzeptuelle Fertigkeiten, aber wir nahmen ihre Lobeshymnen nicht so ernst, da wir dachten, sie würden ihn einfach mögen. Als sich die Vorschulzeit ihrem Ende näherte, rieten uns die Erzieherinnen eindringlich, unseren Sohn testen zu lassen, bevor er in den Kindergarten kam, denn sie befürchteten, man würde ihn dort zu Unrecht als ADHS-Kind abstempeln. Bei den IQ- und Leistungstests erzielte er hohe Punktwerte, und zu unserer Erleichterung gab es keinerlei Anhaltspunkte für ADHS. Zu diesem Zeitpunkt wussten wir noch nicht, welcher Albtraum uns im Kindergarten und in der ersten Klasse bevorstand.

Zu Beginn des Kindergartens und vor dem Übergang in die erste Klasse wurden bei allen Kindern Leistungstests durchgeführt. Unser Sohn erzielte sowohl bei der Kindergarten- als auch bei der Schuleintrittsbeurteilung mehr als 100 Prozent, aber das hatte praktisch keine Auswirkungen darauf, was man ihm beibrachte. Schon in den ersten Wochen im Kindergarten machten sich Verhaltensprobleme bemerkbar, die in einer Weise zunahmen, dass wir unseren Sohn mehrere Wochen vor den Sommerferien aus dem Kindergarten nahmen. Wir ließen weitere Tests durchführen und suchten einen Berater in Sachen Bildungsprogramm auf. Wie sich herausstellte, fiel unser Sohn in die Kategorie der außerordentlich hoch begabten Kinder. Im Kindergarten wurden diese Testergebnisse weiterhin ignoriert. Dafür wurden regelmäßig informelle „Diagnosen" ausgespuckt – mal war es die Asperger-Störung, mal ADHS oder oppositionelles Trotzverhalten. Die erste Klasse in einer kleinen Privatschule war noch schlimmer.

In der zweiten Klasse unterrichteten wir unseren Sohn dann zu Hause. Wir konsultierten eine Psychologin und erfuhren, dass er (1) eine signifikante zentrale auditive Verarbeitungsstörung, (2) eine sensorische Integrationsstörung mit extrem schlechten feinmotorischen Fertigkeiten und (3) mehrere dyslexische Züge hatte. Keine der Bildungseinrichtungen hatte diese Probleme entdeckt. Die Therapie ist äußerst effektiv, und der Hausunterricht hat sich als gute Lösung erwiesen. Die Leistungen unseres Sohnes liegen in vielen Fachbereichen über dem Niveau seiner Klassenstufe, und er kann seinen persönlichen Interessen in Philosophie, Weltgeschichte und Latein nachgehen.

Kognitive Rehabilitation

Immer mehr Forschungen dokumentieren die Wirksamkeit von Rehabilitation bei Kindern mit Lernstörungen. Einige dieser Programme zielen auf die Wiederherstellung kognitiver Funktionen nach neurologischen Schädigungen. Bei Kindern mit Gehirntumoren, die einer Bestrahlung des Kopfes unterzogen werden, kommt es häufig zu Aufmerksamkeitsproblemen und einem allgemeinen Abfall der kognitiven Funktionen, der noch etwa fünf Jahre nach der Behandlung andauert. Mehrere angesehene Kinderkrebszentren, die mit Neuropsychologen zusammenarbeiten, haben Rehabilitationsprogramme und -strategien für diese Kinder entwickelt. Ähnliche Programme, die von spezialisierten Neuropsychologen angewandt werden, können auch Kindern helfen, die Probleme mit der Aufmerksamkeit oder kognitive Schwächen in bestimmten Bereichen aufweisen.

Trotz der asynchronen Entwicklung, die mit Lernstörungen einhergeht, können Stärken in bestimmten Bereichen genutzt werden, um Schwächen in anderen Bereichen zu kompensieren. Eltern und Lehrer können diese Strategie verwenden. Rehabilitationsprogramme beinhalten in der Regel einfache Aufmerksamkeits- und Inhibitionsübungen, die allmählich komplexer werden. Außerdem gehören Trainingsstunden dazu, in denen die Betroffenen spezifische Fertigkeiten der geteilten Aufmerksamkeit, Selbst-Coaching-Fertigkeiten für Aufmerksamkeit und Planung, Techniken der emotionalen Selbstregulation und Strategien zur Identifikation und Vorbereitung auf herausfordernde Settings lernen. Die meisten Rehabilitationsprogramme umfassen 20 Sitzungen, und die Kosten werden zumindest teilweise von den Krankenkassen getragen. Normalerweise gehören zu diesen Programmen auch

Kurse, die Eltern und Lehrern helfen, mit Kindern zu arbeiten, die besondere Muster von Schwächen aufweisen. Darüber hinaus gibt es „Vorher-nachher"-Tests, um Fortschritte zu messen und zu dokumentieren.

Zusammenfassung

Die Fähigkeitsspanne wird offenbar mit zunehmendem intellektuellem Gesamtniveau größer. Viele hochbegabte Kinder zeigen in allen Bereichen etwa dieselben außergewöhnlichen Fähigkeiten. Ebenso viele sind jedoch nur auf einem bestimmten Gebiet hochbegabt, etwa im sprachlichen oder mathematischen Bereich (Winner, 1997b). Manche dieser hochbegabten Kinder erfüllen die Kriterien für eine Lernstörung, was sie zur Teilnahme an speziellen Förderprogrammen berechtigt; andere erfüllen diese Kriterien nicht, obwohl sie in bestimmten akademischen Bereichen große Schwierigkeiten haben. In beiden Fällen müssen Bildungsoptionen auf die Fähigkeiten des Kindes zurechtgeschnitten werden. Bei besonders hoch begabten Kindern ist die Wahrscheinlichkeit recht gering, dass sie vom gemeinsamen Unterricht mit Gleichaltrigen profitieren; sie benötigen fast immer spezielle Anpassungen. Gelegentlich kann es vorkommen, dass ein Kind mehrere Anpassungen benötigt, etwa das Überspringen einer Klasse, eine Akzeleration in einzelnen Schulfächern, Clusterbildung im Unterricht und Einzelcoaching zur Förderung in bestimmten Bereichen. Die Umsetzung dieser Anpassungen kann Schulen vor große Probleme stellen und ein aktives Eintreten der Eltern und zuständigen Fachpersonen erfordern.

Werden Lernstörungen bei hochbegabten Kindern übersehen, laufen sie möglicherweise Gefahr, intellektuell zu verarmen, obwohl sich das leicht verhindern ließe. Bei diesen Kindern besteht auch ein höheres Risiko für Substanzmissbrauch (Drogen und Alkohol) und psychische Probleme, wenn ihre Lernstörung nicht diagnostiziert und behandelt wird. Lernstörungen können sowohl im verbalen als auch im nonverbalen Bereich auftreten und die sensomotorische Integration ebenso wie die auditive Verarbeitung miteinschließen.

Der Eintritt in die Grundschule – Mittelstufe – Oberstufe stellt für Kinder und Heranwachsende Wendepunkte dar. Meist drücken Eltern und Lehrer ein Auge zu, wenn sie merken, dass ein Schüler sich erst an die neue Klassenstufe gewöhnen muss. Schwierigkeiten mit schulischen Anforderungen werden oft auf solche Übergangsphasen geschoben. Sobald das erste Schuljahr oder „Eingewöhnungsjahr" vorüber ist, sehen die Erwachsenen meist genauer hin, wenn ein Kind mit den wachsenden Anforderungen offenbar nicht zurechtkommt. Dann werden bei den Schulbehörden entsprechende Tests beantragt und durchgeführt, Interventionen geplant und ein individueller Bildungsplan erstellt. Bis dieser Prozess abgeschlossen ist, kann ein weiteres Schuljahr vergehen. In manchen Bildungseinrichtungen ist der besorgniserregende Trend zu beobachten, dass Schüler nicht versetzt werden, wenn sie emotional unreif erscheinen oder standardisierte Tests nur mit Mühe und Not bestehen. Sechzig der 63 aktuellen wichtigen Studien zur Versetzung geben an, dass eine Nichtversetzung noch nie vorteilhaft gewesen sei; nur drei kommen zu dem Schluss, dass ein gewisser Nutzen damit verbunden sei, doch nur für Kinder der Vorschule oder ersten Klasse.

Eine frühe Evaluation und Identifikation von zweifach außergewöhnlichen hochbegabten Kindern kann helfen, Probleme zu erkennen, die man sonst einfach übersehen hätte. Dadurch erspart man dem Kind eine jahrelange Frustration und lässt gar nicht erst zu, dass sein Selbstwertgefühl leidet.

Anmerkungen

1 In den USA gibt es ebenso wie in Deutschland und in anderen Ländern gesetzliche Regelungen, die festlegen, welche Kinder berechtigt sind, aufgrund einer Lernstörung Fördermaßnahmen in Anspruch zu nehmen. Danach liegt eine Lernstörung vor, wenn (1) das Kind bei Leistungstests mindestens 12 T-Wert-Punkte beziehungsweise 1,5 Standardabweichungen unterhalb seines gemessenen IQ-Wertes liegt oder wenn (2) das Kind ein Leistungsniveau zeigt, das zwei Klassenstufen unterhalb seiner aktuellen Klassenstufe liegt. Dies wird allgemein als „Diskrepanzmodell“ bezeichnet. Angesichts dieser Kriterien ist es nicht verwunderlich, dass die meisten Kinder, die eigentlich Fördermaßnahmen bräuchten, erst in der dritten Klasse oder später identifiziert werden, ungeachtet dessen, ob sie intellektuell hochbegabt sind oder nicht. In der ersten oder zweiten Klasse kann das Leistungsniveau eines Kindes nicht zwei Klassenstufen unterhalb seiner aktuellen Klassenstufe liegen, und IQ- oder Leistungstests werden für gewöhnlich nicht vor der dritten Klasse durchgeführt.

2 Die drei Ebenen können zwar unterschiedlich umgesetzt sein, doch alle RTI-Programme beinhalten folgende Kernaspekte: 1. Hochqualitativer, forschungsbasierter Unterricht; 2. Umfassendes Screnning und Evaluation; 3. Fortlaufende Überwachung der Fortschritte; 4. Forschungsbasierte Sekundär- und Tertiärinterventionen; 5. Überwachung der Fortschritte während der Interventionen; 6. Prüfung auf Genauigkeit der Interventionen beziehungsweise genaue Beachtung der Vorgaben der Interventionen. Entscheidungen über erforderliche Fördermaßnahmen basieren auf der Art und Weise der Schülerreaktionen auf die forschungsbasierten Interventionen (Fuchs & Fuchs, 2006).

3 Bei der Verwendung des RTI-Ansatzes zur Identifizierung hochbegabter Schüler mit Lernstörungen stellte McKenzie (2010) viele falsch negative fest.

4 Die Wissenschaftlerin Sally Shaywitz *(Overcoming Dyslexia,* 2003) zog den Schluss, dass dies der Fall ist, weil im Gehirn einer von Dyslexie betroffenen Person das Broca-Areal zu stark und die Parietotemporal- sowie die Okzipitemporalgegend zu schwach stimuliert werden. (Siehe auch Shaywitz, S. and Shaywitz, B.A. (2003), *The Science of Reading and Dyslexia.* http://www.bisd303.org/cms/lib3/WA01001636/Centricity/Domain/460/The%20Scienc%20of%20Reading%20and%20Dyslexia.pdf).

5 https://www.understood.org/en/community-events/blogs/the-inside-track/2015/03/04/stealth-dyslexia-how-some-dyslexic-students-escape-detection

6 Die Handschrift scheint jedoch genau wie alle anderen Grundfertigkeiten, an denen sich motorische Geschwindigkeit und Geschick messen lassen, von einem insgesamt hohen oder auch niedrigen Fähigkeitsniveau weniger betroffen zu sein (siehe Diaz-Asper et al., 2004).

7 Eine schlechte feinmotorische Koordination ist ebenfalls hinderlich, wenn ein Kind lernen soll, sich die Schuhe zu binden. Bei feinmotorischen Problemen sind Turnschuhe mit Klettverschluss und das Schreiben am Computer statt per Hand gute Behelfslösungen.

8 https://www.youtube.com/watch?v=MntCXf7MriI&feature=youtu.be

9 Es würde an dieser Stelle zu weit gehen, die neuropsychologischen Details zu beleuchten, die bei einer Dyskalkulie ablaufen. Betrachten Sie ein Defizit der exekutiven Funktionen als teilweise verantwortlich für diese Störung. Damit möchten wir sagen, dass es keine direkte Beziehung zwischen einem bestimmten Hirnlappen und einer Lernstörung gibt. Beim Erwerb mathematischer und auch aller anderen Fähigkeiten müssen viele Gehirnfunktionen umfassend zusammenarbeiten. Der alte Glaubenssatz, dass mathematische Fähigkeiten in der linken Gehirnhälfte „sitzen“, ist daher eine zu starke Vereinfachung. Da bei Dyskalkulie auch das Arbeitsgedächtnis eine Rolle spielt, ist von einer Beteiligung der Präfrontal-/Frontal- und Parietallappen auszugehen. Schwierigkeiten mit arithmetischem Faktenwissen deuten auf eine Beteiligung des Kortex der linken Gehirnhälfte und/oder subkortikaler Strukturen wie dem striatalen System hin, das für die Entwicklung von Automatismen wesentlich zu sein scheint. Auch die linken Basalganglien und der linke parietale und okzipitotemporale Bereich wirken mit. Automatismen sind teilweise auch ein vom Kleinhirn gesteuerter Prozess. Wir sehen also, dass kein Hirnlappen ausschließlich für das Rechnen zuständig ist; vielmehr arbeiten dabei viele Gehirnsysteme umfassend zusammen. Eine Schädigung der kortikalen oder subkortikalen Strukturen in diesem Netzwerk verursacht Schwierigkeiten, zuvor erworbenes arithmetisches Faktenwissen abzurufen.

10 Wenn Kinder lernen, Zahlen zu addieren, verwenden sie häufig die Abzählmethode, bei der sie zuerst die Elemente der ersten Objektmenge und dann die der zweiten Objektmenge zählen und schließlich beide Mengen kombinieren und die neu entstandene Gesamtmenge ebenfalls komplett durchzählen. Beim Addieren von drei plus vier würde das Kind also erst drei Objekte abzählen (den ersten Summanden), dann fünf Objekte (den zweiten Summanden) und schließlich beide Objektmengen zusammenführen und die Gesamtzahl der Objekte der neuen, größeren Menge durch Abzählen ermitteln.

11 Personen mit prosodischen Defiziten sind nicht in der Lage, die Modulation von Stimme oder Musik – etwa die subtileren Aspekte von Rhythmus oder Intonation – wahrzunehmen. Manche Fachleute sprechen auch von prosodischen Defiziten, wenn die Betroffenen subtile Hinweise in Mimik und Gestik oder andere nonverbale Aspekte der Kommunikation nicht deuten können.

12 Dieser Zustand wird gelegentlich als „rechtshemisphärisches Syndrom“ bezeichnet, da es von einer rechtsseitigen Schädigung der weißen Substanz der Myelinscheide herrührt.

13 Für eine ausführlichere Diskussion von sensorischen Integrationsproblemen siehe C.S. Kranowitz (2005), *The out-of-sync child: Recognizing and coping with sensory processing disorder*, 2nd ed. New York: Perigree. Weitere Bücher sind zu finden unter http://www.childrensdisabilities.info/sensory_integration/sibooks.html

14 Bestimmte Bereiche des Gehirns sind dafür zuständig, die unverarbeiteten visuellen Informationen in etwas Bedeutungsvolles zu übertragen. Die Informationen sind so lange bedeutungslose Symbole, bis das Gehirn sie „übersetzt“, ähnlich wie bei einem Computer, der Texte zunächst in Form eines Binärcodes (1-0) kodiert. Um bei dieser Metapher zu bleiben: Kinder mit sensorischen Wahrnehmungsproblemen haben Schwierigkeiten, die Informationen, die sie über Au-

gen, Ohren oder Berührungen aufnehmen, in ein bedeutungsvolles Ganzes zu übertragen. Diese Unvollständigkeit der Informationsverarbeitung führt unweigerlich zu Frustration.

15 Bei Dionne-Dostie et al., (2015) und Koziol, Budding & Chidekel (2011) finden sich nützliche Hinweise zu den neuropsychologischen Gegebenheiten, die diesen Syndromen möglicherweise unterliegen. Es gibt Forschungsarbeiten, die einen Zusammenhang zwischen Defiziten bei der sensorischen Integration und starken Angstgefühlen herstellen. Eine der Hypothesen lautet, dass starke Angstgefühle das Bewusstsein für „triviale" Veränderungen in der Umgebung schärfen, etwa so, wie man mit argwöhnischer Spannung all die normalen Geräusche im Haus wahrnimmt, nachdem man sich einen Gruselfilm angesehen hat (Conelea, Carter & Freeman, 2014).

Kapitel 8: Schlafstörungen

Einigen Studien zufolge (z. B. Sadeh, Raviv & Gruber, 2000) haben 20 Prozent aller Schulkinder irgendeine Art von Schlafproblem. Hochbegabte Kinder und Erwachsene haben im Vergleich zu anderen oft ungewöhnliche Schlafmuster oder ein merkwürdiges Schlafverhalten. Allerdings liegen speziell zum Schlafverhalten hochbegabter Kinder und Erwachsener überhaupt keine Studien vor. Die Sachverhalte, die in diesem Kapitel über ungewöhnliche Schlafmuster bei Hochbegabten erörtert werden, basieren daher auf zahlreichen klinischen Berichten von Eltern und betroffenen Erwachsenen.

Hochbegabte betrachten Schlaf manchmal als einen Eingriff in ihr Leben, besonders wenn sie mitten in einem spannenden Projekt stecken. Mehrere Eltern haben uns außerdem davon berichtet, dass ihre Kinder Probleme hätten, „abzuschalten", um einschlafen zu können. Ganz ähnlich wie eine romantische Jugendliebe zu physiologischen Veränderungen wie einem reduzierten Schlafbedürfnis und ständigem Gedankenkreisen um das Objekt unserer Begierde führt, kann die Liebe zu einer neuen Idee ihren eigenen Glücksrausch erzeugen. Solche Gefühlszustände lösen ein Feuerwerk an endokrinen Veränderungen aus, von dem viele Hormonspiegel, wie Oxytocin und der Nervenwachstumsfaktor, sowie unsere Stressreaktion betroffen sind (Loving, Crockett & Paxson, 2009). Außerdem werden entzündungshemmende Antioxidanzien ausgeschüttet, und der Blutzuckerspiegel steigt (Stanton, Campbell & Loving, 2014). Dies deckt sich mit der allgemeinen Wahrnehmung, dass Hochbegabte zu Intensität neigen, und diese leidenschaftlichen intellektuellen „Affären" können, genau wie Liebesaffären, einer zeitweiligen Hypomanie ähneln.

Dementsprechend scheint es individuelle Unterschiede zu geben, sowohl beim Schlafdruck als auch der Fähigkeit, in Zeiten des Schlafmangels kognitiv zu funktionieren. Menschen mit geringerem Schlafdruck und einem starken Interesse an der Außenwelt tolerieren einen geringgradigen Schlafmangel besser als der Durchschnitt (Grant & Van Dongen, 2013). Außerdem kann die Exposition mit blauem Licht, das von Computerbildschirmen ausgesendet wird, das Einsetzen des Schlafes um eine Stunde oder länger verzögern. Sogar schwache Beleuchtung durch eine Leselampe senkt das Schlafbedürfnis. Der Mechanismus, der den Neurotransmitter Serotonin in Melatonin verwandelt, wird umso stärker aktiviert, je weniger Licht die Netzhaut erreicht.

Ob eine Person genug schläft, erkennt man am besten daran, ob sie an Tagen, wo sie länger schlafen kann, Kompensationsschlaf benötigt. Bei den meisten Heranwachsenden sammelt sich im Laufe einer Schulwoche ein beträchtliches Schlafdefizit an, und sie versuchen, dieses zu kompensieren, indem sie an den Wochenenden länger schlafen. Wer normalerweise über eine Stunde Kompensationsschlaf benötigt, leidet höchstwahrscheinlich unter Schlafmangel.

Kurzschläfer und Langschläfer

Obwohl es Richtlinien dafür gibt, wie viel Schlaf wir in welchem Alter benötigen,[1] ist der individuelle Schlafbedarf sehr unterschiedlich und sinkt im Allgemeinen von der Kindheit an. Im Schnitt schlafen einjährige Kinder zwölf bis dreizehn Stunden, 30 Prozent davon im REM (Rapid-Eye-Movement)-Schlaf. Mit zwölf Jahren sinkt die durchschnittliche Schlafdauer auf acht bis zehn Stunden, 20 Prozent davon im REM-Schlaf. Erwachsene schlafen in der Regel sieben bis acht Stunden, sehr alte Menschen nur etwa sechs Stunden (Colten & Altevogt, 2006).

Bei manchen Menschen weicht die Schlafdauer jedoch dramatisch vom Durchschnitt ab. Schlafforscher sind sich einig, dass Menschen „von Natur aus Kurzschläfer" sind, wenn sie pro Nacht fünf bis sieben Stunden (manchmal auch weniger) schlafen. Diejenigen, die mehr als neun Stunden schlafen, sind dagegen „von Natur aus Langschläfer" (Blaivas, 2004; Kelly, Kelly & Clanton, 2001). Forschungsdaten lassen erkennen, dass zwölf bis 15 Prozent aller Menschen in eine der beiden Kategorien fallen.

Als ich mit meiner inzwischen sechsjährigen Tochter schwanger war, kam sie vor zehn Uhr abends nie zur Ruhe. Ich weiß noch, wie ich im Bett lag und darauf wartete, dass sie aufhörte, in meinem Bauch zu strampeln, damit ich endlich einschlafen konnte. Gerade ist sie in die zweite Klasse gekommen, aber an diesem Muster hat sich nie etwas geändert. Sie ist nur selten richtig müde, und ihr waches Gehirn arbeitet immer gegen sie. Es fällt ihr sehr schwer, vor zehn oder elf Uhr abends ins Bett zu gehen. Dabei hat sie nie das „Ich habe aber noch Durst"-Spiel gespielt, sondern gibt sich immer große Mühe, einzuschlafen. Wir haben es mit einer früheren Schlafenszeit versucht, aber das führte nur dazu, dass sie stundenlang in einem dunklen Raum lag und sich langweilte.

Als Baby schlief meine Tochter nur beim Stillen ein. Die Babys meiner Freundinnen nickten überall ein (manchmal sogar am Esstisch), und insgeheim beneidete ich die anderen Mütter darum. Ich hatte das Gefühl, etwas falsch zu machen. Wenn ich nur herausfand, welche „Routine“ die richtige war, würde alles gut werden, dachte ich.

Zum Glück ist meine Tochter aufgrund des Schlafmangels nie quengelig. In der Schule funktioniert sie gut, obwohl sie jeden Morgen um 6.45 Uhr aufstehen muss. Wenn wir sie ließen, würde sie auch bis drei Uhr morgens aufbleiben und lesen. Vermutlich sollten wir stolz darauf sein, dass wir es geschafft haben, die Schlafenszeit um 22.00 Uhr durchzusetzen.

Aus den vergangenen Jahrzehnten gibt es Tausende Berichte von Eltern hochbegabter Kinder, aus denen hervorgeht, dass hochbegabte Kinder möglicherweise extremere Schlafmuster haben als andere Kinder. Die Längsschnittstudie von Freeman (2008) befasste sich jedoch speziell mit der selbst angegebenen Schlafdauer von Personen mit einem IQ-Wert von 140 oder höher und stellte keine Unterschiede zur Schlafdauer der Normalbevölkerung fest. Außerdem scheint es keinen Zusammenhang zwischen Schlafdauer und Persönlichkeit zu geben (Soehner, Kennedy & Monk, 2007).

Unserer Erfahrung nach brauchen jedoch etwa 20 Prozent der hochbegabten Kinder – in der Regel die besonders hoch begabten unter ihnen – offenbar deutlich weniger Schlaf als andere Kinder; ebenfalls 20 Prozent brauchen deutlich mehr Schlaf. Viele Fachpersonen, die mit hochbegabten Kindern arbeiten, darunter Winner (1997b), Silverman (2002) sowie Webb, Gore, Amend und DeVries (2017), berichten von ähnlichen Beobachtungen. Bei den außerordentlich hoch begabten Kindern beträgt der Prozentsatz der Kurzschläfer möglicherweise 50 Prozent oder mehr (Rogers & Silverman, 1997). Eine Studie mit 60 Kindern im Alter von sieben bis elf Jahren kam zu dem Ergebnis, dass diejenigen mit höheren IQ-Werten auf der Wechsler-Skala (*Wechsler Intelligence Scale for Children*, 4. Auflage) in der Regel effizienter schliefen; ihre neurale Leistungsfähigkeit war erhöht, daher benötigten sie weniger Schlaf, um tagsüber effektive kognitive Leistungen erbringen zu können (Geiger, Achermann & Jenni, 2010).

Eine beträchtliche Zahl hochbegabter Kinder – vor allem die außerordentlich hoch begabten – zeigen extrem kurze Schlafmuster. Oft berichten uns Eltern, ihre jungen Kinder würden nur vier bis fünf Stunden pro Nacht schlafen und seien trotzdem frisch und munter, wenn sie aufwachen. Die Eltern bräuchten dagegen acht bis zehn Stunden Schlaf, um angesichts des hohen Energieniveaus ihrer Kinder „mitzuhalten“. Manche Eltern von hochbegabten Kindern im Vorschulalter berichten, ihre Kinder würden mitten in der Nacht aufstehen und ihnen beim Schlafen zusehen. In einem Fall hielt ein Kind ein Papiertaschentuch vor die Nase des Vaters und beobachtete, wie es sich mit den Atemzügen auf und ab bewegte. In anderen Fällen berichten Eltern, ihre Kleinkinder würden nachts regelmäßig auf „Erkundungstour“ gehen. Manchmal beschäftigten sie sich ruhig mit ihren Spielsachen, manchmal inspizierten sie aber auch Regale, die Speisekammer oder elektrische Haushaltsgeräte, sprich: Ihre Aktivitäten waren nicht ungefährlich. Die Eltern älterer hochbegabter Kinder berichten davon, dass diese spät in der Nacht Textnachrichten verschicken, Computerspiele spielen, lesen oder die Hausaufgaben fertig machen.

Verständlicherweise sind die Eltern angesichts des kurzen Schlafmusters ihrer Kinder sehr besorgt, frustriert und auch erschöpft. Manchmal raten ihnen Verwandte, Freunde oder Angehörige der Heilberufe, ihre Kinder dazu zu ermutigen oder gar zu zwingen, acht oder neun Stunden zu schlafen. Bei Kurzschläfern sind solche Versuche zum Scheitern verurteilt und ziehen nur Machtkämpfe nach sich. Es ist wichtig, zu erkennen, wie viel Schlaf für einen Menschen normal ist und wie viel er braucht, um zu funktionieren. Das Beste, was Eltern in solchen Fällen tun können, ist, eine Vereinbarung mit dem Kind zu treffen, dass es abends im Bett liest, bis es müde wird, und am Morgen in seinem Zimmer oder im Wohnzimmer bleibt, bis die anderen Familienmitglieder aufstehen. Auch eine Liste mit erlaubten Aktivitäten am frühen Morgen kann hilfreich sein.

Auswirkungen von kurzen und langen Schlafmustern

Zahlreiche Forscher (z. B. Fichten, Libman, Creti, Bailes & Sabourin, 2004; Rivera, Sanchez, Vera-Villarroel & Buela-Casal, 2001; Soehner, Kennedy & Monk, 2007) haben untersucht, ob kurze beziehungsweise lange Schlafmuster gesundheitliche oder psychische Auswirkungen haben. Insgesamt deutet nichts auf einen Zusammenhang zwischen der Schlafdauer und psychischen Problemen wie Angst bei Kindern und jungen Erwachsenen hin. Dieses Ergebnis wird besorgte Eltern beruhigen. Es muss jedoch darauf hingewiesen werden, dass keine der vorliegenden Studien speziell hochbegabte Kinder oder Erwachsene untersucht hat.

Die Schlafmuster in der Kindheit scheinen auch im späteren Leben fortzubestehen, und manchmal sind sie wirklich extrem. Die Autoren kennen zum Beispiel persönlich zwei ehemalige Präsidenten der American Psychological Association und einen ehemaligen Vorsitzenden der National Association for Gifted Children, die alle drei ein Leben lang mit sehr wenig Schlaf ausgekommen sind. Einer von ihnen berichtet, er habe schon als Vorschüler höchstens vier oder fünf Stunden Schlaf gebraucht, und als Erwachsener würden ihm zwei Stunden pro Nacht genügen. Wenn er mehr als vier Stunden schlafe, fühle er sich nicht erholt. Manchmal schlafe er auch nur eine Stunde pro Nacht. Die anderen beiden berichten von einem ähnlichen Muster, kommen aber immerhin auf vier bis fünf Stunden Schlaf pro Nacht. Alle drei haben in ihrem Berufsleben zweifellos gut funktioniert und wirken auf uns psychisch gesund und sozial kompetent. Dass sie so wenig schlafen, stellt für sie kein Problem dar, im Gegenteil: Kollegen beneiden sie um ihr geringes Schlafbedürfnis, weil sie dadurch viel mehr Zeit zum Lesen, Schreiben und für andere Aktivitäten haben.

Was Fachleute und Eltern beachten sollten

Noch ist unklar, ob kurze Schlafmuster mit Hochbegabung zusammenhängen. Ist ein Kurzschläfer aber gleichzeitig hochbegabt, hat das zweifellos Auswirkungen auf den Familienalltag. Die Eltern müssen dafür sorgen, dass das Kind bei seinen nächtlichen Ausflügen nicht gefährdet wird, und sie sollten keine Grenzen setzen, die sie nicht einhalten können.

Ob Hochbegabung auch mit langen Schlafmustern zusammenhängt, ist noch weniger erforscht. Allerdings scheinen Eltern hochbegabter Kinder mit großem Schlafbedürfnis weniger besorgt zu sein, zumindest solange die Kinder klein sind. Es steht jedoch außer Frage, dass jeder Mensch ein bestimmtes Schlafmuster besitzt, das ihm erlaubt, bestmöglich zu funktionieren, und Eltern sollten ihre Kinder – egal welchen Alters – dabei unterstützen, herauszufinden, was für sie am besten funktioniert.

Zwischen normalen kurzen oder langen Schlafmustern und Schlafstörungen unterscheiden

Manchmal sind kurze oder lange Schlafmuster nicht unbedingt normal, sondern deuten auf ein Schlafproblem hin, das mit der Hochbegabung des Kindes zusammenhängen könnte. Manche Eltern berichten zum Beispiel, dass ihr hochbegabtes Kind Schwierigkeiten mit dem Einschlafen hat, weil es „einfach nicht abschalten kann". Solche Kinder müssen nicht unbedingt angespannt oder besorgt sein, obwohl das natürlich der Fall sein kann; sie müssen auch keinen traumatischen Ereignissen ausgesetzt gewesen sein. Häufiger sind diese Kinder schlichtweg aufgeregt, weil ihnen die Tagesereignisse durch den Kopf gehen oder sie an das denken, was sie am nächsten Tag erwartet. Mit anderen Worten, ihre erhöhte intellektuelle und/oder emotionale Sensitivität führt dazu, dass sie gedanklich nicht zur Ruhe kommen, wenn sie ins Bett gehen. Ähnlich kann es hochbegabten Erwachsenen gehen, vor allem, wenn sie introvertiert sind.

Sollte man in solchen Fällen eine Diagnose stellen? Wie bei den anderen Diagnosen, die wir in diesem Buch erörtern, hängt das davon ab, wie stark ein Kind oder ein

Erwachsener durch sein Verhalten beeinträchtigt wird. Zu wenig Schlaf und die daraus resultierende Tagesmüdigkeit können zu Verhaltensweisen führen, die an ADHS erinnern (Chervin, Dillon, Bassetti, Ganoczy & Pituch, 1997; Dahl, 1996; Corkum, Tannock & Moldofsky, 1998). Auch die Lern- und Aufmerksamkeitsfertigkeiten können durch Schlafmangel erheblich in Mitleidenschaft gezogen werden (Dahl, 1996; Sadeh, Raviv & Gruber, 2000). Ebenso können ungewöhnlich lange Schlafmuster auf andere Probleme, etwa eine Depression, hindeuten (Patros & Shamoo, 1989). Angesichts solcher Ähnlichkeiten ist es wichtig, den Kontext zu berücksichtigen, in dem diese Schlafprobleme auftreten, und den Faktor Hochbegabung in die diagnostische Gleichung miteinzubeziehen.

Insomnie

Bei manchen hochbegabten Kindern kann Insomnie (Schlaflosigkeit) ein Problem sein, wenn sie besonders intensiv, emotional oder energiegeladen sind. Die Eltern junger hochbegabter Kinder berichten häufig, dass sie Schwierigkeiten haben, ihr Kind zum Einschlafen zu bringen, und auch ältere hochbegabte Kinder sind oft geistig so aktiv, dass es ihnen schwerfällt, das Denken einzustellen und einzuschlafen. Einer Studie zufolge haben hochbegabte Jugendliche mehr Angst vor Unbekanntem und leiden häufiger an Schlaflosigkeit als andere. Diese Jugendlichen erzielten auch höhere Werte bei drei der von Dabrowski identifizierten Formen der erhöhten Sensitivität, und die erhöhte Sensitivität hochbegabter Schüler wurde mit gesteigertem Angstempfinden und Schlaflosigkeit in Verbindung gebracht (Harrison & Van Haneghan, 2011).

Ausreichender Schlaf ist unerlässlich für das Wohlbefinden eines Menschen, und Schlafmangel geht unweigerlich mit einem erhöhten Risiko für Adipositas, Demenz, kognitive Inflexibilität und Kreativitätsverlust, mit einer schlechteren Übertragung von Informationen ins Gedächtnis und ganz allgemein einer Verschlechterung des neurologischen Gesundheitszustandes einher. Schlaf wird oft als eine Zeit betrachtet, während der im Körper Wartungsfunktionen durchgeführt werden. Dazu gehört die Pflege und Instandhaltung des Gehirns. Neueren Studien zufolge sorgt die die Gehirnzellen umgebende Flüssigkeit während des Schlafs dafür, dass Abfallprodukte abtransportiert werden, unter anderem solche, die das Demenzrisiko erhöhen.[2] Bei Schlafmangel sinkt außerdem die Fähigkeit, effektiv mit emotionalem Stress umzugehen. Zu wenig Schlaf kann zu einer erhöhten Sensitivität auf emotional belastende Ereignisse führen und ebenso starke Gefühle wie ein Wutausbruch hervorrufen.

In solchen Fällen lautet die Diagnose vermutlich „Primäre Insomnie“, obwohl das DSM-5 darauf hinweist, dass diese Schlafstörung für gewöhnlich im frühen

Erwachsenenalter oder im mittleren Lebensalter beginnt und weniger oft bei Kindern und Jugendlichen beobachtet wird. Bei hochbegabten Individuen beginnt dieses Muster aber unserer Erfahrung nach meist in der Kindheit, und zwar häufig deshalb, weil sie so intensiv denken und fühlen. Wenn Kurzschläfer nicht wissen, dass sie ein geringes biologisches Schlafbedürfnis haben, kann es passieren, dass sie durch ihr Bemühen, die Bettruhe zu verlängern, ein Insomnie-Schlafmuster entwickeln (American Psychiatric Association, 2018). Das ist ein wichtiger Hinweis, vor allem für Eltern, deren hochbegabtes Kind ein kurzes Schlafmuster zeigt.

Die im DSM-5 (American Psychiatric Association, 2018, S. 495) angeführten Kriterien für primäre Insomnie lassen sich folgendermaßen zusammenfassen:

- Die Person hat über einen Zeitraum von mindestens drei Monaten an mindestens drei Nächten pro Woche Einschlaf- beziehungsweise Durchschlafschwierigkeiten oder einen nicht erholsamen Schlaf.
- Die Insomnie führt in klinisch bedeutsamer Weise zu Leiden oder Beeinträchtigungen.
- Es liegt keine andere Erklärung (z.B. Substanzmissbrauch oder ein medizinischer Krankheitsfaktor) vor.

Verhaltensmerkmale, die mit einer Insomnie nicht vereinbar sind oder im Widerspruch dazu stehen

Viele hochbegabte Kinder und Erwachsene lernen mithilfe von Coping-Strategien, innerhalb von 20 oder 30 Minuten einzuschlafen, oder sie sind von Natur aus Kurzschläfer, die genügend Schlaf bekommen, wenn sie erst einmal eingeschlafen sind. Individuen, die genügend Schlaf bekommen, brauchen normalerweise circa 30 Minuten zum Einschlafen; sehr schnelles Einschlafen, beispielsweise innerhalb von fünf Minuten, kann bei einem Erwachsenen auf eine Schlafstörung hindeuten. Da Schlafmangel in unserer Kultur jedoch mittlerweile die Norm ist, gilt selbst ein normales, längeres Hinübergleiten in den Schlaf als pathologisch. Die folgenden Punkte geben Aufschluss darüber, ob ein Schlafproblem vorliegt (etwa, weil man gedanklich nicht zur Ruhe kommt) oder ob es sich um ein normales kurzes Schlafmuster handelt:

- Die Person ist tagsüber nicht oder nur geringfügig müde.
- Die Person klagt nicht über Schlafprobleme.
- Es treten keine häufigen nächtlichen Wachzeiten auf.
- Es liegen weder Reizbarkeit noch Konzentrationsprobleme im Zusammenhang mit Schlaflosigkeit vor.
- Die Beschwerden sind vorübergehend.

- Die Beschwerden sind darauf zurückzuführen, dass das Schlafbedürfnis der Person nicht mit den Erwartungen anderer kompatibel ist.
- Die Beschwerden hängen damit zusammen, dass die Person Schwierigkeiten hat, sich zu entspannen oder zur Ruhe zu kommen.
- Veränderungen der Schlafumgebung oder bestimmte Rituale führen dazu, dass die Person besser schläft.

Hypersomnie

Während manche hochbegabte Kinder und Erwachsene deutlich weniger Schlaf benötigen, brauchen andere wesentlich mehr: Sie sind von Natur aus Langschläfer. Wenn jedoch fortwährend mehr als neun Stunden Schlaf benötigt werden, könnte das auch auf eine Schlafstörung, eine signifikante Belastung im Leben des Betroffenen oder sogar auf eine Psychopathologie hindeuten. Hypersomnie geht mit einer übermäßigen Schläfrigkeit einher, unabhängig davon, wie lange der Betroffene schläft.

Wie schon bei der Insomnie hängt es vom Beeinträchtigungsgrad ab, ob ein signifikantes Problem vorliegt und eine Diagnose angezeigt ist. Das DSM-5 (American Psychiatric Association, 2018, S. 503–504) führt folgende Kriterien für Hypersomnie an:

- Die Person berichtet trotz einer Hauptschlafphase von mindestens sieben Stunden mindestens dreimal pro Woche für mindestens drei Monate von übermäßiger Schläfrigkeit, die sich entweder durch verlängerte Schlafphasen, fast täglich auftretende Episoden von Tagesschlaf oder Schwierigkeiten, nach abruptem Erwachen vollständig wach zu sein, äußern.
- Die übermäßige Schläfrigkeit verursacht in klinisch bedeutsamer Weise Leiden oder Beeinträchtigungen.
- Die übermäßige Schläfrigkeit kann nicht besser durch eine Insomnie erklärt werden, tritt nicht ausschließlich im Verlauf einer anderen psychischen Störung auf und geht nicht auf die direkte körperliche Wirkung einer Substanz (z. B. Drogen oder Medikamente) oder auf einen medizinischen Krankheitsfaktor zurück.

Verhaltensmerkmale, die mit einer Hypersomnie nicht vereinbar sind oder im Widerspruch dazu stehen

Anhand der folgenden Verhaltensmerkmale lassen sich Langschläfer, die lediglich überdurchschnittlich viel Schlaf brauchen, von Personen mit Hypersomnie unterscheiden:

- Die Person zeigt keine oder nur eine geringfügige Tagesschläfrigkeit.
- Die Person hat keine Beschwerden.
- Die Beschwerden sind vorübergehend. Die Person ist schläfrig, weil sie in letzter Zeit – infolge von Umweltbelastungen wie Job oder Schule – weniger Schlaf bekommen hat als üblich.
- Die Person ist in der Lage, den Schlafmangel durch ein Nickerchen oder durch einen einzelnen längeren nächtlichen Schlaf auszugleichen.

Schlafunterbrechungen

Unabhängig davon, ob hochbegabte Kinder mehr oder weniger Schlaf brauchen: Eltern berichten, dass sie tiefer schlafen als andere Kinder, schwieriger zu wecken sind und auch lebhafter und intensiver träumen. Solche Berichte stehen in Gegensatz zu Forschungsergebnissen, nach denen 20 bis 30 Prozent aller Kinder in den ersten drei Lebensjahren an Unterbrechungen des nächtlichen Schlafes leiden. Bei Kindern im Schulalter sinkt diese Zahl allerdings auf fünf Prozent (Sadeh et al., 2000).

Alex, ein lebhafter und sehr intelligenter Student, war seit Kindheitstagen für seinen tiefen Schlaf berühmt. Seine Eltern sagten oft: „Man könnte mit einem Lastwagen an seinem Bett vorbeifahren, und er würde nicht aufwachen." Im College wurde Alex die Aufsicht im Studentenheim anvertraut. Zu seinen Aufgaben gehörte auch, sicherzustellen, dass alle Studierenden ihre Zimmer verließen, wenn es mitten in der Nacht einen Feueralarm gab.

Die Bewohner des Studentenheims merkten rasch, dass Alex ein ausgesprochener Tiefschläfer war, und sie nutzten das, um nachts lauter und länger zu feiern, als eigentlich zulässig war. Eines Nachts, als wieder einmal eine Party im Gange war, ging der Feueralarm los. Die Sirene war genau vor Alex' Tür angebracht und schrillte 30 Minuten lang. Als die Feuerwehr eintraf, war der kleine Campus hellwach, und alle Studierenden hatten sich vor dem Gebäude versammelt. Die Feuerwehr stellte fest, dass es falscher Alarm gewesen war.

Am nächsten Morgen staunte Alex nicht schlecht, als man ihm von den nächtlichen Ereignissen berichtete. Er hatte nichts davon mitbekommen, sondern die ganze Zeit tief und fest geschlafen. Er hatte auch nicht gehört, wie seine Mitbewohner – die wussten, dass er schlief – an seine Tür hämmerten, um ihn zu wecken.

Auch Erwachsene können einen unglaublich tiefen Schlaf haben und sich durch nichts, was viele andere als äußerst störend empfinden würden, beeindrucken lassen (Vandekerckhove & Cluydts, 2010). Eine uns Autoren bekannte Biophysikerin hat einmal gesagt, bei ihr könnte ein Auto durch die Schlafzimmerwand fahren, und sie würde trotzdem weiterschlafen.

In der Regel stellt der tiefe Schlaf weder für die Kinder noch für ihre Eltern ein Problem dar. Allerdings berichten manche Eltern häufiger von Schlafwandeln (Somnambulismus) und Bettnässen (Enuresis), insbesondere bei hochbegabten Jungen. Das könnte auf eine asynchrone Entwicklung hindeuten. Schlafwandeln[3] tritt für gewöhnlich innerhalb der ersten drei Schlafstunden auf. Normalerweise wächst sich diese Neigung bis ins Jugendalter (meist um das 15. Lebensjahr herum) aus und ist an sich ist kein Zeichen für emotionale Probleme. Durch Nachtangst manifestieren sich unausgereifte Schlafmuster. Am besten geht man damit um, indem man das Kind tröstet, ohne es zu wecken.[4] Die Albträume haben keine Bedeutung und verschwinden in der Regel von selbst wieder. Bettnässen ist ein weiteres harmloses Symptom einer Entwicklungsverzögerung. Wenn sich das Kind über sein Bettnässen aufregt, können Alarmgeräte helfen, die bei Feuchtigkeit ausgelöst werden. Der Übergang vom klinisch nicht bedeutsamen Schlafwandeln zu einer Schlafstörung mit Schlafwandeln ist fließend. Der Unterschied besteht im Aktivitätsniveau während des Schlafwandelns und im Ausmaß der Beeinträchtigung (American Psychiatric Association, 2018).

Das Thema Doppeldiagnosen interessiert mich sowohl privat als auch beruflich. Mein Schwerpunktgebiet sind Schlafstörungen, insbesondere das Restless-Legs-Syndrom (RLS, „Unruhige Beine“) und seine Auswirkungen auf außerordentlich hoch begabte Kinder. Da das RLS eindeutig bei uns in der Familie liegt, haben wir die klassischen Merkmale bei unserem neunjährigen Sohn gleich erkannt, als sie zum ersten Mal auftraten.

Die Untersuchungen im Schlaflabor waren schlüssig. Das Problem besteht darin, zu entscheiden, ob ein Behandlungsbedarf besteht. Nur wenige Hausärzte kennen sich mit RLS und den Behandlungsoptionen bei Erwachsenen aus. Was Kinder betrifft, so liegen kaum Informationen vor, obwohl sich glücklicherweise immer mehr Forscher dafür interessieren. Wenn Sie ein außerordentlich hoch begabtes Kind mit RLS haben und mit einer Fachperson über den Behandlungsbedarf und eventuelle Behandlungsmöglichkeiten sprechen, werden Sie schief angeschaut, wenn Sie den Behandlungsbedarf unter anderem daran festmachen, dass Ihr Sohn in der sechsten Klasse „nur“ eine 2+ in Mathematik bekommen hat. Zum Glück kennen wir einen Spezialisten, der klinische praktische Erfahrungen mit RLS hat und zu diesem Thema lehrt und forscht.

Er ist sehr aufgeschlossen, was die Sorgen um unseren Sohn betrifft, und er versteht das besondere Dilemma hinsichtlich des Behandlungsbedarfs bei einem außerordentlich hoch begabten Kind. Ich halte es nicht für richtig, abzuwarten, bis unser Sohn den schulischen Anforderungen nicht mehr gerecht wird. Wir haben ihn beobachtet, um festzustellen, ob er unaufmerksam, frustriert oder desorganisiert ist oder Schwierigkeiten hat, Aufgaben zu Ende zu führen (was nicht zu seinem Charakter passen würde).

Mich faszinieren die Forschungen dieses Experten, der mögliche Zusammenhänge zwischen RLS und ADHS untersucht. In einer Forschungsstudie wurde eine kleine Stichprobe von Kindern mit ADHS mit RLS-Medikamenten behandelt, woraufhin bei einigen von ihnen die ADHS-Symptome verschwanden. Das wirft die Frage auf, ob manche (sicherlich nicht alle) Kinder mit ADHS-Diagnose in Wirklichkeit eine Schlafstörung haben.

Enuresis

Gelegentliches Bettnässen (Enuresis nocturna) – das unwillkürliche Entleeren von Urin während des Schlafes bei Kindern, die ansonsten bereits trocken sind und ihre Blase kontrollieren – kommt bei allen Kindern vor. Etwa fünf bis zehn Prozent der fünfjährigen Kinder und circa drei bis fünf Prozent der 16-Jährigen sind Bettnässer, wobei der Prozentsatz mit jedem Lebensjahr abnimmt. Neunzig Prozent der Bettnässer sind Jungen.

Die Ursachen von Enuresis sind vielfältig, aber in den meisten Fällen liegt eine Reifungsverzögerung zugrunde, die sich mit der Zeit auswächst.[5] Nur etwa ein Prozent der 15-jährigen Kinder hat noch Probleme mit nächtlichem Bettnässen, und bei fast allen liegt eine primäre Enuresis nocturna vor, das heißt, das Kind war nachts noch nie vollständig trocken. Die sekundäre Enuresis nocturna ist eine andere Situation: Hier sollte ein Arzt konsultiert werden. Bei der sekundären Enuresis nocturna war das Kind bereits eine Zeit lang trocken, fängt dann aber wieder an, ins Bett zu machen. Dabei handelt es sich eindeutig nicht um ein Reifungsproblem.

Trotz einiger anekdotischer Hinweise auf eine höhere Inzidenz von Bettnässen unter hochbegabten Kindern scheint Enuresis bei überdurchschnittlich intelligenten Kindern insgesamt nicht häufiger aufzutreten. Es könnte allerdings sein, dass solche Kinder schon früh eine größere Scham zeigen und durch das Bettnässen verstört sind.[6] Viele Eltern von Kindern, die älter als fünf sind und an primärer Enuresis nocturna leiden, empfinden die Störung als ernstes Problem und berichten, dass sie sich negativ auf das Selbstwertgefühl der Kinder auswirkt. Es gibt entsprechende Interventionen, und Eltern sollten sich auch nicht scheuen, Hilfe in Anspruch zu nehmen, aber in der Regel ist es am besten, wenn das Kind einfach beschwichtigt wird. Viele Eltern betroffener Kinder sind dafür dankbar, wenn man sie humorvoll darauf hinweist, dass es nur sehr wenige Bettnässer gibt, die 30 Jahre alt sind.

Albträume

Manche Eltern berichten, dass ihre Kinder ungewöhnlich intensiv träumen und sehr häufig Albträume haben. Sie befürchten, es könne sich um eine Albtraum-Störung handeln. Bei dieser Störung kommt es zum wiederholten Auftreten lebhafter, furchterregender Träume, die zum Erwachen aus dem Schlaf führen und in hohem Maße angstauslösend und erschreckend sind. Die Betroffenen können den Traumverlauf und -inhalt nach dem Erwachen in der Regel detailliert beschreiben (American Psychiatric Association, 2018, S. 551). „Albträume beginnen im Alter zwischen drei und sechs Jahren, können aber die höchste Prävalenz und den höchsten Schweregrad in der späten Adoleszenz oder im frühen Erwachsenenalter haben“ (DSM-5, American Psychiatric Association, 2018, S. 553).

Natürlich haben die meisten Kinder schlechte Träume und Albträume, vor allem zwischen drei und acht Jahren, wenn sich im Leben der Kinder viel verändert oder wenn sie großen Belastungen ausgesetzt sind, etwa durch einen Umzug oder den Tod eines Haustiers. Die Intensität und Sensitivität hochbegabter Kinder scheint jedoch dazu beizutragen, dass diese Kinder besonders lebhafte Albträume haben, ohne dass ein externer Auslöser erkennbar wäre. Vielleicht verarbeiten sie etwas, das sie in den Abendnachrichten gesehen haben. Oder sie haben ein Gespräch unter den Erwachsenen mitgehört und denken seitdem darüber nach.

Die Albträume enden in der Regel, wenn das Kind aufwacht; es kann aber passieren, dass die Angst und das Entsetzen über den Trauminhalt noch eine Weile anhalten. In solchen Fällen hilft es, das Kind in den Arm zu nehmen und zu beschwichtigen. Viele Kinder sprechen auch gut auf Rituale wie Traumfänger oder das „Zauberspray“ an, das Albträume fernhalten soll. Bei hochbegabten Kindern zeigen solche Maßnahmen aber meist keine Wirkung, weil sie solche „albernen Tricks“ durchschauen. Hochbegabte Kinder benötigen eine rationalere Rückversicherung, etwa ein ausführliches Gespräch über den Trauminhalt und die Dinge, die sie beschäftigen. Abgesehen davon lernen hochbegabte Kinder oft sehr schnell, ihre Träume zu kontrollieren, wenn man ihnen erklärt, dass es *ihr* Traum ist und dass sie ihn so enden lassen können, wie es *ihnen* gefällt. Die erhöhte Selbstwirksamkeit, die diesem Ansatz zugrunde liegt, wirkt auf hochbegabte Kinder beschwichtigend.

Pavor nocturnus (Nachtangst)

Das Hauptmerkmal dieser Schlafstörung – die sich von der Albtraum-Störung unterscheidet – ist das plötzliche Hochschrecken aus dem Schlaf ein bis drei Stunden nach dem Zubettgehen, das gewöhnlich mit einem Schrei oder Ausruf einhergeht. Dabei kann die betroffene Person so wirken, als sei sie wach; tatsächlich lässt sie sich aber nur schwer wecken oder beruhigen. Sie schlägt um sich oder schreit angstvoll oder panisch. Wenn die Person nach einer Episode aufwacht, kann sie sich nicht an einen Traum erinnern. Für gewöhnlich ist sie mehrere Minuten lang durcheinander und desorientiert. Meist erwacht sie jedoch nicht vollständig, schläft wieder ein und kann sich am nächsten Tag nur vage oder überhaupt nicht an die Episode erinnern. Auch wenn sie aufwacht, kann sie eine weitere Episode erleben, wenn sie die Schlafphasen durchläuft. Bei Kindern tritt Pavor nocturnus meist zwischen dem 4. und 12. Lebensjahr auf und dauert zwischen 30 Sekunden und fünf Minuten. Jungen sind häufiger betroffen als Mädchen.

Nach Schätzungen der American Academy of Pediatrics haben circa 15 Prozent aller Kinder Nachtangst-Episoden, während das DSM-5 angibt, dass etwa 36 Prozent der 18 Monate alten Kinder, 20 Prozent der 30 Monate alten Kinder und zwei Prozent der Erwachsenen von dieser Schlafstörung betroffen sind. Unserer Erfahrung nach entspricht die Zahl der betroffenen hochbegabten Kinder in etwa den Schätzungen der American Academy of Pediatrics. Obwohl der Pavor nocturnus für die betroffenen Familien sehr verstörend sein kann, haben diese Kinder laut DSM-5 (American Psychiatric Association, 2018, S. 549) keine höhere Inzidenz anderer psychischer Störungen als die Allgemeinbevölkerung, obwohl sie bei Persönlichkeitstests höhere Werte für Depression und Angst erzielen können. Bei Erwachsenen mit Pavor nocturnus treten jedoch häufiger psychopathologische Veränderungen auf, was allerdings nicht damit zusammenzuhängen scheint, ob sie als Kind Nachtangst hatten.

Andere Schlafunterbrechungen

Wichtig ist, sich vor Augen zu führen, dass Schlafunterbrechungen zu Schlafmangel führen können und dass Schlafmangel wiederum ADHS-ähnliche Verhaltensweisen nach sich ziehen kann. Eine echte Insomnie sowie Schlafapnoe – zum Beispiel infolge vergrößerter Mandeln – sind nur zwei mögliche Gründe für einen Schlafmangel. Sporadische Wutausbrüche können aus Schlafmangel resultieren, daher ist in diesem Fall eine Schlafuntersuchung angezeigt.

Zusammenfassung

Was die Häufigkeit bestimmter Schlafmuster bei hochbegabten Personen betrifft, liegen nur wenige empirische Daten vor, und um klare Zusammenhänge festzustellen, muss noch sehr viel zu diesem Thema geforscht werden. Es gibt jedoch zahlreiche klinische Berichte über Schlafprobleme bei hochbegabten Kindern. Dabei ist unklar, ob Schlafprobleme bei hochbegabten Kindern tatsächlich häufiger vorkommen oder ob sie aufgrund ihrer erhöhten Sensitivität nur stärker auffallen und länger andauern. Meist sind es jedoch nicht die Schlafprobleme, die Eltern dazu veranlassen, Hilfe zu suchen; vielmehr stellt sich erst im Laufe der Gespräche mit einer Fachperson heraus, dass auch Schlafprobleme vorliegen. Kliniker, die sich der Auswirkungen von Schlafstörungen wie Insomnie oder Hypersomnie beziehungsweise von normalen kurzen oder langen Schlafmustern auf die Familien hochbegabter Kinder bewusst sind, können helfen, solche Probleme zu beleuchten. Manche hochbegabte Personen wissen, dass ihr Schlafmuster ungewöhnlich ist, sprechen aber nicht von sich aus darüber, sondern erst, wenn man sie direkt darauf anspricht. Kliniker können Patienten auch bewusst machen, dass bestimmte Schlafmuster für sie normal und nicht pathologisch sind.

Anmerkungen

1 Die amerikanische Non-Profit-Organisation National Sleep Foundation hat gemeinsam mit anderen Fachverbänden altersspezifische Empfehlungen zur Schlafdauer herausgegeben (siehe https://sleepfoundation.org/media-center/press-release/national-sleep-foundation-recommends-new-sleep-times). Diese lauten wie folgt:
- Neugeborene (0–3 Monate): Schlafdauer auf 14–17 Stunden täglich eingegrenzt (zuvor 12–18)
- Babys (4–11 Monate): Schlafdauer um zwei Stunden auf 12–15 Stunden ausgeweitet (zuvor 14–15)
- Kleinkinder (1–2 Jahre): Schlafdauer um zwei Stunden auf 11–14 Stunden ausgeweitet (zuvor 12–14)
- Vorschulkinder (3–5 Jahre): Schlafdauer um eine Stunde auf 10–13 Stunden ausgeweitet (zuvor 11–13)
- Schulkinder (6–13 Jahre): Schlafdauer um eine Stunde auf 9–11 Stunden ausgeweitet (zuvor 10–11)
- Teenager (14–17 Jahre): Schlafdauer um eine Stunde auf 8–10 Stunden ausgeweitet (zuvor 8,5–9,5)
- Junge Erwachsene (18–25 Jahre): Schlafdauer 7–9 Stunden (neue Alterskategorie)
- Erwachsene (26–64 Jahre): Schlafdauer bleibt unverändert bei 7–9 Stunden

Ältere Erwachsene (65+): Schlafdauer 7–8 Stunden (neue Alterskategorie)

2 https://www.nih.gov/news-events/nih-research-matters/how-sleep-clears-brain

3 Wenn der Schlafwandler nicht geweckt, sondern behutsam zurück ins Bett geführt wird, erinnert er sich später nicht an den Zwischenfall. Zwar schadet es dem Schlafwandler nicht, wenn man ihn aufweckt, aber im Grunde ist das nicht notwendig und macht die Situation oft nur schwieriger. Schlafwandeln kann jedoch sehr riskant sein, etwa wenn der Schlafwandler hinfällt oder sonstigen Gefahren ausgesetzt ist, die er im Schlaf nicht erkennen kann.

4 Schlafstörungen inklusive Nachtangst treten häufig bei Kindern mit Autismus-Spektrum-Störungen auf. Siehe Malow, Beth et al., „Sleep Difficulties and Medications in Children with Autism Spectrum Disorders: A Registry Study." *Pediatrics* 137.Supplement 2 (2016): S98–S104. (http://pediatrics.aappublications.org/content/pediatrics/137/Supplement_2/S98.full.pdf).

5 Meist hängt Bettnässen mit einer verzögerten Reifung der Hypophyse zusammen, wodurch bestimmte Hormone, die den Nieren normalerweise eine Drosselung der Urinproduktion signalisieren, in geringerem Maße ausgeschüttet werden.

6 Bei hochbegabten Jungen kann Bettnässen auch mit ihrer Kreativität zusammenhängen, die es ihnen gestattet, sich sogar im Schlaf vorzustellen, sie seien auf der Toilette.

Kapitel 9: Allergien, Asthma und reaktive Hypoglykämie[1]

Die Forschung zu hochbegabten Kindern und Erwachsenen hat sich bislang weitgehend auf schulische und psychologische Aspekte konzentriert, doch es wird zunehmend deutlicher, dass es genauso wichtig ist, die bei Hochbegabten anzutreffende einzigartige Verbindung zwischen Geist und Körper zu verstehen. Manche Allergien und Autoimmunerkrankungen treten offensichtlich insbesondere bei hochbegabten Kindern und Jugendlichen häufiger auf. Hochbegabte Individuen berichten außerdem, dass ihr Körper im Vergleich zur Allgemeinbevölkerung stärkere Reaktionen zeigt. Es gibt immer mehr Hinweise dafür, dass zwischen dem gastrointestinalen System und dem Gehirn ein kritisches homöostatisches Gleichgewicht besteht. Daher müssen bei der Auseinandersetzung mit Hochbegabung auch Aspekte der Ernährung und des Stoffwechsels berücksichtigt werden.

Das Zusammenspiel von Gehirn und Darm

Wie sich herausgestellt hat, ist unser Verdauungstrakt ebenso komplex und weitläufig wie das zentrale und periphere Nervensystem. Dies könnte Auswirkungen auf unser Verständnis für die Reaktionen und Verhaltensweisen mancher hochbegabter Individuen haben. Neueren Studien[2] zufolge besteht einerseits ein enger Zusammenhang zwischen einem gesunden Gehirn und dem Darm, und andererseits beeinflusst das gastrointestinale System das Gehirn in vielfältiger Weise. Hier ein eingängiges Beispiel: Wir wissen, dass ein erhöhtes Stressniveau mit Angst einhergeht – einem mentalen Zustand, der sich unmittelbar auf die Produktion von Magensäure auswirken kann, was wiederum zu deutlichen Symptomen von Magen- oder Bauchschmerzen führt – eine körperliche und metabolische Veränderung (Christian et al., 2015). Für jeden, der schon einmal die körperlichen Symptome von Stress erlebt hat, ist diese Erkenntnis nicht neu.

Jüngere Studien (z.B. Cryan & Dinan, 2012) sprechen von einer komplexen symbiotischen Beziehung zwischen der Darmflora (die Gesamtheit der Mikroorganismen im Darm, auch Mikrobiom genannt) und dem zentralen Nervensystem. Die Mikroorganismen im Darm kommunizieren und interagieren auf faszinierende Weise mit dem Rest unseres Körpers und beeinflussen dabei vor allem unser Denken, die Funktion unseres Immunsystems und unsere Gesundheit im Allgemeinen.

Derzeit wissen wir nicht, ob es einen Zusammenhang zwischen Intelligenz und Darmfunktion gibt. Die bei Hochbegabten festzustellende zunehmende Prävalenz gastrointestinaler Störungen und das vermehrte Auftreten von Allergien legen jedoch nahe, dass Darmbeschwerden und Störungen der Darmflora vielversprechende Forschungsgebiete darstellen, die Interventionsmöglichkeiten bereithalten, um die Lebensqualität hochbegabter Individuen zu steigern. Viele Hochbegabte berichten beispielsweise, wesentlich empfänglicher für interne und externe Reize zu sein als Personen mit durchschnittlicher Intelligenz.

Spielen Allergien und Autoimmunerkrankungen eine Rolle für das Verhalten und die psychologischen Auffälligkeiten sowie die Intensität hochbegabter Kinder und Erwachsener? Beruhen diese physischen Symptome auf Immundefekten im Darm und der Darmflora? Wir möchten darauf hinweisen, dass ähnliche Verhaltensweisen, inklusive der Immunproblematik und gastrointestinalen Störungen, auch bei einer Teilgruppe von Kindern mit Autismus beobachtet wurden (Chandler et al., 2013; Coury et al., 2012; Gesundheit et al., 2013; Gorrindo et al., 2012; Hsiao, 2014; Lyall, Ashwood, Van de Water & Hertz-Picciotto, 2014; Tetreault et al., 2012).

Es gibt immer mehr Literatur über den Einfluss gastrointestinaler Störungen auf Autoimmunerkrankungen, Immunstörungen, Verhaltensweisen und emotionale Zustände (Patterson, 2011; Campbell, 2014). Das Zusammenspiel zwischen der Umwelt, einem gesunden gastrointestinalen System und der Genetik wird mit höherer Wahrscheinlichkeit Auswirkungen auf Personen haben, die anfälliger für umwelt- oder nahrungsmittelbedingte Allergien sind, was bei einer Untergruppe der Hochbegabtenpopulation – nämlich den hochsensiblen Individuen – der Fall ist (Campbell, 2014; Tetreault, Haase, Duncan & Montgomery, 2016). Manche reagieren tatsächlich empfindlicher auf chemische Stoffe; an ihnen lässt sich die Problematik gut nachvollziehen. Es liegt absolut nahe, dass hochsensible Menschen bestimmte Symptome eher wahrnehmen und sich dann an ihnen „festbeißen", dadurch abgelenkt werden und mit den Symptomen zu kämpfen haben. Dies passt genau zu dem, was wir bislang über hochbegabte Kinder und Erwachsene gehört haben.

Die funktionelle Medizin ist ein jüngerer Ansatz im Gesundheitswesen, der auf der einleuchtenden Prämisse beruht, dass sich der menschliche Körper in den letzten 10 000 Jahren nicht nennenswert verändert hat – ganz im Gegensatz zu unserer Umgebung, die sich wesentlich von der unterscheidet, an die wir uns ursprünglich anpassten. Luft, Wasser und Boden werden heute von über 88 000 chemischen Stoffen verunreinigt, die von Menschen geschaffen wurden, und bereits bei Neugeborenen sind diese künstlichen Chemikalien im Nabelschnurblut nachweisbar (Houlihan, Kropp, Wiles, Gray & Campbell, 2005). Unser Verdauungssystem und unser Immunsystem sind darauf ausgerichtet, natürliche Pflanzengifte (pflanzliche Insektizide) abzubauen, und unser Körper produziert, in symbiotischer Verbindung mit unserer Darmflora, beim Verstoffwechseln unserer Nahrung automatisch potenziell gefährliche freie Radikale. Die Entgiftung hängt von den Vitaminen, Mineralstoffen, Enzymen und Aminosäuren ab. Das Gemüse, das wir essen, weist häufig nur ein geringes Niveau an pflanzlichen Insektiziden auf, da bei seinem Anbau auf künstliche Insektizide zurückgegriffen wurde. Bei diesen handelt es sich häufig um Neurotoxine (Hertz-Picciotto, Cassady, Lee, Bennett, Ritz & Vogt, 2010). Eine solche Ernährung führt dazu, dass unsere Toxinbelastung durch Pestizide steigt. Hierdurch kann es zu einer Überlastung und Einschränkung der normalen Entgiftungsvorgänge kommen. Steigt das Toxinniveau im Körper an, können Störungen im Darm und im Immunsystem die Folge sein. Kommt dazu noch ein Ernährungsmangel aus einem übermäßigen Konsum einfacher Kohlenhydrate, kann es für den Körper schwierig werden, die freien Radikale und Toxine abzubauen.

Als Begleiterscheinung dieses evolutionären Konzepts kommt es zu Glutenempfindlichkeit und Zöliakie (Gluten-Allergie), eine Autoimmunerkrankung, bei der das Immunsystem vorwiegend den Dünndarm angreift. Erst um 1000 v. Chr. haben wir Menschen damit begonnen, Getreide anzubauen, zu lagern und als Nahrungsmittel zu verwenden. Der Umstand, dass Weizen sehr gut wächst und sich gut zum Backen verwenden lässt, führte dazu, dass er rasch zum „Getreide erster Wahl" wurde. Durch die wachsende Bevölkerung stieg weltweit der Druck, eine wirtschaftliche Versorgung mit Weizen sicherzustellen, was die Entwicklung krankheitsresistenter, ertragreicher Sorten vorantrieb. Als Nebeneffekt davon reduzierte sich die Vielfalt an verfügbaren Weizenarten drastisch; unsere auf Weizen basierende Ernährung ist auf der ganzen Welt im Wesentlichen dieselbe. Manche Menschen scheinen jedoch diese vereinheitlichte Sorte nicht zu vertragen; sie müssen auf weniger verbreitete Getreidesorten ausweichen. Ebenso haben manche Menschen beträchtliche Schwierigkeiten, Laktose zu verdauen, wohingegen es für andere problemlos möglich ist (Fasano, Sapone, Zevallos & Schuppan, 2015; Perlmutter & Loberg, 2013; Pietzak, 2012). Die Evolution des Menschen hat sich noch nicht daran angepasst, Weizen und die mit ihm verwandten Getreidesorten Gerste, Roggen und Dinkel zu verdauen und sich dabei größtenteils auf den Gastrointestinaltrakt und die Enzyme seiner Darmflora verlassen zu können. Manche Menschen haben eine hohe Sensitivität gegenüber Weizenproteinen inklusive Gluten (und dessen Bestandteil Gliadin) oder gegenüber den kurzkettigen Kohlenhydraten im Getreide entwickelt. Diese verändern die Darmflora, was wiederum zu häufigeren Erkrankungen des Verdauungstrakts und anderer Organe führt (Round & Mazmanian, 2009). Wer an einer Weizenunverträglichkeit leidet, greift auf Ersatzprodukte wie Reis, Amarant, Buchweizen, Hirse, Teff und Quinoa zurück.

Aufgrund der gestiegenen Nachfrage nach diesen Getreidesorten ist ihre Verfügbarkeit deutlich gestiegen.

Zusätzlich zu den Problemen mit Pestiziden, chemischen Stoffen und Nahrungsmitteln wie Weizen verändert auch der häufige Gebrauch von Antibiotika unsere Darmflora. Dies gilt sowohl für unseren eigenen Antibiotika-Konsum gegen Infektionen als auch für den Einsatz bei Nutztieren, die wir zu Nahrungsmitteln verarbeiten. Hierdurch können pathogene Keime und Hefen leichter in unserem Darm Fuß fassen und die nützlichen Bakterien, die unser gastrointestinales System besiedeln, reduzieren. In unserem Darm leben heutzutage andere, und möglicherweise auch weniger, Mikroorganismen als früher (Tito et al., 2012). Eine städtische Umgebung, Antibiotika und fortschrittliche Hygienemaßnahmen haben zu grundlegenden Veränderungen unserer Beziehungen zu Mikroorganismen geführt. Manche Forscher weisen darauf hin, dass wir von dieser Veränderung zwar profitiert hätten, doch offensichtlich gleichzeitig unser Risiko für Allergien und andere Entzündungskrankheiten gestiegen sei (Guarner et al., 2006; Okada, Kuhn, Feillet & Bach, 2010; Schaub, Lauener & von Mutius, 2006). Möglicherweise haben übervorsichtige Eltern ihre kleinen Kinder auch davon abgehalten, sich bestimmten Mikroorganismen in der Umgebung auszusetzen, die zur Bildung von Antikörpern geführt hätten, welche ihnen in ihrem späteren Leben nützlich gewesen wären. Soll heißen, hochbegabte Kinder verbringen höchstwahrscheinlich mehr Zeit drinnen mit einem Buch oder Computer als draußen „im Dreck“. Folglich wird ihr Immunsystem nicht angeregt und kann sich nicht weiterentwickeln. Diese Theorie wird „Hygiene-Hypothese“ genannt (Guarner et al., 2006; Okada, Kuhn, Feillet & Bach, 2010; Schaub, Lauener & von Mutius, 2006).[3]

Veränderungen der Mikroorganismen lösen mit hoher Wahrscheinlichkeit eine Reizung im Darm aus. Wenn das gastrointestinale System gereizt und entzündet ist, wird der Raum zwischen den Zellen (die Schlussleisten oder Tight Junctions) und der Darmwand durchlässig, was gelegentlich als „Leaky-Gut-Syndrom“ bezeichnet wird (Bischoff et al., 2014). Tight Junctions sind spezielle Verbindungen zwischen den Zellen der Einzelzellschicht unseres Verdauungssystems, die dafür sorgen, dass keine Fremdproteine in den Blutstrom gelangen. Fremdproteine, zum Beispiel von Toxinen oder anderen mit Entzündungen in Zusammenhang stehenden Faktoren, können eine generalisierte Immunantwort auf Fremdproteine im Blutstrom und im gesamten Körper auslösen, die sich je nach der genetischen Anfälligkeit einer Person in mehreren Organen oder auch durch eine Entzündung im gesamten Körper äußern kann. Personen, die von diesem Problem betroffen sind, haben oft große Schwierigkeiten, eine Ernährungsweise zu finden, die sie gut vertragen und die Symptome wie Blähbauch, Muskelschmerzen oder -erschöpfung, Entzündungen und Angst lindert. Hierzu ist weitere Forschung vonnöten.

Allergien und Asthma

Bei hochbegabten Kindern und Erwachsenen, die an einer Allergie leiden, sind Fehldiagnosen üblicherweise nicht das Hauptproblem; vielmehr geht es darum, eine korrekte Doppeldiagnose zu stellen, denn hochbegabte Individuen – insbesondere die außerordentlich hoch begabten und kreativ hochbegabten unter ihnen – sind häufiger von Immunstörungen wie Allergien oder Asthma betroffen (Benbow, 1985, 1986). Der diagnostische Prozess kann jedoch bei manchen hochbegabten Kindern in einer Fehldiagnose münden, wenn ihre allergischen Reaktionen zu Ablenkbarkeit, Reizbarkeit, einem hohen Energieniveau, Wutanfällen oder Impulsivität führen (Silverman, 2002). Es kann leicht passieren, dass Kindern mit solchen Verhaltensweisen irrtümlicherweise ADHS, eine Störung mit Oppositionellem Trotzverhalten oder eine andere Störung diagnostiziert wird.

Seit vielen Jahren stellen Forscher immer wieder fest, dass Allergien, Asthma und Autoimmunerkrankungen bei hochbegabten Kindern überdurchschnittlich häufig auftreten. Geshwin und Galaburda (1987) haben gefunden, dass visuell-räumlich oder musikalisch hochbegabte Individuen eine ungewöhnlich hohe Inzidenz von Störungen wie Allergien, Asthma, Colitis und Myasthenia gravis zeigen.[4] Hildreth (1966) hat dokumentiert, dass Kinder mit hohem IQ, die eine Schule speziell für Hochbegabte besuchten, häufiger Allergien und Asthma hatten als andere Kinder. Benbow (1986) berichtet von einer hohen Allergierate unter verbal und mathematisch außerordentlich hoch begabten Erwachsenen: Mehr als 60 Prozent zeigten solche Immunprobleme, das heißt, die Rate war doppelt so hoch wie in der Allgemeinbevölkerung. Rogers' Analyse von Daten, die Silverman bei Kindern mit IQ-Werten von über 160 gesammelt hatte, ergab, dass 44 Prozent dieser Kinder an Allergien litten (in der Allgemeinbevölkerung sind es 20 Prozent), und fast zehn Prozent von ihnen hatten Asthma (Rogers & Silverman, 1997; Silverman, 2002). In der bereits erwähnten SENG-Studie gaben 57 Prozent der Eltern an, dass ihre Kinder an Allergien litten. Wenn hochbegabte Kinder oder Erwachsene Symptome einer Autoimmunerkrankung zeigen, ist es wichtig, proaktiv vorzugehen und die Symptome von einem Arzt mit entsprechender Spezialisierung beurteilen zu lassen.

Unserer klinischen Erfahrung nach sind etwa 30 bis 40 Prozent der außerordentlich hoch begabten Kinder von Allergien betroffen. Meist handelt es sich dabei um Lebensmittelallergien oder um Allergien gegen chemische Stoffe. Bei einer 20-jährigen Verlaufsstudie mit einer klinischen Stichprobe gelangte Silverman (2002) zu dem Ergebnis, dass hochbegabte Kinder am häufigsten gegen Milch und Milchprodukte (insbesondere Kasein und Molke), Weizen (insbesondere Gluten), Zucker, Mais, Schokolade, Kaffee, Eier und rote Lebensmittelfarbstoffe allergisch sind.

Ein Lehrer teilte Ariannas Mutter mit, ihre Tochter habe wahrscheinlich ADHS und brauche Medikamente, um ihr Aktivitätsniveau und ihre Unaufmerksamkeit in der Schule in den Griff zu bekommen. Daraufhin wurde Arianna einem Test unterzogen. Wie sich herausstellte, besaß sie eine herausragende kognitive Fähigkeit, akademische Stärken in bestimmten Bereichen sowie eine relative Schwäche beim Leseverständnis, die einige ihrer Schwierigkeiten erklärte. Dem Muster eines Kindes mit ADHS entsprach sie nicht.

Die Interventionen brachten zwar eine gewisse Verbesserung, aber die Unaufmerksamkeit blieb weitgehend bestehen. Der Lehrer plädierte erneut dafür, Arianna Medikamente zu verabreichen. Da in Ariannas Familie Allergien verbreitet waren, empfahl die Psychologin, Allergietests durchführen zu lassen. Dabei stellte sich heraus, dass Arianna auf mehrere Dinge extrem allergisch war. Mit der entsprechenden Behandlung nahmen Ariannas Aufmerksamkeitsspanne und Konzentration erheblich zu, und ihr Verhalten in der Schule besserte sich deutlich.

Wir haben außerdem festgestellt, dass dieselben hochbegabten Kinder und Erwachsenen häufig ungewöhnlich empfindlich auf Medikamente reagieren, und zwar sowohl auf verschreibungspflichtige als auch auf frei verkäufliche. Manche von ihnen berichten zum Beispiel, dass Antihistaminika bei ihnen praktisch keine Wirkung zeigen, während andere ausgesprochen stark darauf reagieren. Die Reaktionen scheinen idiosynkratisch zu sein, können für die Betroffenen jedoch erhebliche Folgen haben. Daher ist es wichtig, die Reaktionen des Kindes auf Arzneimittel sorgfältig zu überwachen, denn es kann zu auffälligen Reaktionen kommen, und manchmal ist es schwierig, zwischen normalen Nebenwirkungen – die als intensiv wahrgenommen werden – und schwerwiegenden Reaktionen zu unterscheiden.

Wir wissen nur wenig darüber, wie sich Allergien und andere Autoimmunreaktionen auf hochbegabte Kinder und Erwachsene auswirken. Einige Eltern haben bei ihren hochbegabten Kindern Autoimmunerkrankungen wie PANDAS (Pediatric Autoimmune Neuropsychiatric Disorders Associated with Streptococcal Infections), PANS (Pediatric Acute-onset Neuropsychiatric Syndrome) und Zöliakie festgestellt – Letzteres auch bei sich selbst.[5] Die neuere Forschung konnte bislang keinen direkten Zusammenhang zwischen diesen Krankheiten und Hochbegabung definitiv herstellen. Einige Experten (z. B. Darling & Wise, 2015) haben jedoch Vermutungen angestellt, dass solche Erkrankungen in gewisser Weise mit hohen kognitiven Fähigkeiten in Verbindung stehen könnten. Ob Hochbegabte tatsächlich anfälliger für Allergien und Autoimmunerkrankungen sind oder lediglich stärker auf die Symptome reagieren, ist unklar. Fest steht jedoch, dass psychischer Leidensdruck eine tief greifende Wirkung auf das Gastrointestinal- und das Immunsystem hat. Darauf beruht wahrscheinlich die Verbindung zwischen Hochbegabung und Darmerkrankungen. Hochbegabte Kinder und Erwachsene neigen zu einer höheren Intensität, die sich auf verschiedene Bereiche des sympathischen und des zentralen Nervensystems auswirkt, was wiederum zu großflächiger Gehirnaktivität führt, die mit dem abstrakten Denken in Zusammenhang steht. Das Gehirn hochbegabter Kinder wirkt in der Bildgebung mit der funktionellen Magnetresonanztomografie, als würde darin ein Feuer lodern (Eide & Eide, 2009). Andere (z. B. Haier, 2009) weisen darauf hin, dass das Gehirn hochbegabter Kinder eine große Menge an Energie verbraucht, wenn es mit einem neuartigen Problem oder neuen Informationen konfrontiert wird, die verschiedene, über mehrere Gehirnareale verlaufende Schaltkreise involvieren. Andererseits scheint das Gehirn hochbegabter Kinder und Erwachsener effizienter zu funktionieren, wenn es mit vertrauten und wenig anspruchsvollen Aufgaben zu tun hat, und benötigt für diese weniger Energie.[6]

Was Fachleute beachten sollten

Bei hochbegabten Kindern und Erwachsenen mit einer erhöhten Sensitivität des Immunsystems ist oft besondere Sorgfalt geboten, wenn es darum geht, ihre Reaktionen auf verordnete Medikamente oder bestimmte Nahrungsmittel zu überwachen und Letztere gegebenenfalls zu beschränken. Man sollte ihnen auch genau erklären, warum sie auf manche Arzneimittel ungewöhnlich reagieren. Oft ist es hilfreich, sie über den Zusammenhang zwischen Allergien und Hochbegabung aufzuklären. Die meisten von ihnen haben ohnehin schon gemerkt, dass sie sich in vielen Dingen – erhöhte Sensitivität, Intensität, starker Idealismus etc. – von anderen unterscheiden. Vielleicht haben sie ja das Gefühl, dass etwas Grundsätzliches mit ihnen nicht stimmt. Auf die Betroffenen kann es beschwichtigend wirken, wenn man ihnen den Zusammenhang zwischen Hochbegabung, Allergien und der Reaktion auf Medikamente erklärt. Die meisten sprechen auch besser auf die Behandlung an, wenn man ihnen mehr Verantwortung für ihr eigenes Fallmanagement überträgt, denn sie ziehen es vor, aktiv an ihrer Gesundheitsfürsorge mitzuwirken.[7]

Reaktive Hypoglykämie/zeitweise Unterzuckerung

Eine zeitweise Unterzuckerung oder reaktive Hypoglykämie kann drastische Verhaltensänderungen hervorrufen und zu Ratlosigkeit bei den Betroffenen und den Personen in ihrem Umfeld führen. Oft wird dieser Zustand nicht erkannt und stattdessen eine Aufmerksamkeitsstörung (ADHS) oder Zyklothymie diagnostiziert, oder das Verhalten der Betroffenen wird als „Unreife“ abgetan. Uns sind aber leider auch Fälle begegnet, bei denen irrtümlicherweise eine bipolare Störung mit Rapid Cycling diagnostiziert worden war.

Unserer Erfahrung nach sind etwa acht bis zehn Prozent der außerordentlich hoch begabten Kinder – und möglicherweise Erwachsenen – mit IQ-Werten von über 160 von einem Zustand betroffen, der häufig unerkannt bleibt: einer funktionalen reaktiven Hypoglykämie (Webb, 2011). Diese meist sehr schlanken Kinder sind besonders intensiv und zeigen ein ganz bestimmtes Muster.

Bis zum mittleren oder späten Vormittag funktionieren diese Kinder in der Schule problemlos. Sie sind bei der Sache, wiss- und lernbegierig und machen eifrig im Unterricht mit. Zwar stellen sie viele Fragen und bringen auf intensive Weise ihre erhöhte Sensitivität zum Ausdruck, aber in der Regel sind sie sehr gute Schüler. Gegen 10.30 oder 11.00 Uhr verändert sich ihr Verhalten innerhalb von 15 oder 30 Minuten rapide: Es gelingt ihnen nicht mehr, sich zu konzentrieren; sie lassen sich leicht ablenken, werden sehr emotional und zeigen frustrationsbedingte Überreaktionen bis hin zu Wutanfällen und Tränen. In solchen Situationen sind sie sehr impulsiv und haben Schwierigkeiten mit sozialer Reziprozität.

Dieses Muster von Ablenkbarkeit und emotionaler Unbeständigkeit hält bis circa 30 oder 45 Minuten nach dem Mittagessen an. Danach funktionieren die Kinder erneut gut, bis gegen 15.30 oder 16.00 Uhr wieder dieselben Verhaltensprobleme auftreten wie am Vormittag. Das zyklische Muster mit starken Hochs und Tiefs tritt für gewöhnlich einmal am späten Vormittag und einmal am mittleren Nachmittag auf. Wenn das Kind koffeinhaltige Getränke und/oder Getränke mit hohem Zuckeranteil zu sich nimmt, kann es morgens und nachmittags sogar zu mehreren Zyklen kommen.

Bei Jacob bestand der Verdacht auf eine Lernstörung, weil er die typischen Verhaltensweisen zeigte, und es wurden entsprechende Tests durchgeführt. Der erste Teil des Tests, bei dem die kognitiven Fähigkeiten des Jungen beurteilt wurden, fand am späten Vormittag statt. Jacob reagierte langsam, wirkte lustlos, ablenkbar und insgesamt gedämpft. Seine Testergebnisse lagen im unteren mittleren Fähigkeitsbereich. Hinweise auf überdurchschnittliche Fähigkeiten oder gar eine Hochbegabung lagen nicht vor.

Nach der Mittagspause wurden die Tests fortgesetzt, und Jacob war ein völlig anderer Mensch: Er war lebhaft, energiegeladen und ganz bei der Sache. Die Ergebnisse aller Tests, die nach dem Mittagessen durchgeführt wurden, lagen im oberen mittleren beziehungsweise im obersten Bereich.

Hätte die Fachperson das Kind nicht rein zufällig zu diesem Zeitpunkt getestet, wäre ihr das besondere Muster niemals aufgefallen, und wahrscheinlich hätte sie völlig unangemessene Interventionen empfohlen. So aber führten kleine Veränderungen – im Wesentlichen ein Snack zu den kritischen Tageszeiten – zu drastischen Verbesserungen. Die Lernprobleme, die der Grund für die Überweisung an die Fachperson gewesen waren, verschwanden, und Jacob zeigte plötzlich durchgehend überdurchschnittliche Fertigkeiten und Fähigkeiten.

Kinder mit dem oben beschriebenen Verhaltensmuster können häufig von Ernährungsumstellungen und einem Ernährungstagebuch profitieren. Empfohlen wird eine eiweißreiche Ernährung mit wenig oder ganz ohne Zucker oder einfache Kohlenhydrate; stattdessen sollten mehr komplexe Kohlenhydrate wie Vollkornprodukte zugeführt werden. Außerdem sollte am mittleren Vormittag und am mittleren Nachmittag jeweils eine Zwischenmahlzeit eingenommen werden. Diese Zwischenmahlzeiten und eine insgesamt eiweißreiche Ernährung scheinen besonders wichtig zu sein. Wenn das Kind eine reaktive Hypoglykämie hat, kommt es so innerhalb von Minuten zu drastischen Verbesserungen seiner Funktionsfähigkeit. Ein kleiner, eiweißreicher Snack (z.B. etwas Rauchfleisch, Cracker mit Erdnussbutter oder Käse) scheint in solchen Fällen Wunder zu bewirken. Achten Sie dabei jedoch auf eventuelle Allergien auf Nüsse, Konservierungsstoffe usw. Wir werden hierauf später noch eingehen. Möglicherweise ist es schwierig, solche Ernährungsumstellungen zu erreichen, da viele hochbegabte Kinder beim Essen sehr wählerisch sind und aus diesem Grund nicht immer eine ausgewogene Kost mit einer ausreichenden Menge an komplexen Kohlenhydraten, Fett und Eiweiß zu sich nehmen, um ihr Energieniveau aufrechterhalten zu können. Andere sind so intensiv in ihre Projekte versunken, dass sie häufig eine Mahlzeit verpassen und dadurch die ihnen zur Verfügung stehende Energiereserve sinkt. Personen, die aufgrund ihrer Intensität leicht Zwischen- oder sogar Hauptmahlzeiten vergessen, können die Erinnerungsfunktion am Mobiltelefon oder anderen Geräten nutzen.

Manche Eltern sind vielleicht schockiert, wenn sie hören, dass unser Gehirn nur einen Brennstoff benötigt: den guten alten Zucker. Um gut zu funktionieren, braucht es eine konstante, vorhersagbare Menge an Glukose. Kinder, die ganz in ihre Tätigkeiten versunken sind und darüber vergessen zu essen, zu schlafen oder kleine Erholungspausen einzulegen, sind auf Erwachsene angewiesen, die ihnen dabei helfen, solche Selbstpflege-Fähigkeiten zu entwickeln. Fünf Mahlzeiten – drei Hauptmahlzeiten und zwei Zwischenmahlzeiten – pro Tag sind ideal. Entscheidend ist nicht, wie viel ein Kind oder ein Erwachsener isst, sondern welche Nährstoffe er dabei zu sich nimmt und ob er sich an regelmäßige Mahlzeiten hält.

Eine Insulinresistenz der Körperzellen ist die Hauptursache für Typ-2-Diabetes. Durch den Verzehr von Nahrungsmitteln mit hohem glykämischem Index ohne Ballaststoffe oder Proteine, die für eine langsamere Verdauung sorgen, wird das Blut mit Glukose überflutet. Die Fähigkeit der Zellen, Glukose aus dem Blut aufzunehmen, wird dadurch überstrapaziert; infolgedessen bleibt der Blutzuckerspiegel hoch, und es wird immer mehr Insulin freigesetzt, um Blutzucker abzubauen. Sobald die Zellen auf das Insulin reagieren, befindet sich im Blutkreislauf so viel Insulin, dass der Großteil der Glukose in die Zellen aufgenommen wird und die Unterzuckerung einsetzt. Andere Organe können auch Fett oder Protein als Brennstoff nutzen; das Gehirn funktioniert jedoch nur mit Zucker. Eine eiweißreiche Ernährung ist deswegen so wirksam, weil Proteine langsamer verdaut und in den Blutkreislauf freigesetzt werden als Zucker und einfache Kohlenhydrate. Fett und Ballaststoffe verlangsamen ebenfalls die Verdauung.[8]

Es hat also physiologische Gründe, warum hochbegabte Kinder, die ohnehin so intensiv sind, häufig einen höheren Energiebedarf haben. Im Allgemeinen scheint das Gehirn hochbegabter Kinder effizienter zu funktionieren. Wenn sie sich jedoch mit einer komplexen Aufgabe selbst herausfordern, kann ihr Brennstoffverbrauch enorm hoch sein (Haier, 1992, 2009; Haier et al., 1992). Die Intensität außerordentlich hoch begabter Kinder scheint so viel Energie zu verbrauchen, dass ihnen schlichtweg der Brennstoff ausgeht. Lange Pausen zwischen den Mahlzeiten sind auch mit einem Absinken des Botenstoffs Serotonin im Blut assoziiert. Ein niedriger Serotoninspiegel wird wiederum mit erhöhter Schmerzempfindlichkeit, Reizbarkeit, Depression und Aggression in Verbindung gebracht (Coccaro, Fanning, Phan & Lee, 2015).

Selbst wenn verbreitete Probleme wie reaktive Hypoglykämie oder Pavor nocturnus bei hochbegabten Kindern nicht häufiger auftreten, reagieren diese Kinder viel stärker auf ihre Symptome und ziehen daher mit größerer Wahrscheinlichkeit die Aufmerksamkeit eines Klinikers auf sich.[9] Ihre Beschwerden sollten jedoch nicht als Psychopathologie missdeutet werden. Unser Verständnis für das komplexe Zusammenspiel von Hochbegabung und körperlichen Symptomen wird sich noch weiterentwickeln.

Hypoglykämie und Allergien

Aus anekdotischen Beobachtungen geht hervor, dass etwa die Hälfte der acht bis zehn Prozent hochbegabter Kinder mit offensichtlicher reaktiver Hypoglykämie auch Lebensmittelallergien hat. In solchen Fällen muss die Zwischenmahlzeit entsprechend angepasst werden, zum Beispiel, indem man die Erdnussbutter durch

Sojabutter ersetzt, statt Käse Tofu nimmt oder darauf achtet, dass das Rauchfleisch, der Käse oder der Joghurt „naturrein" ist.

Interessanterweise sind Kinder mit reaktiver Hypoglykämie auch diejenigen, die mit nur vier bis fünf Stunden Schlaf pro Nacht auskommen und die Schilder in ihren T-Shirts oder andere Reize als störend empfinden. Mit anderen Worten, es gibt anscheinend bestimmte Verhaltensweisen, die häufig zusammen auftreten. Angehörige der Heilberufe, die solche Muster nicht kennen, sind oft erstaunt, wenn Eltern ihnen berichten, dass ihr achtjähriges, außerordentlich hoch begabtes Kind am Vormittag und am Nachmittag eine Zwischenmahlzeit benötigt, dass es Lebensmittelallergien hat und nur vier Stunden Schlaf braucht und dass es sehr empfindlich auf Gerüche, flackerndes Licht und laute Umgebungen reagiert. Wenn die Fachperson diese Zusammenhänge nicht zu deuten weiß, besteht die Gefahr, dass sie eine Fehldiagnose stellt und unangemessene Behandlungen in die Wege leitet.

Reaktive Hypoglykämie und Fehldiagnosen

Hochbegabte Kinder, die an reaktiver Hypoglykämie leiden, scheinen ein besonderes Risiko für Fehldiagnosen zu tragen. Ihr Verhalten wird irrtümlicherweise als Zeichen für andere Störungen wie ADHS, bipolare Störung mit Rapid Cycling oder einfach als emotionale Unreife interpretiert. In den meisten Fällen ließen sich solche Fehldiagnosen vermeiden, wenn man die Fachperson auf die Hochbegabung des Kindes und die damit einhergehenden typischen Verhaltensmerkmale aufmerksam machen würde. Leider sind es oft die Eltern, die hier Aufklärungsarbeit leisten müssen, etwa indem sie dem Kliniker Fachartikel und anderes Material zur Verfügung stellen.

Andere Autoimmunerkrankungen

Es gibt mehr als 80 Autoimmunerkrankungen, und fünf bis acht Prozent der Allgemeinbevölkerung sind von diesen betroffen.[10] Manche Wissenschaftler (z. B. Darling & Wise, 2015) legen nahe, dass der Stoffwechsel und das Immunsystem hochbegabter Kinder sich von denen normal begabter so stark unterscheiden, dass zahlreiche Fehldiagnosen beziehungsweise Falschbehandlungen möglich sind, darunter Glutenunverträglichkeit, Zöliakie, Überempfindlichkeit gegen Pilze, Migräne und ungewöhnliche Arzneimittelreaktionen.

Zwar gibt es noch keine spezifischen Forschungsdaten, die Hochbegabung und immunologische Aspekte miteinander in Beziehung setzen, doch die Hypothese könnte eine gewisse Gültigkeit haben, da die bei vielen hochbegabten Individuen beobachteten und durch Dabrowskis Theorien begründeten Überempfindlichkeiten Parallelen mit dem Stoffwechsel haben könnten. Vereinfacht gesagt, funktioniert unser Immunsystem auf der Basis „wir gegen die anderen": Es wendet sich unvermittelt und manchmal sehr heftig gegen Entitäten, die als fremd erkannt werden. Hochsensible Individuen besitzen eine niedrigere Schwelle, um ihnen nicht vertraute Entitäten in Nahrungsmitteln oder der äußeren Umgebung wahrzunehmen und auf diese zu reagieren. Eine herabgesetzte Schwelle kann in einer proportional stärkeren Immun- (bzw. wenn es um den eigenen Körper geht: Autoimmun-)Reaktion resultieren, die ihrerseits zu einem oder mehreren der aufgeführten Krankheitszustände führen. In diesem Bereich muss weiter geforscht werden.

Eine Theorie, die sogenannte „Hygiene-Hypothese", besagt, dass Kinder, die in jungem Alter keinen typischen Antigenen (wie Pollen, Hausstaubmilben usw.) ausgesetzt sind, keine Toleranz gegenüber diesen entwickeln und infolgedessen auf diese eigentlich recht häufigen Substanzen so reagieren, als würde es sich um Angreifer handeln (Guarner et al., 2006; Okada, Kuhn, Feillet & Bach, 2010; Schaub, Lauener & von Mutius, 2006). Die übliche Reaktion des Immunsystems, das versucht, den Körper von diesen Angreifern zu befreien, sind Allergie-Symptome. Eine Begleiterscheinung dieser Entwicklung ist, dass typische Infektionen im Kindesalter, wie zum Beispiel das Epstein-Barr-Virus (welches das Pfeiffer'sche Drüsenfieber auslöst), bei einem jungen Kind weniger Symptome hervorrufen und ihm Immunität verleihen, bei einem Erwachsenen dagegen sehr schwerwiegende Symptome erzeugen können.

Eine andere Theorie für Autoimmunerkrankungen besagt, dass eine frühere Infektion mit einem Bakterium oder Virus (die als häufigste Ursachen gelten) oder auch ein Arzneimittel oder eine Vielzahl von Umwelteinflüssen dazu führen kann, dass das Immunsystem genetisch, epigenetisch oder anderweitig hormonell anfälliger Individuen ins Ungleichgewicht gerät.[11] Hochsensible Personen werden auf derartige Ereignisse mit noch höherer Wahrscheinlichkeit reagieren.

Unsere klinischen Beobachtungen legen nahe, dass es bei hochbegabten Kindern und Erwachsenen wichtig ist, auf Unregelmäßigkeiten im Stoffwechsel und bei der Darmfunktion zu achten. Zur Vermeidung oder Steuerung möglicherweise beeinträchtigender oder schwächender Reaktionen und Verhaltensweisen können spezielle Anpassungen in der Ernährung erforderlich sein. Medizinische Tests geben häufig weder Aufschluss über biochemische Probleme einer Person noch darüber, wie diese zu korrigieren sind. Häufig muss man hierzu nach dem Versuch-und-Irrtum-Prinzip vorgehen. Die personalisierte Medizin ist ganz individuell auf den einzelnen Patienten ausgerichtet, doch das ist beim Umgang mit einem hochbegabten Kind oder Erwachsenen ja nicht ungewöhnlich – schon gar nicht, wenn es sich um einen außerordentlich hoch begabten und besonders außergewöhnlichen Menschen handelt.

Anmerkungen

1 Die Autoren bedanken sich bei der Neurowissenschaftlerin Nicole A. Tetreault, Ph. D., die für die Organisation Gifted Research and Outreach (GRO) tätig ist, für die Durchsicht und die hilfreichen Anregungen zu diesem Kapitel.

2 http://io9.gizmodo.com/scientists-discover-a-new-link-between-the-brain-and-th-1710560159?utm_medium=sharefromsite&utm_source=io9_twitter

3 Die Hygiene-Hypothese ist in den öffentlichen Medien auf reges Interesse gestoßen; eine Zusammenfassung findet sich unter http://www.nytimes.com/2016/06/05/opinion/sunday/educate-your-immune-system.html?action=click&pgtype=Homepage&clickSource=story-heading&module=opinion-c-col-right-region&region=opinion-c-col-right-region&WT.nav=opinion-c-col-right-region&_r=0

4 Colitis ist eine Entzündung des Dickdarms. Bei Myasthenia gravis handelt es sich um eine Muskelschwäche, welche die Augenlider und andere Teile des Gesichts, die Zunge und den Hals- und Nackenbereich betrifft.

5 Sowohl bei PANDAS als auch bei PANS handelt es sich um neue, noch in der Entwicklung befindliche neuropsychiatrische Syndrome. Weitere Informationen finden Sie bei: Swedo, Leckman & Rose (2012), „From Research Subgroup to Clinical Syndrome: Modifying the PANDAS Criteria to Describe PANS (Pediatric Acute-onset Neuropsychiatric Syndrome)“. *Pediatric Therapeutics,* 2:2. und unter http://www.pandasnetwork.org/understanding-pandaspans/what-is-pandas/ Möglicherweise resultiert PANDAS aus einer Veränderung der Darmflora, die sich über den Botenstoff Serotonin auf das Immunsystem auswirkt und anschließend Veränderungen im Gehirn in Gang setzt.

6 Siehe auch http://www.richardhaier.com/research/

7 Bestimmte Autoimmunerkrankungen entstehen aufgrund der Ähnlichkeiten zwischen Krankheitserregern (wie Streptokokken) und menschlichen Antigenen. Durch eine Verwechslung kommt es dazu, dass das Immunsystem körpereigene Zellen angreift. Die meisten der bei Hochbegabten beobachteten Fälle von Allergien oder Asthma beruhen auf normalen Immunreaktionen auf körperfremde Proteine, die in den Organismus eingedrungen sind. Eine allgemein verstärkte Immunantwort und Entzündungsreaktion beeinträchtigen die körpereigene Fähigkeit zur Unterdrückung von Entzündungen. Dies führt zu durchlässigeren Tight Junctions, die ermöglichen, dass noch mehr fremde Antigene in den Körper eindringen – ein Teufelskreis.

8 Kohlenhydrate sind einfachere Moleküle als Fette oder Proteine. Ihre Verdauung beginnt im Mund durch die in den Speicheldrüsen gebildete Alpha-Amylase und setzt sich dann im Dünndarm fort. Die Verdauung von Proteinen beginnt im Magen und endet im Dünndarm. Die Fettverdauung beginnt überwiegend erst, wenn die Lipasen im Dünndarm hinzukommen. Ballaststoffe werden durch unsere eigenen Enzyme nicht vollständig verdaut; meist helfen erst die Bakterien unserer Darmflora im Dickdarm, Ballaststoffe aufzuspalten und zu verdauen. http://www.merckmanuals.com/professional/nutritional-disorders/nutrition-general-considerations/overview-of-nutrition

9 Wir möchten darauf hinweisen, dass Schlafstörungen, inklusive Nachtangst, auch bei Kindern mit Autismus-Spektrum-Störungen sehr häufig vorkommen. Siehe Malow et al., 2016.

10 Für weitere Informationen siehe Lerner, A., Jeremias, P. & Matthias, T. (2015), „The World Incidence and Prevalence of Autoimmune Diseases is Increasing“. *International Journal of Celiac Disease* 3(4), 151–155. http://pubs.sciepub.com/ijcd/3/4/8

11 Siehe beispielsweise Germolec, Kono, Pfau & Pollard (2012) unter http://www.ncbi.nlm.nih.gov/pmc/articles/PMC3465484/, und Cusick, Libbey & Fujinami (2012) unter http://www.ncbi.nlm.nih.gov/pmc/articles/PMC3266166/

Kapitel 10: Suchterkrankungen

Als Angehörige der Gesundheitsberufe haben wir Autoren uns oft gefragt, weshalb man bei Treffen der Anonymen Alkoholiker (AA) oder in anderen Zwölf-Schritte-Gruppen auf so viele kluge Menschen trifft. Unserer Beobachtung nach entwickeln viele intelligente junge Erwachsene, und hochbegabte Erwachsene im Allgemeinen, häufig Sucht- und Abhängigkeitsmuster gegenüber Alkohol oder anderen Substanzen. Wer mit den Treffen der AA und ähnlicher Gruppen, wie Rational Recovery oder Moderation Management, vertraut ist, hat auch bemerkt, dass die Teilnehmer häufig über ihre Intensität sprechen. Bei den Treffen dreht sich alles um das Gebot der Abstinenz oder Mäßigung und um das Hier und Jetzt. Es fallen Aussagen wie „Jeden Tag aufs Neue", „In der Ruhe liegt die Kraft" oder „Alkoholiker sind exzessive Persönlichkeiten". Außerdem haben wir bei den Treffen beobachtet, dass das Suchtverhalten auf andere, ähnlich exzessive, aber sozial akzeptiertere Verhaltensweisen umgelenkt wird, etwa starken Kaffeekonsum während und übermäßiges Zigarettenrauchen vor und nach den Treffen. Heutzutage herrscht bei den meisten solcher Treffen Rauchverbot.

Von Hochbegabten ist bekannt, dass sie von einer Intensität zur anderen wechseln, ganz egal, ob dies Suchtverhalten beinhaltet oder nicht. Ihre Hochs sind höher und ihre Tiefs tiefer als die anderer Menschen (Daniels & Piechowski, 2008; Piechowski, 2006). Der Psychologe Frank Farley (1991) hat für Menschen, die immer auf der Suche nach dem nächsten Kick (engl. *thrill*) sind, den Begriff „Typ-T-Persönlichkeit" geprägt und stellt fest, dass diese Personen in der Regel hochintelligent und äußerst ausdauernd seien. Ein höheres intellektuelles Niveau steht auch in Zusammenhang mit der Suche nach Anregung (Raine, Reynolds, Venables & Mednick, 2002).

Man sollte bedenken, dass Suchtverhalten ebenfalls mit Intensität zu tun hat, ganz egal, ob es sich um eine Sucht nach Alkohol, Drogen, Spielen, Rauchen, Videospielen, Essen, Arbeit, Sex oder Sport handelt oder ob es gar um eine Abhängigkeit von der Intensität an sich geht. Außerdem ist es sehr wahrscheinlich, dass suchtkranke Menschen als Kinder oder Jugendliche eine traumatische Erfahrung gemacht haben (Khoury, Tang, Bradley, Cubells & Ressler, 2010), und für viele von ihnen besteht die langfristige Reaktion auf dieses Trauma aus dem Reiz, süchtig zu werden oder zu bleiben (Pirani, 2016).[1] Die Intensität und die übermäßig starken Reaktionen auf ein Trauma oder andere Erfahrungen ähneln den Merkmalen von Personen mit hohen kognitiven Fähigkeiten, die von einigen Fachleuten aus der Hochbegabungsforschung beschrieben wurden (Kerr & Cohn, 2001; Neihart, 1999; Robinson & Noble, 1991; Webb & Kleine, 1993). Zu diesen Merkmalen gehören geschlechtsspezifische Nichtkonformität, Risikoverhalten, ein hohes Sensibilitätsniveau, Gefühle von Einsamkeit oder Andersartigkeit, Unruhe sowie geringe Frustrationstoleranz.[2]

Wir möchten damit nicht sagen, dass hohe kognitive Fähigkeiten oder Kreativität Abhängigkeit verursachen. Ebenso wenig behaupten wir, dass die Suchterkrankung einer hochbegabten Person durch ihre Hochbegabung beschönigt oder entschuldigt werden kann. Wenn eine Person Alkohol, Drogen oder andere Substanzen konsumiert, missbraucht oder von diesen abhängig wird, spielen viele Faktoren eine Rolle. Die genetische Veranlagung, schlimme Kindheitserlebnisse, eine Abhängigkeit der Eltern, die Geschlechtsidentität, eine psychische Erkrankung, Gruppenzwang, das familiäre Umfeld, Einsamkeit, die Art der konsumierten Substanz, Stress und auch der Stoffwechsel stehen im Kausalzusammenhang mit Suchtverhalten (Anda, Whitfield, Felitti, Chapman, Edwards, Dube & Williamson, 2002). Beispielsweise konsumieren beziehungsweise missbrauchen Studierende häufig Stimulanzien aus den unterschiedlichsten Gründen, darunter Neugier, der Glaube, sie könnten dadurch bessere Noten erzielen, der Wunsch abzunehmen oder einfach um Spaß zu haben (Garnier-Dykstra, Caldeira, Vincent, O'Grady & Arria, 2012).

Eine hohe intellektuelle Fähigkeit ist ein wichtiger Faktor, und die Komponente Hochbegabung sollte in das Verständnis jedes Therapeuten über die Person, die Einschätzung des Risikos, die Prognose und die Behandlung genauso einbezogen werden wie andere Begleitaspekte oder -erkrankungen der Betroffenen. Im Grunde genommen sollte Alkoholismus und jeder andere Substanzmissbrauch einer hochbegabten Person als zweifach außergewöhnlicher Zustand betrachtet werden, da der Intellekt einer Person praktisch immer eine entscheidende Rolle sowohl für die Diagnose als auch für die Behandlungsplanung spielt. Alkoholkonsum wird als Alkoholismus betrachtet, wenn er von Sorge und zwanghaftem Suchtverhalten geprägt ist sowie durch wiederholte Versuche, den Konsum zu beenden oder einzuschränken, doch das Trinken trotz negativer Konsequenzen fortgesetzt wird. Obwohl starker Alkoholkonsum die Funktionsfähigkeit einer Person beeinträchtigen kann, kann die Beeinträchtigung bei einer hochbegabten Person eine ganz andere sein. Ebenso kann eine sehr intelligente Person Substanzen wie Alkohol verwenden, um mit bestimmten Aspekten der Hochbegabung besser umgehen zu können.

Die 50 Jahre alte Cathy ist Sängerin, Tänzerin und bildende Künstlerin. Sie setzt sich für soziale Gerechtigkeit ein und liebt Naturwissenschaften und Mathematik. Cathy ist hochbegabt und hat eine akademische Ausbildung. Ihr Leben ist ganz von ihren

Leidenschaften erfüllt. Früher war Cathy drogen- und alkoholabhängig, doch seit 30 Jahren ist sie clean und trocken. Und so hat sie es geschafft:

Cathy wuchs in einer wohlhabenden Familie auf, die im Vorort einer Großstadt den „amerikanischen Traum“ lebte – zumindest entsprach dies der Außenwahrnehmung. Aus der Innenperspektive war alles ganz anders. Cathys Vater, ein angesehener Geschäftsmann, war Narzisst, alkoholkrank und geschäftlich viel auf Reisen. Wenn er zu Hause war, wollte er eine Tochter, die lächelte, hübsch aussah und keinen Ärger machte. Cathys Mutter war Hausfrau, hatte eine bipolare Störung und kam aus einer Familie, in der psychische Erkrankungen und Suizide eine lange Tradition hatten. Als Cathy ein Teenager war, holte ihre Mutter zwar den Universitätsabschluss nach, doch sie war psychisch zu instabil, um dauerhaft einen Beruf auszuüben.

Cathy lebte in einem großen Haus, das zwar hell erleuchtet war, doch in dem niemand zu Hause war – sowohl im wörtlichen als auch im übertragenen Sinne. Sie hatte zwei Jobs: ihren Vater nicht in Verlegenheit zu bringen und sich um ihre Mutter zu kümmern. Als kluges und kompetentes Mädchen war Cathy dazu in der Lage, doch ihre Intensität, Sensibilität und Wahrnehmungsfähigkeit für bestimmte Situationen fügten ihr große seelische Schmerzen zu. Ihre Gefühle und Lebensträume fanden keine Beachtung. Es fiel ihr schwer, Freundschaften zu schließen, und ihre Eltern waren zu sehr mit sich selbst beschäftigt, um ihr dabei eine Hilfe zu sein. Niemand aus der Familie bemerkte ihren Kummer oder befasste sich mit ihr. In der Mittelstufe hatte Cathy die Nase voll. Sie stieg aus dem Spiel aus, und ihre Noten fielen in den Keller.

Im mittleren Teenageralter begann Cathy, zu Musikveranstaltungen zu gehen, denn sie liebte Musik, und es gefiel ihr, mit den anderen Teens abzuhängen, die sie dort traf. Sie lernte andere „verwandte Seelen“ kennen und begann Drogen zu nehmen. Dadurch fühlte sie sich der Gemeinschaft stärker zugehörig. Die Drogen linderten auch die Schmerzen ihrer Einsamkeit und emotionalen Verlassenheit. Sie halfen ihr zu vergessen. Aus Cathys Drogenkonsum wurde rasch Abhängigkeit. Kurz danach lief sie von zu Hause weg und lebte auf der Straße. Sie schwamm mit dem Strom, hatte „Abenteuer“ und sank immer tiefer in die Sucht. Aus ihrer Perspektive war sie Teil von etwas Größerem. Sie hatte ihren „Stamm“ gefunden, obwohl sie gelegentlich auch noch Kontakt zu ihrer Familie hatte.

Ihre Eltern trennten sich, als Cathys Vater eine neue Partnerin kennenlernte. Diese Frau, die gerade selbst einen Alkoholentzug hinter sich hatte, begann sich für Cathy zu interessieren. Ihr Vater begann, auf Anregung seiner Freundin, zu den Anonymen Alkoholikern zu gehen. Cathy, die immer noch auf der Suche nach Anschluss war, fasste den Entschluss, es bei der Schwesterorganisation für Drogenabhängige Narcotics Anonymous zu versuchen. Zumindest stellte sie dadurch eine Gemeinsamkeit mit ihrem Vater und seiner neuen Frau her. Die neue Frau dachte außerdem, dass Cathy eine Therapie guttun würde. Daraufhin machte Cathy eine Therapie, und dank der intellektuellen Achtung, die ihr seitens der Therapeutin entgegengebracht wurde, erkannte sie nach und nach ihre vielen Fähigkeiten und verstand gleichzeitig ihre Enttäuschung und Wut. Sie widmete ihre Hochbegabung ganz ihrer Selbstheilung.

Dreißig Jahre später ist Cathy ist immer noch clean und trocken; sie hatte niemals einen Rückfall. Ihr Vater dagegen schon, er trinkt wieder. Ihr Bruder, der früher ein Musterknabe war, lebt nun auf einem anderen Kontinent, um möglichst weit weg von seiner Familie zu sein. Finanziell ist er sehr erfolgreich, doch er ist Alkoholiker und lässt sich gerade von seiner Frau scheiden. Ihre Mutter ist trotz der Stimmungsstabilisierer, die sie einnimmt, nicht stabil, doch Cathy konnte sich aus dem Zwang befreien, sie unbedingt retten zu müssen. Dies überlässt sie lieber den Ärzten, die sich um ihre Mutter kümmern. Cathy ist der Organisation NAMI (National Alliance on Mental Illness) beigetreten, um die psychische Erkrankung ihrer Mutter besser zu verstehen und selbst Unterstützung zu bekommen. Sie besucht selbst immer noch Zwölf-Schritte-Gruppen, allerdings nicht mehr so häufig wie früher. Sie ist an die Universität zurückgekehrt, um einen weiteren Abschluss zu machen; außerdem hat sie mit Schlagzeugunterricht begonnen und erfüllt sich damit einen Traum, den sie seit dem Kindergarten hegte.

Alkohol- bzw. Drogenkonsum und Hochbegabung in der Forschung

Oberflächlich betrachtet scheint jede Beziehung zwischen Hochbegabung und Alkohol- oder Drogenkonsum völlig unlogisch zu sein. Mindestens eine Studie (Peairs et al., 2011) ergab, dass in der Schule als hochbegabt identifizierte Jugendliche zwar nicht mehr oder weniger Alkohol konsumierten als Gleichaltrige, doch ihr Alkoholkonsum wurde als Mittel für soziale Akzeptanz und Status innerhalb der Gruppe eingesetzt. Das Experimentieren mit Alkohol in geringen Dosen wurde als eine Möglichkeit betrachtet, um dazuzugehören und die „Andersartigkeit“ zwischen hochbegabten und weniger begabten Gleichaltrigen zu reduzieren. Manchmal wird aus diesem Konsum ein Missbrauch. Ein besonders hohes Risiko dafür haben hochbegabte Teenager und Erwachsene, die lesbisch, schwul, bisexuell oder transsexuell sind und offensichtlich auf vielerlei Arten versuchen, mit den Gefühlen des gesellschaftlichen Ausgegrenztseins umzugehen (Stewart, 2006). Die Studie geht davon aus, dass diese ganz besonderen hochbegabten Heranwachsenden – die schon früh Erfahrungen mit Alkohol gemacht haben – sich möglicherweise auf einem Entwicklungspfad befinden, der zukünftig zu einer Fehlanpassung oder in die Abhängigkeit führen könnte.

Andere, umfangreichere Forschungen zeigen eine Verbindung zwischen hohen kognitiven Fähigkeiten und späterem Alkoholmissbrauch auf, wenngleich hinsichtlich des Verhältnisses zwischen Intelligenz und Alkoholmissbrauch unterschiedliche Beobachtungen gemacht werden. Während manche Forscher von einem starken positiven Zusammenhang berichten (Batty et al., 2008; Hatch et al., 2007), stellen andere einen negativen Zusammenhang (Batty et al., 2006; Clarke & Haughton, 1975; Sander, 1999) oder überhaupt keinen Zusammenhang fest (Kubicka et al., 2001; Mortensen et al., 2005; Wennberg et al., 2002).

Mehrere groß angelegte Längsschnittstudien kommen zu dem Ergebnis, dass hochbegabte Jugendliche und junge Erwachsene signifikant mehr Alkohol konsumieren (inklusive des sogenannten Binge-Drinking, also des Trinkens großer Mengen in kurzer Zeit) als ihre weniger begabten Altersgenossen (Batty, Deary, Schoon, Emslie, Hunt & Gale, 2008; Kanazawa & Hellberg, 2010; Maggs, Patrick & Feinstein, 2008). Eine Studie fand jedoch, dass dies nur ungefähr bis zum Alter von 30 Jahren der Fall ist. Danach geht bei intelligenten Erwachsenen das Trinken zurück und sinkt sogar unter das Niveau von Menschen mit geringeren intellektuellen Fähigkeiten. Diese offensichtliche Relevanz des Alters erklärt vielleicht, weshalb manche der früheren Studien einen negativen Zusammenhang oder keinen Zusammenhang zwischen Intelligenz und Trinkverhalten festgestellt haben. Möglicherweise haben intelligente Menschen über 30 ein besseres Urteilsvermögen und lassen sich weniger vom Erwartungsdruck ihrer Peers beeindrucken (Wilmoth, 2012).

Die im Vereinigten Königreich durchgeführte Längsschnittstudie National Child Development Study (NCDS; Kanazawa & Hellberg, 2010) fand einen beinahe linearen Zusammenhang zwischen der Intelligenz einer Person (bei IQ-Werten von unter 75 bis über 125) und der Menge an konsumiertem Alkohol und Binge-Drinking. Je um 15 Punktwerte höhere intellektuelle Fähigkeiten im Kindesalter entsprachen einer 1,38-fachen beziehungsweise 1,17-fachen Zunahme der späteren Alkoholprobleme bei Frauen beziehungsweise Männern.

Maggs, Patrick und Feinstein (2008) untersuchten Daten zum Trinkverhalten von 7883 Frauen und 8126 Männern. Jeweils im Alter von 7, 11 und 16 Jahren erhoben sie Daten zu potenziell relevanten Faktoren wie dem sozialen Hintergrund (sozioökonomischen Status), dem elterlichen Bildungsniveau, akademischen Fähigkeiten, Unterrichtsverhalten und aktuellem Alkoholkonsum. Die Auswirkungen beim Alkoholkonsum wurden im Alter von 16, 23, 33 und 42 Jahren erhoben. Aus den Ergebnissen geht hervor, dass mit jeder Erhöhung der Standardabweichung bei den akademischen Fähigkeiten die Wahrscheinlichkeit für gesundheitsschädliches Trinkverhalten vor dem Alter von 42 Jahren bei weiblichen Studienteilnehmerinnen um 22 bis 32 Prozent stieg. Bei männlichen Studienteilnehmern stieg die Wahrscheinlichkeit um neun bis zehn Prozent. Das Verhältnis hielt einer multiplen Regressionsanalyse stand, die die Effekte von Variablen wie elterliches Bildungsniveau, Einkommen und sozialer Status ausschloss. Mit höheren IQ-Werten ging ein stärkerer Alkoholkonsum bei beiden Geschlechtern im Alter von 16 Jahren sowie bei den weiblichen Studienteilnehmerinnen im Alter von 23 und 33 Jahren sowie ein häufigeres gesundheitsschädliches Trinkverhalten bei weiblichen Studienteilnehmerinnen im Alter von 42 Jahren einher.

Eine ähnliche Studie aus der Minnesota Twin Family Study (Johnson, Hicks, McGue & Iacono, 2009) kam zu dem Ergebnis, dass ein (im Alter von 17 Jahren getesteter) höherer IQ mit einer höheren Wahrscheinlichkeit für Alkoholkonsum bei Männern und Frauen im Alter von 24 Jahren einherging; ein Ergebnis, das unverändert blieb, nachdem die Forscher genetische als auch umweltbedingte Einflüsse ausgeschlossen hatten. Ebenso hat man herausgefunden, dass hochbegabte Individuen eher zum Experimentieren mit Drogen neigen (Lewinsohn, Gotlib & Seeley, 1995; White & Batty, 2012; Wilmoth, 2012), was damit zusammenhängen könnte, dass sie offener für neue Erfahrungen sind – ein Merkmal, das sowohl mit Intelligenz (Gignac, Stough & Loukomitis, 2004) als auch mit Sensation-Seeking in Zusammenhang steht (Raine, Reynolds, Venables & Mednick, 2002).

Eine weitere Längsschnittstudie mit einer Dauer von 30 Jahren, die 49000 schwedische Männer auf einen möglichen Zusammenhang zwischen Alkoholkonsum und IQ untersuchte, kam zu einem anderen Ergebnis (Sjolund, Hemmingson & Allebeck, 2015). Es bestand ein inverser Zusammenhang zwischen Alkoholkonsum und alkoholbedingten Todesfällen; je höher der IQ, desto geringer die alkoholinduzierte Sterberate. Eine Berichtigung hinsichtlich des sozioökonomischen Status im Kindesalter zeigte so gut wie keinen Effekt. Die Autoren weisen darauf hin, dass die kulturellen und sozialen Bedingungen möglicherweise ausschlaggebend dafür sind, dass ihre Resultate von den mit anderen Studienpopulationen erzielten Ergebnissen abweichen. Es liegt auf der Hand, dass hier weitere Forschung angezeigt ist.

Warum sollten hochbegabte Individuen stärker gefährdet sein?

Betrachtet man einige persönliche Merkmale und gängige Erfahrungen hochbegabter Personen, wird die Verbindung zwischen Hochbegabung und Alkohol, Drogen oder dem Konsum beziehungsweise Missbrauch anderer Substanzen weniger verwunderlich. Hochbegabte Individuen sind in der Regel besonders offen für neuartige Erfahrungen und interessieren sich weniger dafür, soziale Regeln und Konventionen einzuhalten. Viele sind immer auf der Suche nach neuen Reizen (Ersche, Turton, Pradham, Bullmore & Robbins, 2010), andere sind Perfektionisten, die versuchen, sowohl die Welt als auch ihr Leben zu kontrollieren, und sind frustriert und zutiefst enttäuscht, wenn ihnen dies nicht gelingt. Wenn der Perfektionismus Teil der Lebensbewältigungsstrategie nach einem Trauma darstellt, kann dies den Betroffenen ganz besonders aus dem Gleichgewicht bringen (Erickson, 2011a). Substanzmissbrauch kann auch ein Auswuchs der Intensität einer Person sein oder ein Versuch, die eigene Biochemie derart zu verändern, dass man besser mit einer Umgebung zurechtkommt, die sonst nur schwer zu ertragen ist. Zudem geht Angst, die unter Hochbegabten weit verbreitet ist, häufig Substanzkonsum und -missbrauch voraus (Zvolensky, Buckner, Norton & Smits, 2011), und Impulsivität trägt ebenfalls dazu bei (Ersche et al., 2010). Ersche fand außerdem, dass chronischer Konsum den Drang nach immer neuen Reizen und Erfahrungen verstärken kann.

Mit Alkoholismus geht häufig das Gefühl von Verlorenheit oder Einsamkeit einher. Für Personen mit hohen intellektuellen Fähigkeiten ist es nicht ungewöhnlich, sich unzugehörig und anders als die anderen zu fühlen (Webb, 2014). Manche hochbegabte Menschen haben unrealistische Erwartungen an sich selbst, entweder aufgrund ihres übermäßigen Strebens nach Perfektionismus oder weil andere aufgrund ihres hohen Potenzials bestimmte Erwartungen an sie haben. Wenn sie soziale oder schulische Misserfolge erleben, zum Beispiel weil sie außerdem eine Lernstörung haben, die sie beeinträchtigt, ist es besonders wahrscheinlich, dass sie mit übermäßigen Selbstvorwürfen, Angst, Depression und einem Gefühl der Hoffnungslosigkeit reagieren. Eine nicht diagnostizierte Lernstörung reicht bereits aus, um das Selbstwertgefühl zu beeinträchtigen. Auf ihrer Suche nach Selbstverwirklichung und dem Sinn des Lebens bemerken manche, dass viele andere die Welt nicht so erleben wie sie selbst oder ihre Metakognition nicht teilen, und wegen dieser offensichtlich fehlenden Zugehörigkeit empfinden sie eine starke Angst. Dass nur wenige andere Menschen ihre intensiven Gefühle verstehen können, empfinden diese hochbegabten Individuen möglicherweise als schmerzvoll und sind versucht, ihre Gefühle zu betäuben. Ihre Einsamkeit lässt sich bereits anhand von Statistiken nachvollziehen: Wenn sich der IQ-Wert einer Person nur einmal unter 10 000 Menschen findet, ist es für sie sehr schwierig, auch nur eine einzige Person zu finden, die intellektuell mit ihr gleichziehen kann.

Hochbegabte Jugendliche und Erwachsene greifen aus einem bestimmten Grund zu Alkohol, Drogen oder anderen Substanzen. Möglicherweise handelt es sich um einen Versuch, mit der Enttäuschung und den depressiven Gefühlen fertigzuwerden, die hochkommen, wenn ihr kluger Kopf erkennt, dass die meisten Menschen auf der Welt ihren Idealismus nicht teilen und ihnen gleichzeitig klar wird, dass es nicht in ihrer Macht steht, diese Situation grundlegend zu ändern. Ihre existenzielle Einsamkeit kann in Kombination mit ihrer Intensität zu Bewältigungsstrategien führen, die auch Substanzmissbrauch beinhalten. In seiner Schrift *Das Unbehagen in der Kultur* brachte Freud dies mit folgenden Worten sehr gut auf den Punkt: „Das Leben, wie es uns auferlegt ist, ist zu schwer für uns, es bringt uns zuviel Schmerzen, Enttäuschungen, unlösbare Aufgaben. Um es zu ertragen, können wir Linderungsmittel nicht entbehren [...] Solcher Mittel gibt es vielleicht dreierlei: mächtige Ablenkungen, die uns unser Elend geringschätzen lassen. Ersatzbefriedigungen, die es verringern, Rauschstoffe, die uns für dasselbe unempfindlich machen." Anfangs funktioniert es. Die Person fühlt sich ruhiger, nicht mehr so andersartig, oder kann ihre Last vergessen. Doch schließlich wird das, was zunächst eine Lösung zu sein schien, selbst zum Problem und ruft die der Abhängigkeit zugrunde liegenden Gefühle der Scham und der Andersartigkeit hervor. Das Problem verschärft sich.

Man kann seinen Geist auf vielerlei Arten betäuben, nicht nur durch Alkoholkonsum. Drogen und andere Suchtmittel können Menschen buchstäblich und körperlich davon abhalten, über Dinge nachzudenken, über die sie nicht nachdenken möchten. Bei einer ganzen Reihe von Mitgliedern der Anonymen Alkoholiker handelt es sich um intensive Menschen, die zu viel trinken, um nicht von ihren Gefühlen über die Enttäuschungen des Lebens überwältigt zu werden. Der englische Komiker, Schauspieler und Autor Russell Brand hat es so formuliert: „Drogen und Alkohol sind nicht mein Problem. Die Realität ist das Problem. Drogen und Alkohol helfen mir, damit fertigzuwerden."[3]

Subtypen von Alkoholismus

Wahrscheinlich denken viele, dass es sich bei Menschen mit Alkoholproblemen um eine relativ einheitliche, nicht besonders intelligente Gruppe mit funktionellen Einschränkungen handelt. Doch nicht alle von Alkoholismus betroffenen Menschen sind gleich, und es ist nicht ungewöhnlich, dass zumindest einige von ihnen hohe kognitive und kreative Fähigkeiten besitzen. Der stereotype Alkoholiker ist ein obdachloser Mann in schmutziger und zerlumpter Kleidung, der unter der Brücke lebt und aus einer Flasche trinkt, die in einer braunen Papiertüte steckt. Doch dies trifft nur auf einen sehr kleinen Prozentsatz von Alkoholikern zu. Die meisten von Alkoholismus betroffenen Menschen funktionieren ziemlich gut in der Gesellschaft, haben Arbeit, ein Zuhause und eine Familie (Benton, 2010). Sie werden als „hochfunktionale Alkoholiker" bezeichnet. Forscher des National Institute on Alcohol

Abuse and Alcoholism (Moss, Chen & Yi, 2007) haben in einer Studie mit 1484 Teilnehmern fünf Subtypen von Alkoholismus ermittelt, welche die diagnostischen Kriterien für eine Alkoholerkrankung erfüllen.

Anhand dieser Studie werden 21 Prozent der von Alkoholismus betroffenen Menschen in den USA als *junger antisozialer Subtyp* klassifiziert. Diese Alkoholiker beginnen typischerweise mit 15 Jahren zu trinken und sind mit 18 alkoholkrank. Über die Hälfte von ihnen leidet an einer antisozialen Persönlichkeitsstörung; außerdem rauchen sie häufig Tabak oder Marihuana.

Der *Early-onset-Subtyp/Junge-Erwachsene-Subtyp* bezeichnet Personen im Alter von etwa 24 Jahren, deren Alkoholismus bereits mit 20 diagnostiziert werden kann. Diesem Subtyp entsprechen etwa 32 Prozent der US-Bevölkerung mit einer Alkoholerkrankung. Obwohl sie seltener trinken als andere Alkoholiker, besteht bei ihnen eine höhere Wahrscheinlichkeit für Binge-Drinking. Nur wenige Betroffene mit diesem Subtyp suchen wegen ihrer Alkoholabhängigkeit nach Hilfe. Beim jungen antisozialen Subtyp und dem Jungen-Erwachsenen-Subtyp gab es keine Überschneidungen.

Der *funktionale Subtyp* trifft auf etwa 19 Prozent der von Alkoholismus betroffenen Menschen zu. Sie neigen dazu, täglich oder jeden zweiten Tag zu trinken, und konsumieren an Trinktagen mindestens fünf Drinks. Es handelt sich hauptsächlich um berufstätige Erwachsene im mittleren Alter, die typischerweise in einer stabilen Beziehung leben, besser gebildet sind und höhere Einkommen erzielen als andere Menschen mit einer Alkoholerkrankung.

Neunzehn Prozent gehören zum *intermediären familiären Subtyp*. Etwa die Hälfte von ihnen hat enge Verwandte, die Alkoholiker sind. Obwohl die Angehörigen dieses Subtyps in der Regel schon mit spätestens 17 zu trinken beginnen, werden sie erst in den frühen Dreißigern zu Alkoholikern.

Der *schwere chronische Subtyp*, der „Mensch aus der Gosse", macht nur neun Prozent aus und ist hauptsächlich männlich. Diese Gruppe weist die höchste Scheidungsrate auf und beinhaltet häufig Konsumenten illegaler Drogen.

Hochbegabte Menschen finden sich unter allen genannten Subtypen. Es gibt unzählige Gründe, warum Menschen von Substanzen wie Alkohol abhängig werden. Zu den häufigsten gehören vermutlich Kindheitstraumata, Verlassenwerden, Mobbing und Ausbeutung. All diese Erfahrungen münden gemeinhin in Enttäuschung – über ihre Beziehungen, über ihre Unfähigkeit, Kontrolle über ihr Leben oder sogar ihre Gefühle zu haben, über ihren Beruf und über ihren Lebensweg im Allgemeinen. Gehören die Betroffenen einer Minderheit an, die Ablehnung und Machtlosigkeit kennt, wird die Enttäuschung über ihre Machtlosigkeit wahrscheinlich noch größer, weil sie die Ungerechtigkeit um sich herum genau sehen können. Ihr Empfinden von Frustration, Wut, Enttäuschung und Unzufriedenheit zu betäuben, scheint für sie die Antwort auf ihre Entmutigung zu sein. Je klüger, intensiver und idealistischer diese Personen sind, umso wahrscheinlicher ist es, dass sie sich unzureichend und mutlos fühlen. Doch wie viele andere Bewältigungsstrategien funktioniert diese Methode nur, solange die Biochemie der betroffenen Person verändert ist. Sobald die Wirkung des Alkohols oder der Drogen nachlässt, holt sie die Wirklichkeit wieder ein – und diese Wirklichkeit kann nach einem Rauschzustand sogar noch schlimmer sein als vorher. Schließlich tötet Alkohol das Gefühl nicht ab, und in diesem Stadium ist mehr Alkohol notwendig, um seine Wirkung zu spüren. Wie in dem Aerosmith-Song, in dem es heißt „Ich muss zwei Gläser Whiskey trinken, um mich nur halb so schlecht zu fühlen." Die Person muss dann entweder zurück ins Suchtverhalten fallen, um dieselben Dämonen erneut zu besiegen, oder sich ein gesünderes und langfristigeres Alternativverhalten aneignen.

Bei Substanzmissbrauch gehen wir fälschlicherweise immer davon aus, dass es sich um ein Erwachsenenproblem handelt, doch bei den meisten Menschen, die von einer Abhängigkeit betroffen sind, beginnt der regelmäßige Konsum im Alter von elf oder zwölf Jahren. Laut einer Untersuchung des National Institute on Drug Abuse (NIDA) aus dem Jahr 2014 sind sechs Prozent der Teenager, die im vorangegangenen Monat Marihuana konsumierten, Achtklässler, 17 Prozent sind Zehntklässler und 21 Prozent Zwölftklässler. In der Oberstufe der High School wurden im vergangenen Jahr von neun Prozent der Schüler verschreibungspflichtige Opiate missbräuchlich eingesetzt, und acht Prozent gaben einen Missbrauch von ADHS-Medikamenten an (National Institute on Drug Abuse, 2014).

Drogenabhängigkeit wird traditionell als Abfolge von schlechten „Entscheidungen" angesehen, die die Betroffenen willentlich gefällt haben. Es mag sein, dass zu Beginn Entscheidungen eine Rolle spielen, doch jüngere Studien haben aufgezeigt, dass wiederholter Drogenkonsum zu langfristigen Veränderungen im Gehirn führt, die die Kontrolle über den eigenen Willen unterminieren (Volkow & Li, 2004). Jugendliche haben ein besonderes Risiko für Drogen- und Alkoholmissbrauch, da der präfrontale Kortex, wie bereits an anderer Stelle angemerkt, in seiner Entwicklung häufig hinter anderen Gehirnregionen zurückbleibt. Dadurch lassen sich die höhere Impulsivität und das mangelnde vorausschauende Denken Heranwachsender teilweise erklären. Im wirklichen Leben tun sich Jugendliche häufig schwer damit, potenziell gefährliche Konsequenzen des Konsums für sich richtig einzuschätzen, obwohl sie einigermaßen vernünftig klingen und die Risiken für andere möglicherweise ziemlich gut beurteilen können. Wenn sie das Risiko für sich selbst unterbewerten, bringen sie in der Regel ein Argument vor, das typischerweise „Mir wird das nie passieren, weil ..." lautet. Das Argument hochbegabter Teenager ist zumeist eine Variante von „Ich bin zu intelligent dafür". Doch Intelligenz schützt eindeutig nicht vor Abhängigkeit. Kinder im Alter von etwa zwölf Jahren können weder langfristige Folgen absehen noch ihr eigenes Abhängigkeitsrisiko richtig einschätzen.

Ein fürsorgliches und stabiles häusliches Umfeld kann das Risiko zwar verringern, doch die genetische Komponente spielt beim Risiko für eine Abhängigkeit eine große Rolle (Agrawal et al., 2012). Studienergebnissen zufolge wird Suchtanfälligkeit zu 40 bis 60 Prozent von genetischen Faktoren bestimmt (Agrawal & Lynskey, 2008; Heath et al., 2001; Verweij et al., 2010). Bei manchen Individuen wird beim anfänglichen Experimentieren ein Schalter im Gehirn umgelegt, und ab diesem Zeitpunkt geht es beim Drogenkonsum weniger um das High als um das Verlangen und die Suche nach der Droge. Die Gehirnregion, die dann beim Drogenkonsum „aufleuchtet", entspricht der des Bordercollies mit dem Tennisball. Es geht nun um die Jagd. Das High ist kein High mehr, sondern die Abwesenheit von Sorge und rastloser Unzufriedenheit. Normale Quellen der Lebensfreude, wie die Lieblingsmusik oder das Lob für eine Leistung, bereiten kein Vergnügen mehr, sodass die Droge zum einzigen Quell des Lebens und Lebendigseins wird (Volkow & Li, 2004). Abhängigkeit beraubt uns der Freude am Alltag.

Sobald die Abhängigkeit zuschlägt, verlangsamt sich die psychologische Entwicklung. Oder sie kommt komplett zum Stillstand. Dies wirkt sich besonders auf hochbegabte Personen aus, die als Jugendliche mit dem Konsum begonnen und im mittleren Erwachsenenalter damit aufgehört haben. Sie müssen feststellen, dass sie in ihrer Entwicklung Gleichaltrigen hinterherhinken, die vielleicht schon geheiratet und eine Familie gegründet haben und beruflich weiter vorangekommen sind. Damit sind sie wieder einmal die Außenseiter.

Ist die Abhängigkeit erst einmal eingetreten, so ist sie typischerweise chronisch. Daher ist es umso wichtiger, der Abhängigkeit vorzubeugen. Dies gilt besonders für Jugendliche. Drogenkonsum in der Adoleszenz hat neurobiologische Konsequenzen, die im Vergleich zu den Folgen eines im Erwachsenenalter beginnenden Drogenkonsums vielleicht nicht so evident sind – vielleicht weil sich das Gehirn eines Heranwachsenden in einer tief greifenden Entwicklungsphase befindet.

Kennzeichnend für eine Drogenabhängigkeit ist üblicherweise ein wiederkehrendes Rückfallmuster, bei dem Betroffene den Zwang zum Drogenkonsum verspüren. Am häufigsten treten Rückfälle in akuten Stressphasen auf. Neurologisch zeichnet sich Abhängigkeit durch eine Störung der Gehirnregionen aus, die Belohnung und Stress vermitteln (Koob, 2008; Koob & Volkow, 2010). Die beiden verlässlichsten Prädiktoren für einen Rückfall sind die Verfügbarkeit der Droge und der Stresspegel – dies gilt sowohl im Tierversuch als auch bei Menschen. Möglicherweise kann Abhängigkeit durch fehlenden Zugang zur Droge oder hohe Preise verhindert werden. In vielen Fällen ist dies jedoch unrealistisch, denn die meisten Drogen sind sowohl erhältlich als auch bezahlbar.

Neben der Genetik spielen eindeutig auch andere Faktoren eine Rolle. Die effektivste Form der Prävention stellt ein starker Rückhalt seitens der Familie dar. Dabei ist es unerheblich, ob es sich um die biologische oder eine selbst gewählte Familie handelt. Es häufen sich die Anzeichen, dass Abhängigkeit durch ein mangelndes Zugehörigkeitsgefühl zu Familie und Freundeskreis begünstigt wird. Diese These wird gestützt durch Forschungen zur Physiologie der Abhängigkeit (Chastain, 2006), die eine Störung der Bindungshormone und der im Zusammenhang mit Antrieb und Vergnügen stehenden Hormone aufzeigt, sowie durch sozialwissenschaftliche Forschungen, die einen engen Zusammenhang zwischen einer gestörten Eltern-Kind-Beziehung und dem zukünftigen Risiko für Abhängigkeit festgestellt haben (Kuendig & Kuntsche, 2006; Kuntsche, van der Vorst & Engles, 2009; Schafer, 2011). Wie bereits dargestellt, haben hochbegabte Individuen spezifische Anliegen und potenzielle Probleme mit familiären und sozialen Beziehungen. Hochbegabung ist daher ein Risikofaktor für Substanzkonsum und -missbrauch.

Soziale Beziehungen können einer der Gründe sein, dass sich die aktive Teilnahme an einer Therapiegruppe positiv auf das Ergebnis auswirkt. Dies gilt selbst bei Individuen, die zusätzlich Psychotherapie, dem Drogenkonsum entgegenwirkende Medikamente sowie Unterstützung durch auf Abhängigkeitserkrankungen spezialisierte Fachpersonen erhalten (Ferri, Amato & Davoli, 2006). Umgekehrt verhält es sich offensichtlich genauso: Hochbegabte Individuen, die auf sich alleine gestellt oder geografisch isoliert von Peers und familiärer Unterstützung sind, besitzen ein erhöhtes Risiko, eine Abhängigkeit zu entwickeln. Sozialer Rückhalt ist also keine reine Annehmlichkeit, sondern zwingend erforderlich. Junge Erwachsene, die sich sicher fühlen und wissen, wo sie hingehören, konsumieren weniger Drogen und Alkohol, haben ein geringeres Abhängigkeitsrisiko und weniger negative Konsequenzen (Reis, Curtis & Reid, 2012; Labrie & Sessoms, 2012; Kuendig & Kuntche, 2006; Kuntsche, van der Vorst & Engles, 2009). Jugendliche und junge Erwachsene, die gegenüber sich selbst und der Welt negativ eingestellt waren, weisen ein höheres Risiko für Drogenabhängigkeit und schweren Drogenkonsum auf (z. B. ängstlicher oder vermeidender Bindungsstil, Schindler et al., 2007). Hochbegabte Individuen, die in ihrer Gemeinschaft einen Mangel an Zugehörigkeit oder Akzeptanz erleben und beschränkten Zugang zu echten Peers haben, haben ein größeres Risiko, eine negative Haltung zu sich selbst und der Welt zu entwickeln. Dies gilt besonders dann, wenn ihnen ihr Zuhause keine gleichbleibend sichere und warme Umgebung bietet.

Die schützenden Effekte sozialer und emotionaler Unterstützung prägen das Abhängigkeitsrisiko auf biologischer Ebene. Das Risiko für eine Suchterkrankung steht bei anfälligen Personen im Zusammenhang mit der Störung von zwei Neurotransmittern: Oxytocin und Vasopressin (ADH). Mit zunehmender Abhängigkeit schreitet auch die Störung dieser beiden Systeme immer stärker voran. Oxytocin wird in den Medien manchmal als „Liebeshormon" bezeichnet, weil es bei liebevollen Berührungen (sowohl sexueller als auch anderer Art), während der Wehen bei der Geburt und beim Stillen ausgeschüttet wird. Es reagiert auf Momente tiefer Verbundenheit und wirkt auch auf unsere Reaktion gegenüber anderen Menschen ein. Oxytocin moduliert Aggression, Angst, Sozialverhalten und Kognition (Carter, 2014). Beide Hormone sind am Lernen beteiligt und formen komplexes Sozialverhalten sowie soziale Fertigkeiten (Donaldson & Young, 2008). Oxytocin beeinflusst sogar unsere Fähigkeit, Gesichtsausdrücke richtig zu erkennen und zu interpretieren (Marsh et al., 2010). Somit wird Abhängigkeit nicht nur durch soziale Beziehungen geprägt, sondern prägt diese auch ihrerseits.

Zwar haben Kinder suchtkranker Eltern ein viel höheres Risiko, selbst abhängig zu werden. Doch es kann ein gewisser Trost sein, sich vor Augen zu führen, dass Eltern, die die Schulabschlussfeier verpasst und die Versuche der Heranwachsenden, ihre Sorgen und Hoffnungen mit ihnen zu teilen, missverstanden haben, möglicherweise selbst von einem Vater und/oder einer Mutter aufgezogen wurden, die sozial und emotional abgestumpft und außerdem süchtig waren – und das aus Gründen, die außerhalb ihrer Kontrolle lagen. Kinder aus einem schwer gestörten Elternhaus bekommen durch das Eingehen einer Partnerschaft die Chance, einen Teil des Schadens wiedergutzumachen und zu „reparieren". Gleichzeitig besteht allerdings das Risiko, einen Partner zu wählen, der ebenfalls beeinträchtigt ist. Ein unterstützender, liebevoller und beständiger Partner kann zu einer sicheren Basis werden und dabei helfen, einen wohlwollenderen Blick auf die Welt und eine gnädigere Sichtweise auf sich selbst zu entwickeln – ähnlich wie es sichere Bindungen in der Kindheit tun.[4]

Diese Feststellungen sollen einerseits die Wichtigkeit von sozialen Beziehungen herausstellen, andererseits aber auch daran erinnern, dass es immer Möglichkeiten für Wachstum und Veränderung gibt. Man sollte jedoch davon ausgehen, dass hochbegabte Kinder oder Erwachsene, die sich unverstanden und nicht akzeptiert fühlen, ein größeres Risiko für Suchterkrankungen haben – umso mehr, wenn sie von ihrem Umfeld wegen ihrer Hochbegabung, sexuellen Orientierung, sozialen Schicht oder ethnischen Zugehörigkeit außerdem gemobbt oder an den Rand gedrängt werden. Ebenso wirken sich die aktuellen Null-Toleranz-Strategien an Schulen oder andere Strafmaßnahmen anstelle einer Behandlung ebenfalls mit hoher Wahrscheinlichkeit begünstigend auf Abhängigkeiten aus. Sie stigmatisieren das Individuum zusätzlich, drängen es weiter in eine von ihm abweichende Peergruppe und festigen ein grundlegend feindliches Weltbild.

Die jüngsten Versuche, Marihuana für medizinische Zwecke zu legalisieren, haben dazu beigetragen, dass sich die Idee verfestigte, Marihuana sei im Grunde genommen harmlos. Heute ist Marihuana neben Alkohol die am häufigsten konsumierte Droge. Gemäß Daten des National Institute on Drug Abuse haben im Jahr 2015 35 Prozent der Oberstufenschüler an der High School Marihuana probiert, im Vergleich zu 58 Prozent, die Alkohol konsumierten.[5] Es ist erwiesen, dass Marihuana bei bestimmten medizinischen Indikationen, darunter Krebs, Schlafstörungen, chronische Schmerzen und Störungen des Immunsystems, von Nutzen sein kann. Die Hanfpflanze (Cannabis sativa) enthält jedoch 500 verschiedene chemische Verbindungen, darunter 85 Cannabionide, von denen nur zwei genauer beschrieben wurden. Die anderen 83 bleiben unentschlüsselt, doch zu den dokumentierten Effekten zählen eine schlechtere motorische Koordination und Fokussierung. Manche synthetische Cannabinoide sind wesentlich gefährlicher. Insofern ist das Risiko relativ. Bei etwa neun Prozent der Marihuana-Konsumenten wird der Substanzmissbrauch zum Problem, das heißt im Umkehrschluss, dass 91 Prozent im Zusammenhang mit Marihuana kein Abhängigkeitsproblem entwickeln. Diese Zahlen beziehen sich auf einen Kontext, in dem Marihuana illegal war; sollte es frei zugänglich werden, kann sich dieses Verhältnis stark ändern.[6] Es stellt sich die Frage, ob man diese Zahlen als beruhigend betrachten soll.

Die höchste Gefährdung wird in Verbindung mit frühem Konsum, übermäßigem Konsum und dem Konsum durch Frauen festgestellt (Van Gastel et al., 2014). Durch ihre hypothetische genetische Vulnerabilität gehören möglicherweise auch Hochbegabte zu dieser Hochrisikogruppe. Mehrere groß angelegte Studien fanden, dass jugendliche Cannabis-Konsumenten eine höhere Inzidenz aufweisen, im späteren Leben an Schizophrenie zu erkranken. Dabei stand stärkerer Konsum im Zusammenhang mit einem erhöhten Risiko (Arseneault et al., 2002; Casadio, Fernandes, Murray & Di Forti, 2011; Henquet, Murray, Linszen & van Os, 2005; Large et al., 2011; Malone, Hill & Rubino, 2010; Yücel et al., 2012). Hypothetisch betrachtet, könnte dies die psychische Gesundheit hochbegabter Menschen stärker gefährden, da bei Individuen mit hoher Intelligenz und Kreativität und Individuen mit Psychosen in der Familie scheinbar eine größere Anzahl gemeinsamer Gene vorhanden ist.

Was Fachleute beachten sollten

Hochbegabung ist keine Ursache für Alkohol-, Drogen- oder anderen Substanzmissbrauch, doch es scheint ein gewisser Zusammenhang zu bestehen. Wir wissen, dass viele hochbegabte Kinder besonders sensible und intensive Reaktionen zeigen, insofern wäre es nicht überraschend, wenn sie auf schädlichen Stress in der Kindheit und schlimme Kindheitserlebnisse wie Armut, Mobbing, Missbrauch, Vernachlässigung, Krankheit, Scheidung und andere Formen der Familienzerrüttung besonders stark reagieren. Studien weisen bereits seit Längerem auf die potenziell langfristigen Auswirkungen von Kindheitserlebnissen auf die Funktionsfähigkeit eines Menschen im Erwachsenenalter hin (Shonkoff et al., 2012). Auch die Auswirkungen negativer Lebensereignisse auf hochbegabte Jugendliche wurden untersucht (Peterson, Duncan & Canady, 2009). Diesen Zusammenhang zu erkennen und hochbegabte Individuen dabei zu unterstützen, sich selbst, ihre Reaktionen und ihre Hochbegabung besser zu verstehen, kann einen sinnvollen Bezugsrahmen beim Umgang mit hochbegabten Heranwachsenden und Erwachsenen schaffen und diesen Menschen zu einem besseren Selbstverständnis verhelfen. Intelligenz ist tatsächlich positiv mit erfolgreichen Versuchen assoziiert, den eigenen Alkoholkonsum zu beschränken (Wilmoth, 2012). Eine Person durch die Linse der Hochbegabung zu betrachten, kann eine sinnvolle Ergänzung zu anderen, konventionelleren Herangehensweisen darstellen, um einen Missbrauch beziehungsweise die Abhängigkeit von Alkohol oder anderen Substanzen zu behandeln.

Anmerkungen

1 Es herrscht immer noch Uneinigkeit darüber, ob es tatsächlich eine „Suchtpersönlichkeit" gibt. Eine übersichtliche Zusammenfassung der damit zusammenhängenden Aspekte und der vorhandenen Forschung findet sich unter https://en.wikipedia.org/wiki/Addictive_personality

2 Geschlechtsspezifische Nichtkonformität, egal, ob sie in Zusammenhang mit oder ohne Homosexualität auftritt, ist ein Risikofaktor dafür, sich anders zu fühlen. Beim männlichen Geschlecht ist sie vermutlich ein beträchtlicher Faktor für Alkohol- und Substanzmissbrauch. Ein Hochbegabter männlichen Geschlechts, der sowohl sensitiv als auch androgyn ist (was bei Hochbegabten nicht selten vorkommt), scheint ein besonders hohes Risiko zu haben. Dies wird in dem Buch *Smart Boys: Giftedness, Masculinity, and the Search for Meaning* von Kerr und Cohn (2001) erörtert.

3 http://www.spectator.co.uk/2013/03/fixing-a-hole/

4 Die Bindungsforscher Hazan und Shaver (1994) haben herausgefunden, dass erwachsene Paare sowohl gesunde als auch ungesunde Bindungsstile zwischen Eltern und Kindern spiegeln, darunter der „sichere", der „ängstliche" und der „vermeidende" Bindungsstil.

5 https://www.drugabuse.gov/publications/drugfacts/high-school-youth-trends

6 Es ist noch zu früh, um sagen zu können, ob sich die Legalisierung von Marihuana negativ auf den Cannabiskonsum Heranwachsender auswirken wird. Tatsächlich legen die Daten einer Selbstberichtsstudie teilweise nahe, dass der Konsum in einigen Regionen zurückgeht. Vielleicht übt der illegale Status einer Droge eine größere Anziehungskraft auf Jugendliche aus. Siehe Lynne-Landsman, Sarah D., Melvin D. Livingston und Alexander C. Wagenaar (2013), „Effects of state medical marijuana laws on adolescent marijuana use". *American Journal of Public Health* 103(8), 1500–1506.

Kapitel 11: Hochbegabung und Beziehungen

Im Großen und Ganzen pflegen hochbegabte Kinder und Erwachsene psychisch und emotional gesunde Beziehungen und Freundschaften. Es gibt jedoch ein paar Bereiche, in denen Hochbegabte häufiger Probleme mit Familien-, Peer- oder Erwachsenenbeziehungen haben.

Eine Mutter hat einmal bemerkt: „Ein hochbegabtes Kind zu haben, hat den Lebensstil unserer Familie nicht verändert, sondern schlichtweg zerstört!" Andere Eltern berichten, sie hätten die ständigen „Verhöre" und verbalen Haarspaltereien ihres hochbegabten Kindes satt; ihr Sprössling sei wie ein Staatsanwalt vor Gericht, der geschickt jedes Schlupfloch und jede mögliche Ausnahme testet. Aufgrund ihrer Intensität, ihrer scharfen Beobachtungsgabe und ihrer starken Persönlichkeit haben diese Kinder erhebliche Auswirkungen auf die Familie wie auf den Unterricht in der Schule.

Das gilt auch für hochbegabte Erwachsene und ihre Familien. Der superschlaue Vater, der alles weiß, ist nur schwer zu überbieten. Beispielsweise erzählte ein kleiner Junge stolz, was er alles über Hannibal wusste und dass dieser als Erster mit Elefanten die Alpen überquert hatte. Daraufhin erklärte ihm sein Vater sogleich, dass Hannibals Bruder schon Jahre zuvor dieselbe Strecke mit Elefanten zurückgelegt hatte. Dem Vater war überhaupt nicht bewusst, wie vernichtend die Zurschaustellung seines enzyklopädischen Wissens für die anderen Familienmitglieder war. In diesem Elternhaus lernte der Sohn, keine Fakten oder Meinungen kundzutun, aus Angst, der Vater könne ihn verbessern oder herabsetzen. Dabei liebte der Vater seinen Sohn; er war jedoch völlig arglos, was sein Verhalten betraf.

Beziehungen sind komplexe zwischenmenschliche Interaktionen, und wenn Hochbegabung – mit der typischen Intensität, dem Idealismus und der Sensitivität – ins Spiel kommt, kann das die Dinge verkomplizieren. Die Beziehungen hochbegabter Personen zu anderen sind oft sehr intensiv, und wenn dann Probleme auftreten, sind diese ebenfalls intensiv. Hochbegabung beschränkt sich nicht auf einzelne Lebensbereiche, sondern betrifft auch die Beziehungen zu Peers, anderen Erwachsenen, Geschäftspartnern, Mitarbeitern und Kollegen, dem (Ehe-)Partner oder Geschwistern. Viele hochbegabte Kinder und Erwachsene haben den Eindruck, dass sie für ihre Hochbegabung einen gewissen sozialen Preis zahlen. Zum Glück geht eine hohe Intelligenz mit der Fähigkeit einher, Lösungen für die verschiedensten Probleme zu finden, auch für zwischenmenschliche Probleme.

Die meisten Forschungen und Veröffentlichungen zu Hochbegabung konzentrieren sich auf Kinder. Nur wenige Experten haben über hochbegabte Erwachsene geschrieben. Abgesehen von der Langzeitstudie von Terman und seinen Kollegen (1925–1959) liegen Bücher und Fachartikel von Jacobsen (1999), Lind (1999), Lovecky (1986), Streznewski (1999), Tolan (1994) und Webb (2013) vor. Natürlich haben auch viele Schriftsteller und Philosophen über die komplexen Probleme hochbegabter Jugendlicher und Erwachsener geschrieben, auch wenn die Figuren in ihren Büchern selten als solche bezeichnet werden. Diese Autoren erinnern uns daran, dass Hochbegabung kein Zustand ist, der sich irgendwann auswächst; vielmehr bleibt er auch im Erwachsenenalter bestehen und wirkt sich nicht nur auf die Hochbegabten aus, sondern auch auf ihre Beziehungen zu anderen.

Beziehungsprobleme diagnostizieren

In diesem Kapitel befassen wir uns mit drei wesentlichen Arten von Beziehungen: Eltern-Kind-Beziehungen, Peerbeziehungen und Erwachsenenbeziehungen. Im Folgenden werden wir erörtern, wie sich Hochbegabung in unterschiedlichen Bereichen innerhalb der einzelnen Beziehungsgruppen auswirkt.

Beziehungsprobleme werden im DSM-5 hauptsächlich unter der Bezeichnung „Andere klinisch relevante Probleme“ oder der sogenannten Z-Codierung beschrieben[1] (American Psychiatric Association, 2018, S. 985). Diese Kategorie beinhaltet zwischenmenschliche Probleme, die so signifikant sind, dass sie im Vordergrund der klinischen Aufmerksamkeit stehen. Die zwischenmenschlichen Probleme rühren oft von Interaktionsmustern zwischen Familienmitgliedern her und führen zu klinisch bedeutsamen Beeinträchtigungen der Funktionsfähigkeit. Wenn sie die Diagnose, Behandlung und Prognose einer psychischen Störung oder eines medizinischen Krankheitsfaktors beeinflussen (zum Beispiel, indem sie eine vorhandene Störung verschlimmern oder die Behandlung erschweren), müssen Kliniker sie in besonderem Maße berücksichtigen.

In dieser Z-Code-Kategorie des DSM-5 werden hochbegabte Kinder und Erwachsene im Zusammenhang mit Beziehungsproblemen nicht erwähnt. Unserer Erfahrung nach wirken sich die besonderen Merkmale von hochbegabten Individuen jedoch sehr stark auf ihre Beziehungen zu anderen aus und können zu erheblichen Problemen führen.

Vier Z-Code-Diagnosen (American Psychiatric Association, 2018, S. 985–996) stellen für hochbegabte Kinder und Erwachsene ein potenzielles Problem dar:

- *Z.62.820 Probleme in der Eltern-Kind-Beziehung:* Kann gestörte Kommunikation, elterliche Überbehütung, übermäßige elterliche Anforderungen; Schuldzuweisungen gegenüber anderen usw. beinhalten.
- *Z.63.0 Probleme in der Beziehung zum (Ehe-)Partner:* Beinhaltet Kommunikationsprobleme wie Kritik, unrealistische Erwartungen an den Partner und Rückzug.
- *Z.62.891 Problem in Geschwisterbeziehungen:* In dieser Kategorie stehen die Interaktionsmuster zwischen Geschwistern im Vordergrund, die Probleme gehen aber oft mit einer Beeinträchtigung der Familienfunktionen einher.
- *Z.56.9 Andere Probleme im Zusammenhang mit der Berufstätigkeit:* Beinhaltet alle zwischenmenschlichen Probleme, die nicht den oben angeführten Kategorien zugeordnet werden können, zum Beispiel Schwierigkeiten mit Kollegen oder Vorgesetzten.

Eltern-Kind-Beziehungen

Trotz des weitverbreiteten Mythos, hochbegabte Kinder seien so leicht zu erziehen und es sei eine wahre Wonne, sie in der Familie zu haben, berichten Eltern, dass ihre hochbegabten Sprösslinge sie oft sehr anstrengen oder erschöpfen. Selbst wenn die Schwierigkeiten möglicherweise nie ein Niveau erreichen, das eine klinische Diagnose rechtfertigen würde, kann die zwischenmenschliche Belastung enorm groß sein. Wenn Eltern sich dann Hilfe suchen und mit einer Fachperson über solche Beziehungsprobleme sprechen, rücken diese oft in den Fokus der Behandlung.

Die Kindheit von hochintelligenten und kreativen Menschen verläuft oft alles andere als reibungslos, denn diese Kinder haben typischerweise einen starken Willen und sind sehr intensiv. In ihrer Studie stellte Kerr und McKay (2014) fest, dass die Kindheit berühmter Frauen typischerweise davon gekennzeichnet war, dass sie „Dornen und ein Schneckenhaus" hatten, womit sie sagen möchte, dass die Frauen als Mädchen viel Zeit alleine verbrachten und ziemlich kratzbürstig sein konnten. Der Komiker und Schauspieler Will Rogers war ein unverbesserlicher Schüler; sein Kollege Eddie Cantor war in Straßenkämpfe verwickelt. Der Flugzeugpionier Orville Wright wurde in der sechsten Klasse vom Unterricht suspendiert, weil er seinen Mitschülern und Lehrern ständig Streiche spielte. Woody Allen schwänzte häufig die Schule und bekam schlechte Noten wegen seines „pietätlosen" Humors (Goertzel et al., 2004). Uns sind zahlreiche Fälle von problematischen Eltern-Kind-Beziehungen begegnet, die die unterschiedlichsten Situationen betrafen, und einige typische werden wir im Folgenden beschreiben.

Machtkämpfe

Das Etikett „Hochbegabung“ kann dazu führen, dass andere ihre Erwartungen an das hochbegabte Kind unverhältnismäßig hochschrauben (Colangelo & Fleuridas, 1986). Häufig sind Machtkämpfe die Folge. Wenn Eltern entdecken, dass ihr Kind hochbegabt oder talentiert ist, wissen sie oft nicht, was sie von dem Kind realistischerweise erwarten können. Sie sind mit den typischen Merkmalen hochbegabter Kinder nicht vertraut und fragen sich, ob alle hochbegabten Kinder so sind wie das ihre.

Oft stellen Eltern fest, dass ihre Kinder Gelegenheiten haben, von denen sie selbst nur träumen konnten, als sie jung waren. So haben zum Beispiel technologische Fortschritte Berufsmöglichkeiten geschaffen, die es zu ihrer Zeit schlichtweg nicht gab. Für Eltern kann es ein Problem sein, wenn sie merken, dass ihr Kind nicht ihren Erwartungen entspricht, eigene Erfahrungen sammeln will oder sich nicht genügend ins Zeug legt, um eine Gelegenheit zu nutzen. In solchen Fällen versuchen Eltern oft, „durch“ ihr Kind zu leben; dann muss man sie daran erinnern, loszulassen: „Akzeptieren Sie die Entwicklung Ihres Kindes – es ist eine Freude, sie zu beobachten –, aber denken Sie daran, dass es kein Teil von Ihnen ist. Die Erfolge und Misserfolge Ihres Kindes gehören ihm ganz allein“ (Roeper, 1995, S. 148). In der Regel geht es bei den Machtkämpfen darum, den eigenen Willen durchzusetzen, etwa wenn Eltern ihre persönlichen Hoffnungen auf ihr intensives, hochbegabtes Kind übertragen.

Natürlich sollte nicht jeder Machtkampf gleich als Störung mit Oppositionellem Trotzverhalten interpretiert werden. Viele – wenn nicht die meisten – hochbegabten Kinder haben einen starken Willen, und Eltern, Lehrer und andere können leicht in einen anhaltenden Machtkampf mit einem hochbegabten Kind geraten. Dasselbe gilt für hochbegabte Erwachsene.

Wie bereits erwähnt, entstehen Machtkämpfe besonders dann, wenn Eltern die Merkmale hochbegabter Kinder und deren Auswirkungen nicht kennen. Wenn Eltern zum Beispiel nicht wissen, wie unterschiedlich Denkstile sein können, bestehen sie womöglich auf einer ordentlichen und präzisen Organisation, obwohl ihr kreatives Kind diesen Anforderungen unmöglich gerecht werden kann. Ein Kompromiss ist in solchen Fällen am besten.

Manche hochbegabte Kinder scheinen von Natur aus „chaotische“ Rhythmen zu haben, die aber für sie funktional sind. Eltern und Lehrer versuchen dann oft, dem Kind sein „exzentrisches“ Verhalten abzugewöhnen, weil sie wollen, dass es „normal“ ist und nicht den hohen Preis bezahlen muss, der mit „Anderssein“ oft einhergeht. Dabei kann es jedoch passieren, dass sie das Kind in seiner gesunden Selbstentwicklung beeinträchtigen. Wenn Eltern und Lehrer Eigentümlichkeit oder

Exzentrik zu unterbinden versuchen, fördern sie am Ende nur die oberflächliche Erscheinung und nicht das eigentliche, bedeutsame Wesen des Kindes.

Der 14-jährige Maurice war sowohl intellektuell als auch künstlerisch hochbegabt und hatte kaum Freunde. Seine geringe Körpergröße machte ihn zur Zielscheibe von Hänseleien, und er fragte sich, wann der „Wachstumsschub", von dem er so oft gehört hatte, denn endlich einsetzen würde. Maurice fürchtete, er würde zu spät kommen. Sein ungewöhnlicher Kleidungsstil brachte seine Individualität zum Ausdruck, verstärkte aber auch die Ablehnung durch seine Peers und belastete die Beziehung zu seinen Eltern. Es gab viele Machtkämpfe, nicht nur über seine Kleidung, sondern auch über die Hausaufgaben. Die Machtkämpfe hatten sich so zugespitzt, dass Maurice sich weigerte, weiter am Hochbegabtenprogramm seiner Schule teilzunehmen.

Maurice drückte sich vor dem Lernen und schaffte nur mit Ach und Krach die Versetzung in die nächste Klassenstufe. Sein künstlerisches Talent nutzte er, um Comicfiguren zu zeichnen und kleine Comicfilme zu produzieren, die subkulturell, häufig „Gothic" und manchmal sogar gewaltvoll waren. Seine Eltern und Lehrer wollten, dass er seine künstlerische Gabe „produktiver" einsetzte, und sie waren so besorgt, dass sie einen Psychologen konsultierten. Der Psychologe war nicht der Meinung, dass die Comicfilme in irgendeiner Form besorgniserregend waren; viel wichtiger erschien ihm Maurices Beziehung zu seiner Familie. Maurice machte sowieso keine Anstalten, seine Zeichnungen zu ändern. Sie waren sein Ventil – der Zugang zu einer Welt, in der er so akzeptiert wurde, wie er war. Als seine Mutter begann, das zu verstehen und zu akzeptieren, akzeptierte sie auch ihren Sohn, und die Beziehung begann zu wachsen – ebenso wie Maurice.

Stellt sich die Frage, wie viel Freiraum Eltern ihren Kindern in Sachen Talententwicklung lassen sollten und wann es angezeigt ist, ein gewisses Maß an Druck auf sie auszuüben. Disziplin ist zweifellos erforderlich, um ein Talent zu entwickeln, und Selbstdisziplin wird uns nicht in die Wiege gelegt. Jede kreative Arbeit setzt voraus, dass man die erforderlichen Werkzeuge und Techniken beherrscht und dass man die klassischen Formen kennt, die andere vor einem geschaffen haben, denn nur so kann man darauf aufbauen und sie verbessern.

Weil so viele frühe Errungenschaften mit minimalem Aufwand erreicht werden können, sind Kinder oft der Auffassung, sie könnten Dinge meistern, ohne zu üben. Sie glauben zum Beispiel, sie könnten ohne große Mühe ein Musikinstrument spielen oder gute Noten schreiben, ohne etwas dafür zu tun. Das ist eine typische Situation, in der es zu Machtkämpfen kommen kann. Eltern müssen herausfinden, wie weit sie ihr Kind in solchen Situationen herausfordern können, ohne einen Machtkampf zu provozieren. Eltern, die sich von dem Gedanken lösen können, dass ihr Kind ihre eigenen Träume ausleben soll, werden diese Probleme besser meistern.

Die Kunst besteht darin, Kinder vor Herausforderungen zu stellen, die sie in ihrem eigenen Tempo bewältigen können. Eltern und Lehrer möchten Kindern neue Erfahrungen bieten, die ihr Wissen und ihre Fertigkeiten erweitern. Solche Herausforderungen führen aber oft dazu, dass das Kind frustriert ist, und davon profitiert weder die eine noch die andere Partei. Doch ohne Selbstdisziplin – zu der nicht nur gehört, ein Handwerk zu beherrschen, sondern auch, die eigene Frustration zu bewältigen – bleiben Kinder Träumer. Im Laufe der Zeit müssen sie lernen, dass Erfolg immer mit einem gewissen Risiko einhergeht, dass Leistungen nicht immer sofort belohnt werden und dass es ohne Selbstdisziplin oft nicht geht.

Überengagierte Eltern

Manche Eltern sind voll und ganz in das Leben ihrer Kinder verstrickt. Ihre Lebenszufriedenheit und ihre Aktivitäten sind so sehr an das Kind gekoppelt, dass man kaum mehr zwischen den Interessen der Eltern und denen des Kindes unterscheiden kann. Elterliches Überengagement findet sich besonders häufig bei alleinerziehenden Eltern hochbegabter Kinder sowie bei Eltern, die die Leistung des Kindes zu stark in den Mittelpunkt stellen. Ein Überengagement kann aber auch dann eintreten, wenn die Eltern sehen, dass ihr Kind Gelegenheiten vergeudet, die sie selbst nicht hatten und gerne gehabt hätten, etwa Klavierstunden oder Schauspielunterricht. In ihrem Buch *Drama of the Gifted Child* beschreibt Miller (1997) Muster von Überengagement, denen sie in ihrer klinischen Praxis begegnet ist.

Eltern tappen leicht in die Falle, mit einem hochbegabten Kind wie mit einem Erwachsenen zu sprechen und bei ihm Rat oder sogar emotionale Unterstützung zu suchen. Schließlich wirkt das Kind in vielen Bereichen so kompetent und erwachsen. Die alleinerziehende Mutter eines zwölfjährigen Kindes gerät leicht in Versuchung, dem Spross persönliche Dinge zu erzählen, die für ein Kind schlichtweg ungeeignet sind, auch wenn es wie ein Erwachsener wirkt. Das kann die Rolle des Kindes in der Familie verzerren, da das Kind sich viel zu sehr für das Wohlergehen der Mutter oder des Vaters verantwortlich fühlt. Zugegebenermaßen tun hochbegabte Kinder Dinge, die einfach erstaunlich sind. Das zu beobachten, kann beglückend sein, aber Eltern müssen auch darauf achten, dass die Grenze zwischen Erwachsenen und Kindern nicht verschwimmt.

Mitunter werden Eltern aber auch vorschnell als überengagiert bezeichnet. Eltern, die sehr viel Zeit und Energie in ein hochbegabtes Kind investieren, um seine Interessen zu vertreten, erwecken vielleicht den Eindruck, sich zu sehr in das Leben des Kindes einzumischen. Jedoch erfordert der Kampf um eine angemessene Bildung für ein hochbegabtes Kind – und erst recht für ein höchstbegabtes oder außerordentlich hoch begabtes Kind – ein besonders hohes Engagement und eine intensive Auseinandersetzung mit den Belangen des Kindes. Klassische Studien wie *Cradles of Eminence: The Childhoods of More than 700 Famous Men and Women* (Goertzel, Goertzel, Goertzel & Hansen, 2004) oder *Developing Talent in Young People* (Bloom, 1985) haben das Leben von Personen untersucht, die Höchstleistungen vollbracht haben. Diese Bücher bestätigen, dass ein hohes Maß an elterlichem Engagement und Ermutigung wichtig ist, wenn Kinder ihr außergewöhnliches Talent voll entfalten sollen, sei es im Sport, in der Musik oder beim Studium an einer Eliteuniversität.

Nancy ist Mutter von drei hochbegabten Kindern und häufig in der Schule ihrer Sprösslinge zu Gast. Unermüdlich setzt sie sich für die Belange ihrer Kinder – aber auch für die anderer hochbegabter Kinder – ein. Sie hat sehr viel zum Thema Hochbegabung gelesen, im Internet recherchiert, bundesstaatliche und nationale Konferenzen über hochbegabte Kinder besucht und renommierte Fachleute aufgesucht, um die Schule dazu zu bringen, ihren Kindern die bestmögliche und angemessenste Bildung zukommen zu lassen.

Anfangs galt Nancy als überehrgeizige Mutter, die „sich schon wieder einkriegen" würde. Der Rektor der Schule hörte sich an, was sie zu sagen hatte, ignorierte jedoch ihre Vorschläge. Die Lehrer und Vertreter der Schulbehörde waren der Ansicht, Nancy solle die Bildung ihrer Kinder – die zu diesem Zeitpunkt die Grundschule und die Mittelstufe besuchten – einfach den dafür ausgebildeten Fachleuten überlassen. Mit anderen Worten, Nancy solle aufhören, ihr eigenes Leben durch das ihrer Kinder zu leben.

Um der negativen Haltung der Schulvertreter entgegenzuwirken, bot Nancy auf ehrenamtlicher Basis Programme an, um die Lehrer zu unterstützen. So stellte sie zum Beispiel Mentoring und andere spezielle Bildungsgelegenheiten in Musik und Kunst – ihren besonderen Interessengebieten – zur Verfügung. Sie brachte sich und ihr Anliegen so lange ins Spiel, bis die Schule einsah, dass sie nicht lockerlassen würde. Schließlich ließen sich die Schulvertreter auf ein paar von Nancys Vorschlägen ein und probierten sie aus. Die Resultate waren positiv.

Inzwischen begegnet man ihr in der Schule mit Interesse und nicht mehr mit Abneigung wie noch vor ein paar Jahren. Nancy ist zum integralen Bestandteil des

Schulsystems geworden, und sie setzt sich auch weiterhin für die Interessen der Schüler ein – vor allem für jene, die akzelerierende Maßnahmen benötigen. Aus ihrer ursprünglich negativ bewerteten Position heraus hat sie positive Veränderungen bewirkt.

Wenn Eltern eine Fachperson konsultieren, gibt diese ihnen häufig direkt oder indirekt zu verstehen, sie seien „überehrgeizig". Doch wann sind Eltern, die ihr Kind bei der Entwicklung seines hohen Potenzials unterstützen, übertrieben ehrgeizig? Die meisten berühmten Persönlichkeiten hatten Eltern, die sich stark für ihre Kinder engagierten und sie in gewissem Maße vorantrieben (Bloom, 1985; Goertzel et al., 2004; Winner, 1997b).

Am schwierigsten ist es, den schmalen Grat zwischen liebevoller Zuwendung und Verhätscheln nicht zu überschreiten. Die Eltern müssen die Fähigkeiten des Kindes, mit Schwierigkeiten fertigzuwerden, ganz offenkundig testen und Interventionen entsprechend priorisieren. So schadet es zum Beispiel nicht, wenn ein Kind mit schlechter feinmotorischer Koordination Schuhe mit Klettverschluss trägt oder am Computer statt mit der Hand schreibt; gar keine Schuhe zu tragen oder die Hausaufgaben nicht zu machen, ist dagegen keine Option. Ein hochsensitives Kind sollte eventuell das Privileg bekommen, das Klassenzimmer verlassen zu dürfen, wenn es eine kleine Auszeit benötigt, doch es sollte keinesfalls den Unterricht stören dürfen. Die Fähigkeit, gute Umgangsformen zu zeigen und mit sozialen Situationen richtig umzugehen, muss dem Kind nach und nach nähergebracht werden. Eltern können nicht erwarten, dass sich der Rest der Welt an ihr Kind anpasst.

Es gibt Situationen, in denen Eltern behutsam, aber entschlossen darauf hinwirken müssen, dass ihr Kind sich angemessen verhält. Hierzu gehören die Einnahme von Medikamenten, das Ertragen unvermeidbarer Schmerzen oder Unannehmlichkeiten, die höfliche Interaktion mit anderen Menschen, der Umgang mit Enttäuschungen, die Torheit anderer zu ertragen und die Bewältigung ganz normaler unerfreulicher Probleme, die das Leben mit sich bringt. Konkret kann dies bedeuten, das Kind aus einer Situation herauszuholen, mit der es nicht klarkommt, ihm das intellektuelle Konzept gesellschaftlicher Normen näherzubringen und ihm vielleicht gewisse Privilegien zu entziehen, bis sich sein Verhalten bessert. Treten bestimmte, „nicht tolerierbare" Verhaltensweisen wie Lügen oder Gewalt auf, sollte man das Problem erkennen und kleine Schritte zu seiner Verbesserung unternehmen. Dadurch zeigen die Eltern dem Kind, dass sie es verstehen und seine Frustration teilen, und können dabei gleichzeitig auf angemessenes Verhalten hinwirken. Bei hochbegabten Kindern erzielt man die besten Ergebnisse, wenn man ihnen den Sachverhalt intellektuell erläutert und sich konsequent verhält.

Das hochbegabte Kind „adultisieren"

Eine weitere Form des Überengagements tritt auf, wenn Eltern einem hochbegabten Kind zu viel Macht geben. Das Kind bekommt so viele Freiheiten, dass ein Mangel an Disziplin entsteht. Manchmal lassen sich Eltern, ohne es zu merken, auch von ihrem intelligenten Kind manipulieren, oder sie identifizieren sich zu stark mit den intellektuellen Fähigkeiten und der Kreativität oder den Klagen des Kindes. Das kann daran liegen, dass die Eltern von den Fähigkeiten des Kindes fasziniert sind. Oder sie haben den Wunsch, dem Kind eher Kumpel als Vater oder Mutter zu sein. Oder die Erziehungsmethoden der Eltern sind gut gemeint, aber unwirksam. Was auch immer der Grund ist – bei diesen Kindern entsteht der Eindruck, sie stünden auf derselben Stufe wie die Erwachsenen, das heißt, sie fordern gleiche Rechte und bekommen innerhalb der Familie viel zu viel Macht.

Hochbegabte Kinder sind keine kleinen Erwachsenen, die wie Erwachsene denken, handeln und reagieren. Wenn Eltern ein Kind „adultisieren", rauben sie ihm unter Umständen wichtige Kindheitserfahrungen. Stattdessen sollten die Eltern Regie führen und Grenzen setzen. Kinder treffen impulsive und oftmals falsche Entscheidungen. Können Sie sich vorstellen, dass ein Sechsjähriger inmitten eines Machtkampfes zu seinen Eltern sagt: „Oh, ich verstehe, was du meinst. Ich höre jetzt auf zu quengeln und gehe ins Bett"? Wohl kaum.

Aufgabe der Eltern ist es, dem Kind – solange es noch klein ist – dabei zu helfen, bessere Entscheidungen zu treffen. Es ist wichtig, schon früh im Leben zu lernen, wie man gute Entscheidungen trifft, denn später haben schlechte Entscheidungen mit größerer Wahrscheinlichkeit schwerere Folgen. Eltern tun weder sich selbst noch dem Kind einen Gefallen, wenn sie es wie einen Erwachsenen behandeln. Eltern sollten grundsätzlich die Kontrolle behalten. Annemarie Roeper (1995) hat in diesem Zusammenhang einen weisen Ratschlag erteilt: „Bleiben Sie derjenige, der das Sagen hat, und sorgen Sie dafür, dass Ihr Kind sich geborgen fühlt, anstatt ihm das Gefühl zu geben, verantwortlich zu sein" (S. 149).

Eltern sollten auch nicht vergessen, dass bestimmte Themen nur für Erwachsene geeignet sind. Unter Umständen müssen Grenzen gesetzt werden, was Filme oder Bücher betrifft, auch wenn es manchmal schwierig ist, eine geeignete Lektüre für das Kind zu finden: Auf der einen Seite soll sie anspruchsvoll und anregend sein, auf der anderen Seite darf sie das Kind aber auch nicht mit Erwachsenenthemen überfordern (Halsted, 2009). Selbst wenn ein hochbegabtes Kind wie ein Erwachsener wirkt, befindet es sich emotional eher auf dem Niveau von Gleichaltrigen und ist Erwachsenenthemen ebenso wenig gewachsen wie andere Kinder seines Alters. Erinnern Sie das Kind daran, dass Sie mehr Lebenserfahrung haben und dass sein Gehirn erst im Alter von etwa 22 Jahren voll ausgereift sein wird. Dies hilft Ihnen dabei, Ihre Position zu erläutern, auch wenn das Kind auf manchen Gebieten über mehr Wissen verfügt als Sie.

Hochbegabung ist kein Freibrief für schlechtes Benehmen

Manche Eltern entschuldigen das schlechte Benehmen ihres Kindes mit seiner Hochbegabung. Dabei übersehen sie, dass ein unangemessenes Verhalten nicht nur den Beziehungen des Kindes zu den Familienmitgliedern, sondern auch den Beziehungen zu seinen Peers schadet. Uns sind Eltern begegnet, die schlechte zwischenmenschliche Verhaltensweisen einfach ignorierten, weil sie der Auffassung waren, das Kind könne sich aufgrund seiner Hochbegabung gar nicht anders verhalten. Die Aufgabe von Eltern und Lehrern besteht unter anderem darin, allen Kindern – ob hochbegabt oder nicht – dabei zu helfen, gute und schlechte Entscheidungen und Verhaltensweisen voneinander zu unterscheiden, bevor es zu schwerwiegenden Folgen kommt. Das grundlegende Kriterium für eine psychologisch gesunde Handlung ist, dass sie einem selbst guttut und andere nicht verletzt. Ein Kind emotional zu unterstützen und es von Herzen zu lieben, bedeutet nicht, dass man mit allem, was es tut, einverstanden ist. Wenn ein Kind andere schlägt oder beißt, muss das unmittelbare Konsequenzen haben.

Bei manchen Erwachsenen scheint eine wichtige Botschaft nur teilweise angekommen zu sein. Möglicherweise schätzen sie die Kreativität und andere Hochbegabungsmerkmale ihres Kindes, haben aber versäumt, ihm ein angemessenes Sozialverhalten beizubringen, was häufig dazu führt, dass das Kind ungestört seine Launen auslebt, rüpelhaft und selbstsüchtig ist. „Ach, er ist eben der Kreative in der Familie", entschuldigen die Eltern ihren Spross, während er in aller Seelenruhe die Hauswände des Nachbarn bemalt. „Wir wollen ihn in seinem Kreativitätsdrang nicht einengen." Die Hochbegabung eines Kindes ist jedoch kein Freibrief für schlechtes Benehmen und ein unangemessenes Sozialverhalten. Wenn Kreativität mit schlechten Entscheidungen, verletzenden Bemerkungen oder inakzeptablen Handlungen einhergeht, muss sie in andere Bahnen gelenkt werden.

Der große Psychologe Carl Rogers (1995) hat die wichtige Fähigkeit des Therapeuten, den Wert und die Würde seines Klienten zu achten, als „bedingungslose Wertschätzung" bezeichnet. Eltern tun ihren hochbegabten Kindern jedoch keinen Gefallen, wenn sie meinen, aus Gründen der Wertschätzung jedes noch so ungezogene Verhalten gestatten und ertragen zu müssen. Wenn Marc trotzig und frech ist, wird das zum Beispiel gerne damit entschuldigt, dass „er sich so eben zum Ausdruck bringt". Oder Mathildes erhöhte Erregbarkeit dient als Entschuldigung dafür, dass sie im Bus andere Fahrgäste belästigt.

Wir sind sehr wohl der Auffassung, dass Hochbegabung manch ein Verhalten erklärt – und mit diesem Buch bezwecken wir ja auch, solche Zusammenhänge aufzudecken –, aber sie darf nicht als Entschuldigung für unangemessenes Verhalten dienen. Gute gesellschaftliche Umgangsformen sind mit hoher Intelligenz und Leistung durchaus vereinbar, und viele hochbegabte Menschen demonstrieren das Tag für Tag. Ein Kind kann noch so begabt sein – ohne soziale Fertigkeiten wird ihm seine Begabung nichts nützen. Wie das Kind Beziehungen außerhalb der Familie pflegt, hängt sehr stark von den Umgangsformen innerhalb der Familie ab.

Wenn hochbegabte Kinder ihre Eltern manipulieren

Alle Kinder versuchen, andere zu manipulieren, doch hochbegabte Kinder sind darin besonders geschickt. Sie sind zum Beispiel in der Lage, für ein verbotenes Verhalten Erklärungen zu finden, die den Fehltritt vollkommen plausibel erscheinen lassen. Oder sie erkennen Meinungsverschiedenheiten zwischen den Eltern und spielen Mutter und Vater geschickt gegeneinander aus: „Papa sagt, ich darf hingehen – du erlaubst es mir nicht. Das ist unfair!" Diese Art von Machtspiel ist besonders problematisch, wenn es in der Ehe der Eltern bereits kriselt oder wenn einer der beiden Eltern das Kind adultisiert und ihm zu viel Macht gibt. In solchen Situationen wird der Intellekt des Kindes zu einer regelrechten Waffe, und Fachleute sollten die Möglichkeit in Betracht ziehen, dass das Kind als Verbündeter eines Elternteils eingesetzt wird.

Hochbegabte Kinder können auch sehr geschickt beeinflussen, wie ihre Schule und die Lehrer zu Hause wahrgenommen werden. Da sie erkannt haben, worauf die Eltern besonders „anspringen", drücken sie die richtigen Knöpfe, um sich die Eltern zu Verbündeten gegen die Lehrer zu machen. Eltern sollten daher immer direkt mit den Lehrern sprechen und sich nicht nur auf die Informationen ihrer Kinder verlassen. Wenn es zwischen Eltern und Lehrern Probleme gibt, sollten diese zwischen den Erwachsenen ausgetragen werden, ohne das Kind in den Konflikt miteinzubeziehen. Dem Kind sollte man nur die allernotwendigsten Erklärungen geben und sie sehr sorgfältig formulieren. Wenn sich Mutter oder Vater mit dem Kind gegen einen Lehrer oder gar gegen den eigenen Partner verbünden, zeigt das Kind der anderen Person gegenüber wahrscheinlich ein ausgeprägtes Trotzverhalten (Rimm, 2008). Natürlich gibt es Fälle, in denen sich Lehrer falsch verhalten, aber auch dann sollten die Eltern versuchen, das Problem direkt mit dem Lehrer zu lösen, ohne das Kind miteinzubeziehen oder ihm ausführliche Erklärungen zu geben.

Mitunter lernen Kinder auch durch bloßes Beobachten und Nachahmen der Eltern, andere zu manipulieren. Bei hochbegabten Kindern ist es besonders wichtig, dass das, was die Erwachsenen sagen oder tun, konsequent ist, denn diese Kinder erkennen sofort, wenn die Eltern inkonsequent sind. Eltern sollten außerdem darauf achten, welche Botschaften sie mit ihren Äußerungen oder Handlungen aussenden. Hier sollten dieselben Maßstäbe gelten wie für die Kinder.

Justin erbrachte in der Eliteschule, die er besuchte, keine guten Leistungen, weil er schlampig arbeitete, Abgabetermine versäumte und häufig frech zu den Lehrern war. Die Schulpsychologin bat Justins Mutter um ein Gespräch, zu dem auch der Junge eingeladen war. Als die Mutter dann zusammen mit ihrem Sohn bei der Psychologin auf dem Sofa saß, erklärte sie ihr unverblümt und auf sehr beleidigende Weise, wie unfähig der Lehrer war und dass er mit der vermeintlichen Lernschwäche ihres Sohnes nicht umzugehen wusste. Sie wollte, dass Justin in eine andere Klasse und zu einem anderen Lehrer wechselte, doch die Schule war dagegen.

Als die Psychologin unter vier Augen mit der Mutter sprach, erklärte sie ihr, dass ihr Sohn keinem Lehrer Respekt entgegenbringen würde, den die eigene Mutter öffentlich als „unfähig" bezeichnete. Die Mutter war empört, umso mehr, als die Tests, die mit Justin durchgeführt wurden, keinerlei Anhaltspunkte für eine Lernschwäche oder eine andere Erklärung für Justins schlechte Noten ergaben. Das bedeutete auch, dass Justin keinen Anspruch auf entsprechende Anpassungen – etwa zusätzliche Zeit bei Klassenarbeiten – hatte.

Justin hatte schon viel von seiner Mutter gelernt, zum Beispiel, dass man sich nicht zivilisiert benehmen musste, wenn man keine Lust dazu hatte; dass man aus einer Situation, die einem nicht passte, bequem herauskam; oder dass Erwartungen und Verantwortung für andere galten, aber nicht für einen selbst. Ein Jahr nach ihrem wütenden Auftritt bei der Schulpsychologin erkannte die Mutter, wie ernst die Lage war. Sie rief die Schulpsychologin an, um nach der Telefonnummer des Kinderpsychologen zu fragen, den sie ihr nach der Evaluation empfohlen hatte.

Müssen Eltern alle „Sonderwünsche" ihrer hochbegabten Kinder erfüllen?

Empfindliche hochbegabte Kinder, die sich an Dingen wie Schildern in den T-Shirts oder Nähten an den Strümpfen stören, die den Geschmack oder die Konsistenz bestimmter Nahrungsmittel nicht mögen, Schwierigkeiten mit neuen Umgebungen haben oder an verschiedenen sozialen Ängsten leiden, haben es nicht leicht, und man sollte ihre besonderen Bedürfnisse nicht trivialisieren oder ignorieren, sondern ihnen bis zu einem gewissen Grad entgegenkommen. Welche dieser Anpassungen in Eltern-Kind- (oder auch Lehrer-Kind-)Beziehungen tatsächlich notwendig sind, ist nicht immer leicht einzuschätzen. Sollten Eltern einer Sechsjährigen entgegenkommen, die sich „nur" in Seide wohlfühlt? Wie oft kann man einer Mutter zumuten, ihrem Sohn morgens die Socken zu wechseln, bis er sich für ein Paar entscheidet? Wie viele verschiedene Beilagen sollte ein Vater auf den Tisch zaubern, weil der Spross bestimmte Gerichte als unzumutbar empfindet? Solche Anpassungen wirken sich zweifellos auf die Eltern-Kind-Beziehung aus, weil sie den Erwachsenen sehr viel abverlangen: Die „Sonderwünsche" hochbegabter Kinder sind häufig zeitaufwendig, ermüdend und mitunter auch kostspielig.

Einige Anpassungen sind zwar notwendig, aber man sollte auch versuchen, das Problem bei der Wurzel zu packen und verträgliche Lösungen zu finden. Eltern sollten gar nicht erst versuchen, das Kind in Watte zu packen und eine Welt ohne Unannehmlichkeiten zu schaffen. Sie können auch nicht von allen anderen erwarten, dass sie ständig auf die Bedürfnisse des Kindes Rücksicht nehmen. Angehörige der Gesundheitsberufe, Pädagogen und Eltern können gemeinsam mit dem Kind daran arbeiten, seine Welt Stück für Stück und systematisch zu erweitern. Gleichzeitig sind sie aufgefordert, dem Kind geeignete Mittel und Wege an die Hand zu geben, damit es seine Ängste überwinden kann. Es empfiehlt sich, das Kind behutsam an den Rand seiner Komfortzone zu geleiten, ihm aber gleichzeitig emotionale Unterstützung zu bieten und es nicht zu überfordern. Auf diese Weise kann man das Kind nach und nach unbekannten Situationen aussetzen und es dazu ermutigen, neue Dinge auszuprobieren, und so seine Resilienz stärken.

Wenn Eltern die Hochbegabung ihres Kindes nicht wahrhaben wollen

Mütter erkennen die Hochbegabung ihres Kindes oft schneller als Väter (Robinson & Olszewski-Kubilius, 1996). Tatsächlich wollen gerade die Väter oft nicht wahrhaben, dass ihr Kind in die Kategorie „hochbegabt" fallen könnte. Es kommt häufig vor, dass sie auch dann noch Zweifel an der Hochbegabung ihres Kindes hegen, wenn es von der Schule oder von einem niedergelassenen Psychologen als hochbegabt eingestuft wurde. Das könnte daran liegen, dass Väter Hochbegabung mit harter Arbeit und Leistung in Verbindung bringen, während bei den Müttern die Entwicklungsunterschiede im Vordergrund stehen, die mit Hochbegabung einhergehen (Silverman, 1993a). In manchen Kulturen oder sozioökonomischen Gruppen kann es merkwürdig und fremd erscheinen, ein hochbegabtes Kind in der Familie zu haben.

Solange nicht beide Eltern die Hochbegabung des Kindes anerkennen und sich darin einig sind, was Hochbegabung bedeutet, ist die Wahrscheinlichkeit groß, dass es zu Kommunikationsproblemen kommt und die Eltern unterschiedliche Erwartungen an das Kind stellen. So geht zum Beispiel der Vater davon aus, dass das Kind in allen Bereichen hochbegabt ist, während die Mutter annimmt, die emotionale Reife des Kindes sei ebenso fortgeschritten wie die intellektuelle. Eltern müssen miteinander sprechen, sich aber auch mit anderen Eltern austauschen. Eine gut informierte Fachperson kann Eltern geeignete Organisationen, Internetseiten, Bücher, Videos oder andere Quellen empfehlen.

Eltern müssen aber auch direkt mit dem Kind über seine Hochbegabung sprechen. Sie sollten ihm erklären, dass sein höheres Fähigkeitsniveau beziehungsweise sein höherer Intellekt keinen „besseren" Menschen aus ihm macht. Vielmehr bringen diese besonderen Merkmale bestimmte Bedürfnisse mit sich und möglicherweise auch besondere Verpflichtungen. Wie jede Form von Macht erfordert auch eine hohe Intelligenz verantwortungsvolles Handeln. So dürfen kluge Kinder ihre Fähigkeiten zum Beispiel nicht verwenden, um anderen wehzutun, und sie rechtfertigen auch keine Schadenfreude oder Überheblichkeit gegenüber anderen Schülern, denen „einfache" Aufgaben schwerfallen. Hochbegabte Kinder müssen vor allem begreifen, dass jeder Mensch einzigartig ist und einen Wert hat und dass manche Menschen eben mit mehr (oder weniger) Begabung in einzelnen Bereichen zur Welt kommen.

Es kann auch Situationen geben, in denen Eltern mit sarkastischen Bemerkungen auf die Hochbegabung des Kindes anspielen und es dadurch herabwürdigen. Die Hochbegabungsmerkmale des Kindes werden zur Zielscheibe für Kritik: „Für jemanden, der so schlau ist wie du, bist du aber sehr unvernünftig!" oder „Wie konntest du nur dein Pausenbrot vergessen, wo du doch anscheinend so begabt bist?" Solche Bemerkungen schaden nicht nur der Eltern-Kind-Beziehung, sondern verhindern auch eine offene Kommunikation mit anderen. Ganz abgesehen davon schaden sie dem Selbstwertgefühl des Kindes. In diesen Fällen geht es weniger darum, dass die Eltern die Hochbegabung ihres Kindes nicht wahrhaben wollen; sie kritisieren sie vielmehr und rauben dem Kind somit die Möglichkeit, seine Hochbegabung voll und ganz zu akzeptieren.

Probleme wie das Leugnen oder Herunterspielen der Hochbegabung, unrealistische Erwartungen an das Kind, Machtkämpfe, Manipulation, Überengagement, Adultisierung oder Verhätschelung des Kindes treten vor allem in der Anfangszeit auf, also kurz nachdem das Kind als hochbegabt identifiziert wurde. Für gewöhnlich nehmen diese Probleme deutlich ab, sobald die Eltern mehr über hochbegabte und talentierte Kinder wissen und die Gelegenheit hatten, mit anderen Eltern über ihre Erziehungssorgen zu sprechen (Webb & DeVries, 1998; DeVries & Webb, 2006).

Peerbeziehungen

Wie bereits in Kapitel 1 beschrieben, kann es für hochbegabte Kinder schwierig sein, geeignete Peers zu finden, und die Peerbeziehungen hochbegabter Kinder bieten Eltern und Lehrern häufig Anlass zur Sorge. „Diese Schwierigkeit hochbegabter Kinder, Freunde zu finden, rührt größtenteils daher, dass es nur wenige Menschen gibt, die ähnlich denken wie sie. Je intelligenter eine Person ist, umso seltener findet sie einen geistig wirklich ebenbürtigen Weggefährten – ganz unabhängig davon, wie alt sie ist. Ein durchschnittlich begabtes Kind findet viele Spielkameraden, die auf einem ihm entsprechenden Niveau denken und handeln, weil es viele durchschnittliche Kinder gibt“ (Hollingworth, 1926, S. 79).

Kinder und Jugendliche zahlen für ihre Hochbegabung oft einen hohen sozialen Preis und geben das auch offen zu (Neihart, Reis, Robinson & Moon, 2002). Hochbegabte Jungen, die besonders sportlich sind und über gute Führungsfertigkeiten verfügen, können Schwierigkeiten mit Peers noch am ehesten vermeiden. Hochbegabte Jungen, die diese Merkmale nicht haben, und hochbegabte Mädchen, die besonders ernst und lernbegierig sind, tragen ein besonders hohes Risiko für soziale Ausgrenzung. Ihr Mangel an Konformität wird von Lehrern und Peers häufig bestraft (Kerr & Cohn, 2001; Geake, 2004b).

Der acht Jahre alte Joshua beklagte sich bei seiner Mutter, dass er keine Freunde fand. Der Mutter war bereits aufgefallen, dass er sich in Gesprächen gehobener ausdrückte als die meisten Gleichaltrigen, und dachte daher, dass seine Wortwahl die anderen einschüchtern könnte. Sie empfahl ihm daher, einfachere Wörter zu verwenden. Joshua versuchte es mit dieser Strategie, aber häufig dachte er erst daran, als ihm das kompliziertere Wort schon herausgerutscht war. Das machte alles nur noch schlimmer. Erst als er in eine spezielle Klasse für Hochbegabte kam, fand Joshua Freunde.

Miraca Gross (2002) fand, dass hochbegabte Kinder die Entwicklungsstadien einer Freundschaft schneller als andere Gleichaltrige durchlaufen. Sie erklärt, dass hochbegabte Kinder sich bei Freundschaften eher an einem ähnlichen geistigen Alter orientieren als am chronologischen Alter. Kinder mit hoher intellektueller Begabung haben merklich andere Erwartungen von einer Freundschaft als Gleichaltrige mit durchschnittlichen Fähigkeiten. Bei außergewöhnlich hoch begabten Schülern (Kindern mit einem IQ über 160) ist dies noch offensichtlicher. Ihre Konzeption von Freundschaft unterscheidet sich wesentlich von der der Mehrheit der Kinder, mit denen sie zu Zwecken des Unterrichts, und ironischerweise auch zu Zwecken der Sozialisierung, in eine Gruppe eingeteilt werden (Gross, 2002). Jung (1989, S. 356) stellt fest: „Einsamkeit entsteht nicht daraus, dass man keine Menschen in seiner Umgebung hat, sondern daraus, dass man sich mit anderen nicht über die Dinge austauschen kann, die einem selbst wichtig erscheinen, oder daraus, dass man bestimmte Ansichten hat, die andere als unstatthaft ansehen ... Ein Mensch, der mehr weiß als andere, wird einsam."

Viele hochbegabte Kinder berichten uns, dass sie sich „anders" fühlen. Wenngleich die Wahrnehmung dieses Andersseins ganz unterschiedlich sein kann, haben die meisten von ihnen das Gefühl, isoliert zu sein und nicht dazuzugehören, obwohl sie sich im Allgemeinen unter Personen, die ihnen intellektuell ebenbürtig sind, wohler fühlen. Je mehr der Intellekt eines Kindes vom Durchschnitt abweicht, desto wahrscheinlicher wird es sich unzugehörig fühlen. Manchmal werden hochbegabte Kinder von anderen tatsächlich als anders wahrgenommen. Oft glauben diese Kinder aber nur, dass andere sie so sehen. In beiden Fällen hat die eigene Wahrnehmung Auswirkungen auf die Beziehung zu Peers. Uns sind problematische Peerbeziehungen in den folgenden Bereichen begegnet.

Rivalität unter Geschwistern

Geschwister sind zwar in erster Linie Familienmitglieder, aber sie sind auch Peers, und die Beziehungen zwischen ihnen können besonders schwierig sein. Wenn eines oder mehrere Kinder in der Familie hochbegabt sind, wird ihre Intensität noch potenziert. Intelligenz und Fähigkeiten von Geschwistern ähneln sich oft sehr stark (Silverman, 1988).

Hochbegabte Kinder setzen ihre intellektuellen Fähigkeiten und ihre Argumentationsstärke mitunter dazu ein, einen Vorteil aus der Unerfahrenheit ihrer jüngeren Geschwister herauszuschlagen. Verbal hochbegabte Kinder können ihre Geschwister (aber auch ihre Eltern) mit Worten regelrecht „platt machen". Ein kluger Siebenjähriger nutzte seinen fortgeschrittenen Wortschatz, um seinen kleinen Bruder zu erniedrigen und zu schikanieren: „Igitt! Du steckst ja von Kopf bis Fuß in ‚Gewändern'! Ich will nicht mit dir spielen!" Dieser intelligente Junge nutzte den begrenzten Wortschatz seines jüngeren Bruders aus, wohl wissend, dass der Kleine nicht verstehen würde, was er meinte, und dass die Dinge, die er zu ihm sagte, völlig bedeutungslos waren. Bei einem Streit mit ihrem älteren Bruder brachte ein anderes verbal hochbegabtes Mädchen mit großer Gewandtheit so überzeugende Argumente vor, dass der Junge vor lauter Frustration nur noch stotterte. Solchen Kindern gelingt es auch, die Eltern davon zu überzeugen, sie von bestimmten

Regeln auszunehmen oder ihnen besondere Privilegien einzuräumen, die ihre Geschwister nicht haben. Eine solche Bevorzugung lässt sich vor allem dann beobachten, wenn die Kinder den Eltern vorher weisgemacht haben, dass sie aufgrund ihrer Hochbegabung denselben Respekt und die gleiche Rücksicht erwarten können wie Erwachsene.

Manchmal imitieren kluge Kinder auch ihre Eltern und nehmen deren Rolle ein. Wenn sich ihre Geschwister dagegen wehren, können diese Kinder nicht verstehen, warum sich der Bruder oder die Schwester von den Eltern herumkommandieren lässt, aber nicht von ihnen. Autorität zählt in ihren Augen weniger als „recht haben". Später, im Erwachsenenleben, kann sie eine solche Einstellung den Job kosten oder ihnen wichtige Gelegenheiten verbauen.

Häufig sind die Geschwister hochbegabter Kinder ebenfalls hochbegabt, doch wenn nur ein Kind in der Familie als hochbegabt identifiziert wurde, kann es passieren, dass die anderen sich selbst für „unbegabt" halten. Möglicherweise nehmen sie an, dass es nur ein „besonderes" Kind in der Familie geben kann, und da die hochbegabte Schwester bereits die Rolle der „Klugen" besetzt hat, müssen sie sich eine andere Rolle suchen. Oft versuchen die Geschwister dann, ein anderes besonderes Talent zu verkörpern, zum Beispiel „der Sportliche", „die Komikerin" oder „der Sprachbegabte ", oder sie nehmen die Rolle des „Problemkinds" ein.

Ungeachtet dessen, ob nur eins oder alle Kinder hochbegabt sind und welche Rollen sie in der Familie besetzen, wetteifern die Geschwister von hochbegabten Kindern meist um Macht und Aufmerksamkeit – häufig zum großen Missfallen ihrer Eltern. Glücklicherweise geht selbst die unverhohlenste Geschwisterrivalität für gewöhnlich innerhalb von fünf Jahren vorüber (Colangelo & Brower, 1987), wenn die Rollen innerhalb der Familie gefestigt sind. Eifersucht und Neid können jedoch ein Leben lang bestehen bleiben.

Probleme mit der Geschlechtsidentität

Wie bereits erwähnt, sind hochbegabte Jungen und Mädchen insgesamt „androgyner" als die Allgemeinbevölkerung (Kerr, 1997; Kerr & Cohn, 2001; Kerr & Multon, 2015). Die Interessen und Einstellungen hochbegabter Kinder, Jungen wie Mädchen, sind in der Regel viel weniger geschlechtsspezifisch als die anderer Kinder. Eltern sind oft besorgt, wenn ihre hochbegabten Kinder traditionelle Geschlechterrollen infrage stellen oder sich darüber hinwegsetzen. Probleme mit der eigenen Geschlechtsidentität können natürlich auch Auswirkungen auf die Peerbeziehungen haben. Über diesen wichtigen Aspekt im Leben einiger hochbegabter Kinder wurde bislang aber noch nicht viel geforscht.

Cohn (2002) nennt in einem Literaturüberblick lediglich drei Artikel, die sich mit der Erfahrung von schwulen, lesbischen oder bisexuellen (LGBT) hochbegabten Jugendlichen befassen. Dabei handelt es sich um eine Überblicksstudie, eine qualitative Studie und einen Bericht, der auf klinischen Erfahrungen beruht. Es wird darauf hingewiesen, dass hochbegabte LGBT-Schüler häufig einen dieser Aspekte ihrer Identität – entweder die Hochbegabung oder die sexuelle Orientierung – verleugnen, um mit ihrem Anderssein klarzukommen. Eltern und Lehrer sollten unbedingt auf die besondere Problematik von hochbegabten LGBT-Jugendlichen aufmerksam gemacht werden, damit sie das persönliche Dilemma und die Peerprobleme verstehen, mit denen sich diese zweifach außergewöhnliche Gruppe von Hochbegabten konfrontiert sieht. Es kann ihnen helfen, zu verstehen, dass diese Jugendlichen möglicherweise einen doppelten Coming-out-Prozess durchlaufen müssen – als Hochbegabte und als LGBT – und dass sie sich dadurch von ihren Peers beziehungsweise von der Gesellschaft insgesamt womöglich noch weniger akzeptiert fühlen.

Peerdruck

In einer Diskussion von Peerbeziehungen dürfen die verschiedenen Formen von Peerdruck nicht fehlen, die mit dem Heranwachsen assoziiert sind. Bei jüngeren Kindern gehen Peerbeziehungen seltener mit negativen Formen von Peerdruck einher, doch je älter die Kinder werden, umso wahrscheinlicher werden sie schädlichen Einflüssen ausgesetzt.

Jedes Kind, ob hochbegabt oder nicht, möchte sich anderen zugehörig fühlen. Solange die hochbegabten Kinder noch jung sind, drängen die Eltern und Lehrer sie oft dazu, mit anderen Kindern auszukommen und sich anzupassen. Ironischerweise beschweren sich dieselben Eltern und Lehrer später darüber, dass die hochbegabten Kinder dem Peerdruck zu stark nachgeben und sich der Peergruppe zu sehr anpassen. In der Mittelstufe leugnen diese Kinder häufig ihre Talente, verstecken ihre Fähigkeiten und kümmern sich stärker um ihr Image als um schulische Leistungen. Die Mädchen weigern sich zum Beispiel, weiter das Hochbegabtenprogramm ihrer Schule zu besuchen. Die Jungen wollen vor allem dem „Boy Code“ entsprechen und bemühen sich eher um sportliche Leistungen als um die Entwicklung ihrer intellektuellen, kreativen oder künstlerischen Fähigkeiten (Kerr, 1997; Kerr & Cohn, 2001). Andere hochbegabte Kinder schummeln bei Tests, weil sie denken, so eher von Peers akzeptiert zu werden (Geddes, 2011; Maupin, 2014).

Die Autoren dieses Buches kennen mehrere musikalisch begabte junge Männer, die ihr Talent erst im College richtig entwickelt haben, denn in der High School zählte unter den Jungen nur eine einzige Begabung: der Sport. In ihrem Bemühen, sich ihrer Peergruppe anzupassen, versuchen hochbegabte Kinder und Jugendliche oft, das Bild zu beeinflussen, das andere von ihnen haben (Coleman & Cross, 2014). Viele von ihnen bemühen sich aber auch, ihre hohen Leistungsansprüche mit dem Bedürfnis nach Zugehörigkeit in Einklang zu bringen. Eltern und Lehrer sollten hochbegabten Kindern helfen, auf die eigenen Fähigkeiten und Entscheidungen zu vertrauen, denn nur so können sie ihre Träume verwirklichen und zugleich ihr Anderssein akzeptieren. Durch die Gelegenheit, mit Peers zu interagieren, die intellektuell mit ihnen gleichziehen, fühlen sie sich weniger isoliert.

Erwachsenenbeziehungen

Wie bereits angedeutet, können Beziehungen nicht nur für hochbegabte Kinder und Jugendliche ein Problem sein, sondern auch für hochbegabte Erwachsene (Jacobsen, 1999; Streznewski, 1999). Viele Experten übersehen jedoch, welche Rolle die Hochbegabung bei Beziehungsproblemen – und bei ihrer Lösung – spielt. Die Probleme können innerhalb der Familie oder mit Peers auftreten. Den Betroffenen fällt es zum Beispiel schwer, einen (Ehe-)Partner zu finden und eine feste Beziehung mit ihm zu führen, ein gutes Verhältnis zu den Arbeitskollegen zu pflegen oder überhaupt mit der eigenen Identität zurechtzukommen (Lind, 2000). In solchen Fällen darf die Hochbegabung als Ursache bestimmter Verhaltensweisen nicht unterschätzt werden. Zu beachten ist außerdem, dass hochbegabte Erwachsene – genau wie hochbegabte Kinder – ihre Entwicklungsstadien früher erreichen und dabei eine größere Intensität zeigen. Ähnlich wie die hochbegabten Kinder bringen auch hochbegabte Erwachsene ihre erhöhte Sensitivität und ihre Exzentrik zum Ausdruck.

Winston Churchill, zum Beispiel, galt als ein begriffsstutziges und unbelehrbares Kind. Er hatte zahlreiche ungewöhnliche Angewohnheiten, die er auch als Erwachsener pflegte. So schlief er beispielsweise an den meisten Nachmittagen und arbeitete stattdessen morgens und abends (sehr zum Missfallen seiner Mitarbeiter). Viele seiner Reden schrieb er im Bett oder im Badezimmer (Goertzel et al., 2004). Kaum jemand würde behaupten, Churchill habe kein Talent gehabt, doch war es offenbar schwierig, mit ihm auszukommen. Zweifellos war er eine exzentrische Person.

Die spätere First Lady Eleanor Roosevelt verbrachte als Kind viel Zeit allein, ohne Freunde oder Familie. Der Gedanke an ein Leben an der Seite eines aufstrebenden Politikers machte ihr Angst. Erst mit Beginn des Ersten Weltkriegs erkannte sie, dass sie einen Beitrag leisten konnte, und von da an setzte sie sich aktiv für die Menschenrechte ein (Kerr, 1997).

Beziehungsprobleme in der Ehe oder Partnerschaft

Um eine Person zu finden, mit der man eine feste, dauerhafte Beziehung eingeht – einen (Ehe-)Partner oder eine andere wichtige Bezugsperson –, ist es wichtig, miteinander zu kommunizieren und gemeinsame Vorstellungen, Interessen und Werte zu haben, die zur Intimität dieser Beziehung beitragen.

Hochbegabte und talentierte Menschen machen im Allgemeinen die intelligentesten drei bis fünf Prozent der Bevölkerung aus, außerordentlich hoch begabte Individuen sogar nur die obersten 0,5 bis ein Prozent. Angesichts dieser Zahlen bekommt man eine Vorstellung davon, wie schwierig es sein kann, jemanden zu finden, der ungefähr die gleichen intellektuellen Fähigkeiten besitzt. Etwa 80 Prozent der Allgemeinbevölkerung würden der hochbegabten Person nicht genügend intellektuelle Anreize bieten und hätten auch nicht die gleichen Interessen – zumindest würden sie den Interessen der hochbegabten Person nicht annähernd so viel Aufmerksamkeit entgegenbringen, wie das in einer Langzeitbeziehung erforderlich wäre. Manche haben dieses Problem noch unverblümter formuliert. Der bekannte Psychologe Arthur Jensen (2004) hat erklärt, dass es für alle Menschen (hochbegabt oder nicht) eine „Toleranzzone“ von plus oder minus 20 IQ-Punkten gibt.

Es gibt aber noch weitere Faktoren, die die Zahl der infrage kommenden Partner ebenfalls reduzieren, zum Beispiel Temperamentunterschiede, der familiäre oder religiöse Hintergrund, persönliche Gewohnheiten und viele andere Aspekte, die bei der Partnersuche eine Rolle spielen. Bei schwulen oder lesbischen Personen, die schätzungsweise zehn bis 15 Prozent der Bevölkerung ausmachen, ist die Auswahl an potenziellen Partnern sogar noch geringer. Zwei oder gar drei oder vier dieser Faktoren zusammengenommen, reduzieren die Zahl der potenziellen Partner erheblich.

Angenommen, man findet jemanden, mit dem man eine enge und dauerhafte Beziehung eingeht, und einer der beiden Partner ist hochbegabt, so ist die Wahrscheinlichkeit, dass es im Laufe dieser Beziehung zu Problemen kommt, die von den Hochbegabungsmerkmalen des Partners herrühren, ausgesprochen hoch – ebenso hoch wie die Wahrscheinlichkeit, dass hochbegabte Kinder aufgrund ihrer typischen Merkmale Probleme mit Beziehungen zu anderen Menschen haben. Intensität, Sensitivität, ausgefallene Interessen, ein ungewöhnlicher Sinn für Humor, ein ausgeprägter Gerechtigkeitssinn und hohe moralische Ansprüche, das Bestreben, stets im Einklang mit den eigenen Werten zu handeln, die Gabe, außergewöhnliche Zusammenhänge zu erkennen, unkonventionelle Ideen und Lösungen sowie insbesondere die Unfähigkeit, soziale Hinweise zu deuten – all das sind Merkmale, die der (Ehe-) Partner möglicherweise nicht begrüßen wird.

Hochbegabte Männer streben in der Regel nach authentischen Beziehungen und zeigen zwei dominante Muster: Entweder heiraten sie die Freundin aus der

Schulzeit und entwickeln sich zusammen mit ihr weiter, oder sie gehen mehrere Ehen oder Partnerschaften nacheinander ein (Kerr & Cohn, 2001), was häufig damit zu tun hat, dass sie ihrer beruflichen Entwicklung mehr Aufmerksamkeit schenken als der Beziehung. Hochbegabte Frauen, die versuchen, Ehe und Mutterschaft mit der Verwirklichung ihrer intellektuellen und kreativen Potenziale unter einen Hut zu bringen, begeben sich oft auf eine komplizierte Gratwanderung (Kerr, 1997). Ehe und Partnerschaft sind für hochbegabte Erwachsene nicht immer einfach und verlaufen selten reibungslos, was meist daran liegt, dass sie ihre Arbeit stärker gewichten als Kommunikation und Beziehungen innerhalb der Familie. Das Zusammenleben mit kreativen Erwachsenen kann angesichts ihrer Intensität besonders schwierig sein, zumal sie alles um sich herum vergessen, sobald sie mitten in einer Flow-Erfahrung stecken (Csikszentmihalyi, 2007; Goertzel et al., 2004; Winner, 1997b). In solchen Zeiten ist ihre künstlerische Arbeit oder wissenschaftliche Forschung wichtiger als alles andere.

Viele hochbegabte Erwachsene, insbesondere die außerordentlich hoch begabten unter ihnen, sträuben sich offenbar dagegen, eine Familie mit Kindern zu gründen. In einer Längsschnittstudie mit 604 herausragenden Forschungsstipendiaten hat Kaufmann (1992) gefunden, dass die 26- bis 32-jährigen Studienteilnehmer zwar zu zwei Dritteln verheiratet waren, aber 73 Prozent von ihnen keine Kinder hatten. „Viele der Teilnehmer machten die zeitraubende Ausbildung und Karriereplanung für ihre Kinderlosigkeit verantwortlich (...). Einige berichteten nicht ohne Bitterkeit, ihre eigene Kindheit sei so schwierig gewesen, dass sie davor zurückschreckten, selbst Kinder in die Welt zu setzen“ (S. 39).

Beziehungsprobleme am Arbeitsplatz

Was die Diagnostik betrifft, fallen Probleme mit Mitarbeitern und Kollegen meist in die DSM-5-Kategorie „Andere Probleme im Zusammenhang mit der Berufstätigkeit“. Ungeduld gegenüber Kollegen, die ach so langsam erscheinen, Nachlässigkeit, was die Qualität der Arbeit anbelangt, oder abweichende Moral- und Gerechtigkeitsvorstellungen können zu erheblichen Spannungen am Arbeitsplatz führen. Oft fühlen sich Vorgesetzte und Mitarbeiter von einem hochbegabten Kollegen bedroht oder eingeschüchtert, und sie tun alles, damit er sich am Arbeitsplatz nicht wohlfühlt (Nauta & Ronner, 2013). Ein hochbegabter Erwachsener berichtete zum Beispiel über seine Kollegen: „Wenn mir etwas gelingt, verhalten sie sich wie Seemöwen. Wenn eine Möwe einen Fisch fängt, applaudieren ihr die anderen Möwen nicht – sie versuchen, ihn ihr wegzunehmen. Genau so ist es bei mir im Büro.“ Talentierte Individuen stoßen bei Kollegen oft auf Neid und Eifersucht, was zu Konkurrenzdenken und politischen Problemen am Arbeitsplatz führt und die Bildung und Aufrechterhaltung persönlicher Beziehungen erschwert (Plucker & Levy, 2001).

Uns sind viele hochbegabte Erwachsene bekannt, die hochrangige Posten in Unternehmen innehaben und deren unbändige Energie und Kreativität ihre Mitarbeiter zur Weißglut treibt. In einem Fall hatte ein Firmenleiter, der nur drei oder vier Stunden Schlaf brauchte, einen auffälligen „Verschleiß" an Mitarbeiterinnen: Binnen kürzester Zeit warfen drei seiner Sekretärinnen nacheinander das Handtuch, weil sie mit dem frenetischen Tempo ihres Chefs einfach nicht mithalten konnten. Der hochbegabte Mann war völlig perplex, als man ihm klarmachte, dass er seine Mitarbeiterinnen überforderte. Hochbegabte Individuen erwarten von anderen, dass sie genauso schnell und effizient arbeiten wie sie selbst.

Kreativität kann am Arbeitsplatz ebenfalls Probleme verursachen und wird häufig bestraft. Unternehmen sind bei der Herstellung von Produkten auf Effizienz gepolt, und Abweichungen werden nur selten toleriert. Innovationen gehen jedoch zwangsläufig mit Abweichungen und Neuerungen einher. Diejenigen Hochbegabten, die am kreativsten sind, arbeiten oft so besessen an einer Aufgabe, dass sie den Gepflogenheiten im Unternehmen – zum Beispiel der Kleiderordnung – keine Aufmerksamkeit mehr schenken. Solche Dinge erscheinen ihnen irrelevant, da sie für ihre Arbeit nicht von Bedeutung sind. Glücklicherweise gibt es in einigen Unternehmen inzwischen sogenannte „Skunk Works" (wörtlich „Stinktier-Projekte"), bei denen die kreativsten Mitarbeiter in einer eigenen Abteilung innovative Ideen hervorbringen können, ohne sich einem Verhaltens- oder Dresscode unterordnen zu müssen. In solchen Entwicklungsabteilungen sind Piercings, Tattoos und ungewöhnliche Kleidung eher die Regel als die Ausnahme.

Um im beruflichen Umfeld überleben zu können, müssen sich hochbegabte Erwachsene mitunter in der Kunst der „Geschäftsfreundlichkeit" oder der politischen Cleverness üben, was für all jene schwierig ist, die Formalitäten am liebsten überspringen und direkt zur Tat schreiten. Viele hochbegabte Erwachsene klagen über nervtötende Abläufe, Banalitäten und „Administrivialitäten", die sie tagtäglich am Arbeitsplatz frustrieren. Das Buch *Tod durch Meeting: Eine Leadership-Fabel zur Verbesserung Ihrer Besprechungskultur* von Patrick Lencioni (2009) gibt eine Vorstellung davon, wie sich diese hochintelligenten Erwachsenen fühlen. Und dann bekommen sie auch noch zu hören, sie seien zu ernst, zu empfindlich oder zu intensiv. Quantität wichtiger als Qualität anzusehen, geistlos fortzuführen, was „schon immer so gemacht" wurde, und die schlechte Arbeitsmoral an vielen Büroarbeitsplätzen verursachen bei hochbegabten Erwachsenen Stress und Entfremdung.

Probleme im Sozialleben

Schwierigkeiten mit Peers treten nicht nur bei hochbegabten Kindern auf; auch hochbegabte Erwachsene sind davon betroffen (Fiedler, 2015; Jacobsen, 1999; Streznewski, 1999). Wenn es einer Person schwerfällt, Kontakte zu knüpfen oder soziale Beziehungen zu pflegen, kann das in die DSM-5-Kategorie „Nicht näher bezeichnetes Problem im Zusammenhang mit der sozialen Umgebung" fallen. Wie in Kapitel 1 bereits erwähnt, finden hochbegabte Erwachsene soziale Anlässe oft unerträglich und haben dort Gedanken wie „Wenn ich mir diesen Mist noch fünf Minuten anhören muss, drehe ich durch!" oder „Ich wünschte, ich wäre zu Hause und könnte ein gutes Buch lesen!". Geeignete Peers zu finden, die ähnliche Interessen und Leidenschaften haben, kann für Erwachsene ebenso schwierig sein wie für Kinder.

Kerr und Cohn (2001) berichten, dass hochbegabte Männer und Frauen „devianzmüde" sind: Ihre gesamte Kindheit und Jugend über haben sie zu hören bekommen, dass sie von der Norm abweichen, und jetzt, da sie erwachsen sind, haben sie es satt, als anders wahrgenommen zu werden. In ihrem Bemühen, dazuzugehören, geben sie dem sozialen Druck nach und passen sich an, selbst wenn das bedeutet, dass sie dafür einen Teil ihrer Ideale und Leidenschaften aufgeben müssen. Andere werden dagegen zu Einzelgängern.

Kaufmann (1992) hat in ihrer Verlaufsstudie mit Stipendiaten herausgefunden, dass manche hochbegabte Erwachsene es vorziehen, nicht an Freizeit- oder sozialen Aktivitäten teilzunehmen. Andere wählen einen unkonventionellen Lebensstil oder beschließen – zumindest im Jugendalter –, das übliche Sozialleben zu meiden. 67 Prozent der Teilnehmer – die beim National Merit Scholarship Qualifying Test alle zu den besten 0,5 bis ein Prozent der Absolventen gehört hatten – gaben an, dass sie nicht an organisierten Aktivitäten außerhalb der Arbeit teilnahmen, entweder, weil sie „keine Zeit" dafür hatten oder weil sie schlichtweg nicht daran interessiert waren, ein „joiner" zu sein, sprich: Organisationen, Klubs, Gruppen oder Ähnlichem beizutreten.

Im Gegensatz zu Kindern sind Erwachsene nicht ortsgebunden, das heißt, sie haben häufiger die Möglichkeit, sich auch anderswo geeignete Peers zu suchen. Außerdem können sie frei wählen, ob sie viel mit anderen Menschen zu tun haben wollen oder nicht. Sie können den Arbeitsplatz wechseln und sich Kollegen suchen, die ihre beruflichen Interessen teilen, oder in eine andere Stadt ziehen, wo sie ihren Leidenschaften besser nachgehen können. Oder sie können sich Gruppen mit anderen hochintelligenten Menschen anschließen. Öffentliche Treffen in den Mensen von Universitäten („Mensa meetings"), zum Beispiel, bieten die Möglichkeit, viele andere Menschen kennenzulernen. Das Peerproblem bleibt jedoch bestehen, und die Beziehungen zu anderen können turbulent und schwierig sein, gerade wegen der

Merkmale, die für hochbegabte Individuen kennzeichnend sind – ihre Intelligenz, ihre Intensität, ihr Idealismus, ihr Perfektionismus etc.

Bei manchen Hochbegabten sind die Sozialisationsprobleme sehr ausgeprägt und allumfassend, während andere überhaupt kein Problem mit sozialen Beziehungen haben. Viele hochbegabte Erwachsene haben einen großen Freundeskreis und kommen am Arbeitsplatz gut mit ihren Kollegen zurecht. Möglicherweise erscheinen ihnen die Interessen der anderen manchmal etwas trivial, aber das sind eher unwesentliche Dinge, mit denen sie gelernt haben umzugehen. Für hochbegabte Erwachsene, die dem mangelnden Idealismus, dem inkonsequenten Handeln oder der mangelnden Bereitschaft der anderen, sich und ihre Lebensweise zu prüfen, mehr Bedeutung beimessen, kann es schwieriger sein, ein akzeptables Gleichgewicht zwischen den eigenen Ansprüchen und einem erfüllten Sozialleben zu finden.

Diagnosen und Behandlung

Wenngleich weder das DSM-5 noch die ICD-10 auf Hochbegabung als möglichen Grund für Beziehungsprobleme eingeht, sollten Fachleute diesen Aspekt berücksichtigen, wenn sie mit ihren Klienten über Beziehungsprobleme sprechen. Für hochbegabte Jugendliche und Erwachsene kann es eine große Erleichterung sein, wenn sie erfahren, dass ihre Schwierigkeiten für Personen mit einer so hohen Intelligenz keineswegs ungewöhnlich sind. Oft hat es schon eine therapeutische Wirkung, dem Gefühl des „Andersseins" einen Namen zu geben. Schließlich haben die Betroffenen jahrelang die Erfahrung gemacht, dass sie sich in ihren Fähigkeiten, der Art und Weise, wie sie Dinge verarbeiten, oder in ihrer Intensität und Sensitivität stark von anderen unterscheiden. Wenn ihnen dann jemand mitteilt, dass all das Teil ihrer Hochbegabung ist, kann diese Information ihre Denkweise entscheidend verändern. Sie beginnen zu verstehen, warum sie (möglicherweise seit vielen Jahren) das Gefühl haben, mit Freunden, Kollegen oder Familienmitgliedern einfach nicht auf derselben Wellenlänge zu liegen.

Fachleute sollten sich darüber im Klaren sein, dass diese hochintelligenten Personen – unabhängig von ihrem Alter – möglicherweise keine klaren Vorstellungen davon haben, was Hochbegabung für sie selbst und für ihre Beziehungen zu anderen bedeutet. Schließlich sind sie mit ihrer Art, die Welt zu sehen, aufgewachsen, und sie gehen davon aus, dass alle anderen die Welt mit ähnlichen Augen betrachten wie sie selbst.

Hochbegabte Kinder sehen sich selbst oft nicht als hochbegabt, und viele Erwachsene bestreiten, dass sie irgendwelche besonderen intellektuellen oder kreativen Fähigkeiten haben. In Workshops für Eltern von hochbegabten Kindern wird häufig in die Runde der Teilnehmer gefragt, wie viele von ihnen ebenfalls hochbegabt sind.

Selten heben mehr als ein oder zwei Personen die Hand, und meist sieht man ihnen an, dass es ihnen peinlich ist. Eltern schreiben die Hochbegabung eines Kindes bereitwillig dem anderen Elternteil zu oder spielen ihre eigenen Fähigkeiten herunter, häufig mit einer augenzwinkernden Bemerkung wie „Sie wissen ja, dass Hochbegabung immer eine Generation überspringt“. Selbst höchstbegabte oder außerordentlich hoch begabte Erwachsene streiten häufig ab, dass sie besonders intelligent oder kreativ sind. Ihre zwischenmenschlichen Probleme oder situationsgebundenen Schwierigkeiten schieben sie auf alles, nur nicht auf ihre eigenen Fähigkeiten.

Einige Experten (z.B. Erickson, 2011b; Lind, 2000) haben eine Art Coming-out-Prozess bei hochbegabten Erwachsenen beschrieben, der mit einem mangelnden Bewusstsein oder sogar mit Leugnen beginnt und dann schrittweise zu der vagen Erkenntnis führt, dass die eigenen Interessen, Fähigkeiten und Verhaltensweisen den Merkmalen hochbegabter Individuen irgendwie ähneln. Manchen wird die eigene Hochbegabung erst bewusst, wenn ihr Kind diagnostiziert wird. Möglicherweise kommt ihnen die Frustration, die ihr Kind in der Schule erlebt, bekannt vor, und sie erinnern sich daran, wie langsam ihnen ihre Mitschüler vorkamen. Wenn Eltern Bücher wie *Hochbegabte Kinder: Das Große Handbuch für Eltern* (Webb, Gore, Amend & DeVries, 2017) lesen, teilen sie uns oft mit: „In diesem Buch geht es nicht nur um Kinder, sondern auch um uns Erwachsene!“

Oft haben hochbegabte Menschen das Gefühl, irgendein schreckliches Geheimnis mit sich herumzutragen, und häufig durchlaufen sie eine ganze Reihe von Emotionen und Reaktionen, die von Angst, Schuldgefühlen und Verwirrung über Leugnen und Verstecken bis hin zu Stolz und Akzeptanz reichen. Wenn man sich ihre Lebensgeschichte genauer anschaut, war es oft das Umfeld – ihr Zuhause, die Schule, der Arbeitsplatz, der Sportverein oder die Spielgruppe –, das sie nicht akzeptierte, und der Coming-out-Prozess in jedem dieser Bereiche wird möglicherweise Zeit brauchen. Er kann schwierig sein, weil es in vielen Familien, an vielen Schulen und in vielen Arbeitsbereichen schlichtweg nicht okay ist, hochbegabt zu sein. Es ist eine Tragödie, aber wenn jemand zu den intelligentesten drei bis fünf Prozent der Bevölkerung gehört, wird das nicht annähernd so akzeptiert und honoriert, wie wenn jemand zum Beispiel zu den drei bis fünf Prozent der sportlichsten Menschen gehört. Vielversprechende Sportler bekommen ein spezielles Training, eine besondere Betreuung, individuelle Führung und finanzielle Unterstützung durch Sponsoren. Zur Zeit der Renaissance waren es begabte Musiker, Künstler und Wissenschaftler, die von Mäzenen unterstützt wurden, weil die damalige Kultur solche Talente schätzte und förderte. Eine Gesellschaft unterstützt das, was sie wertschätzt. Der derzeitige Mangel an Unterstützung für intellektuelle Exzellenz und Kreativität vermittelt hochbegabten Menschen den Eindruck, dass ihre Fähigkeiten nicht sonderlich geschätzt werden.

Da die Gesellschaft sie nicht unterstützt, müssen hochbegabte Individuen selbst ihren Wert erkennen. Eine entsprechende Beratung kann ihnen helfen, sich selbst und ihre Fähigkeiten zu akzeptieren, und sie dazu ermutigen, weiterhin ihren Leidenschaften und ihrer Sinnsuche nachzugehen. Mahoney (1998) beschreibt einen Beratungsprozess, der Hochbegabten helfen soll, eine Identität zu bilden, die persönliche Anerkennung, Bestätigung und Zugehörigkeit stärkt und bewirkt, dass sich der hochbegabte Jugendliche oder Erwachsene stärker mit der Welt verbunden fühlt.

Hochbegabte Personen brauchen oft die Rückversicherung, dass es völlig in Ordnung und möglicherweise sogar wünschenswert ist, sich gleichgesinnte Menschen zu suchen, und sie benötigen Unterstützung, wenn ihnen klar wird, dass Hochbegabung nur ein Aspekt ihres Selbst ist – auch wenn dieser Aspekt alle anderen beeinflusst. Durch eine solche Beratung können hochbegabte Individuen lernen, sich selbst und ihre Beziehungen besser zu akzeptieren und den Kontakt mit normalbegabten Menschen als weniger langweilig oder störend zu empfinden und sich nicht ständig mit ihnen zu vergleichen. Daraus erwächst eine größere Bereitschaft, sich anderen Menschen anzuschließen, ganz gleich, welches Fähigkeitsniveau die anderen haben.

Anmerkung

1 Bei Personen mit einer Z-Code-Diagnose („Zwischenmenschliche Probleme“) werden die Behandlungskosten in der Regel nicht von den Krankenkassen übernommen, während das bei anderen Diagnosen der Fall ist. Krankenversicherungen vertreten im Allgemeinen den Standpunkt, dass Z-Code-Probleme keine Krankheitsdiagnosen darstellen, sondern Schwierigkeiten, die in gewissem Maße den meisten Menschen im Laufe ihres Lebens widerfahren.

Kapitel 12: Der diagnostische Prozess

Diagnosen sind wichtig; sie sollen Wegweiser sein und keinem Selbstzweck dienen. Wenn es lediglich darum geht, jemandem ein Etikett zu verpassen, verfehlt der diagnostische Prozess seinen Zweck. Ein besseres Verständnis der Konstellation von Symptomen und Schwierigkeiten, die häufig zusammen auftreten, kann Fachleuten, Eltern und Lehrern dabei helfen, das Wesen und die Bandbreite eines Problems zu erkennen – und konstruktiv dagegen vorzugehen. Aus diesem Grund ist es wichtig, den tatsächlichen diagnostischen Prozess zu betrachten und dabei einen logischen Ansatz zum Verständnis der häufig fehldiagnostizierten Merkmale hochbegabter Kinder und Erwachsener zugrunde zu legen. Darauf legen wir in diesem Kapitel den Schwerpunkt.

Diagnosen und hochbegabte Kinder/Erwachsene

Die verschiedenen diagnostischen Kategorien, die in den vorherigen Kapiteln verwendet wurden, mögen fachfremden Lesern mitunter merkwürdig erscheinen. Wie bereits angemerkt, stammen die verwendeten Begrifflichkeiten vorwiegend aus dem DSM-5, dem *Diagnostischen und Statistischen Manual Psychischer Störungen*, 5. Auflage, der American Psychiatric Association (2018) und der ICD-10, der *Internationalen Klassifikation psychischer Störungen* (Dilling et al. 2015), die in den meisten öffentlichen Bibliotheken ausliegen. Das DSM-5 wird standardmäßig von Ärzten, Psychologen, klinischen Sozialarbeitern und Beratern in den Vereinigten Staaten herangezogen. Außerhalb der Vereinigten Staaten verwenden diese Fachpersonen die ICD-10. Es ist geplant, diese beiden Systeme in den nächsten Jahren in der ICD-11 zu vereinen, deren Verwendung für alle Mitgliedsstaaten der Weltgesundheitsorganisation (WHO) vorgeschrieben wird. Die DSM-Diagnosen sollen als Richtschnur für die ICD-Diagnosen gelten. Die diagnostischen Kategorien stellen den jüngsten Versuch im Bereich der psychischen Gesundheit dar, ein nützliches Rahmenwerk zu entwickeln, welches behandlungsbedürftige medizinische und psychische Zustände so beschreibt, dass sich daraus klar abgegrenzte Diagnosen ableiten lassen. In diesem Buch haben wir die Diagnosen so gruppiert, dass ihre Verbindung mit hochbegabten Kindern und Erwachsenen deutlich wird.

Wie Sie gesehen haben, sind die Kategorien – ebenso wie die Kriterien, die einer bestimmten Diagnose zugrunde liegen – weitgehend unpräzise formuliert; der Fachperson bleibt genügend Spielraum für ihre eigene klinische Beurteilung.[1] Auch ist es wichtig, darauf hinzuweisen, dass das DSM-5 und die ICD-10 rein deskriptiv sind und keine Spekulationen über die möglichen Ursachen einer Störung anstellen oder darüber, ob diese Störung vielleicht durch Umweltfaktoren beeinflusst wird. Diese Aufgabe bleibt der Fachperson überlassen. Doch in der Praxis wird oft vorschnell eine Diagnose gestellt, sobald ein bestimmtes Cluster von Verhaltensweisen identifiziert wurde, ohne Rücksicht darauf, ob der Klient (in der Regel das Kind) selbst das Gefühl hat, in seiner Funktionsfähigkeit beeinträchtigt zu sein oder unter seinem Wesen zu leiden. Nur allzu oft werden Verhaltensweisen, die für hochbegabte Kinder oder Erwachsene ganz normal sind, so hingestellt, als handele es sich um Erkrankungen, und es wird versucht, sie mit Verhaltensinterventionen oder Medikamenten zu „heilen". Wenn sich das Medikament beziehungsweise die Behandlung dann auch noch positiv auf das unerwünschte Verhalten oder die „störenden" Empfindungen auswirkt, wird daraus ein falscher Schluss gezogen, und zwar, dass die Diagnose korrekt war.

Wir betrachten es als unsere Pflicht, darauf hinzuweisen, dass die diagnostischen Kriterien des DSM-5 und der ICD-10 den oben beschriebenen Merkmalen hochbegabter und talentierter Kinder und Erwachsener so gut wie keine Beachtung schenken. Zwar wird die intellektuelle Funktionsfähigkeit in mehreren Auflistungen von Diagnosekriterien als Ausschlusskriterium genannt, allerdings nur bei Diagnosen, die nicht gestellt werden sollten, wenn die Verhaltensweisen auf geistige Behinderung zurückzuführen sind oder das untere intellektuelle Funktionsspektrum betreffen. Die Autoren des DSM-5 und der ICD-10 haben offenbar zur Kenntnis genommen, dass die geistige Leistungsfähigkeit sehr wohl Auswirkungen auf die Diagnosestellung hat – aber eben nur am unteren Ende des intellektuellen Spektrums; das obere Ende berücksichtigen sie nicht, obwohl es für die Diagnosestellung ebenso wichtig ist. Wir sind der Auffassung, dass der höhere Intellekt beim diagnostischen Prozess ebenfalls eine Rolle spielt oder zumindest spielen sollte. Es wäre hilfreich und wünschenswert, in künftige Ausgaben des DSM und der ICD auch Informationen über hochbegabte Kinder und Erwachsene aufzunehmen.

In der Zwischenzeit hoffen wir, dass dieses Buch Eltern und Fachpersonen dabei helfen wird, Hochbegabung besser zu verstehen, und die unnötige und unangemessene Pathologisierung von Verhaltensmustern, die für hochbegabte und talentierte Kinder und Erwachsene schlichtweg normal sind, dadurch eingedämmt wird. Und wir hoffen mehr Aufmerksamkeit darauf lenken zu können, wie Hochbegabungsverhalten mit tatsächlich bestehendem Verhalten koexistieren, dieses überdecken oder es verändern kann.

Ein logischer Ansatz zur Vermeidung von Fehldiagnosen

Mehrere Diagnosen, die hochbegabten Kindern häufig gestellt werden, lassen sich durch einen logischen Ansatz viel besser erklären. Beispielsweise werfen Pädagogen und Eltern bei hochbegabten Kindern häufig Fragen nach einem Defizit im Kurzzeitgedächtnis oder Arbeitsgedächtnis, bei der Verarbeitungsgeschwindigkeit, der auditiven Verarbeitung oder der sensorischen Integration oder auch nach einer Störung mit Oppositionellem Trotzverhalten auf. Viele der für diese Diagnosen charakteristischen Verhaltensweisen finden sich auch bei Ihnen, bei mir und bei den meisten anderen Menschen. Mit anderen Worten: Betrachtet man ein Cluster aus Verhaltensweisen gebündelt als Symptom für eine bestimmte Diagnose, statt die einzelnen diagnostischen Elemente grundlegend und auf standardisierte Art und Weise zu beurteilen, kann das Ergebnis irreführend sein.

Korrelationen sind nicht dasselbe wie Kausalitäten. Betrachten wir dazu das bekannte Beispiel, dass scheinbar eine Korrelation zwischen dem Eiscremeverkauf und der Anzahl der Todesfälle durch Ertrinken besteht. Selbstverständlich wird mehr Eiscreme verkauft, wenn es draußen warm ist, und bei warmen Temperaturen gehen auch mehr Menschen schwimmen. Wenn mehr Menschen schwimmen gehen, dann ertrinken auch mehr Menschen. Insofern hat der Eiscremeverkauf an sich wirklich nichts mit dem Ertrinken zu tun. Ebenso hat Vergesslichkeit manchmal ähnlich viel Aussagekraft für die Diagnose eines Defizits im Kurzzeitgedächtnis, wie das Gehen auf Zehenspitzen nahelegt, dass ein Kind Autismus haben muss, wenn es sich so fortbewegt.[2]

Beispiel: Defizit im Kurzzeitgedächtnis

Häufig wenden sich Eltern an eine Fachperson, um abklären zu lassen, ob ihr hochbegabtes Kind ein Defizit im Kurzzeitgedächtnis hat. Dies geschieht insbesondere dann, wenn im Umfeld des Kindes die Frage aufgeworfen wurde, ob es möglicherweise an ADHS oder einer Lernstörung leiden könnte. Als Synonym für Kurzzeitgedächtnis wird hier häufig fälschlicherweise der Begriff „Arbeitsgedächtnis" verwendet.[3] Die Eltern erklären der Fachperson vielleicht, dass ihr Kind nur zwei von drei gestellten Aufgaben erledigt oder sich nicht daran erinnern kann, was es in Mathe aufhat, obwohl es sehr wohl weiß, dass es Mathe-Hausaufgaben hat. Die Lehrer beschweren sich möglicherweise, dass das Kind zwar die Hausaufgaben macht, sie aber nicht abgibt. Außerdem versteht das Kind eventuell eine bestimmte Art von Rechenaufgabe und löst sie richtig; trotzdem kommt es immer wieder vor, dass es bei ähnlichen Aufgaben Fehler macht. Derartige Anomalien im Verhalten eines Kindes irritieren Eltern und Lehrer häufig, denn sie treten auf, obwohl dasselbe Kind im Alter von zwei Jahren vielleicht schon alle amerikanischen Bundesstaaten und ihre Hauptstädte aufsagen konnte.

Als Erstes muss der Kliniker berücksichtigen, dass jedes Kind mit einem Defizit im Kurzzeitgedächtnis in sämtlichen Lebensbereichen beträchtliche Einschränkungen aufweisen würde: in familiären Beziehungen, im zwischenmenschlichen Bereich und in der Schule. Defizite im Kurzzeitgedächtnis entstehen häufig durch eine traumatische Gehirnverletzung: Die betroffenen Individuen können Informationen aus der unmittelbaren Erinnerung nicht mehr in den Langzeitspeicher übertragen, was ein erhebliches Problem darstellt. Wenn diese Informationsübertragung nicht möglich ist, besteht eine drastische Beeinträchtigung beim Lernen und Konsolidieren von Informationen. Wenn ein hochbegabtes Kind tatsächlich ein Defizit im Kurzzeitgedächtnis hat, könnte man dem Kind jede Stunde dieselbe Zeitschrift zu lesen geben und das Kind würde es nicht bemerken. Ein Defizit im Kurzzeitgedächtnis stellt in allen erdenklichen Situationen eine erhebliche Beeinträchtigung dar.

Wie groß ist die Wahrscheinlichkeit, dass ein typisches hochbegabtes Kind ein Defizit im Kurzzeitgedächtnis hat? Die Wahrscheinlichkeit ist ziemlich gering, besonders dann, wenn das Kind keine Verletzung im Mutterleib oder bei der Geburt erlitten hat, keine Frühgeburt war und niemals eine Krankheit hatte, bei der das Gehirn betroffen war. Wenn das Kind außerdem nie einen heftigen Schlag auf den Kopf bekommen hat, keine Anfallserkrankung hatte, nicht erstickt wurde und keine genetische oder Entwicklungsstörung hat, ist die Wahrscheinlichkeit für ein Defizit im Kurzzeitgedächtnis sogar äußerst gering. Sind all diese Probleme nicht vorhanden, geht die Wahrscheinlichkeit für ein echtes Defizit im Kurzzeitgedächtnis annähernd gegen null.

Es gibt zwar viele Gründe, weshalb man vermuten könnte, ein hochbegabtes Kind hätte ein Defizit im Kurzzeitgedächtnis, doch dabei sind einige grundlegende Aspekte der Logik und Testinterpretation in Betracht zu ziehen. Beispielsweise dass ein Defizit im Kurzzeitgedächtnis nicht kommt und geht, sondern permanent vorhanden ist. Wenn eine Person eine Gehirnstörung hat, die ein Defizit im Kurzzeitgedächtnis verursacht, ist das Problem dauerhaft vorhanden. Eine Fähigkeit oder Fertigkeit, die man nicht besitzt, kann man auch nicht einsetzen. Um ein Defizit im Kurzzeitgedächtnis zu beurteilen, wird ein Psychologe oder Neuropsychologe zahlreiche Kodierungs- und Gedächtnistests durchführen. Löst das untersuchte Kind auch nur eine einzige auditorische oder visuelle Kodierungsaufgabe richtig, so kann es kein Defizit im Kurzzeitgedächtnis haben. Wenn das geklärt ist, sollte der Kliniker den Blick darauf wenden, herauszufinden, weshalb das Kind den Anschein erweckt, als hätte es ein Defizit im Kurzzeitgedächtnis, obwohl dem tatsächlich gar nicht so ist. Warum konnte das Kind manche Tests zum Kurzzeitgedächtnis nicht oder nur unbefriedigend lösen, andere dagegen recht gut?

Ein entscheidender Aspekt ist, dass man den Informationen, die ins Kurzzeitgedächtnis aufgenommen werden sollen, Aufmerksamkeit schenken muss, damit diese tatsächlich enkodiert und ins Kurzzeitgedächtnis überführt werden können. Schweift die Aufmerksamkeit des Kindes ab, während es die Information aufnehmen und enkodieren soll, findet keine Enkodierung statt. Das Ergebnis ist dann ein Kind mit *scheinbarem* Defizit im Kurzzeitgedächtnis. Tatsächlich hat das Kind entweder gar nicht zugehört oder es war abgelenkt. Hochbegabte Kinder sitzen oft gelangweilt im Unterricht und lassen sich ganz von ihren eigenen unterhaltsamen Gedanken vereinnahmen. Wenn der Lehrer beispielsweise schon wieder die Multiplikationstabelle erklärt und das hochbegabte Kind damit längst umgehen kann, ist es sehr wahrscheinlich, dass es währenddessen vor sich hinträumt. Stellen Sie sich also vor, der Lehrer geht vom Einstudieren der Multiplikationstabelle nahtlos zu den Hausaufgaben über: „Als Hausaufgabe macht ihr heute jede zweite Aufgabe in der linken Spalte auf Seite 37." Wenn das hochbegabte Kind gerade darüber nachdenkt, was einen Heißluftballon in der Luft hält, während der Lehrer diesen Satz ausspricht, wird es nicht enkodieren, was der Lehrer als Hausaufgabe aufgibt. Verpasst es auch nur ein einziges Wort seiner Aussage, wird es sich nicht mehr daran erinnern können, was die Hausaufgabe ist. Wenn der Vater dann am Abend nachfragt: „Was hast du heute auf?", wird das Kind vermutlich antworten: „Ich habe was in Mathe auf, aber vergessen, was genau." Dies sieht nach einem vergesslichen Kind aus, doch in Wirklichkeit hat das Kind nicht zugehört und deshalb die entsprechende Information nicht enkodiert. Informationen, die von vornherein nicht enkodiert werden, können später auch nicht abgerufen werden.

Beispiel: Defizit in der Verarbeitungsgeschwindigkeit

Leider kommt es allzu oft vor, dass Fachpersonen, die hochbegabte Kinder evaluieren, gar nicht genau verstehen, was die von ihnen angewendeten Tests genau messen. Sie verlassen sich lediglich auf den Namen des Tests oder Index und gehen davon aus, dass es sich dabei schon um das Konzept handeln wird, das damit gemessen wird. Außerdem werfen viele Fachpersonen mit Begriffen wie *Verarbeitungsgeschwindigkeit* um sich, ohne zu verstehen, wie diese tatsächlich im Gehirn funktioniert. Wer das Konzept nicht versteht, sollte auch keine damit zusammenhängende Diagnose stellen. Besonders häufig wird fälschlicherweise ein Defizit in der Verarbeitungsgeschwindigkeit diagnostiziert.

Die Verarbeitungsgeschwindigkeit bezieht sich auf die neuronale Kommunikation (von Nervenzellen), die in Hundertsteln oder Tausendsteln von Millisekunden abläuft. In der neurologischen Forschung wird zur Messung der Verarbeitungsgeschwindigkeit ein Gerät verwendet, das Magnetenzephalogramm (MEG) heißt. Über ein bildgebendes Verfahren werden die Magnetfelder gemessen, die durch die elektrische Aktivität zwischen den Neuronen im Gehirn entstehen. Wenn Psychologen dagegen Kinder auf Defizite in der Verarbeitungsgeschwindigkeit testen, tun sie dies mit einer Stoppuhr, die sie per Hand bedienen. Damit werden sie kaum eine exakte Messung für einen blitzschnellen Prozess wie diesen erzielen. Durch die Fehlinterpretation der Testergebnisse kommt es häufig zur Fehldiagnose eines Defizits in der Verarbeitungsgeschwindigkeit. Bei einem hochbegabten Kind, das keine der bereits oben aufgeführten Störungen auf neurologischer Basis aufweist, wäre ein Defizit in der Verarbeitungsgeschwindigkeit ganz besonders ungewöhnlich. Wird diese Diagnose trotzdem gestellt, ist sie im Allgemeinen sehr leicht zu widerlegen.

Fachpersonen behaupten hauptsächlich, es gebe ein Defizit in der Verarbeitungsgeschwindigkeit aufgrund der Ergebnisse von zwei Subtests im Wechsler-Intelligenztest für Kinder, 5. Auflage (WISC-V). Es handelt sich um die Subtests „Symbolsuche" und „Kodierung". Der Grund dafür, dass diese Aufgaben zur Fehldiagnose eines Defizits in der Verarbeitungsgeschwindigkeit führen, liegt darin, dass sich aus den Ergebnissen zusammengefasst der sogenannte „Verarbeitungsgeschwindigkeit-Index" des WISC-V ableiten lässt. Hochbegabte Kinder verwenden bei Tests häufig ganz bestimmte Ansätze. Bei der „Symbolsuche" wird das Kind dazu aufgefordert, sich schnell und korrekt dafür zu entscheiden, welche Elemente nicht zu einem beschriebenen Paradigma gehören. Die Aufgabe ist einfach und stellt keine Belastung für das Arbeitsgedächtnis dar, denn jeder Reiz für die Abwahl wird neu dargeboten. Es sollten keine Fehler passieren, denn die Antworten befinden sich direkt vor dem Kind. Im Subtest „Kodierung" sollen die kognitive Geschwindigkeit und der Lernautomatismus (zufälliges Lernen) gemessen werden. Er wird zusätzlich erschwert, weil das Kind schnell und korrekt neuartige Verbindungen zwischen Zahlen und Symbolen auf einem Blatt notieren soll. Viele hochbegabte Kinder neigen zum Perfektionismus und überprüfen ihre Arbeit nachträglich nochmals, was zu einer langsameren Leistung und schlechteren Ergebnissen bei dieser Aufgabe führt. Das Problem ist, dass das Kind *selbst entschieden* hat, dass es langsam arbeiten möchte. Dies sollte daher keinesfalls als Defizit in der Verarbeitungsgeschwindigkeit interpretiert werden. Zudem können mangelnde Aufmerksamkeit und eine Abneigung gegen handschriftliche Aufgaben zu schlechteren Ergebnissen führen, die ebenfalls nicht auf die kognitive Geschwindigkeit zurückzuführen sind.

Beim WISC-V-Subtest „Block Design" erhält das Kind rote und weiße Bauklötzchen, mit denen es eine Form aus einem Aufgabenheft nachbauen soll. Anfangs erhält das Kind 30 Sekunden Zeit, um ein Element nachzubauen, bei komplizierteren Formen wird die Zeit auf 120 Sekunden erhöht. Durch schnelleres Arbeiten kann das Kind hier Bonuspunkte erzielen. Hochbegabte Kinder sind bei dieser Aufgabe häufig sehr schnell, denn sie müssen nicht mit der Hand schreiben wie bei Symbolsuche und Kodierung. Wenn ein Kind beim Subtest „Block Design" schnell arbeitet und Bonuspunkte erzielen kann, hat es sicherlich kein Defizit in der Verarbeitungsgeschwindigkeit. Auch hier gilt wieder die Regel, dass keiner eine Fertigkeit vortäuschen kann, die er oder sie gar nicht besitzt.

Beispiel: Defizit in der auditiven Verarbeitung

Es kann vorkommen, dass bei Kindern mit ADHS fälschlicherweise ein Defizit in der auditiven Verarbeitung diagnostiziert wird. Für diese Erkrankung, die für gewöhnlich durch einen Audiologen diagnostiziert wird, gibt es zahlreiche Definitionen, die abgesehen davon, dass es sich nicht um ein Problem der Hörfähigkeit handelt, nur wenig miteinander gemein haben. Ein Defizit der auditiven Verarbeitung wird häufig als eine Situation beschrieben, bei der die physischen Elemente des Außen- und Innenohrs zwar richtig funktionieren, aber das Kind Schwierigkeiten bei der Verarbeitung und Sinnstiftung der gesprochenen Sprache im Gehirn hat, insbesondere wenn es konkurrierende Informationen gibt (auditive Sprache).

Bei der audiologischen Untersuchung versucht das Kind, ein bestimmtes Geräusch zu identifizieren, während ein konkurrierendes Geräusch dargeboten wird. Gelingt es dem Kind nicht, die Geräusche auseinanderzuhalten, kann, sofern eine Hörschädigung auszuschließen ist, die Diagnose „Defizit in der auditiven Verarbeitung„ gestellt werden. Eine audiologische Untersuchung ist keine neuropsychologische Evaluation, die die Aufmerksamkeit eines Kindes als Möglichkeit in Betracht ziehen würde, wenn ein Kind sich nicht auf ein Geräusch konzentrieren kann, das gleichzeitig mit einem anderen dargeboten wird. Wir sind der Meinung, dass nur sehr wenige Menschen sich auf konkurrierende auditive Reize konzentrieren können, die in Form von Sätzen dargeboten werden, und dabei selbst präzise bestimmen können, auf welchen sie ihre Aufmerksamkeit richten. Zum Beispiel kennen wir alle die Situation, eine Expertendiskussion im Radio zu verfolgen, bei der zwei Personen gleichzeitig sprechen. Es ist fast unmöglich, mit Sicherheit zu sagen, welche von beiden was gesagt hat. Dies deutet darauf hin, dass es nichts Ungewöhnliches ist, Schwierigkeiten zu haben, miteinander konkurrrierende sprachliche Laute zu verstehen. Vermutlich ist das ganz normal.

Kinder mit ADHS und viele hochbegabte Kinder haben ebenfalls Schwierigkeiten, sich auf den Lehrer zu konzentrieren, wenn gleichzeitig andere Kinder reden, doch niemand hält das für ein Defizit in der auditiven Verarbeitung. Sie haben Schwierigkeiten, Hintergrundgeräusche auszublenden und ihre Aufmerksamkeit absichtsvoll zu steuern. Konkurrierende Geräusche lenken diese Kinder ab, und dadurch wirken sie, als hätten sie ein Defizit in der auditiven Verarbeitung. Unserer Erfahrung nach ist dieses Defizit erst in den letzten zehn bis zwölf Jahren als Diagnose „modern" geworden. Einige der Autoren dieses Buches berichten, dass die meisten hochbegabten Kinder mit einem diagnostizierten Defizit in der auditiven Verarbeitung, die sie evaluieren, eigentlich die vorwiegend unaufmerksame Erscheinungsform der ADHS haben und ihr Defizit in der auditiven Verarbeitung auf wundersame Weise verschwindet, wenn die ADHS behandelt wird.

Wenn ein Kind für die Evaluation stundenlang mit einem Beurteiler zusammensitzen kann, versteht, was dieser sagt, und seine Anweisungen befolgt – wie kann dieses Kind ein Defizit in der auditiven Verarbeitung haben? Wenn seine auditive Verarbeitung nur bei konkurrierenden Geräuschen defizitär ist, handelt es sich viel wahrscheinlicher um ein Aufmerksamkeitsproblem oder vielleicht um eine Störung des Sprachverständnisses. Eine umfassende neuropsychologische Evaluation durch einen dafür ausgebildeten Kinderarzt kann sicherlich Aufschluss darüber geben, woher die Symptome stammen, und zwischen der Unfähigkeit unterscheiden, sich auf zwei Dinge gleichzeitig zu konzentrieren oder überhaupt Sprache zu verstehen.

Es gibt eine Störung mit der Bezeichnung Misophonie. Misophonie wird als extrem negative Reaktion auf Hintergrund- oder Störgeräusche beschrieben, die über eine einfache Verärgerung oder Ablenkung hinausgeht (Katz, Medwestky, Burkard & Hood, 2009). Der dieser Störung unterliegende Mechanismus ist nicht bekannt (Green & Josey, 2002); es handelt sich nicht um denselben, den die meisten Leute als Defizit in der auditiven Verarbeitung bezeichnen. Viele Menschen ärgern sich über störende Geräusche. Macht es Ihnen nichts aus, wenn im Kino irgendein Handy piept, weil gerade eine Textnachricht angekommen ist, oder wenn sich das Paar hinter Ihnen im Flüsterton unterhält? Selbst wenn Sie das ziemlich stört, leiden Sie nicht an einem Defizit in der auditiven Verarbeitung.

Beispiel: Defizit in der sensorischen Integration

Viele namhafte Neuropsychologen behaupten übereinstimmend, dass bei einer Störung der sensorischen Integration das sensorische System eines Kindes im Grunde genommen gut funktioniert, vielleicht sogar unheimlich gut, doch die Vermittlung sensorischer Reize durch den Frontallappen (thalamo-kortikale Schaltkreise, neostriatales Gebiet, Basalganglien und Kleinhirnschaltkreise) ist noch nicht so weit entwickelt, dass sie in den Hintergrund seiner Erfahrungen gestellt werden könnten. Mit anderen Worten: Das Kind kann seine sensorischen Erfahrungen noch nicht hemmen oder modulieren. Das bedeutet jedoch nicht, dass sein sensorisches System beeinträchtigt ist (Koziol, Budding & Chidekel, 2010, 2011, 2013).

Wir könnten uns diese Problematik auch klarmachen, indem wir uns vorstellen, wir beträten einen Raum, in dem es fürchterlich stinkt. Unser Geruchssinn passt sich in der Regel innerhalb von etwa 10 Minuten an; danach bemerken wir den schlechten Geruch nicht mehr.

Hochbegabte Kinder, denen ein Defizit in der sensorischen Integration diagnostiziert wurde, haben meist entweder die vorwiegend unaufmerksame Erscheinungsform der ADHS, eine deutlich asynchrone Entwicklung oder beides. Wenn die ADHS behandelt wird und sich die Asynchronie auswächst, treten deutlich weniger Symptome für ein Defizit in der sensorischen Integration auf, oder die Symptome verschwinden sogar vollständig. Eine asynchrone Entwicklung erklärt dieses Phänomen sehr gut. Die Frontallappen und die höheren kortikalen Systeme entwickeln sich im Laufe der Zeit, doch die subkortikalen Prozesse funktionieren von Geburt an und arbeiten schneller als die Frontallappen. Die Frontallappen und der obere Kortex (graue Substanz) entwickeln sich langsamer, und im Zuge ihrer Entwicklung gewinnt das Kind eine hemmende Kontrolle über die von ihm erlebten sensorischen Informationen sowie über Gefühle von Wut, Traurigkeit, Fröhlichkeit und Angst. Es ist daher logisch, dass ein schnell und effizient funktionierendes subkortikales System, das einen exzitatorischen Reiz an das Frontallappensystem weitergibt, dafür sorgt, dass ein Kind sensorische Reize übermäßig stark wahrnimmt, denn der erst in der Entwicklung befindliche Frontallappen kann die übermäßige Menge an exzitatorischen Reizen aus dem subkortikalen Gehirn noch nicht hemmen. So erklärt sich die mangelnde Fähigkeit, sensorische Erfahrungen in den Hintergrund zu drängen und einfach weiterzumachen, wie es die meisten Menschen tun. In diesem Sinne haben hochbegabte Kinder kein Integrationsdefizit, sondern eine asynchrone Entwicklung. Asynchronie und Intensität treten bei Hochbegabten viel häufiger auf als bei anderen Menschen (Guenole, Louis, Creveuil, Baleyte, Montlahuc, Fourneret & Revol, 2013; Guenole, Speranza, Louis, Fourneret, Revol & Baleyte, 2015; Mofield & Peters, 2015). Dadurch erklärt sich, weshalb intelligente Kinder häufig eine so schlechte Urteilsfähigkeit zu haben scheinen. Mit zunehmender Entwicklung gewinnt das Kind immer mehr durch die Frontallappen vermittelte Kontrolle über sein affektives und sensorisches Erleben. Mit anderen Worten: Mit zunehmender Reife entwickelt sich anstelle des Kippschalters ein Dimmer für sein affektives und sensorisches Erleben.

Kann eine Behandlung dabei helfen, das Defizit in der sensorischen Integration zu lindern, oder schwächt es nur die unmittelbare sensorische Erfahrung ab? Uns sind einige Kinder begegnet, bei denen eine sensorische Integrationstherapie oder eine sogenannte sensorische Diät das Problem behoben hat. Diese Intervention mildert zeitweilig die sensorische Erfahrung eines Kindes und sorgt dafür, dass sie wieder in den Hintergrund tritt, sodass die Frontallappen wieder „online" gehen und selbst das richtige Verhalten steuern können. Eine sensorische Integrationstherapie fühlt sich richtig gut an, weil sie das sensorische System beruhigt, das der Frontallappen/Gyrus cinguli (neo-striatales System) noch nicht regulieren kann. Die Therapie behebt das Defizit nicht vollständig, sondern sie lindert es. Das Problem tritt rasch erneut auf, egal, ob es behandelt wird oder nicht, und löst sich erst auf, wenn im Zuge des Reifeprozesses eine verstärkte Entwicklung und vermittelnde Kontrolle des frontalen neo-striatalen Systems über das subkortikale Erleben affektiver und sensorischer Reize stattfindet.

Beispiel: Störung mit Oppositionellem Trotzverhalten (SOT)

Ein Kind wird so gut wie nie mit einer Störung mit Oppositionellem Trotzverhalten geboren; in aller Regel handelt es sich dabei um eine erworbene Störung. Wenn ein Kind aus einer normalen und beständigen heimischen Umgebung kommt, wo es genug zu essen, ein warmes Bett, Sicherheit, klare und konsequente Regeln, emotionale Unterstützung und Förderung gibt, es umarmt wird und gesagt bekommt, dass es geliebt wird – wie und weshalb sollte es jemals eine Störung mit Oppositionellem Trotzverhalten entwickeln? Wir halten das für äußerst unwahrscheinlich. Kinder, die eine Störung mit Oppositionellem Trotzverhalten haben, wachsen nicht in einem Zuhause mit den oben genannte Attributen auf. Nun gut, es scheint so etwas wie eine machiavellistische Persönlichkeit zu geben (Oakley, 2008), mit der eine Person mehr oder weniger böse zur Welt kommt – aber dies ist äußerst selten.

Um eine Störung mit Oppositionellem Trotzverhalten diagnostizieren zu können, muss das oppositionelle Trotzverhalten eines Kindes in allen Umgebungen vorhanden sein. Existiert es nur in der Schule, nur zu Hause oder nur im sozialen Umfeld, aber nicht in allen drei Umgebungen, sind die diagnostischen Kriterien für eine Störung mit Oppositionellem Trotzverhalten nicht erfüllt. Der Kliniker muss daher die Umgebung näher untersuchen, in der das als oppositionelles Trotzverhalten eingeschätzte Verhalten auftritt, um die Problemquelle ausfindig zu machen. Die Autoren dieses Buches haben beispielsweise alle erlebt, dass Eltern gemeinsam mit ihrem Kind in die Praxis gekommen sind und genau beschrieben haben, wie trotzig sich ihr Kind im Unterricht verhält. Dasselbe Kind zeigte jedoch zu Hause oder beim Umgang mit anderen kein derartiges Verhalten. Bei einem Kind, das als hochbegabt identifiziert und in eine besser geeignete schulische Umgebung überführt wird, die auf seine Bedürfnisse eingeht, verschwindet das sogenannte oppositionelle Trotzverhalten häufig.

Wird mit dem hochbegabten Kind wegen seines Intellekts häufig übermäßig nachsichtig umgegangen oder wird es ständig dafür kritisiert, dass es sein Potenzial nicht voll ausschöpft? Hieraus kann sich eine Störung mit Oppositionellem Trotzverhalten entwickeln. Wird das Kind dabei unterstützt, eine vollständige Identität auszubilden, die nicht ausschließlich auf seinem Intellekt beruht? Wird über unangemessenes Verhalten hinweggesehen oder versucht, Fehlverhalten durch seine hohe Intelligenz zu entschuldigen? Ein berühmter Sportler hat einmal gesagt: „Der Narzissmus wird mir aufgedrängt, weil ich eine sportliche Begabung habe, die mir einfach so in die Wiege gelegt wurde.“ Personen mit einer sportlichen Begabung werden ständig für ihre Fähigkeiten gelobt. Die mit der Entwicklung dieser Fähigkeiten verbundenen Anstrengungen werden dagegen übersehen. Dasselbe kann einem hochbegabten Kind passieren, wenn Eltern und Lehrer es „unser kleiner Einstein“ nennen, weil es ohne irgendwelche Anstrengungen gute Leistungen erbringt. Sobald dieses Kind auf ein Lernumfeld oder Lehrkräfte trifft, mit denen es nicht so gut klarkommt oder die ihm nicht zusagen, schreckt es vielleicht zurück. Es denkt, dass ihm alles immer leichtfallen muss, und findet es deswegen unfair, wenn es sich beim Lernen tatsächlich anstrengen muss. In so einer Situation bezeichnet das Kind die Lehrerin häufig als blöd oder sagt, sie habe keine Ahnung davon, wie man richtig unterrichtet.

Bei dem 17 Jahre alten Mark wurde ein IQ von über 130 gemessen. Er war sehr intelligent, und die Lehrer und Eltern nannten ihn „unser kleiner Einstein“, denn er musste sich nicht anstrengen, um zu lernen; es fiel ihm alles einfach zu. In der Grundschule funktionierte das für Mark sehr gut, aber in der High School sah es anders aus. Leider vertraute Mark auf seinen Spitznamen und darauf, dass ihm Lernen immer leichtfallen musste. In der High School dauerte es nicht lange, bis er in Rechtschreibung, Grammatik, Mathematik und Physik hinter weniger intelligenten Gleichaltrigen zurückfiel. Dies geschah, weil er sich nicht mit dem Erwerb grundlegender Kenntnisse aufhielt. Seine Eltern und Lehrer lobten ihn außerdem für seine kreativen Ideen. Er ließ sich darüber aus, dass die Lehrer an der High School nicht unterhaltsam unterrichten würden, nicht einmal das wüssten, was auf Wikipedia steht, und deshalb für ihn nutzlos wären. Mark schrieb seine Lehrer ab, weil er sie für „schlechter“ als sich selbst hielt. Er fing an, die Schule zu schwänzen, und spielte stattdessen im Keller Computerspiele, wenn seine Eltern bei der Arbeit waren.

Nach einer umfassenden neuropsychologischen Evaluation, bei der ADHS, ein Defizit der exekutiven Funktionen und verschiedene Lernstörungen ausgeschlossen wurden, machte der Beurteiler Mark einen Vorschlag. Er meinte, wenn ihn die Schule so langweile und er so klug sei, solle er doch abgehen und den GED-Test machen, damit er sich am örtlichen Community College anmelden könne. Genau das tat Mark und erzielte dabei ein so gutes Ergebnis, dass das Community College ihm sogar ein Stipendium anbot. Mark nahm also ein Studium dort auf, doch er hörte den Dozenten nicht richtig zu, legte sich sogar mit einigen an und erledigte seine Aufgaben nicht. Er verlor sein Stipendium und verließ das Community College schließlich im zweiten Semester wieder. Im Keller seiner Eltern wurde er Profi im Computerspielen. Sein unangemessenes, streitsüchtiges und oppositionelles Verhalten war sein ganzes Leben lang im Namen seiner begnadeten Intelligenz entschuldigt worden. Marks Verhaltensstörung resultierte aus einer völlig unangemessenen Reaktion auf seine natürlichen Fähigkeiten. Sein Fehlverhalten war nicht angeboren, sondern anerzogen.

Um dieses Dilemma zu vermeiden, müssen Eltern und Lehrer nach Gelegenheiten Ausschau halten, bei denen sie dem Kind beibringen können, mit seiner Intelligenz umzugehen. Ein Kind mit hohen intellektuellen Fähigkeiten muss lernen, bescheiden zu sein und Verantwortung für seine Intelligenz zu übernehmen. Schließlich wurde das Kind „nur“ intelligent geboren – es hat selbst nichts dafür getan.

Auch eine asynchrone Entwicklung, bei der die Urteilsfähigkeit hinter Einsicht und Intellekt zurückbleibt, kann Verhaltensweisen hervorrufen, die an eine Störung mit Oppositionellem Trotzverhalten erinnern. Ein Kind, das alle Antworten kennt, macht in Situationen, wo es sich unterfordert oder vielleicht sogar gekränkt fühlt, möglicherweise impulsiv dicht. Dasselbe Kind stellt vielleicht von Natur aus Autoritäten oder sachliche Informationen infrage und wird deshalb als anstrengendes und störendes Individuum empfunden. Ein solches Verhalten, bei dem alles infrage gestellt wird, ist einfach ein Ausdruck intensiver Neugier und nicht als Angriff zu werten, doch Menschen, die nicht über Hochbegabung Bescheid wissen, nehmen dieses Verhalten sehr häufig persönlich. Betrachten wir zum Beispiel einen Studenten, der sehr interessiert an seinen Seminaren ist und viele Fragen stellt. Dieser Student setzt nicht zwangsläufig voraus, dass die Informationen, die ihm beigebracht werden, auch richtig sind, nur weil der Dozent sie ausspricht. Häufig fragt der Student den Dozenten immer weiter, bis zu dem Punkt, wo dieser seine Fragen nicht mehr beantworten kann, weil ihm das entsprechende Wissen fehlt. Darauf reagiert der Dozent ziemlich ungeduldig und frustriert. Nach zwei Semestern, in denen sich der Student immer wieder so verhalten hat, bekommt er sogar eine Verwarnung wegen seiner „Einstellung“. Der Student reagiert völlig perplex und fragt: „Warum werde ich bestraft? Ist die Universität nicht genau der richtige Ort, um die Plausibilität dessen zu hinterfragen, was man mir beibringt? Wenn nicht hier, wo dann?“

Hochbegabten Kindern, die eine asynchrone Entwicklung aufweisen oder ADHS haben, fällt es schwer, ihrem Arbeitsgedächtnis, ihrer Inhibition und ihrer Aufmerksamkeit zuverlässig und konsequent Ausdruck zu verleihen, solange es in einer gewissen Situation erforderlich ist. Ihr variabler Ausdruck untergräbt ihre schulischen und verhaltensspezifischen Leistungen. Das Kind arbeitet hart und möchte seine Sache gut machen, aber es kann einfach keine gleichbleibenden Leistungen erbringen. Das neuerliche Versagen bei einer zuvor bereits gemeisterten Fertigkeit kann daher den Anschein erwecken, es sei oppositionell. In einem solchen Fall wird das Kind möglicherweise als faul oder dickköpfig bezeichnet. Stellen Sie sich vor, Sie sind ein acht Jahre altes Kind und an einer Schule, in der weder Ihr Lehrer noch die Schulverwaltung mit Ihrer Hochbegabung, geschweige denn mit Ihrer ADHS umgehen können. Als Achtjähriger sind Sie im Klassenzimmer gefangen und können die unzumutbare Situation nicht einfach vermeiden, wie es ein Erwachsener könnte. Ein frustriertes und zorniges hochbegabtes Kind wird sich altersentsprechend verhalten, egal, wie klug es ist. Das ist das Erfolgsrezept, mit dem Sie die Fehldiagnose einer Störung mit Oppositionellem Trotzverhalten vermeiden können.

Diese Kinder werden häufig als eigensinnig oder oppositionell beschrieben, denn wenn sie einen ADHS-Moment oder einen Moment der Asynchronie erleben und ihr Arbeitsgedächtnis, ihre Inhibition und ihre Aufmerksamkeit untergraben werden, können sie eine zuvor bereits zum Ausdruck gebrachte Fertigkeit nicht mehr ausüben – und das wirkt ziemlich eigensinnig. Voraussetzung für eine Diagnose ist auch hier, dass das Verhalten unabhängig von Ort und Zeit konsistent auftritt.

Wenn Störungen gar keine Störungen sind

Viele dieser Fehldiagnosen kommen zustande, wenn zur Diagnosestellung nur die Symptome herangezogen werden. Eine standardisierte Beurteilung und Evaluation ist das, was Ärzte und Psychologen von den meisten anderen mit ihnen verwandten Berufszweigen unterscheidet. Unserer Ansicht nach sollte jemand herangezogen werden, der sowohl Erfahrung im Bereich Hochbegabung als auch in der Psychologie oder Neuropsychologie hat, wenn Eltern Fragen zu den Themenbereichen Kurzzeitgedächtnis, kognitive Verarbeitungsgeschwindigkeit, auditive Verarbeitung, sensorische Integration oder Störung mit Oppositionellem Trotzverhalten haben.

Ein Kinderneuropsychologe wird alle Funktionselemente betrachten, im Gegensatz zu einer Fachperson, die auf ein bestimmtes Gebiet spezialisiert ist. Letztere wird dazu neigen, nur in ihrem Wissensgebiet nach Problemen zu suchen und sie zu finden. Eine umfassende Beurteilung zielt darauf ab, den Ursprung eines Symptoms oder Verhaltens zu erkennen, statt nur das Symptom zu lindern oder zu behandeln. Eine Linderung oder Behandlung seiner Symptome, ohne zu verstehen, dass deren Ursprung im Gehirn liegt, ist eine sichere Methode, um einem hochbegabten Kind

Schaden zuzufügen. Beispielsweise wird das Kind vermutlich nicht kooperieren, wenn der Erwachsene davon ausgeht, dass sein Verhalten oppositionell ist, und eine verhaltenstherapeutische Intervention anordnet, um das oppositionelle Verhalten in den Griff zu bekommen. Die Weigerung des hochbegabten Kindes, bei solch einer Intervention zu kooperieren, könnte erneut falsch interpretiert werden, und zwar so, dass das Kind ein weitaus ernsteres Problem als eine Störung mit Oppositionellem Trotzverhalten haben könnte, was wiederum zu noch intensiveren, restriktiveren und unnötigen Maßnahmen führen kann. In diesem Fall wird der weitere Lebensweg des Kindes für immer beeinflusst. Um richtig funktionieren zu können, braucht man ein ganzes Gehirn, demnach sollte auch das ganze Gehirn evaluiert werden, um zur richtigen Diagnose zu gelangen.

Anmerkungen

1 Das DSM-IV-TR ist ein bisschen wie die Verfassung. Es bleibt in seinen Leitlinien absichtlich vage und kann nicht jedes mögliche Szenario vorhersehen, doch es liefert eine gut erforschte Basis und gibt eine Richtung vor.

2 Im Allgemeinen nutzen Ärzte, Psychologen und Neuropsychologen eine standardisierte Beurteilung, um das Vorliegen einer bestimmten Diagnose zu bestätigen oder auszuschließen. Außerdem haben viele Ärzte und einige gut informierte Psychologen gelernt, bei der Diagnose Prävalenzen heranzuziehen, ein statistisches Modell, bei dem Symptome zusammengenommen und mit dem Alter, Geschlecht, Gewicht etc. eines Patienten abgeglichen werden. Durch das Zugrundelegen von Prävalenzen lassen sich viele mögliche Diagnosen rasch auf wenige wahrscheinliche reduzieren, wodurch die Beurteilung weniger Zeit und Geld kostet und die Wahrscheinlichkeit für die richtige Diagnose und damit auch für einen Behandlungserfolg erhöht.

3 Das Arbeitsgedächtnis ist etwas ganz anderes als das Kurzzeitgedächtnis. Doch dies näher auszuführen, würde den Rahmen dieses Buches sprengen.

Kapitel 13: Hochbegabungsverhalten von pathologischem Verhalten unterscheiden

Mein fünfjähriger Sohn Dave ist hochbegabt und talentiert und seit einem Jahr bei einem Psychologen in Behandlung. Die Therapie soll ihm helfen, besser mit den traumatischen Erfahrungen zurechtzukommen, die er in den vergangenen Jahren gemacht hat: meine Scheidung von seinem Vater, ein schwerer Autounfall, ein Anfall von Borreliose und die Krankheit und der Tod seines Großvaters. In der Vorschule war Dave durch einige Verhaltensprobleme aufgefallen. Immer, wenn es darum ging, von einer Aktivität zur nächsten zu wechseln, war er sehr aufgebracht, weinte und warf sich auf den Boden. Oft war er so sehr in eine Tätigkeit versunken, dass er sie einfach nicht beenden wollte. Bisweilen lehnte er sich auch gegen die Erzieherinnen auf.

Einmal, als die Erzieherin ihm zeigen wollte, wie man seinen Namen schreibt, weigerte er sich, es so zu machen wie sie, und schrieb stattdessen alles in Großbuchstaben. Die Erzieherin wurde wütend und gab Dave dreimal die Gelegenheit, den Namen „richtig" zu schreiben. Beim dritten Mal schrieb er ihn so, wie sie es wollte – aber den letzten Buchstaben drehte er absichtlich auf den Kopf, noch dazu spiegelverkehrt. Als ich ihn später fragte, warum er das gemacht hatte, meinte er, es sei ihm egal, wie man seinen Namen schreibt – Buchstaben schreiben sei „langweilig".

Wahrscheinlich hätte Dave lieber Altgriechisch gelernt oder zwei Stunden lang ein impressionistisches Gemälde gemalt. Er hat eine lebhafte und kreative Fantasie, und manchmal stellt er sich vor, Komponisten wie Johannes Brahms oder Johann Strauss seien seine Freunde. Zu Hause legt er manchmal eine Strauss-CD ein, und dann sitzen wir mucksmäuschenstill auf seinem Bett und hören zu, so, als würde Strauss persönlich ein Konzert für uns geben.

Dave nutzt seine Vorstellungskraft auch, um die Scheidung seiner Eltern zu verarbeiten. Eines Tages nahm er eine imaginäre Babysitterin mit in den Kindergarten und nannte sie wie die neue Freundin meines Exmanns. Er stellte ihr sogar einen Stuhl hin, damit sie an den Aktivitäten teilnehmen konnte. Als die Erzieherin die Kinder wie üblich aufforderte, sich auf den Teppich zu setzen, um ihnen dann eine Geschichte vorzulesen, machte Dave keine Anstalten, sich dazuzusetzen, sondern malte weiter an einem Bild. Der Erzieherin erklärte er, dass seine „böse Babysitterin" ihm verboten hatte, den Anweisungen zu folgen.

Dann stellt er sich vor, er sei ein Komponist aus jener Epoche, der sich gerade eine neue Symphonie ausdenkt, und er vertieft sich so sehr in seine Rolle, dass er Melodien summt – auch in Situationen, in denen das nicht angebracht ist, zum Beispiel, wenn die Erzieherin den Kindern gerade etwas erklärt.

Die Kinderärztin und der Psychologe haben mir gesagt, dass sich das mit der Zeit legen würde und dass man Dave einfach „Zeit lassen" solle. Der Psychologe hat vorgeschlagen, dass die Erzieherinnen ihn vorwarnen, wenn eine neue Aktivität ansteht, damit Dave die Tätigkeit, mit der er gerade beschäftigt ist, zu Ende führen kann. Das soll ihm den Übergang erleichtern. Ich habe auch ein paarmal mit Dave gesprochen und ihm erklärt, dass er aus dem Alter raus sei, in dem man solche Trotzanfälle hat, und dass diese Taktik zu nichts führt.

Ich war schockiert, als mich die Erzieherin und jemand von der Schulbehörde aufforderten, meinen Sohn bei einem Psychiater vorzustellen, und mir rieten, zusammen mit meinem Exmann einen Erziehungskurs zu absolvieren (das hatten wir zu dem Zeitpunkt bereits getan). Die beiden Pädagogen waren der Meinung, Dave habe zwanghafte Neigungen und sei möglicherweise dabei, eine Zwangsstörung zu entwickeln. Sie meinten, Dave dürfe im nächsten Jahr wieder in den Kindergarten kommen – wo ich selbst arbeite –, aber nur, wenn sich sein Verhalten bis zum Ende des Schuljahrs besserte. Ein Facharzt, so hieß es, sei in diesem Fall besser als ein Psychologe, da er gegebenenfalls auch Medikamente verschreiben konnte.

Ich beschloss, eine bessere Lösung für Daves Probleme zu finden als Medikamente. Ich sprach mit dem Psychologen darüber, und er meinte, dass Dave manchmal tatsächlich zwanghaft wirkte, aber auf keinen Fall an einer Zwangsstörung litt. Dennoch war nicht zu übersehen, dass er Verhaltensprobleme hatte. In Absprache mit der Erzieherin begann der Psychologe mit dem BASC (Behavior Assessment System for Children), einer Evaluation, bei der die Erzieherinnen (bei Schulkindern die Lehrer) und die Familienmitglieder, basierend auf ihren Beobachtungen, Fragen über das Kind beantworten sollen. Ich habe auch Dave gefragt, wie er seiner Meinung nach sein Verhalten verbessern könnte, und er schlug ein Verhaltensdiagramm vor. Die Erzieherin unterstützte die Idee. Anfangs verbesserte sich Daves Verhalten mit dieser Methode tatsächlich, aber nach ein paar Wochen fiel er wieder in alte Muster zurück. Dave wollte perfekt sein, und wenn er es nicht schaffte, einen Belohnungsaufkleber für sein Verhaltensdiagramm zu bekommen, rutschte sein Selbstwertgefühl in den Keller.

Da ich aus erster Hand wusste, wie pädagogisch wertvoll die Einrichtung war, die Dave besuchte und in der ich arbeitete, befürchtete ich, dass man ihn im folgenden Schuljahr nicht mehr zulassen würde. Ich war entschlossen, eine Lösung zu finden. Also fing ich an, über Hochbegabtenförderung zu recherchieren, und was ich dabei herausfand, war erstaunlich. Auf der Internetseite familyeducation.com entdeckte ich das Profil eines hochbegabten jungen Kindes, zu dessen Merkmalen Dinge wie „Perfektionismus", „intensive Reaktionen auf Lärm, Schmerz oder Frustration" und „lebhafte Fantasie" (zum Beispiel imaginäre Freunde) gehörten. Mir war sofort klar, dass ich die Ursache für Daves Verhaltensprobleme gefunden hatte. Ich war erleichtert und zugleich schockiert darüber, dass ich während meiner Ausbildung nie etwas über Hochbegabungsverhalten und Hochbegabtenförderung erfahren hatte. Doch ich erkannte rasch, dass die wenigsten Erzieher, Lehrer und Psychologen darin geschult waren.

Und so begann ich einen Crashkurs in Sachen Hochbegabung. Glücklicherweise stieß ich auf ein sehr wichtiges Buch von James Webb, Elizabeth Meckstroth und Stephanie Tolan: *Hochbegabte Kinder, ihre Eltern, ihre Lehrer. Ein Ratgeber* (deutsche Ausgabe 2007). Als ich dieses Buch zu lesen begann, war ich sehr erleichtert, denn ich entdeckte dort Beschreibungen genau jener Situationen, die auch meinem Sohn Probleme bereiteten. Und was noch wichtiger war: Ich fand Lösungen, die ich auch umsetzen konnte!

Bei der nächsten Sitzung teilte ich Daves Psychologen mit, was ich herausgefunden hatte. Just an jenem Tag lagen auch die Ergebnisse des BASC-Tests vor. Wie sich herausstellte, fiel ein ungewöhnlich großer Anteil von Daves Verhaltensweisen in den Bereich „atypisch". Einige Erzieherinnen hatten geschrieben, dass Dave Dinge sah und hörte, die nicht da waren, und dass er häufig den Bezug zur Realität verlor. Offenbar „interagierte" er so überzeugend mit seinen imaginären Freunden, dass die Erzieherinnen dachten, er würde sie tatsächlich sehen und hören. Doch ich kannte den Unterschied zwischen Halluzinationen und dem Spiel mit imaginären Freunden, denn ich hatte einmal erlebt, wie Dave aufgrund der Nebenwirkung eines Asthma-Medikaments halluzinierte und tatsächlich den Bezug zur Realität verlor, und das war ganz anders als sein Umgang mit den Figuren, die seiner Fantasie entsprangen. Ich fragte mich, wie viele BASC-Ergebnisse missdeutet werden, nur weil die Kinder imaginäre Spielkameraden haben. Ich fragte mich auch, was passiert wäre, wenn man Dave zu einem Psychiater geschickt hätte, der ihn nicht kannte, oder zu einer anderen Fachperson, die sich mit Hochbegabungsverhalten nicht auskannte und der man mitteilte, mein Sohn würde halluzinieren.

Im Anschluss an das Treffen mit dem Psychologen vereinbarte ich einen Termin mit dem Leiter des Kindergartens und seiner Stellvertreterin. Ich brachte meine Bücher und verschiedene Fachartikel mit, die ich bei www.sengifted.org (der Internetseite von Supporting Emotional Needs of the Gifted) heruntergeladen hatte, damit sie einen Einblick in die Thematik bekamen. Ich erklärte ihnen, dass Daves Verhaltensprobleme meiner Ansicht nach direkt auf seine Hochbegabung zurückzuführen waren, und zitierte einige Beispiele aus der Literatur, die das Verhalten meines Sohnes beschrieben. Ich berichtete auch, dass ich begonnen hatte, die Empfehlungen umzusetzen, die ich in der Literatur gefunden hatte, und dass bereits erste Resultate erkennbar waren. Ich war sehr erleichtert, als der Leiter sagte, das alles würde ihm einleuchten und dass wir Daves Verhaltensprobleme fortan aus dieser Perspektive betrachten sollten. Die stellvertretende Leiterin war ebenfalls für Strategien offen, die meinem Sohn helfen konnten, und sie wollte das Buch von Webb et al., das ich empfohlen hatte, allen Pädagogen in der Einrichtung zugänglich machen. Auch Daves Erzieherin interessierte sich dafür und las das Buch.

Bis zu den großen Ferien und dem Ende des Schuljahrs blieben uns noch acht Wochen Zeit. Daves Verhalten machte Fortschritte, aber seine Trotzanfälle traten jetzt öfter zu Hause auf. Einmal, nachdem ich zufällig gerade gelesen hatte, was man in solchen Fällen tun soll, appellierte ich an seine verständnisvolle Seite, warf mich selbst auf den Boden und fing an zu schreien. Ich fragte ihn, was seine Freunde wohl denken würden, wenn sie ihn so sehen würden. Dave runzelte die Stirn und sagte: „Oh Mommy! Das wäre wirklich schlimm!“ Ich erklärte ihm, dass er versuchen müsse, das nicht mehr zu tun, weil es seine Freunde befremden würde. Ich wusste, dass er das verstehen würde. Von da an hatte er nur noch einen einzigen Trotzanfall im Kindergarten – eine enorme Verbesserung!

Was Daves Perfektionismus betraf, so machten seine Erzieherin, sein Psychologe und ich ihm klar, dass niemand perfekt ist. Wenn die Erzieherin oder ich einen Fehler machten, wiesen wir Dave darauf hin. Bei monotonen Aktivitäten wie Buchstaben schreiben erinnerte die Erzieherin ihn daran, dass er etwas tun durfte, was ihm Spaß machte, sobald er die unliebsame Aufgabe beendet hatte. Daraufhin schrieb Dave bereitwillig seine Buchstaben. Wir erklärten ihm, dass er sich nur im „Ich tue so, als ob“-Bereich des Kindergartens wie ein Komponist kleiden durfte; ansonsten wäre das den anderen Kindern gegenüber unfair, da sie sich ja auch nur unter bestimmten Voraussetzungen verkleiden durften. Der Umstand, dass er nicht mehr „standesgemäß“ gekleidet war, drosselte seinen Drang, in unangemessenen Situationen Musik zu komponieren.

Außerdem trug ich keine Machtkämpfe mehr mit meinem Sohn aus. Anstatt ihn mühsam davon zu überzeugen, bei Temperaturen von 30 Grad keine langen Hosen und langärmeligen T-Shirts zu tragen, ließ ich ihn einfach selbst herausfinden, was man an heißen Sommertagen am besten anzieht. Ein paarmal packte ich ihm ein T-Shirt und Shorts in den Rucksack und erklärte ihm, dass er sich umziehen könne, wenn es ihm zu warm wurde. Irgendwann zog er sich tatsächlich um. Wenn er wütend wurde, sagten die Erzieherin und ich zu ihm: „Ich verstehe, warum du dich so fühlst“ oder: „Es muss frustrierend sein (...)“, um ihm zu zeigen, dass wir ihn verstanden; auf diese Weise ließ er sich leichter zur Kooperation bewegen. Die Erzieherin forderte Dave auf, mehr Verantwortung für sein Verhaltensdiagramm zu übernehmen. Von da an konnte Dave selbst entscheiden, ob er einen Belohnungsaufkleber für sein Verhalten verdient hatte oder nicht. Ihm selbst die Verantwortung für sein Handeln zu übertragen, war eine wirksame Methode, die ihm eine größere Kontrolle über sein Verhalten gab.

In den letzten Wochen des Schuljahrs entschied die Erzieherin, dass das Verhaltensdiagramm nicht mehr nötig war. Dave stellte sie zwar noch ein paarmal auf die Probe, aber als die Erzieherin ihn darauf aufmerksam machte, dass sie das Verhaltensdiagramm jederzeit wieder einführen könne, kooperierte er schnell. In seiner Beurteilung am Ende des Schuljahrs gab es keinen einzigen Punkt, der mit einem „Muss besser werden" bewertet wurde! Obwohl Dave nicht alle seine negativen Verhaltensweisen kontrolliert, hat er doch beträchtliche Fortschritte gemacht, und im nächsten Schuljahr darf er wieder in seinen Kindergarten kommen.

Pädagogen und medizinisch-therapeutische Fachleute verleihen ständig Etiketten – schließlich wurden sie dazu ausgebildet, Probleme zu benennen, damit sie behandelt werden können. Insbesondere Psychologen und Psychiater sind darin geschult, Probleme zu definieren, um sie dann einer der fein säuberlich geordneten psychischen Störungen im DSM-5 oder in der ICD-10 zuzuordnen.

Eine Diagnose dient einem vierfachen Zweck: Erstens gestattet sie Fachleuten, mit wenigen Worten sehr viele Informationen an Kollegen, Lehrer, Eltern und Betroffene weiterzugeben. Zweitens ist die Diagnose meist richtungsweisend, was die Behandlung betrifft, und sie geht oft mit einer Prognose einher und vermittelt eine Vorstellung davon, was in Zukunft geschehen wird. Drittens kann eine Diagnose eine Erleichterung für jemanden sein, der an einer Störung leidet und mit bestimmten Problemen zu kämpfen hat, denn sie bestätigt seine Schwierigkeiten. Und viertens kann eine Diagnose erforderlich sein, wenn es darum geht, bürokratische Hürden zu überwinden – zum Beispiel Leistungen von der Krankenversicherung oder Fördermaßnahmen von der Schule zu erwirken –, damit das Kind oder der Erwachsene eine entsprechende Unterstützung erhält. Wie wir jedoch in diesem Buch mehrfach beschrieben haben, bringen Diagnosen auch ein potenzielles Risiko mit sich, vor allem dann, wenn das Etikett, das den Betroffenen verliehen wird, nicht zutreffend ist.

Diagnostische Kategorien und Kriterien werden laufend auf den neuesten Stand gebracht – zum einen, um neuen wissenschaftlichen Erkenntnissen zu entsprechen, aber auch, um den sich wandelnden sozialen Gegebenheiten und Einstellungen gerecht zu werden, die nach immer neuen Etiketten verlangen. Aus dem temperamentvollen, widerspenstigen Kind wird ein „verhaltensgestörtes" Kind; aus Übergewicht wird „Adipositas", aus Rauchen „Abhängigkeit".

Um eine psychische oder emotionale Störung oder eine Lernstörung korrekt zu diagnostizieren, genügt es jedoch nicht, die Verhaltensweisen, die ein Mensch zeigt, mit einem Etikett zu versehen. Jede dieser Kategorien hängt vom Kontext ab, weshalb die Umgebungssituation des Betroffenen ebenfalls berücksichtigt werden muss. Der Kontext, in dem ein bestimmtes Verhalten auftritt, bleibt beim diagnostischen Prozess jedoch nur allzu oft außen vor; er wird nicht annähernd so gründlich untersucht wie das Verhalten selbst. Es kann viele verschiedene Gründe geben, warum ein Kind widerspenstig ist oder ein Erwachsener sich in sozialen Situationen nicht wohlfühlt. Solange der Kontext nicht untersucht wird, besteht die Gefahr, dass die Diagnose falsch und die Behandlung unwirksam oder kontraproduktiv ist.

Alle Berufsgruppen müssen die Verfahrensweisen in ihren jeweiligen Spezialgebieten laufend evaluieren, und medizinisch-therapeutische Fachleute sollten ihre Diagnosen ebenso auf Richtigkeit und Nützlichkeit überprüfen. Nur so lässt sich vermeiden, dass die Verhaltensweisen, die typischerweise mit Hochbegabung einhergehen, weiterhin pathologisiert werden. Wenn es angezeigt ist – und in den allermeisten Fällen scheint das der Fall zu sein –, muss die Hochbegabung und ihr Einfluss auf das Verhalten der Person beim diagnostischen Prozess und bei den Behandlungsempfehlungen berücksichtigt werden.

Der diagnostische Prozess

Schon allein der Grund, weshalb jemand bei einer Fachperson vorstellig wird, kann wichtige Informationen und Hinweise liefern. Warum hochbegabte Kinder oder Erwachsene einen Arzt oder Therapeuten aufsuchen, kann ganz unterschiedliche Gründe haben. Möglicherweise haben Familienmitglieder, Lehrer oder Arbeitskollegen den Anstoß gegeben, weil sie den Eindruck haben, dass etwas „nicht stimmt", obwohl sich der Betroffene überhaupt nicht beeinträchtigt fühlt. Diese hochbegabten Personen zeigen aller Wahrscheinlichkeit nach nicht pathologische Verhaltensweisen, die für Hochbegabte normal sind, von den Menschen im Umfeld der hochbegabten Person aber nicht verstanden werden.

Es kann aber auch sein, dass die Person problematische Verhaltensweisen zeigt, die im Wesentlichen Reaktionen auf eine unpassende Umgebung sind. In der Regel ist das die Schule oder der Arbeitsplatz, mitunter aber auch das häusliche Umfeld. Die Verhaltensweisen können zwar dramatische Formen annehmen, sind aber dennoch normale Reaktionen auf die mangelnde Passung zwischen dem Hochbegabten und seinem Umfeld. Nehmen wir zum Beispiel ein Kind, das sich weigert, in der Schule Routineübungen zu machen, und stattdessen den ganzen Tag seine Lieblingsbücher lesen möchte, oder ein Kind, das sich schlichtweg weigert, zur Schule zu gehen, weil es sich dort langweilt. Andere sehen darin möglicherweise ein oppositionelles Trotzverhalten oder einen Hinweis auf eine andere Verhaltensstörung. Das kann zu einem weiteren Grund führen, weshalb das hochbegabte Kind an eine Fachperson überwiesen wird.

Der dritte Grund sind Verhaltensweisen, die aus dem langjährigen vergeblichen Bemühen der hochbegabten Person resultieren, den Erwartungen der anderen gerecht zu werden. Das führt irgendwann zu Wut, Depression und anderen psychischen Störungen. In einer solchen Situation könnte eine psychiatrische Diagnose zwar angemessen sein, aber die Wurzeln des Problems liegen in der Umgebung des Betroffenen – etwa in einer ungeeigneten Schule oder dem falschen Arbeitsumfeld – und nicht in der Person selbst. In solchen Fällen besteht die wirksamste „Behandlung" darin, die Probleme mit der Umgebung anzugehen und zu schauen, inwieweit die Person den Erwartungen, die dort an sie gestellt werden, überhaupt gerecht werden kann oder will, und ihm dabei zu helfen, produktive Lösungen zu finden.

Der vierte Grund für eine Überweisung an eine Fachperson ist die asynchrone Entwicklung des Kindes. Beispielsweise könnten die Schlafstörungen eines Kindes auf eine innere Unruhe oder starke Stimmungsschwankungen – möglicherweise sogar auf eine existenzielle Depression – zurückgehen, die es in seiner Funktionsfähigkeit beeinträchtigen. Extreme Ausprägungen ganz normaler Phasen wie Bettnässen, Pavor nocturnus oder Tics können ebenfalls den Ausschlag für eine Evaluation geben, da viele dieser Phasen bei normalen Kindern unbemerkt ablaufen. Das hochbegabte Kind, dessen Kopf schneller arbeitet als die Finger, ist unter Umständen frustriert, weil es mit dem Schreiben nicht klappt. Die Frustration kann auch davon herrühren, dass das Kind intellektuell zwar in der Lage ist, bestimmte Leistungen zu erbringen, in seiner körperlichen Entwicklung jedoch hinterherhinkt. Perspektivloses Schwarz-Weiß-Denken kann zu rätselhaftem Verhalten und Phobien führen. Wir wissen, dass es bei manchen hochbegabten Kindern zu extremen emotionalen Reaktionen kommen kann, wenn sie Zeuge von Gewalttaten im Fernsehen werden oder davon ausgehen, dass das Gebot „Du sollst nicht töten" auch für Insekten gelten muss und dann eines anderen belehrt werden. Solche Kinder profitieren von bestimmten Beratungs- oder Therapieformen, etwa einer Ergotherapie, gegebenenfalls auch von einer medikamentösen Behandlung, selbst wenn sie die Kriterien für eine psychiatrische Diagnose nicht wirklich erfüllen (was allerdings nicht heißt, dass die Krankenversicherung nicht für die Kosten aufkommen oder die Schule keine Anpassungen vornehmen muss).

Der fünfte Überweisungsgrund sind Doppeldiagnosen. In solchen Fällen werden Lernstörungen, ADHS, sensorische Integrationsstörungen oder andere Probleme möglicherweise von den herausragenden Fähigkeiten des Kindes überdeckt oder kompensiert. Oder das hochbegabte Kind leidet an einer reaktiven Hypoglykämie oder an einer Allergie. Probleme wie diese werden am besten angegangen, indem man dem Kind Möglichkeiten aufzeigt, wie es seine Stärken einsetzen kann, um seine

Schwächen auszugleichen. Zum Beispiel kann der Lehrer dem verbal hochbegabten Kind die Möglichkeit geben, mündliche Referate zu halten, anstatt schriftliche Arbeiten einzureichen. Auf diese Weise kann das Kind seine Stärken unter Beweis stellen und die Auswirkungen seiner Handschreibschwäche minimieren. Selbstverständlich sollte das Schreiben mit der Hand irgendwann angegangen werden, doch es sollte nicht zulasten der Funktionsfähigkeit eines Kindes überbetont werden.

In jedem der oben genannten Fälle kann es helfen, das Kind und die Personen in seinem Umfeld – Eltern, Lehrer, Ärzte und Berater – über Hochbegabung aufzuklären. Die Entmystifizierung von Hochbegabung trägt dazu bei, Probleme zu klären, Verhaltensweisen besser in den Griff zu bekommen und hochbegabten Kindern und ihren Eltern Ängste zu nehmen. Unsere jahrzehntelange Erfahrung hat gezeigt, dass dies die wirksamste Intervention ist, die uns zur Verfügung steht. Daher ist es auch so wichtig, Fachleute entsprechend zu schulen. Einen sachkundigen Fachmann zu finden, ist wichtig, um eine korrekte Diagnose und eine optimale Behandlung für das hochbegabte Kind zu bekommen. Die folgenden Richtlinien können Ihnen dabei behilflich sein.

Typische Muster bei hochbegabten Kindern und Erwachsenen

Eltern und Fachleute müssen feststellen, ob die vorliegenden Muster für hochbegabte Kinder oder Erwachsene typisch sind. Das kann manchmal schwierig sein, weil hochbegabte Personen ganz unterschiedliche Merkmale aufweisen. Nichtsdestotrotz haben Hochbegabte bestimmte Gemeinsamkeiten und weisen häufig die gleichen Muster auf. In solchen Fällen muss die Fachperson als Erstes die Möglichkeit in Betracht ziehen, dass die Verhaltensweisen von der Hochbegabung herrühren und nicht von einer diagnostischen Kategorie, die dem Betroffenen möglicherweise Nachteile bringt. Das soll nicht heißen, dass die Verhaltensweisen nicht problematisch sind; vielmehr muss ein anderer Behandlungsansatz gewählt werden als bei einem normalbegabten Kind.

Entwicklungsgeschichte

Kaum ein Klient wird der Fachperson mitteilen: „Ich bin übrigens hochbegabt!" Tatsächlich sind sich viele hochbegabte Personen – wenn nicht die meisten – gar nicht bewusst, dass sie möglicherweise in die Kategorie „Hochbegabt" fallen. Schließlich haben sie, wie alle anderen auch, die Welt von klein auf in einer bestimmten Weise gesehen, die für sie vollkommen normal ist. Die Dinge, für die sie eine besondere Begabung haben, fallen ihnen so leicht, dass sie sich nur schwer vorstellen können, wie schwierig sie für durchschnittlich begabte Menschen sind. Aus diesem Grund sollte die Fachperson die Entwicklungsgeschichte des Klienten sorgfältig prüfen und sein Entwicklungsniveau identifizieren, um Hinweise auf eine Hochbegabung auszumachen.

Treten die Probleme nur in bestimmten Situationen auf?

Wir möchten nochmals darauf hinweisen, wie wichtig es ist, festzustellen, ob das Problemverhalten nur in bestimmten Situationen und Umgebungen auftritt. Die meisten diagnostizierbaren Verhaltensstörungen sind nämlich nicht situationsgebunden, und umgekehrt verschwinden die Symptome auch nicht in bestimmten Situationen. Bei hochbegabten Kindern und Erwachsenen sind die Probleme eindeutig situationsabhängig. So werden die problematischen Verhaltensweisen zum Beispiel geringer oder verschwinden ganz, wenn die Person mit anderen Hochbegabten interagiert.

Wenn ein Kind dagegen ADHS hat, zeigt es die entsprechenden Verhaltensweisen nicht nur in ganz bestimmten Situationen, sondern in unterschiedlichen Umgebungen – zu Hause, in der Schule, auf dem Spielplatz, mit den Nachbarskindern oder bei den Pfadfindern. Bei einem hochbegabten Kind treten die Aufmerksamkeitsprobleme dagegen nur in manchen Situationen auf, in anderen nicht. Bemerkenswerterweise sind sie gerade in solchen Situationen, von denen man annehmen würde, dass sie sie hervorrufen, überhaupt nicht vorhanden. Das Problem kann zum Beispiel in der Schule auftreten, aber nicht zu Hause; bei den Pfadfindern, aber nicht beim Fußballtraining; mit Gleichaltrigen, aber nicht mit Erwachsenen. Ein Kind mit Asperger-Störung zeigt das Problemverhalten sowohl zu Hause als auch in der Schule und auf dem Spielplatz, und es bessert sich auch nicht, wenn das Kind mit hochbegabten Kindern oder mit anderen Asperger-Betroffenen zusammen ist. Daher ist es entscheidend, den Kontext zu untersuchen, in dem das Problemverhalten auftritt, und, was noch wichtiger ist: Es muss untersucht werden, ob sich das Verhalten irgendwie verändert, sobald die Person mit anderen Hochbegabten zusammen ist.

Manchmal tritt unangemessenes Verhalten in einer bestimmten Umgebung auch nicht aufgrund dieser Umgebung, sondern aufgrund der Gegebenheiten einer anderen Umgebung auf. Wir kennen zum Beispiel Kinder, die nur in der Schule Probleme hatten, was damit zusammenhing, dass es in der Schule Regeln gab. Zu Hause gab es nämlich keine. Es ist absolut klar, dass die Eltern sich nicht über Verhaltensprobleme beklagten, wenn kein Verhalten ihres Kindes so weit ging, dass sie es für nötig gehalten hätten, ihm gewisse Grenzen zu setzen.

Inwieweit stimmen die Verhaltensweisen mit den diagnostischen Kriterien überein?

Bei den meisten diagnostischen Kategorien gibt es bestimmte Kriterien, was die Art und Häufigkeit eines Verhaltens betrifft. Eine Fachperson kann zwischen Hochbegabung und einer bestimmten Störung unterscheiden, indem sie prüft, inwieweit ein Verhalten mit den Kriterien übereinstimmt, die erfüllt sein müssen, damit die Diagnose gestellt werden kann. Um Fehldiagnosen zu vermeiden, würde es in vielen Fällen schon genügen, einfach die Kriterien mit dem Problemverhalten abzugleichen, welches der Grund für die Überweisung war.

Doppeldiagnosen

In den vorangehenden Kapiteln haben wir bestimmte Störungen identifiziert, die mit Hochbegabung einhergehen können, und bei manchen Diagnosen – zum Beispiel bei der Asperger-Störung oder der existenziellen Depression – sind bestimmte Aspekte der Hochbegabung offenbar sogar ursächlich beteiligt. In solchen Fällen sollte die Hochbegabungskomponente sowohl bei der Aufklärung und Beratung des Patienten als auch bei der Behandlungsplanung berücksichtigt werden. So kann es zum Beispiel ein hochbegabtes Kind beruhigen, wenn es erfährt, dass seine Intensität und Sensitivität – und die damit zusammenhängenden Probleme – nicht auf den diagnostizierten Zustand zurückgehen, sondern mit seiner Hochbegabung zusammenhängen und dass es damit nicht allein ist. Diese Information trägt dazu bei, dass das hochbegabte Kind mithilfe seines scharfen Intellekts begreift, was die Diagnose bedeutet – und auch, was sie nicht bedeutet. Ein hochbegabtes Kind, dem ADHS diagnostiziert wird, ist in der Lage, fortgeschrittene mentale Strategien einzusetzen, die ihm helfen, seine Symptome zu kontrollieren, während das bei einem intellektuell normalbegabten Kind gleichen Alters eher nicht der Fall ist.

In manchen Situationen ist es besonders schwierig, passende Interventionen für eine Doppeldiagnose zu finden. Zum Beispiel scheint in vielen Schulen der Grundsatz „Nur ein Etikett pro Person“ zu herrschen – ein Kind kann demnach entweder hochbegabt sein oder eine Lernstörung haben, aber nicht beides zusammen. Aus diesem Grund dürfen die Eltern nur ein spezielles Förderprogramm für ihr Kind wählen – entweder eines für die Hochbegabung oder eines für die Lernstörung. Im Falle einer Doppeldiagnose ist es aber wichtig, die Auswirkungen beider Diagnosen anzugehen und nicht nach dem Entweder-oder-Prinzip zu verfahren.

Unsere Tochter Keesha kam in die erste Klasse einer neuen Schule, die den Ruf hatte, besonders kindzentriert und flexibel zu sein und auf die individuellen Bedürfnisse der Schüler einzugehen. In der zweiten Schulwoche wurde eine Elternkonferenz einberufen. Als ich das Klassenzimmer betrat, wurde ich in die Bücherecke geführt und sollte auf einem Stuhl in Kindergartengröße Platz nehmen. Ich saß also auf dem winzigen Stuhl, während zwei betagte Pädagogen rechts und links von mir eine Litanei von Beschwerden über Keeshas Verhalten vortrugen. Unter anderem hieß es, sie zeige eine verspielte Impulsivität, folge den Anweisungen der Lehrer nicht, habe Schwierigkeiten, sich auf den Unterricht zu konzentrieren und schleiche sich immer wieder in die Bücherecke, um etwas über die „Bismarck" – ein deutsches Schlachtschiff im Zweiten Weltkrieg – zu lesen.

Die Lehrer betonten zwar, dass Keesha ein freundliches und liebevolles Kind sei, doch ihre ständigen Versuche, die neuen Freunde zu umarmen, und ihr hyperaktiver Bewegungsdrang würden soziale und schulische Probleme nach sich ziehen, die sich sicherlich negativ auf ihre Unterrichtserfahrung auswirkten. Was sie dann sagten, traf mich wie ein Schlag: „Ihre Tochter braucht fachmännische Hilfe." Ich merkte, wie Wut auf die Lehrer in mir hochstieg, doch der eigentlich schlimme Gedanke war, dass etwas mit meiner Tochter nicht stimmte.

Der Psychologe, der Keesha daraufhin testete, war ganz aufgeregt, nachdem er die Ergebnisse ausgewertet hatte: Das sei der zweithöchste IQ-Wert, der ihm in dreißig Jahren Praxis begegnet sei. Er beruhigte meinen Mann und mich und meinte, es würden spannende Zeiten auf uns zukommen. Wir fühlten uns ermutigt und stellten Recherchen an, was wir als Nächstes unternehmen sollten.

Der schriftliche Evaluationsbericht, den der Psychologe an die Schule weitergab, schien die Lehrer zunächst zu beschwichtigen, doch Keesha war weiterhin impulsiv und konnte sich im Unterricht nicht gut konzentrieren. Man zog die eine oder andere Anpassung in Betracht, doch obwohl Keesha nun nicht mehr so sehr als „Problemkind" galt, war nicht zu übersehen, dass sie Schwierigkeiten hatte, sich der schulischen Umgebung anzupassen; mehr noch, sie zeigte dieselben Symptome auch in anderen Situationen. Wieder wurden Tests durchgeführt und Berichte geschrieben, aber diesmal lautete die Diagnose: ADHS. Nur ungern stimmten wir der Behandlung mit Ritalin® zu, aber die Alternative – schlechte soziale Beziehungen und negative Schulerfahrungen – erschien uns noch schlimmer.

Zwei Jahre später ließ sich die Schule schließlich davon überzeugen, einige Änderungen im Unterrichtsprogramm vorzunehmen, um Keeshas Bedürfnissen besser gerecht zu werden. Die Medikamente wirken gut, und unsere Tochter meint, sie würden ihr helfen, klarer zu denken und sich besser zu kontrollieren. Hin und wieder tauchen noch ein paar Wolken am Horizont auf, aber insgesamt scheint bei uns wieder die Sonne.

Wie stark ist die Beeinträchtigung?

Der Satz „Die Symptome verursachen in klinisch bedeutsamer Weise Leiden oder Beeinträchtigungen in sozialen, beruflichen oder anderen wichtigen Funktionsbereichen“ erscheint bei fast allen diagnostischen Kriterien im DSM-5 und in der ICD-10. Unserer Erfahrung nach wird das Ausmaß der Beeinträchtigung in den diagnostischen Erwägungen der Kliniker aber leider nicht immer berücksichtigt. In den meisten Fällen genügt es nicht, dass die Person die Verhaltensweisen zeigt, die mit einer bestimmten Diagnose assoziiert sind; die Verhaltensweisen müssen auch in mindestens einem Funktionsbereich Beeinträchtigungen verursachen.

Wie wir in diesem Buch gezeigt haben, können bei hochbegabten Kindern und Erwachsenen genau jene Verhaltensweisen, die Teil ihrer Hochbegabung sind, den Symptomen einer bestimmten Diagnose ähneln. Wenn die Verhaltensweisen zu diesem Zeitpunkt jedoch keine signifikante Dysfunktion verursachen, ist der Kliniker unseres Erachtens besser beraten, der hochbegabten Person (und den Eltern) zu erklären, warum sie bestimmte Verhaltensmuster zeigt und welche Probleme daraus in Zukunft entstehen könnten, und ihr vorbeugend Tipps zu geben, anstatt eine unnötige Behandlung in die Wege zu leiten. Vielleicht braucht es nicht mehr als eine konkrete Erklärung der Verhaltensweisen und ein paar einfache Maßnahmen.

Den besonderen Intellekt des hochbegabten Klienten bei Gesprächen berücksichtigen

Unabhängig davon, ob und welche Diagnose einem hochbegabten Kind oder Erwachsenen gestellt wird, sollte die Fachperson unbedingt auf den herausragenden Intellekt des Klienten Rücksicht nehmen. Die meisten hochbegabten Klienten stellen auf eigene Faust ausgiebige Nachforschungen an und recherchieren im Internet, lesen Bücher oder Fachartikel über Hochbegabung und wissen genau, ob ihre Verhaltensweisen für sie selbst oder andere irgendein Problem darstellen. In der Regel stellen sie der Fachperson sehr viele Fragen. Es empfiehlt sich daher, etwas mehr Zeit einzuplanen, um diese Fragen zu beantworten. Auf diese Weise lässt sich eine partnerschaftliche Zusammenarbeit zwischen Berater und Klient aufbauen. Wenn man die Neugier und den Wunsch nach tieferem Wissen einfach ignoriert, erreicht man damit womöglich das Gegenteil.

Kapitel 14: Professionelle Hilfe finden

Eltern sind oft unsicher, wann sie professionelle Hilfe suchen sollen und wie sie einen geeigneten Kinderarzt, Berater, Psychologen, Psychiater oder eine andere Fachperson finden können. Besonders wichtig ist es, jemanden ausfindig zu machen, der Hochbegabungsverhalten nicht von vornherein als eine Verhaltensstörung betrachtet.

Zuallererst geht es natürlich um die Frage, ob eine Beratung sinnvoll ist und ob es sich lohnt, die damit verbundenen Kosten und den Zeitaufwand in Kauf zu nehmen. Im Folgenden haben wir einige hilfreiche Tipps zusammengestellt.

Vorbeugende Beratung und Orientierung ist zweifellos am besten, ob sie nun von Fachleuten geleistet wird oder aus anderen Quellen stammt. Manchmal kommen die hilfreichsten Ratschläge von anderen Eltern hochbegabter Kinder. Solche Gespräche helfen, die Verhaltensweisen des Kindes zu Hause oder in der Schule besser einzuordnen, und sie bieten Gelegenheit, verschiedene Coping-Strategien kennenzulernen, die andere bereits mehr oder weniger erfolgreich ausprobiert haben. Eltern machen sich Gedanken darüber, ob die Erfahrungen ihres Kindes normal sind, ob sie ihm genügend Anreize bieten, wie sie auf die erschöpfende Intensität ihres Kindes reagieren sollen oder wie sie Machtkämpfe vermeiden können. Die Fähigkeiten hochbegabter Kinder entsprechen meist nicht den Entwicklungsnormen, die in Erziehungshandbüchern zu finden sind; in der Regel erreichen sie die einzelnen Entwicklungsstadien viel früher und intensiver als andere Kinder, und Eltern können sich gegenseitig rückversichern, dass die Dinge keineswegs so „anormal" oder nachteilig sind, wie sie scheinen.

Auch Kinderärzte können weiterhelfen und setzen in der Praxis zunehmend auf eine „vorausschauende Begleitung". Obwohl Kinderärzte in ihrer Ausbildung nur selten etwas über Hochbegabte lernen, sind sie in der Regel lernwillig und empfänglich für Informationen wie die kostenlose Broschüre *Decreasing Medical Misdiagnosis in Gifted Children*,[1] die von der Non-Profit-Organisation SENG herausgegeben wird. Die American Academy of Pediatrics hat bei ihrer kürzlichen landesweiten Konferenz mehrere Vorträge über die Bedürfnisse und Probleme hochbegabter Kinder angeregt, in dem Wissen, dass Eltern, Pädagogen und andere Fachpersonen eher Kontakt mit einem verständigen Mediziner aufnehmen.

Man fühlt sich mit der Erziehung eines hochbegabten Kindes weniger allein, wenn man sich mit anderen Betroffenen über Sorgen und Erfolge austauschen kann.

Andere Eltern hochbegabter Kinder können Sie über die Schule finden, aber auch über örtliche oder nationale Interessenverbände wie die National Association for Gifted Children (NAGC) oder Supporting Emotional Needs of Gifted Children (SENG). Internetplattformen und -foren, in denen Eltern sich austauschen und Beiträge schreiben, sind ebenfalls eine Anlaufstelle, um Kontakte zu knüpfen.

Es gibt Selbsthilfegruppen speziell für Eltern hochbegabter Kinder, zum Beispiel SENG, wo Eltern unter der Leitung geschulter Moderatoren Erfahrungen und Erziehungstipps austauschen können. In dem Buch *Gifted Parent Groups: The SENG Model* (Webb & DeVries, 1998; DeVries & Webb, 2006) finden Sie Informationen darüber, wie solche Gruppen organisiert und unterstützt werden.

Vorausschauende Beratung und Orientierung können auch Bücher leisten, die sich speziell mit den sozialen und emotionalen Bedürfnissen hochbegabter Kinder auseinandersetzen. Hervorragende Quellen für Eltern hochbegabter Kinder sind unter anderem *A Parent's Guide to Gifted Children* (Webb, Gore, Amend & DeVries, 2017), *Survival Guide for Parents of Gifted Kids* (Walker, 2002); *Smart Girls in the 21st Century* (Kerr & McKay, 2014), *Smart Boys* (Kerr & Cohn, 2001) oder *Some of My Best Friends Are Books*, 3. Auflage (Halsted, 2009). Außerdem gibt es Videos, zum Beispiel *Is My Child Gifted? If So, What Can I Expect?* (Webb, 2000c), *Do Gifted Children Need Special Help?* (Webb, 2000a) oder *Parenting Successful Children* (Webb, 2000b). Internetquellen und Verbände finden sich in „Adressen und Webseiten" dieses Buches. Eltern können auch andere Eltern fragen, sich bei Bibliothekaren und Buchhändlern erkundigen oder im Internet recherchieren.

Trotz der zahlreichen Ressourcen ist die Erziehung hochbegabter Kinder häufig eine Herausforderung. Die Emotionen und zwischenmenschlichen Beziehungen sind intensiv und wechseln ständig. Woher soll man wissen, wann professionelle Hilfe angezeigt ist? Grundsätzlich gilt: Wenn Probleme wie Angst, Traurigkeit, Depression oder zwischenmenschliche Konflikte länger als ein paar Wochen anhalten, sollte man eine professionelle Beratung in Erwägung ziehen. Sollte sich dann herausstellen, dass die Probleme nicht so gravierend sind, können die Eltern wenigstens beruhigt sein und haben darüber hinaus noch einige wertvolle Hinweise erhalten.

Wann ist Testen hilfreich oder notwendig? Eine formale Beurteilung kann wichtige Informationen liefern, und die Daten können dazu beitragen, die Situation und was auch immer vorgefallen sein mag, zu klären. Es gibt viele gute Gründe, um ein hochbegabtes Kind testen zu lassen: um mithilfe eines Intelligenz- oder Leistungstests herauszufinden, welche Schule für das Kind infrage kommt; um das Depressions- oder Angstniveau zu evaluieren oder um Probleme wie ADHS oder das Asperger-Syndrom auszuschließen. Eine gute Beurteilung sollte die Fragen der Eltern beantworten und spezifische Empfehlungen beinhalten, wie man das Problem angehen könnte. Sie sollte Eltern aber auch auf die vorhandenen Ressourcen aufmerksam machen. Beispielsweise lässt sich mithilfe von individuellen Intelligenz- und/oder Leistungstests feststellen, ob ein Kind hochbegabt ist. Wurde das Kind bereits als hochbegabt eingestuft, helfen diese Tests bei der Planung geeigneter Fördermaßnahmen. Außerdem geben sie Aufschluss über Stärken, Schwächen und den bevorzugten Lernstil des Kindes und zeigen, welche Erwartungen an das Kind realistisch sind. Es empfiehlt sich, zwei oder drei Jahre nach der ersten Untersuchung eine zweite vornehmen zu lassen, um Vergleiche anstellen zu können und Fortschritte zu überwachen. Zumindest sollten die Eltern etwa alle zwei Jahre einen professionellen Berater für ein Kontrollgespräch aufsuchen.

Manche Familien mit hochbegabten Kindern haben einen Familienpsychologen, den sie – ähnlich wie den Hausarzt – regelmäßig aufsuchen, um Check-ups durchführen zu lassen, Fortschritte zu erörtern und Rat zu suchen, wenn es einmal nicht so gut läuft. Das ist besonders empfehlenswert und hilfreich für Eltern von höchstbegabten oder außerordentlich hoch begabten Kindern, nicht nur, weil die Intensität und Sensibilität bei diesen Kindern noch viel ausgeprägter ist als bei anderen hochbegabten Kindern, sondern auch, weil die Entwicklung dieser Kinder für gewöhnlich asynchroner beziehungsweise ungleichmäßiger verläuft, weswegen sie den Menschen in ihrer Umgebung häufig Rätsel aufgeben. Außerdem gibt es oft Probleme mit Geschwisterrivalität, schulischen Fortschritten oder sogar Depression, und diese Probleme müssen unbedingt angegangen werden.

Natürlich machen sich Eltern darüber Gedanken, wie viel diese Art von professioneller Beratung eigentlich kostet. Eine seriöse Fachperson wird mehrere Stunden veranschlagen, verteilt auf zwei oder drei Sitzungen, um Ihr Kind kennenzulernen und sich ein Bild von seiner Umgebung zu machen. Die Kosten können sich auf 700 bis 3000 Dollar belaufen, je nachdem, wie umfangreich die Beurteilung ist. Für Deutschland, Österreich und die Schweiz gelten umgerechnet ähnliche Preise. Diese Beträge mögen Ihnen hoch vorkommen, zumal akademische Beurteilungen dieser Art nicht von den Krankenkassen übernommen werden. Wenn Sie die Kosten jedoch mit denen für die Zahnspange Ihres Kindes vergleichen, erscheinen Sie Ihnen vermutlich angemessen. Es ist uns bewusst, dass die Eltern mancher hochbegabter Kinder nicht über ausreichende Ressourcen verfügen, um eine Zahnspange für ihr Kind finanzieren zu können. Dies kann insbesondere dann der Fall sein, wenn sie zu einer sozialen Randgruppe gehören. Der Preis dafür ist einfach unerschwinglich. Wir möchten Fachpersonen daher dazu ermutigen, solchen Familien entgegenzukommen und eine praktikable Vereinbarung zu treffen, weil die Beratung für diese Familien äußerst wichtig ist.

Unserer Erfahrung nach empfinden die meisten Eltern hochbegabter Kinder die psychologische Beratung als sehr hilfreich, nicht nur wegen der spezifischen Informationen und Empfehlungen, die sie von Experten bekommen, sondern auch, weil sich anhand der Ergebnisse viel besser abschätzen lässt, wie gravierend die Probleme sind und welche Erwartungen an das Kind realistisch erscheinen. Wie wirksam Einzel- oder Familienberatungen in solchen Fällen sind, ist vielfach bestätigt worden. Die Hochbegabung eines Kindes wirkt sich auf das gesamte Familiensystem aus, und wenn es in einer Familie mehrere hochbegabte Kinder gibt, verkompliziert das die Dinge noch mehr.

Bedauerlicherweise kann es schwierig sein, einen Psychologen, Berater oder Therapeuten zu finden, der sich mit hochbegabten und talentierten Kindern oder Erwachsenen auskennt. Wie bereits erwähnt, sind nur wenige Fachleute speziell in den sozialen und emotionalen Bedürfnissen von hochbegabten Kindern oder Erwachsenen geschult. Psychologen sind oft der Auffassung, Hochbegabung sei lediglich eine Bereicherung, aber keine Bürde und daher auch nicht behandlungswürdig. Es fällt ihnen schwer, zu verstehen oder zu akzeptieren, dass Hochbegabung mit Problemen verbunden sein kann, welche die Interpretation der diagnostischen Kategorien des DSM-5 oder der ICD-10 erheblich beeinflussen.

Mein Sohn ist gerade acht geworden und hat die Energie eines sechzig Pfund schweren Kolibris. Seit er laufen und sprechen kann, ist er pausenlos auf Achse, und jede Minute gehen ihm Millionen Gedanken durch den Kopf. Auf Anraten seiner Lehrer habe ich ihn mehrfach auf ADHS testen lassen, und er erfüllt die meisten diagnostischen Kriterien; allerdings haben ihn diese Probleme nie beim Lernen behindert. Trotz allem ist er anderen Kindern seines Alters immer noch mehrere Klassenstufen voraus, obgleich sein tatsächliches Potenzial möglicherweise durch die Probleme, die er hat, beeinträchtigt wird. Die Diagnose ADHS wurde ihm also nie gestellt, aber die Schule stresste und langweilte ihn so sehr, dass die ADHS-ähnlichen Verhaltensweisen im Laufe des vergangenen Jahres extrem zunahmen und wir beschlossen, ihm Medikamente zu geben.

Hier wird es interessant: Als ich meinen Sohn deswegen zu einer Psychiaterin brachte, unterhielt sich ihre Assistenzärztin zehn Minuten lang mit ihm und kam zu dem Schluss, dass er die Asperger-Störung hat. Das machte sie daran fest, dass er mit zwei Jahren begonnen hat zu lesen (sie bezeichnete ihn als „hyperlexisch"); spezielle Tests führte sie aber nicht durch. Anschließend hielt sie mit der Psychiaterin Rücksprache, die meinem Sohn ebenfalls die Asperger-Störung diagnostizierte, obwohl sie ihn gar nicht zu Gesicht bekommen hatte. Außerdem diagnostizierte sie ihm noch eine Angststörung und verschrieb ihm ein Antidepressivum.

Ich bin selbst promovierte Psychologin und hielt diese Diagnosen für völlig daneben. Ich ließ meinen Sohn noch durch zwei weitere Fachpersonen beurteilen, die weder die Asperger-Störung bei ihm feststellten noch eine Angststörung. Daraufhin wandte ich mich an eine weitere Psychiaterin, um die ADHS-ähnlichen Symptome anzugehen, und sie diagnostizierte meinem Sohn (über das Telefon) eine bipolare Störung, mit dem Argument, er würde „zu rasch denken", und weil er Schwierigkeiten mit dem Einschlafen hat. Die anschließenden Evaluationen ergaben jedoch, dass er unmöglich eine bipolare Störung haben kann. Ein Physiotherapeut meinte, er habe eine nonverbale Lernstörung (mein Sohn hat ein paar sensomotorische Probleme), aber die diagnostischen Kriterien für eine solche Störung erfüllt er nicht einmal im Ansatz. Seine Psychologin (die sich mit Hochbegabung besser auskennt) wundert sich über all diese Fehldiagnosen der Fachleute. Ihrer Meinung nach ist mein Sohn lediglich gelangweilt und frustriert.

Nach Monaten haben wir schließlich ein Rezept für ein ADHS-Medikament bekommen. In einer perfekten Welt, in der meinem Sohn ständig Anreize geboten werden, würde er wahrscheinlich vollkommen normal erscheinen, aber in dieser Welt, die einfach „zu langsam" für ihn ist, versuchen wir verzweifelt, sein Verhalten und seine Funktionsfähigkeit stärker an den Rest der Menschen anzupassen – für sein eigenes Wohlbefinden, aber auch für das der Personen in seinem Umfeld. Hat er tatsächlich ADHS? Wer weiß.

Wie findet man einen Psychologen oder Berater? Leider ist es leichter gesagt als getan, eine im Umgang mit hochbegabten Kindern oder Erwachsenen kompetente und erfahrene Fachperson zu finden. Sie können andere Eltern von hochbegabten Kindern bitten, Ihnen Ansprechpartner zu nennen, mit denen sie gute Erfahrungen gemacht haben. In der Regel sind Eltern gerne bereit, Informationen weiterzugeben und mit anderen Betroffenen über ihre Erfahrungen zu sprechen. Ein bekannter Psychologe hat einmal gesagt: „Es gibt zwei Arten von Menschen: solche mit Problemen und solche, die man noch nicht gut genug kennt, um zu wissen, welche Probleme sie haben." In „Adressen und Webseiten" finden Sie Internetseiten, Berufsverbände und andere Organisationen, über die Sie Fachpersonen ausfindig machen können, die zumindest grundlegend über die Bedürfnisse hochbegabter Kinder und Erwachsener Bescheid wissen. Die Non-Profit-Organisation SENG (Supporting Emotional Needs of the Gifted) hat eine Broschüre mit Tipps für die Auswahl einer geeigneten Fachperson herausgegeben, die direkt von der Website heruntergeladen werden kann.[2]

Wenn es Ihnen Schwierigkeiten bereitet, eine qualifizierte Fachperson zu finden, die sich mit hochbegabten Kindern auskennt, empfiehlt es sich, einen gut ausgebildeten Berater oder Psychologen zu konsultieren, der zumindest bereit ist, etwas über hochbegabte Kinder und Erwachsene zu lernen; in der Regel genügt das. Vielleicht ist der Berater, Psychologe, Psychiater oder Kinderarzt ja bereit, Fachliteratur wie das preisgekrönte Buch *Hochbegabte Kinder, ihre Eltern, ihre Lehrer. Ein Ratgeber* (Webb, Meckstroth, & Tolan, 2007) zu lesen, das von der American Psychological Association Foundation ausgezeichnet wurde und von vielen Psychologen und Ärzten empfohlen wird. Oder Sie geben der Fachperson Kopien von kurzen Artikeln über die sozialen und emotionalen Bedürfnisse hochbegabter Kinder wie zum Beispiel „Gifted Children and Adults: Neglected Areas of Practice" (Webb, 2014)[3], oder Kopien von Downloads der in „Adressen und Webseiten" aufgelisteten Webseiten. Außerdem könnten Sie auf die SENG-Initiative „Fehldiagnosen" hinweisen (siehe http://sengifted.org/programs/misdiagnosis-initiative/). Eine weitere Möglichkeit besteht darin, Kontakt zu Ihrer regionalen oder lokalen Hochbegabtenorganisation aufzunehmen und dort nach anerkannten Psychologen und Beratern zu fragen.

Eltern sollten den Berater oder Therapeuten ganz offen nach seinen beruflichen Erfahrungen mit hochbegabten Kindern und Erwachsenen fragen. Wenn die Fachperson keine spezielle Ausbildung in diesem Bereich hat, sollten sich Eltern vergewissern, ob der Berater oder Therapeut bereit ist, sich mit den Problemen hochbegabter Kinder und Erwachsener auseinanderzusetzen, etwa indem er sich mit Kollegen austauscht oder die entsprechende Fachliteratur liest. Sie können auch darauf hinweisen, dass es speziell für Psychologen laufend Weiterbildungskurse über die sozialen und emotionalen Bedürfnisse hochbegabter Kinder und ihrer Familien gibt. Die Organisation SENG (Supporting Emotional Needs of the Gifted), die von der American Psychological Association als Anbieter von solchen Kursen anerkannt wurde, hat jedes Jahr eine oder zwei Weiterbildungen im Programm.

Wenn es um die Frage geht, ob das Kind getestet werden soll, sollte das Testen jedoch von einem Experten vorgenommen werden, der Erfahrung mit hochbegabten Kindern hat. Es könnte nämlich sein, dass unerfahrene Fachpersonen trotz ihrer allgemeinen Fertigkeiten im Bereich des psychologischen Testens nicht über die vielen Faktoren Bescheid wissen, die die Testergebnisse speziell von hochbegabten Kindern beeinflussen und verfälschen können. Wenn zum Beispiel der IQ-Test auf einem zu einfachen Niveau beginnt, kann es passieren, dass das Kind zu dem Zeitpunkt, da es schwierigere Aufgaben lösen soll, bereits keine Lust mehr hat und nicht mehr kooperiert. In einem solchen Fall schneidet das Kind möglicherweise schlecht ab, obwohl es in Wirklichkeit ein hohes Fähigkeitsniveau besitzt. Bei manchen Tests müssen im Hinblick auf den Deckeneffekt Anpassungen vorgenommen werden, was die Durchführung oder die Interpretation betrifft. Eigentümliche Antworten, die auf das divergente Denken des Kindes zurückzuführen sind, dürfen nicht als Ausdruck von Verwirrung oder als Geschwafel missdeutet werden. Die Fachperson muss außerdem auf Anzeichen von Perfektionismus achten, denn dieser kann das Tempo des Kindes beim Testen erheblich drosseln.

Genaue Testergebnisse sind entscheidend für den Zugang zu speziellen Förderprogrammen, die Wahl der Schule und geeigneter Lerninterventionen und für die Prognose. Es genügt nicht, zu sagen, dass das Kind die Kriterien erfüllt, wenn es einen IQ-Wert von 130 oder höher hat. Kinder mit einem IQ-Wert zwischen 130 und 140 können an Schulen mit einfachen Hochbegabtenprogrammen gut vorankommen, doch manchmal kann auch eine spezifische Förderung in Clustern, eine Akzeleration in einzelnen Schulfächern oder das Überspringen einer Klasse erforderlich sein. Wenn der IQ bei 140 oder darüber liegt, ist es noch wahrscheinlicher, dass eine ganze Klasse übersprungen werden sollte und zusätzlich eventuell weitere schulische Anpassungen erforderlich sind. Kinder, deren Intelligenz im Bereich von 160 und darüber liegt, benötigen häufig sehr unkonventionelle Lehrpläne wie radikale Akzeleration in einem oder mehreren Fächern, Hausunterricht, Onlineprogramme, spezielle Hochbegabtenschulen usw. (Rogers, 2002; Gilman, 2008; Ruf, 2009). Adäquate Testdaten können in Verbindung mit regelmäßiger Beratung eine gute Orientierungshilfe bieten. Es kann schwierig sein, die ideale Schule oder das ideale Förderprogramm ausfindig zu machen, und von Zeit zu Zeit können Anpassungen erforderlich sein.

Bevor Sie sich für einen Berater entscheiden, nehmen Sie zunächst eine Probesitzung in Anspruch, um zu sehen, ob sein Ansatz und Stil den Bedürfnissen Ihrer Familie gerecht wird. Ein Psychologe mag noch so kompetent sein – manchmal hat er einen persönlichen Stil, der einfach nicht zu dem Kind oder zu der Familie passt. Beispielsweise kann es vorkommen, dass eine Beratungsperson einem hochbegabten Kind nicht genügend intellektuellen Respekt entgegenbringt. Dies empfindet das Kind als Beleidigung und lehnt eine Therapie bei dieser Person ab. Die Beziehung zwischen der Fachperson und dem Kind trägt aber entscheidend zu einem positiven Ergebnis bei. Psychologen, die gut mit hochbegabten Kindern und Erwachsenen arbeiten, sind in der Regel flexibel, Fragen gegenüber offen, smart, kreativ, resilient und geschickt, wenn es darum geht, Machtkämpfe zu vermeiden. Wenn Ihnen schon die Anfangssitzung nicht zusagt oder Sie mit späteren Ergebnissen oder Empfehlungen unzufrieden sind, sollten Sie eine zweite Meinung einholen, vor allem, wenn die Fachperson eine ernste Diagnose stellt. In der Medizin ist es schon lange üblich, eine zweite Meinung einzuholen, und inzwischen setzt sich dieser Trend auch in der Psychologie und in Bildungsfragen immer stärker durch.

Was kommt auf Sie zu, wenn Sie eine professionelle Beratung in Anspruch nehmen? Der Psychologe, Therapeut oder Berater wird die Eltern und das Kind wahrscheinlich Fragebögen ausfüllen lassen und ein paar kurze psychologische Tests vornehmen, um sich ein Bild von der Familiendynamik machen zu können. Vermutlich möchte er Eltern und Kind zusammen erleben, bevor er erst das Kind und dann die Eltern getrennt befragt. Vielleicht möchte er auch mit einem Lehrer sprechen oder sogar die Schule besuchen und das Kind im Unterricht beobachten. Möglicherweise wird er auch mit dem Kinderarzt Rücksprache halten. Eventuell wird der Psychologe außerdem formale Tests von Intellekt, Leistung und emotionaler Funktionsfähigkeit bei dem Kind vornehmen. Wenn ein Verdacht auf Lernprobleme oder Lernstörungen besteht, wird der Berater für weitere Einschätzungen und Konsultationen gegebenenfalls auch einen Neuropsychologen hinzuziehen oder sich an jemanden wenden, der Experte im Testen von hochbegabten Kindern ist.

Das alles wird Zeit in Anspruch nehmen. Allein das Testen kann drei bis vier Stunden dauern, und ein Psychologe kann die Tests eventuell auf zwei oder drei Sitzungen verteilen, um sicherzustellen, dass das Kind nicht ermüdet. Hilfreich ist auch, wenn der Psychologe das Kind bei mindestens zwei verschiedenen Gelegenheiten erlebt, um Verhaltensänderungen feststellen zu können. Der Berater wird viele Fragen stellen, aber auch intensiv zuhören. Das alles ist positiv. Schließlich wollen Sie durchdachte Empfehlungen und Ratschläge, die auf einer gründlichen Beurteilung und nicht auf einem oberflächlichen Ansatz oder einem flüchtigen Eindruck basieren. Die Eltern sollten Geduld haben und sich nicht scheuen, selbst Fragen zu stellen, wenn sie die Fragen des Psychologen beantworten.

Wenn die Beurteilung abgeschlossen ist, können die Eltern ein mindestens einstündiges Gespräch mit dem Berater, Psychologen oder Psychiater erwarten, bei dem die Ergebnisse und die nächsten Schritte besprochen werden. Wenn die Fachperson eine krankheitsrelevante Diagnose gestellt hat, sollten sich die Eltern erklären lassen, wie sie zu diesem Ergebnis gelangt ist. Vergewissern Sie sich im Vorfeld dieses Gesprächs, dass die Fachperson auf einschlägige Literatur aufmerksam gemacht wurde, die zum Beispiel im Rahmen der SENG-Initiative „Fehldiagnosen“ aufgeführt wird; mithilfe der darin enthaltenen Informationen lässt sich die Wahrscheinlichkeit minimieren, dass Hochbegabungsverhalten verkannt, missdeutet oder mit unzutreffenden Diagnosen verwechselt wird. Wenn das Kind bei manchen Teilen des Tests ganz besonders gut abgeschnitten oder bei den einzelnen Testkomponenten sehr unterschiedliche Ergebnisse erzielt hat, fragen Sie unbedingt nach, was dies zu bedeuten hat. Erkundigen Sie sich auch, ob ihr Kind eventuell neben der Hochbegabung noch eine weitere Besonderheit aufweisen könnte oder ob eine schulische Beratung hinsichtlich spezieller Unterrichtsanpassungen oder Fördermaßnahmen angezeigt ist.

In manchen Situationen ist eine Beratung oder Therapie notwendig, und die Eltern sollten darauf bestehen, dass der Berater oder Therapeut in regelmäßigen Abständen – etwa alle drei oder vier Sitzungen, die er mit dem Kind abhält – einen Gesprächstermin mit ihnen vereinbart. Manche Therapeuten führen auch vor oder nach jeder Sitzung ein kurzes Gespräch mit den Eltern. Bei präadoleszenten Klienten ist es nicht zweckdienlich, über mehrere Sitzungen das Kind alleine zu sehen, ohne die Eltern miteinzubeziehen. Die Eltern sind der wichtigste Teil in der Welt des Kindes, und sie müssen wissen, wie sie den Beratungsprozess unterstützen können. Die meisten Therapeuten empfehlen den Eltern oder Lehrern spezifische Maßnahmen, die sie zu Hause beziehungsweise in der Schule umsetzen können.

Ein Kind sollte nur dann Medikamente bekommen, wenn dies auch tatsächlich notwendig ist, und Eltern sollten sich über die möglichen Nebenwirkungen im Klaren sein. Außerdem sollten die Eltern sicherstellen, dass dem Kind keine Medikamente verschrieben werden, um seine Hochbegabungsmerkmale zu „behandeln", also zum Beispiel seine Intensität und Neugierde, sein divergentes Denken oder seine Langeweile in einem unpassenden schulischen Umfeld. Wir haben viele höchstbegabte Kinder getroffen, denen fälschlicherweise eine ADHS oder eine Störung mit Oppositionellem Trotzverhalten diagnostiziert worden war und denen man Medikamente verschrieben hatte, obwohl man mit mehr Verständnis, einer geeigneten Verhaltenstherapie oder einfach nur mit schulischen Fördermaßnahmen viel mehr erreicht hätte.[4] Eltern sollten auch wissen, dass manche der Medikamente, die üblicherweise verschrieben werden, eine dämpfende Wirkung auf die kognitiven Funktionen haben und/oder müde machen und dass diese Nebenwirkungen die Begabungen des Kindes und die Ursache des Problems weiter verschleiern.

Wenn Anpassungen im schulischen Bereich erforderlich sind, sprechen Sie die Fachperson darauf an. Oft kann die Fachperson wichtige Unterstützung leisten, wenn es darum geht, die Schule von der Notwendigkeit solcher Anpassungen zu überzeugen; schließlich sind die Daten, die im Rahmen der professionellen Beurteilung gesammelt wurden, äußerst relevant für die schulischen Fördermaßnahmen des Kindes.[5] Diese Unterstützung ist hilfreich, egal, ob das Kind eine staatliche, eine private oder eine Charterschule besucht (Rogers, 2002) oder – in Ländern, in denen das zulässig ist – zu Hause unterrichtet wird (Rivero, 2002; Wessling, 2012). Wie aus zahlreichen Büchern, Blogs und anderen Erfolgsgeschichten hervorgeht, erfreut sich Hausunterricht als alternativer Bildungsweg sowohl in der hochbegabten als auch in der zweifach außergewöhnlichen Population einer wachsenden Beliebtheit. In vielen Familien von Schaustellern, Künstlern und Sportlern bestand schon immer die Notwendigkeit, die Kinder zu Hause zu unterrichten. Zunehmend ist dies auch eine Option für hochbegabte Kinder, bei der Hindernisse für den Lernerfolg leichter ausgeschlossen werden können als beim konventionellen Schulbesuch.

Wenngleich es nicht immer leicht ist, eine effektive Beratung oder Therapie zu finden und auf eine Fachperson zu stoßen, die sich mit den Bedürfnissen von hochbegabten Kindern oder Erwachsenen auskennt, machen sich die damit verbundenen Kosten und Mühen meist bezahlt. Vielleicht finden Sie am Ende sogar eine Fachperson, die nicht nur die Bedürfnisse hochbegabter Kinder versteht, sondern auch die Bedürfnisse ihrer Familien. Ein guter Therapeut ist eine unerschöpfliche Ressource. Er kann auch langfristig ein Berater, Fürsprecher und Ankerpunkt für Sie und Ihre Familie werden.

Es gibt viele Gründe, warum hochbegabte Erwachsene oder Eltern hochbegabter Kinder sich dazu entschließen, professionelle Hilfe in Anspruch zu nehmen. Sei es eine Beratung, Beurteilung, vorbeugende Maßnahme und/oder eine Therapie – alle diese Schritte können helfen, die Herausforderungen, welche mit Hochbegabung einhergehen, besser zu bewältigen. Junge Kinder sollten frühzeitig auf den Beratungsprozess vorbereitet werden, damit sie die Erfahrung als etwas Normales betrachten; schließlich ist die Inanspruchnahme psychologischer Beratung bei vielen Menschen nach wie vor mit einem Stigma behaftet. Wenn die Erfahrung für das Kind positiv ist, wird es mit größerer Wahrscheinlichkeit auch als Jugendlicher oder Erwachsener professionelle Unterstützung suchen, wenn es sie braucht. Zu Beginn jeder Beratung sollten klare Fragen und Ziele formuliert werden, und Sie als Eltern sollten ein aktiver Teil des Prozesses sein. Betrachten Sie die damit verbundenen Kosten als eine Investition zum Wohl aller Beteiligten: Wird rechtzeitig eine passende Intervention eingeleitet, steigt die Wahrscheinlichkeit, dass alle davon profitieren.

Abgesehen davon, dass es schwierig ist, eine geeignete Fachperson zu finden, kann es auch Überwindung kosten, eine Beratung oder Therapie in Anspruch zu nehmen. In den meisten Fällen lohnt es sich jedoch sehr, die damit verbundenen Kosten und den Zeitaufwand in Kauf zu nehmen.

Anmerkungen

1 http://sengifted.org/wp-content/uploads/2016/10/SENG-Misdiagnosis-in-Gifted-Children-Brochure.pdf

2 http://sengifted.org/tips-for-selecting-the-right-counselor-or-therapist-for-your-gifted-child/

3 https://www.nationalregister.org/pub/the-national-register-report-pub/spring-2014-issue/gifted-children-and-adults-neglected-areas-of-practice/

4 Manche Forschungen behaupten, das Neurotransmitter-System von Kindern könne ein Leben lang umgestellt werden, wenn man ihnen vor dem Alter von sechs Jahren Medikamente verabreicht. Viele Psychiater teilen diese Meinung. Wir und andere sind da vorsichtiger und betrachten „ein Leben lang" als eine sehr, sehr lange Zeitspanne. Unserer Meinung nach können wir beim jetzigen Wissensstand keine Aussagen darüber treffen. Fragen Sie den Arzt, der Ihrem Kind Medikamente verschreibt, ob diese auch bei Kindern getestet wurden und welche Ergebnisse dabei herausgekommen sind. Die Rote Liste gibt darüber Auskunft.
Vielen Kindern werden Psychopharmaka verschrieben, die nur bei Erwachsenen getestet wurden. Bei solchen Medikamenten ist besondere Vorsicht geboten. Waghalsige Diagnosen haben oft waghalsige Verschreibungen zur Folge. Wenn Ihrem Kind ein Antipsychotikum, Lithium oder ein anderes „Hammermedikament" verordnet wurde, sollten Sie auf jeden Fall eine zweite Meinung einholen.

Die „schwersten" Medikamente sind oft diejenigen, deren Wirkung bei Kindern am wenigsten untersucht wurde, weil die Pharmakonzerne bei solchen Versuchen Rechtsstreits befürchten. Sie überspringen solche Tests lieber und reichen das Risiko stattdessen an Ärzte, Eltern und Kinder weiter. Der Off-Label-Use von Medikamenten oder ihr Einsatz bei Populationen, die nicht oder nicht ausreichend getestet wurden, ist heikel, und gerade in solchen Fällen sollten Eltern und Ärzte besonders vorsichtig sein.

5 Eine hilfreiche Ressource ist *Academic Advocacy for Gifted Children: A Parent's Complete Guide* von Barbara Gilman.

Adressen und Webseiten*

Hochbegabung: Informationen, Rat und Hilfe

Beratungsangebote in Deutschland

Deutsche Gesellschaft für das hochbegabte Kind (DGhK) e. V.
Wittestr. 30 K, D–13509 Berlin
Tel.: +49 (030) 577 00 999-0
E-Mail: dghk@dghk.de
www.dghk.de
Der Elternverein bietet Informationen, Kursangebote für hochbegabte Kinder, Veranstaltungen sowie ehrenamtliche Beratung. Die DGhK ist in Regionalvereine untergliedert.

Mensa in Deutschland e. V.
Wandlhamerstr. 2, D–82166 Gräfelfing bei München
Tel.: +49 (089) 864 662 51
E-Mail: office@mensa.de
www.mensa.de
Mensa hat zum Ziel, hochintelligente Menschen zusammenzubringen – über lokale, überregionale und internationale Treffen, Interessen- und Diskussionsgruppen.

www.begabungslotse.de
Die Webseite richtet sich an Schüler, Eltern und Lehrer und bietet Wissenswertes zum Thema Talentförderung. Hier findet sich eine bundesweite Datenbank, die man sowohl thematisch als auch geografisch durchsuchen kann.

---

* In diesem Anhang sind die wichtigsten Anlaufstellen zusammengefasst, bei denen Sie Informationen und Beratung rund um das Thema Hochbegabung finden. Es besteht kein Anspruch auf Vollständigkeit.

www.bildungsserver.de
Allgemeine Informationen und Links finden sich unter dem Suchbegriff „Hochbegabung".

www.genius-hochbegabung.de
Hier gibt es Hinweise zu regionalen und überregionalen Beratungsstellen.

www.die-hochbegabung.de
Der Expertenkreis Hochbegabung/Potenziale des Berufsverbands Deutscher Psychologinnen und Psychologen (BDP) e.V. ist auf Begabungsdiagnostik und Beratung spezialisiert.

www.logios.de
Wichtige Infos für Eltern, Lehrer und Schüler aus schulpsychologischer Sicht. Diagnostik, Förderung, Beratung, Surftipps, Diskussionsforum, Chat.
Informationen über Beratungsstellen und Praxen freier Psychologen, die auf Hochbegabung spezialisiert sind, finden sich auch unter www.karg-stifung.de und unter www.psychotherapiesuche.de.

Förderung
Karg-Stiftung für Hochbegabtenförderung
Lyoner Straße 15, im Atricom, D–60528 Frankfurt/Main
Tel.: +49 (069) 874 027-0
E-Mail: dialog@karg-stiftung.de
www.karg-stiftung.de
Die Stiftung bietet Informationen, Publikationen, Adressen von Beratungsstellen und Unterstützung für Hochbegabte.

Bildung und Begabung e.V.
Kortrijker Str. 1, D–53177 Bonn
Tel.: +49 (0228) 95 91 50
E-Mail: info@bildung-und-begabung.de
www.bildung-und-begabung.de
Bildung und Begabung e.V. ist eine Initiative des Stifterverbandes für die Deutsche Wissenschaft zur Begabungs- und Begabtenförderung. Der Verein bietet Informationen und eine Übersicht über Förderangebote.

Netzwerk Akzeleration: Fördern und Fordern von Kindern und Jugendlichen mit besonderen Begabungen
Herausgeberin Dr. Annette Heinbokel
Bismarckstr. 100, D–28203 Bremen
Tel.: +49 (0421) 69675131
www.netzwerk-akzeleration.de
Das Netzwerk dient dem Informationsaustausch unter Fachkollegen, informiert über Weiterbildungen für Lehrkräfte und bietet Hilfe für „Springerkinder" und Informationen für Eltern.

Begabtenförderungswerke
www.bmbf.de/de/die-begabtenfoerderungswerke-884.html
Die 13 vom Bundesministerium für Bildung und Forschung unterstützten Begabtenförderungswerke fördern besonders begabte Studierende und Promovierende sowohl ideell als auch materiell.

Hochbegabtenförderung e. V.
www.hbf-ev.de
Der Verein bietet telefonische Beratung, Informationsveranstaltungen, Kursangebote und Projekttage für hochbegabte Kinder.

Nicht massgefertigt: Förderung hochbegabter Kinder
www.nichtmassgefertigt.wordpress.com
Hier finden sich Informationen über außerschulische Förderung, Links zu Beratungsstellen, Schulen und Vereinen in Deutschland und Österreich.

Deutsche SchülerAkademie
www.schuelerakademie.de
Die Deutsche SchülerAkademie ist ein außerschulisches Programm zur Förderung besonders leistungsfähiger und motivierter Schülerinnen und Schüler.

Beratungsstellen der Länder und Universitäten

Begabungspsychologische Beratungsstelle der Ludwig-Maximilians-Universität München
www.psy.lmu.de/begabung

Begabungspsychologische Beratungsstelle der Universität Würzburg
www.uni-wuerzburg.de/begabungsberatungsstelle

Beratungsstelle zur Begabtenförderung (BzB) des Sächsischen Staatsministeriums für Kultus und Sport
www3.sachsen.schule/bzb/begabtenfoerderung-in-sachsen/beratungsstelle-zur-begabtenfoerderung-bzb/

BRAIN – Begabungsdiagnostische Beratungsstelle der Universität Marburg
www.uni-marburg.de/de/fb04/therapie-und-beratung/brain

Internationales Centrum für Begabungsforschung (ICBF) der Universität Münster
www.icbf.de
Das ICBF hat die Arbeitsschwerpunkte Begabungsforschung, Begabtenförderung und Aus- und Weiterbildung. Es bietet Diagnostik und Beratung für Kinder und Eltern. Weiterbildungsangebote zur Begabtenförderung für Lehrerinnen und Lehrer, Erzieherinnen und Erzieher werden in Zusammenarbeit mit ECHA (European Council for High Ability) durchgeführt.

Landesweite Beratungs- und Forschungsstelle für Hochbegabung (LBFH) an der Universität Erlangen
www.lbfh.uni-erlangen.de

Mind – Beratungsstelle für Hochbegabtendiagnostik der Universität Kiel
www.mind.uni-kiel.de

Pädagogisch-psychologische Beratungsstelle an der Pädagogischen Hochschule Ludwigsburg
www.ph-ludwigsburg.de

Psychologische Beratungsstelle zu Fragen der Hochbegabung am Sächsischen Landesgymnasium St. Afra
www.sankt-afra.de/zusammenarbeiten/psychologische-beratung.html

Regionales Beratungs- und Unterstützungszentrum Nord, Zentrum für schülerbezogene Beratung (ReBUZ)
www.lis.bremen.de

Tübinger Institut für Hochbegabung (TüI-Hb)
www.tuebingerinstitut-hb.de/

Angebote in der Schweiz

Elternverein für hochbegabte Kinder (EHK)
www.ehk.ch
Zu den Angeboten des EHK gehören Regionalgruppen, Informations- und Weiterbildungsveranstaltungen, Beratung und Feriencamps.

Zentrum für Begabungsförderung (zfb)
www.zfb.ch
Das zfb bietet Diagnostik, Beratung, Therapie, Weiterbildungen für Lehrer sowie Elterngruppen nach dem SENG-Modell an.

Netzwerk Begabungsförderung
www.begabungsfoerderung.ch
Das Netzwerk gibt Hinweise auf Beratungs- und Förderangebote in der Schweiz.

Stiftung für hochbegabte Kinder
www.hochbegabt.ch
Zusammen mit der „Anlaufstelle Hochbegabung" informiert die Stiftung über Förderangebote für hochbegabte Kinder.

Geistreich – Beratungsstelle und Lernort für Hochbegabte und Begabungsförderung
www.geist-reich.ch
Zusammenschluss mehrerer Berater und Beratungsstellen.

Angebote in Österreich

Österreichisches Zentrum für Begabtenförderung und Begabungsforschung (ÖZBF)
www.oezbf.at
Das ÖZBF ist die zentrale Anlaufstelle in Österreich und Schnittstelle zwischen Forschung und Praxis. Hier finden sich alle Informationen über Forschung, Förderung und Fortbildung und über Angebote in den einzelnen Regionen.

Mensa Österreich
www.mensa.at
Der Verein für hochbegabte Kinder und Erwachsene organisiert Veranstaltungen auf lokaler, überregionaler und internationaler Ebene und bietet Interessen- und Diskussionsgruppen an.

Kluge Kinder – Hochbegabung bei Kleinkindern
www.klugekinder.at
Informationen zum Thema Hochbegabung bei Klein- und Vorschulkindern, Elternforum und Links.

Europa und USA

European Council for High Ability (ECHA)
www.echa.info
Europäische Vereinigung zur Förderung des internationalen Austauschs in Wissenschaft und Praxis. Die ECHA stellt Weiterbildungsangebote zur Verfügung, organisiert Konferenzen und gibt die Fachzeitschrift *High Ability Studies* heraus.

EUROTALENT – European Committee for the Education of Children and Adolescents who are intellectually advanced, gifted, talented
www.eurotalent.org
Die europäische Vereinigung richtet internationale Kongresse aus und publiziert Informationsmaterial.

National Association for Gifted Children (NAGC)
www.nagc.org
Die NAGC gibt relevante Zeitschriften heraus und stellt allgemeine Informationen, unter anderem über gesetzliche Neuerungen und aktuelle Forschungstrends, zur Verfügung. Die Jahreskonferenz der NAGC findet für gewöhnlich im November statt.

Supporting Emotional Needs of the Gifted (SENG)
www.sengifted.org
Im Mittelpunkt steht die Unterstützung der emotionalen Entwicklung hochbegabter Kinder und Jugendlicher. Die Non-Profit-Organisation bietet Informationen über Fördermöglichkeiten und organisiert Weiterbildungen und Elterngruppen. An der SENG-Jahreskonferenz können sowohl Psychologen und Lehrer als auch Eltern teilnehmen.

The Davidson Institute for Talent Development (DIDT)
www.davidsongifted.org
Bietet Eltern, Lehrern und Erziehern Informationen über höchstbegabte und außerordentlich hoch begabte Kinder, die entsprechenden Fördermöglichkeiten in den einzelnen US-Bundesstaaten sowie Angebote, die das Institut selbst zur Verfügung stellt.

Hoagies' Gifted Education Page
www.hoagiesgifted.org
Die vielleicht umfassendste Internetressource zu hochbegabten Kindern. Hier finden Sie Informationen, Geschichten von Betroffenen, Expertenbeiträge, Möglichkeiten zur Kontaktaufnahme mit anderen Eltern, Lektüretipps und vieles mehr.

Roeper Review
www.roeper.org
Die Fachzeitschrift für Hochbegabtenbildung und -förderung ist eine anerkannte Quelle für die neuesten Forschungsentwicklungen auf dem Gebiet. Auf der Internetseite finden Sie Zusammenfassungen von Forschungsstudien und Hintergrundinformationen. Es besteht die Möglichkeit, die Zeitschrift zu abonnieren.

Zeitschriften zum Thema Hochbegabung

Journal für Begabtenförderung – www.studienverlag.at
Labyrinth – Zeitschrift der DGhK
MinD-Magazin – Zeitschrift von Mensa in Deutschland e.V.
begabt & exzellent – Zeitschrift des ÖZBF
High Ability Studies
Gifted Child Quarterly
Gifted Child Today
Gifted Education Communicator
Parenting for High Potential
Roeper Review
Twice-Exceptional Newsletter
Understanding Our Gifted

ADHS

Deutschland

ADHS Deutschland e. V.
Rapsstr. 61, D–13629 Berlin
Telefon: +49 (030) 85 60 59 02
E-Mail: info@adhs-deutschland.de
www.adhs-deutschland.de

Zentrales adhs-netz
Koordination: Universitätsklinikum Köln
Pohligstr. 9, D–50969 Köln
Telefon: +49 (0221) 478-89876
E-Mail: zentrales-adhs-netz@uk-koeln.de
www.zentrales-adhs-netz.de

TOKOL e. V. (A)nders (D)enken (H)ören (S)ehen
Sitz: Neue Straße 43, D–21073 Hamburg
Postadresse: Am Sonnenhang 1, D–35321 Laubach
Telefon: +49 (06405) 5 02 97 53
E-Mail: vorstand@tokol.de
www.tokol.de

JUVEMUS: Vereinigung zur Förderung von Kindern und Erwachsenen mit Teilleistungsschwächen e. V.
Brückenstraße 25, D–56220 Urmitz
Telefon: +49 (02630) 98 97 16
E-Mail: info@juvemus.de
www.juvemus.de

Blogs und Foren
Das Anderswelt-Forum: AD(H)S Selbsthilfe Community
www.adhs-anderswelt.de

Schweiz

ELPOS Schweiz – Verein für Eltern und Bezugspersonen von Kindern sowie für Erwachsene mit POS/AD(H)S
Parkstrasse 6, CH–3084 Wabern
Telefon: +41 (031) 3 52 00 15
E-Mail: sekretariat@elpos.ch
www.elpos.ch

SFG-ADHS – Schweizerische Fachgesellschaft Aufmerksamkeitsdefizit-/Hyperaktivitätsstörung
Mühlematt 11, CH–3294 Büren an der Aare
Telefon: +41 (079) 6 23 19 51
E-Mail: sekretariat@sfg-adhs.ch
www.sfg-adhs.ch

Österreich

ADAPT – Arbeitsgruppe zur Förderung von Personen mit AD/HS und Teilleistungsschwächen
Kohlmarkt 12/13, A–1010 Wien
E-Mail: kontakt@adapt.at
www.adapt.at

Lernstörungen

Deutschland

Bundesverband Legasthenie und Dyskalkulie e. V.
www.bvl-legasthenie.de

Deutscher Bildungsserver
www.bildungsserver.de, Suchbegriff „Lernstörung“.

Schweiz

Verband Dyslexie Schweiz
www.verband-dyslexie.ch

Österreich

Erster Österreichischer Dachverband Legasthenie, EÖDL
www.legasthenie.at

Depression

Deutschland

Stiftung Deutsche Depressionshilfe
www.deutsche-depressionshilfe.de

Deutsches Bündnis gegen Depression e. V.
www.buendnis-depression.de

Nationales Suizid-Präventionsprogramm Deutschland
www.suizidpraevention-deutschland.de

Schweiz

Depression.ch – Ein Angebot für Betroffene und ihre Angehörigen
www.depression.ch

Österreich

Das österreichische Bündnis gegen Depression
www.buendnis-depression.at

Zwangsstörungen

Deutschland

Deutsche Gesellschaft Zwangserkrankungen e. V.
www.zwaenge.de

Schweiz

Schweizerische Gesellschaft für Zwangsstörungen (SGZ)
www.zwaenge.ch

Österreich

Österreichisches Portal zum Thema Zwangskrankheit
www.zwaenge.at

Schlafstörungen

Deutschland

Deutsche Gesellschaft für Schlafforschung und Schlafmedizin (DGSM)
www.dgsm.de

Schlafstörungen bei Kindern und Jugendlichen
www.dgsm.de/dgsm_arbeitsgruppen_paediatrie.php?language=german

Schweiz

Schweizerische Gesellschaft für Schlafforschung, Schlafmedizin und Chronobiologie (SGSSC)
www.swiss-sleep.ch

Österreich

Österreichische Gesellschaft für Schlafforschung und Schlafmedizin (ÖGSM)
www.schlafmedizin.at

Bipolare Störungen

Deutschland

Deutsche Gesellschaft für Bipolare Störungen e. V. (DGBS)
http://dgbs.de/bipolare-stoerung

Schweiz

Schweizerische Gesellschaft für Bipolare Störungen (SGBS)
www.swiss-bipolar.ch

Österreich

Österreichische Gesellschaft für Bipolare Erkrankungen (OEGBE)
www.oegbe.at

Asperger-Störung

Deutschland

Aspies e. V. – Menschen im Autismus-Spektrum
www.aspies.de

Autismus Nordbaden-Pfalz e. V. – Regionalverband zur Förderung von Menschen mit Autismus
www.autismus-nordbaden-pfalz.de/haupt.html

Schweiz

Autismus deutsche Schweiz: Elternverein
www.autismus.ch

Österreich

Dachverband Österreichische Autistenhilfe
www.autistenhilfe.at

Suchterkrankungen

Deutschland

Deutsche Hauptstelle für Suchtfragen e. V. (DHS)
www.dhs.de

Keine Macht den Drogen – Suchtprävention für Kinder und Jugendliche
www.kmdd.de/infopool-und-hilfe/hilfe-und-beratung

Schweiz

Sucht Schweiz
www.suchtschweiz.ch/rat-und-hilfe/

Stiftung Suchthilfe
www.stiftung-suchthilfe.ch/home.html

Österreich

Suchthilfe Wien
www.suchthilfe.wien/

Über die Autoren

James T. Webb, Ph. D., ABPP-Cl (American Board of Professional Psychology-Clinical Psychology), zählte zu den einflussreichsten amerikanischen Psychologen im Bereich Hochbegabungsforschung und -förderung. Er beriet Schulen, Programme und Einzelpersonen im Hinblick auf die sozialen und emotionalen Bedürfnisse von hochbegabten und talentierten Kindern. Im Jahr 1981 gründete Dr. Webb die gemeinnützige Organisation SENG (Supporting Emotional Needs of the Gifted), die Informationen zur Verfügung stellt und Weiterbildungsseminare, Konferenzen und Workshops organisiert. Als emeritierter Direktor war Dr. Webb auch weiterhin im Vorstand von SENG aktiv. Er war beratender Herausgeber der Zeitschrift *Gifted Child Quarterly* und Mitglied des wissenschaftlichen Beirats der Fachzeitschrift *Gifted Education Communicator.* Als Diplom-Psychologe und approbierter Klinischer Psychologe war Dr. Webb gern gesehener Workshop-Referent und Hauptredner bei nationalen und internationalen Tagungen. Er war Mitglied der American Psychological Association, in deren Leitungsgremium er drei Jahre lang tätig war, sowie Mitglied der Society of Pediatric Psychology und der Society for Personality Assessment. 1992 wurde er von der American Psychological Association mit dem „Heiser Presidential Award for Advocacy" ausgezeichnet. Im selben Jahr erhielt er den „National Award for Excellence, Senior Investigator Division", der von der Mensa Education and Research Foundation verliehen wird. Er war Vorstandsmitglied der National Association for Gifted Children und war Präsident der American Association for Gifted Children.

Dr. Webb war Leiter des auf Hochbegabtenforschung und -förderung spezialisierten Verlages Great Potential Press, Inc. Dr. Webb war Vorsitzender und sieben Jahre lang Kuratoriumsmitglied der Ohio Psychological Association. Neben seiner Tätigkeit als niedergelassener Psychologe fungierte er als Berater für verschiedene Kliniken und Krankenhäuser. Dr. Webb war Mitbegründer der School of Professional Psychology an der Wright State University in Dayton, Ohio, wo er auch als Professor und stellvertretender Dekan wirkte. Zuvor leitete Dr. Webb die Psychologische Abteilung des Children's Medical Center in Dayton und war Lehrbeauftragter der Pädiatrischen und Psychiatrischen Abteilung der Medizinischen Fakultät an der Wright State University. Außerdem war er fünf Jahre lang Mitglied der Graduiertenschule für Psychologie an der Ohio University.

James T. Webb war Hauptautor mehrerer preisgekrönter Bücher über hochbegabte Kinder, darunter:

- *Hochbegabte Kinder: Das große Handbuch für Eltern* (2012)
- *Hochbegabte Kinder, ihre Eltern, ihre Lehrer. Ein Ratgeber* (2007)

- *Grandparents' Guide to Gifted Children* (2004)
- *Gifted Parent Groups: The SENG-Model* (1998).

Die amerikanische Originalausgabe des Ratgebers *Hochbegabte Kinder, ihre Eltern, ihre Lehrer** wurde für ihren „bedeutenden Beitrag zum Verständnis der einzigartigen, sensitiven, emotionalen Bedürfnisse außergewöhnlicher Kinder" als bestes Buch mit dem National Media Award der American Psychological Association ausgezeichnet. Das Buch erzielte hohe Verkaufszahlen und wurde in mehrere Sprachen übersetzt. *Gifted Parent Groups: The SENG-Model* wurde ebenfalls stark rezipiert, und das Modell ist inzwischen überall in den Vereinigten Staaten und in vielen anderen Ländern mit großem Erfolg umgesetzt worden. Dr. Webb war Autor von mehr als 75 Fachpublikationen, 16 Büchern und zahlreichen Beiträgen für Tagungen und Konferenzen zu hochbegabten und talentierten Kindern.

In Memphis, Tennessee, geboren, machte James Webb seinen Abschluss am Rhodes College und promovierte an der University of Alabama. Dr. Webb verstarb im Juli 2018.

Edward R. Amend, Psy. D., ist Klinischer Psychologe mit eigener Fachpraxis (Amend Psychological Services, PSC) in Lexington, Kentucky. Seine Arbeitsschwerpunkte sind die sozialen und emotionalen Bedürfnisse und die Förderung von hochbegabten und talentierten Jugendlichen und ihren Familien. Dr. Amend ist in Kentucky und Ohio als Klinischer Psychologe akkreditiert. Er hat sowohl als niedergelassener Psychologe als auch im gemeindepsychiatrischen Dienst und als Berater für Kliniken und Krankenhäuser gearbeitet. Dr. Amend ist Koautor von *Hochbegabte Kinder: Das große Handbuch für Eltern* (2012)**.

Dr. Amend bietet Evaluationen und therapeutische Maßnahmen für verschiedene Zielgruppen mit besonderen Bedürfnissen an, darunter hochbegabte Kinder und Jugendliche, Kinder mit Lernstörungen und Aufmerksamkeitsdefiziten und zweifach außergewöhnliche Kinder. Er leitet Diskussions- und Fördergruppen mit Kindern und Eltern, berät Lehrer und Schulmitarbeiter und führt Weiterbildungen durch. Bei landesweiten Kongressen ist er häufig als Referent vertreten. Zu seinen Themen gehören die Aufmerksamkeitsdefizit-/Hyperaktivitätsstörung (ADHS), das Asperger-Syndrom und andere häufige Fehldiagnosen sowie Underachievement, Perfektionismus, Schullaufbahnberatung und soziale/emotionale Bedürfnisse von

---

* Deutsche Ausgabe überarbeitet und ergänzt von Nadine D. Zimet und Franzis Preckel. Die 5. aktualisierte Auflage ist 2007 beim Verlag Hans Huber, Bern, erschienen. Nachdruck 2010 (Originalausgabe: *Guiding the Gifted Child: A Practical Source for Parents and Teachers*, 1982).

** Deutsche Ausgabe herausgegeben von Inga Liebert-Cop und Suzana Zirbes-Domke. Verlag Hans Huber, Bern, 2012 (Originalausgabe: *A Parent's Guide to Gifted Children*, 2007).

Hochbegabten. Er hält landesweit Vorträge über die Bedürfnisse Hochbegabter und ist Autor und Koautor zahlreicher Bücher, Buchkapitel und Fachartikel über hochbegabte Kinder.

Dr. Amend war fünf Jahre lang Vorstandsmitglied bei SENG (Supporting Emotional Needs of the Gifted), war Schriftführer und Finanzverwalter der Organisation und ist aktuell emeritierter Direktor. Er war Vorstandsmitglied und Vorsitzender der Kentucky Association for Gifted Education (KAGE) und hat die Abteilung für Beratung und Führung der National Association for Gifted Children (NAGC) geleitet. Dr. Amend ist in der Fachgruppe Evaluation der NAGC und der National Twice-exceptional Community of Practice aktiv. Er ist als Berater für das Davidson Institute for Talent Development tätig und Mitglied der American Psychological Association (APA), der APA-Abteilung 53 (Kinder- und Klinische Psychologie) und der Kentucky Psychological Association. Außerdem war er als Autor bei *Roeper Review,* einer Zeitschrift für Hochbegabtenförderung, tätig und verfasste Beiträge und Rezensionen für mehrere andere Fachzeitschriften zum Thema Hochbegabung.

Dr. Amend stammt aus Uniontown, Pennsylvania. Er studierte am Saint Vincent College in Latrobe, Pennsylvania, wo er mit Summa cum laude graduierte. Anschließend setzte er seine Ausbildung an der Wright State University School of Professional Psychology in Dayton, Ohio, fort, wo er unter der Leitung von Dr. James Webb arbeitete. Seine Fachausbildung absolvierte er am Northeastern Ohio Universities College of Medicine, wo er auch als Leitender Psychologe tätig war.

Nadia Webb, Psy. D., MPAP, ABPdN, ABN, ist approbierte Neuropsychologin und sowohl für die Arbeit mit Kindern als auch mit Erwachsenen zertifiziert. Sie ist spezialisiert auf neuropsychologische Beratung und hat eine Zulassung als verordnende Psychotherapeutin, darf also Medikamente verordnen. Dr. Webb hat an der Rutgers University studiert, promoviert und unterrichtet sowie ein postdoktorales Masterstudium in Psychopharmakologie abgeschlossen. Zuvor hat sie einen Master in Klinischer Psychologie (Schwerpunkt Familientherapie) am New College of California erworben. Sie ist außerdem staatlich geprüfte Ehe- und Familientherapeutin. In ihrer Privatpraxis arbeitet sie intensiv mit hochbegabten Kindern mit Lernstörungen, ausgeprägter asynchroner Entwicklung oder emotionalen Problemen.

Neben ihrer Dozententätigkeit an der Chicago School of Professional Psychology lehrte sie auch an der Fakultät der American School of Professional Psychology und der Rutgers University. Dr. Webb konzipierte berufsbegleitende Trainingsprogramme, entwarf organisationsübergreifende Koordinationssysteme und war Mitglied mehrerer nationaler und regionaler Gremien, die sich für die Bedürfnisse von Kindern einsetzen. Für ihre Arbeit wurde sie von der American Medical Association, dem Verteidigungsministerium und verschiedenen Persönlichkeiten ausgezeichnet.

Sie war Vorstandsmitglied bei SENG (Supporting Emotional Needs of the Gifted), Beraterin beim Davidson Institute for Talent Development, das mit außerordentlich hoch begabten jungen Menschen arbeitet, und ehrenamtliche geschäftsführende Direktorin des Instituts für Soziale und Angewandte Neurowissenschaft. Dr. Webb wurde mit dem Lifetime Achievement Award der Graduate School of Professional Psychology der Rutgers University und dem Heiser Award der American Psychological Association ausgezeichnet. Ihre Verdienste um die psychische Gesundheit von Kindern erhielten außerdem Anerkennung durch die Gouverneure von Arizona und Louisiana.

Jean Goerss, M.D. (Medical Doctor), ist Fachärztin für Pädiatrie. Ihre Fachausbildung zur Kinderärztin hat sie bei der Non-Profit-Organisation Mayo Clinic absolviert, wo sie auch Stipendiatin in Medizinischer Genetik war und epidemiologische Studien durchführte. Dr. Goerss hat an der University of Portland, Oregon, an der Loyola-Stritch School of Medicine in Maywood, Illinois, sowie an der University of Minnesota in Minneapolis studiert. Sie war als Assistenzärztin im Bereich Pädiatrie und Medizinische Genetik an der Mayo Clinic in Rochester, Minnesota, tätig.

Dr. Goerss ist Erstautorin medizinischer Fachartikel, in denen sie ihre Forschungsergebnisse vorstellt, und Kostipendiantin der Organisation Easter Seals. Außerdem ist sie Mitglied der Bildungsorganisationen Phi Kappa Phi und Delta Epsilon Sigma National Scholastic Honor Society.

Als Mutter zweier hochbegabter Söhne ist Dr. Goerss auch in der Hochbegabtenförderung aktiv. Sie war Mitglied einer Task-Force für Hochbegabtenbildung in Rochester, Minnesota, und Gründungsmitglied der Scottsdale Supporters of the Gifted in Scottsdale, Arizona. Zudem war sie an der Neugestaltung des Lehrplans für hochbegabte Schülerinnen und Schüler im Deer Valley (Arizona) Unified School District beteiligt.

Paul Beljan, Psy. D., ABPdN (American Board of Pediatric Neuropsychology), ist klinischer Neuropsychologe mit Privatpraxis in Phoenix, Arizona. Dr. Beljan hat an der Wright State University in Dayton, Ohio, promoviert. Zuvor hat er sein praktisches Jahr im Fachbereich Pädiatrische Psychologie und Pädiatrische Neuropsychologie am Child Development and Rehabilitation Center der Oregon Health Sciences University absolviert. Im Anschluss an die Promotion war er Stipendiat in Pädiatrischer Psychologie und Pädiatrischer Neuropsychologie an der Medizinischen Fakultät der Michigan State University. Der Facharzt ist Vorstandsmitglied des American Board of Pediatric Neuropsychology, für den er auch als Schatzmeister und Präsident fungiert hat.

Dr. Beljans Schwerpunkte sind Pädiatrische Neuropsychologie (Schädel-Hirn-Traumata), neurologische Entwicklungsstörungen infolge von Alkohol- und Drogenmissbrauch, Lernstörungen, Hochbegabung, Defizite der exekutiven Funktionen sowie Aufmerksamkeitsdefizitstörungen. Er hat Hochbegabtenförderprogramme und ein physioneurologisches Trainingsprogramm für Dyslexie, ADHS, leichte Schädel-Hirn-Traumata und asynchrone Entwicklung ins Leben gerufen.

Dr. Beljan ist Dozent für Pädiatrische Neuropsychologie an der Argosy School of Professional Psychology und lehrt Hochbegabten-Neuropsychologie an der Arizona State University. Er ist Mitglied des Redaktionsbeirats eines Newsletters über zweifach außergewöhnliche Kinder: *2e: Twice-Exceptional Newsletter*.

F. Richard „Rick" Olenchak, Ph. D., P.C., leitet aktuell die Abteilung Erziehungswissenschaften und ist Professor für Pädagogische Psychologie und Forschungsmethodik an der Purdue University. Zuvor war er als Associate Provost für Fakultätsentwicklung und -angelegenheiten sowie als Vorsitzender der Abteilung für Pädagogische Psychologie an der University of Houston sowie als Direktor der Pädagogischen Fakultät der University of Alabama tätig. Er hat an der University of Michigan, der Eastern Michigan University und der Arizona State University studiert und anschließend an der University of Connecticut in Pädagogischer Psychologie mit dem Schwerpunkt Hochbegabtenförderung promoviert. Im Anschluss daran hatte er eine Postdoktorandenstelle als Psychologe in einer geschlossenen psychiatrischen Einrichtung für Jugendliche inne. Vor seiner Arbeit an der Universität war er als Lehrer im regulären Schulbetrieb sowie in der Hochbegabtenförderung tätig, leitete ein Förderprogramm für Hochbegabte und war Schulleiter an zwei verschiedenen Einrichtungen.

Dr. Olenchak war Präsident der National Association for Gifted Children (NAGC), Präsident des International Future Problem Solving Program (FPSP), Präsident der Association for the Education of Gifted Underachieving Students (AEGUS) und Vorstandsmitglied von Supporting Emotional Needs of the Gifted (SENG). Er leitete verschiedene Netzwerke und Abteilungen der NAGC und der Texas Association for Gifted and Talented.

Dr. Olenchak hielt zahlreiche nationale und internationale Seminare und Forschungskolloquien, die sich mit den sozialen und emotionalen Aspekten von Hochbegabung befassen, und ist Autor oder Mitautor von über 100 Veröffentlichungen, die sich schwerpunktmäßig mit der Wechselbeziehung zwischen der kognitiven und der affektiven Seite hochbegabter und talentierter Individuen befassen. Sein aktueller Schwerpunkt liegt auf den sozialen und emotionalen Aspekten von Hochbegabung und Talententwicklung sowie dem Einfluss begleitender Störungen auf die Entwicklung der Begabungen und Talente junger Menschen. Da er sich sehr für zweifach außerordentliche Schüler interessiert, arbeitet Dr. Olenchak aktuell an einer Längsschnittuntersuchung über das Konstrukt „Hoffnung“ und seine Implikationen für die ganzheitliche Entwicklung dieser Schüler.

Marianne Kuzujanakis, M.D. (Medical Doctor), ist Fachärztin für Pädiatrie und Vorsitzende des Professional Advisory Committee von SENG (Supporting Emotional Needs of the Gifted). Ihr Studium absolvierte sie an der medizinischen Fakultät der Wright State University, die Facharztausbildung zur Kinderärztin dann an der University of Tennessee in Memphis und durchlief den praktischen Teil am LeBonheur Children's Medical Center, The Med Newborn Center und dem St. Jude Children's Research Hospital. Ihre medizinische Praxis übte sie als angestellte Krankenhausärztin, Klinikdirektorin und Kinderärztin in der Erstversorgung aus. Außerdem war sie Dozentin für die klinische Ausbildung an der Harvard Medical School und stellvertretende Leiterin eines regionalen pädiatrisch-klinischen Ausbildungsprogramms. Dr. Kuzujanakis erhielt ein Forschungsstipendium der Agency for Healthcare Research and Quality, das es ihr ermöglichte, die pädiatrische Gesundheitsversorgung im Rahmen einer gleichzeitigen Tätigkeit für die Harvard School of Public Health und das Boston Children's Hospital in Boston, Massachusetts, zu erforschen und dabei einen Master im Bereich Public Health zu erwerben. Sie war Direktorin von SENG und ist derzeit Mitglied des Beirats von Bright Not Broken: Lorna Wing Institute of America. Dr. Kuzujanakis ist Mitglied der American Academy of Pediatrics.

Parallel zur Entstehung dieses Buches und bereits mehrere Jahre zuvor unterrichtet sie ihren außerordentlich hoch begabten Sohn zu Hause. Seitdem hat sie viel über Hochbegabung und die Rolle der Fachpersonen, die mit hochbegabten Kindern arbeiten, geschrieben. Sie bloggt auf *Huffington Post* (http://www.huffingtonpost.com/marianne-kuzujanakis/) und ist Mitbegründerin der SENG-Initiative „Fehldiagnosen“ (http://sengifted.org/programs/seng-misdiagnosis-initiative).

Literaturverzeichnis

Aase, H. & Sagvolden, T. (2006). Infrequent, but not frequent, reinforcers produce more variable responding and deficient sustained attention in young children with attention-deficit/hyperactivity disorder (ADHD). *Journal of Child Psychology and Psychiatry, 47*(5), 457–471. https://doi.org/10.1111/j.1469-7610.2005.01468.x

Abela, J.R.Z. & Hankin, B.L. (Eds.). (2008). *Handbook of depression in children and adolescents.* New York: Guilford Press.

Achenbach, T.M. & Rescorla, L.A. (2001). *Child behavior checklist.* Burlington, VT: ASEBA.

Agrawal, A. & Lynskey, M.T. (2008). Are there genetic influences on addiction? Evidence from family, adoption and twin studies. *Addiction, 103*(7), 1069–1081. https://doi.org/10.1111/j.1360-0443.2008.02213.x

Agrawal, A., Verweij, K.J.H., Gillespie, N.A., Health, A.C., Lessov-Schlaggar, C.N., Martin, N.G., ... Lynskey, M.T. (2012). The genetics of addiction – a translational perspective. *Translational psychiatry, 2*(11), e140. https://doi.org/10.1038/tp.2012.129

Albert, R.S. (1971). Cognitive development and parental loss among the gifted, the exceptionally gifted and the creative. *Psychological Reports, 29*(1), 19–26. https://doi.org/10.2466/pr0.1971.29.1.19

Allen, S. (2001). *Vulgarians at the gate: Trash TV and raunch radio: Raising standards of popular culture.* New York: Prometheus.

Altaras-Dimitrijevic, A. (2012). A faceted eye on intellectual giftedness: Examining the personality of gifted students using FFM domains and facets. *Psihologija, 45*(3), 231–256. https://doi.org/10.2298/PSI1203231A

Altman, R. (1983). Social-emotional development of gifted children and adolescents: A research model. *Roeper Review, 6*(2), 65–68. https://doi.org/10.1080/02783198309552757

Amabile, T.M. (1983). *The social psychology of creativity.* New York: Springer-Verlag. https://doi.org/10.1007/978-1-4612-5533-8

Amend, E.R. (2003). *Misdiagnosis of Asperger's Disorder in gifted youth: An addendum to misdiagnoses and dual diagnoses of gifted children by James Webb.* Available from www.sengifted.org/articles_counseling/Amend_MisdiagnosisOfAspergersDisorder.pdf

Amend, E.R. & Beljan, P. (2009). The antecedents of misdiagnosis: When normal behaviors of gifted children are misinterpreted as pathological. *Gifted Education International, 25*(2), 131–143. https://doi.org/10.1177/026142940902500204

Amend, E.R. & Clouse, R.M. (2007). The role of physicians in the lives of gifted children. *Parenting for High Potential,* 6. https://www.questia.com/magazine/1P3-1454028921/the-role-of-physicians-in-the-lives-of-gifted-children

Amend, E.R., Schuler, P., Beaver-Gavin, K. & Beights, R. (2009). A unique challenge: sorting out the differences between giftedness and Asperger's Disorder. *Gifted Child Today, 32*(4), 57–63. https://doi.org/10.1177/107621750903200414

American Academy of Pediatrics. (2011). ADHD: Clinical Practice Guideline for the Diagnosis, Evaluation, and Treatment of Attention-Deficit/ Hyperactivity Disorder in Children and Adolescents. *Pediatrics, 128*(5), 1007–1022. http://pediatrics.aappublications.org/content/128/5/1007

American Psychiatric Association. (2003). *Diagnostisches und Statistisches Manual Psychischer Störungen: Textrevision. DSM-IV-TR* (Deutsche Bearbeitung und Einführung von H. Saß, H.-U. Wittchen, M. Zaudig und I. Houben). Göttingen: Hogrefe.

American Psychiatric Association. (2018). *Diagnostisches und Statistisches Manual Psychischer Störungen DSM-5®* (Deutsche Ausgabe herausgegeben von P. Falkai und H.-U. Wittchen). Göttingen: Hogrefe.

Anda, R.F., Whitfield, C.L., Felitti, V.J., Chapman, D., Edwards, V.J., Dube, S.R. & Williamson, D.F. (2002). Adverse childhood experiences, alcoholic parents, and later risk of alcoholism and depression. *Psychiatric Services, 53*(8), 1001–1009. https://doi.org/10.1176/appi.ps.53.8.1001

Andreasen, N.C. (2008). The relationship between creativity and mood disorders. *Dialogues in Clinical Neuroscience, 10*(2), 251–255.

Antshel, K.M., Faraone, S.V., Maglione, K., Doyle, A., Fried, R., Seidman, L. & Biederman, J. (2009). Is adult attention deficit hyperactivity disorder a valid diagnosis in the presence of high IQ? *Psychological Medicine, 39*(8), 1325–1335. https://doi.org/10.1017/S0033291708004959

Arcelus, J., Mitchell, A.J., Wales, J. & Nielsen, S. (2011). Mortality rates in patients with anorexia nervosa and other eating disorders: a meta-analysis of 36 studies. *Archives of General Psychiatry, 68*(7), 724–731. https://doi.org/10.1001/archgenpsychiatry.2011.74

Arnold, B., Easteal, P., Rice, S. & Easteal, S. (2010). It just doesn't ADD up: ADHD, the workplace, and discrimination. *Melbourne University Law Review, 34,* 359–391. Available from http://www.law.unimelb.edu.au/files/dmfile/34_2_1.pdf

Arseneault, L., Cannon, M., Poulton, R., Murray, R., Caspi, A. & Moffitt, T.E. (2002). Cannabis use in adolescence and risk for adult psychosis: longitudinal prospective study. *BMJ, 325*(7374), 1212–1213. https://doi.org/10.1136/bmj.325.7374.1212

Asperger, H. (1944). Die „Autistischen Psychopathen“ im Kindesalter. *Archiv für Psychiatrie und Nervenkrankheiten, 117*(1), 76–136. https://doi.org/10.1007/BF01837709

Assouline, S.G., Foley-Nicpon, M. & Whiteman, C. (2010). Cognitive and psychosocial characteristics of gifted students with learning disability. *Gifted Child Quarterly, 54,* 102–115, https://doi.org/10.1177/0016986209355974

Ballering, L.D. & Koch, A. (1984). Family relations when a child is gifted. *Gifted Child Quarterly, 28,* 140–143. https://doi.org/10.1177/001698628402800309

Barkley, R.A. (1990). *Attention-Deficit/Hyperactivity Disorder: A handbook for diagnosis and treatment.* New York: Guilford Press.

Barkley, R.A. (1997). *ADHD and the nature of self-control.* New York: Guilford Press.

Barkley, R.A. (2006). *Attention-Deficit Hyperactivity Disorder: A handbook for diagnosis and treatment* (3rd ed.). New York: Guilford Press.

Barthes, R. (1975). *The pleasure of the text.* New York: Macmillan.

Baron-Cohen, S., Jaffa, T., Davies, S., Auyeung, B., Allison, C. & Wheelwright, S. (2013). Do girls with anorexia nervosa have elevated autistic traits? *Molecular Autism, 4*(24). https://doi.org/10.1186/2040-2392-4-24

Bates, T.C. & Rock, A. (2004). Personality and information processing speed: independent influences on intelligent performance. *Intelligence, 32*(1), 32–46. https://doi.org/10.1016/j.intell.2003.08.002

Batty, G.D., Deary, I.J., Schoon, I., Emslie, C., Hunt, K. & Gale, C.R. (2008). Childhood mental ability and adult alcohol intake and alcohol problems: The 1970 British cohort study. *American Journal of Public Health, 98*(12), 2237–2243. https://doi.org/10.2105/AJPH.2007.109488

Batty, G.D., Deary, I.J. & Macintyre, S. (2006). Childhood IQ and life course socioeconomic position in relation to alcohol induced hangovers in adulthood: the Aberdeen children of the 1950s study. *Journal of Epidemiology and Community Health, 60,* 872–874. https://doi.org/10.1136/jech.2005.045039

Baum, S.M. & Olenchak, F.R. (2002). The alphabet children: GT, ADHD, and more. *Exceptionality, 10*(2), 77–91. https://doi.org/10.1207/S15327035EX1002_3

Baum, S.M., Olenchak, F.R. & Owen, S. V. (1998). Gifted students with attention deficits: Fact and/or fiction? Or, can we see the forest for the trees? *Gifted Child Quarterly, 42,* 96–104. https://doi.org/10.1177/001698629804200204

Bechara, A., Tranel, D. & Damasio, A.R. (2000). Poor judgment in spite of high intellect: Neurological evidence for emotional intelligence. In R. Bar-On & J.D.A. Parker (Eds.), *The handbook of emotional intelligence: Theory, development, assessment, and application at home, school, and in the workplace* (pp. 192–214). San Francisco: Jossey-Bass.

Beck, A.T. (1967). *Depression: Clinical, experimental, and theoretical aspects.* New York: Hoeber.

Begin, J. & Gagné, F. (1994). Predictors of a general attitude toward gifted education. *Journal for the Education of the Gifted, 18*(1), 74–86. https://doi.org/10.1177/016235329401800106

Beljan, P. (2011). Misdiagnosis of culturally diverse students. In J.A. Castellano & A. Frazier (Eds.), *Special populations in gifted education: Understanding our most able students from diverse backgrounds* (pp. 317–332). Waco, TX: Prufrock Press.

Benbow, C.P. (1985). Intellectually gifted students also suffer from immune disorders. *Behavioral and Brain Sciences, 8*(3), 442–442. https://doi.org/10.1017/S0140525X00001059

Benbow, C.P. (1986). Physiological correlates of extreme intellectual precocity. *Neuropsychologia, 24*(5), 719–725. https://doi.org/10.1016/0028-3932(86)90011-4

Benton, S.A. (2010). *Understanding the high-functioning alcoholic: Breaking the cycle and finding hope.* Lanham, MD: Rowman and Littlefield.

Bioulac, S., Arfi, L. & Bouvard, M.P. (2008). Attention deficit/hyperactivity disorder and video games: A comparative study of hyperactive and control children. *European Psychiatry, 23*(2), 134–141. https://doi.org/10.1016/j.eurpsy.2007.11.002

Bischoff, S., Barbara, G., Buurman, W., Ockhuizen, T., Schulzke, J.D., Serino, M., ... Wells, J.M. (2014). Intestinal permeability – a new target for disease prevention and therapy. *BMC gastroenterology, 14*(1), 1. https://doi.org/10.1186/s12876-014-0189-7

Blaivas, A.J. (2004). Natural short sleeper. In National Library of Medicine (Ed.), *Medical encyclopedia.* Available from https://ww.nlm.nih.gov/medlineplus/print/ency/article/000804.htm

Blanz, B.J., Detzner, U., Lay, B., Rose, F. & Schmidt, M.H. (1997). The intellectual functioning of adolescents with anorexia nervosa and bulimia nervosa. *European Child and Adolescent Psychiatry, 6*(3), 129–135. https://doi.org/10.1007/BF00538984

Bloom, B.S. (1985). *Developing talent in young people.* New York: Ballantine.

Borcherding, B., Thompson, K., Kruesi, M.J.P., Bartko, J., Rapoport, J.L. & Weingartner, H. (1988). Automatic and effortful processing in Attention-Deficit/ Hyperactivity Disorder. *Journal of Abnormal Child Psychology, 16*(3), 333–345. https://doi.org/10.1007/BF00913804

Borland, C.M. & Gross, M.U. (2007). Counseling highly gifted children and adolescents. In S. Mendaglio & J.S. Peterson (Eds.), *Models of counseling gifted children, adolescents, and young adults* (pp. 153–197). Waco, TX: Prufrock Press.

Bouchet, N. & Falk, R.F. (2001). The relationship among giftedness, gender, and overexcitability. *Gifted Child Quarterly, 45*(4), 260–267. https://doi.org/10.1177/001698620104500404

Bourgeois, F.T., Jeong, M.K. & Mandl, K.D. (2014). Premarket safety and efficacy studies for ADHD medications in children. *PLOS ONE, 9*(7), e102249. https://doi.org/10.1371/journal.pone.0102249

Brassett-Harknett, A. & Butler, N. (2007). Attention-deficit hyperactivity disorder: An overview of the etiology and a review of the literature relating to the correlates and life course outcomes for men and women. *Clinical Psychology Review, 27*(2), 188–210. https://doi.org/10.1016/j.cpr.2005.06.001

Brazelton, T.B. (1982). Joint regulation of neonate-parent behavior. In E.Z. Tronick (Ed.), *Social interchange in infancy. Affect, cognition, and communication* (pp. 7–23). Baltimore: University Park Press.

Brink, R.E. (1982). The gifted preschool child. *Pediatric Nursing, 8*(5), 299–302.

Brody, L.E. & Benbow, C.P. (1986). Social and emotional adjustment of adolescents extremely talented in verbal or mathematical reasoning. *Journal of Youth and Adolescence, 15*(1), 1–18. https://doi.org/10.1007/BF02140780

Brody, L.E. & Mills, C.J. (1997). Gifted children with learning disabilities: A review of the literature. *Journal of Learning Disabilities, 30*(3), 282–286. https://doi.org/10.1177/002221949703000304

Brown, M.B. (2000). Diagnosis and treatment of children and adolescents with Attention-Deficit/Hyperactivity Disorder. *Journal of Counseling and Development, 78*(2), 195–203. https://doi.org/10.1002/j.1556-6676.2000.tb02578.x

Brown, S.W. & Yakimowski, M.E. (1987). Intelligence scores of gifted students on the WISC-R. *Gifted Child Quarterly, 31*(3), 130–134. https://doi.org/10.1177/001698628703100308

Brown, T.E. (2005). *Attention deficit disorder: The unfocused mind in children and adults.* New Haven, CT: Yale University Press.

Bryant, S.M. (2005). Attention Deficit Hyperactivity Disorder (ADHD) and Ethnicity: A literature review. *McNair Scholars Journal, 9*(1), Article 5.

Bullock, J.R. (1992). Children without friends: Who are they and how can teachers help? *Childhood Education, 69*(2), 92–96. https://doi.org/10.1080/00094056.1992.10520898

Burrus, J.D. & Kaenzig, L. (1999). Introversion: The often forgotten factor impacting the gifted. *Virginia Association for the Gifted Newsletter, 21*(1).

Cain, S. (2013). *Quiet: The power of introverts in a world that can't stop talking.* New York, NY: Broadway Books.

Callinan, S., Theiler, S. & Cunningham, E. (2015). Identifying learning disabilities through a cognitive deficit framework: Can verbal memory deficits explain similarities between learning disabled and low achieving students? *Journal of Learning Disabilities, 48*(3), 271–280. https://doi.org/10.1177/0022219413497587

Campbell, A.W. (2014). Autoimmunity and the gut. *Autoimmune Disorders, 2014*, 1–12. https://doi.org/10.1155/2014/152428

Campbell, J.M. (2005). Diagnostic assessment of Asperger's Disorder: A review of five third-party rating scales. *Journal of Autism and Developmental Disorders, 35*(1), 25–35. https://doi.org/10.1007/s10803-004-1028-4

Camus, A. (1991). *The myth of Sisyphus, and other essays* (reprint ed.). New York: Vintage.

Carlson, G.A., Jensen, P.S. & Nottelmann, E.D. (Eds.). (1998). Special issue: Current issues in childhood bipolarity. *Journal of Affective Disorders, 51*(2), 77–80.

Carter, C.S. (2014). Oxytocin pathways and the evolution of human behavior. *Annual Review of Psychology, 65*, 17–39. https://doi.org/10.1146/annurev-psych-010213-115110

Casadio, P., Fernandes, C., Murray, R.M. & Di Forti, M. (2011). Cannabis use in young people: the risk for schizophrenia. *Neuroscience & Biobehavioral Reviews, 35*(8), 1779–1787. https://doi.org/10.1016/j.neubiorev.2011.04.007

Chandler, S., Carcani-Rathwell, I., Charman, T., Pickles, A., Loucas, T., Meldrum, D., Simonoff, E., Sullivan, P. & Baird, G. (2013). Parent-reported gastro-intestinal symptoms in children with autism spectrum disorders. *Journal of Autism Developmental Disorders, 43*(12), 2737–2747. https://doi.org/10.1007/s10803-013-1768-0

Chastain, G. (2006). Alcohol, neurotransmitter systems, and behavior. *The Journal of General Psychology, 133*(4), 329–335. https://doi.org/10.3200/GENP.133.4.329-335

Chervin, R.D., Dillon, J.E., Bassetti, C., Ganoczy, D.A. & Pituch, K.J. (1997). Symptoms of sleep disorders, inattention, and hyperactivity in children. *Sleep, 20*(12), 1185–1192. https://doi.org/10.1093/sleep/20.12.1185

Christian, L.M., Galley, J.D., Hade, E.M., Schoppe-Sullivan, S., Kamp-Dush, C. & Bailey, M.T. (2015). Gut microbiome composition is associated with temperament during early childhood. *Brain, Behavior, and Immunity, 45*, 118–127. https://doi.org/10.1016/j.bbi.2014.10.018

Christophersen, E.R. & Mortweet, S.L. (2001). *Treatments that work with children: Empirically supported strategies for managing childhood problems.* Washington, DC: American Psychological Association.

Cillessen, A.H.N. (1992, August). *Children's Problems Caused by Consistent Rejection in Early Elementary School.* Paper presented at the 99th Annual Convention of the American Psychological Association, Washington, DC.

Clark, B. (2012). *Growing up gifted. Developing the potential of children at home and school* (8th ed.). New York: Pearson.

Clarke, J. & Haughton, H. (1975). Study of intellectual impairment and recovery rates in heavy drinkers in Ireland. *British Journal of Psychiatry, 126*, 178–184. https://doi.org/10.1192/bjp.126.2.178

Coccaro, E., Fanning, J.R., Phan, K.L. & Lee, R. (2015). Serotonin and impulsive aggression. *CNS spectrums, 20*(3), 295–302. Available from http://onlinedigeditions.com/article/Serotonin+And+Impulsive+Aggression/2020264/0/article.html

Cohn, S.J. (2002). Gifted students who are gay, lesbian, or bisexual. In M. Neihart, S.M. Reis, N.M. Robinson & S.M. Moon (Eds.), *The social and emotional development of gifted children: What do we know?* (pp. 145–153). Waco, TX: Prufrock Press.

Colangelo, N. & Brower, P. (1987). Labeling gifted youngsters: Long-term impact on families. *Gifted Child Quarterly, 31*(2), 75–78. https://doi.org/10.1177/001698628703100206

Colangelo, N. & Fleuridas, C. (1986). The abdication of childhood: Special issue: Counseling the gifted and talented. *Journal of Counseling and Development, 64*(9), 561–563. https://doi.org/10.1002/j.1556-6676.1986.tb01203.x

Coleman, D. (1980). 1528 little geniuses and how they grew. *Psychology Today, 13*(9), 28–43.

Coleman, L.J. & Cross, T.L. (2014). Is being gifted a social handicap? *Journal for the Education of the Gifted, 37*(1), 5–17. https://doi.org/10.1177/0162353214521486

Colten, H.R. & Altevogt, M. (Eds.). (2006). *Sleep disorders and sleep deprivation: An unmet public health problem.* Washington, DC.: National Academies Press.

Conelea, C.A., Carter, A.C. & Freeman, J.B. (2014). Sensory over-responsivity in a sample of children seeking treatment for anxiety. *Journal of developmental and behavioral pediatrics, 35*(8), 510–521. https://doi.org/10.1097/DBP.0000000000000092

Corkum, P., Tannock, R. & Moldofsky, H. (1998). Sleep disturbances in children with Attention-Deficit/Hyperactivity Disorder. *Journal of the American Academy of Child and Adolescent Psychiatry, 37*(6), 637–646. https://doi.org/10.1097/00004583-199806000-00014

Coury, D.L., Ashwood, P., Fasano, A., Fuchs, G., Geraghty, M., Kaul, A., ... Jones, N.E. (2012). Gastrointestinal conditions in children with autism spectrum disorder: developing a research agenda. *Pediatrics, 130*(2), 160–168. http://pediatrics.aappublications.org/content/pediatrics/130/Supplement_2/S160.full.pdf

Cox, C.M. (1926). *Genetic studies of genius II: The early mental traits of three hundred geniuses.* Stanford, CA: Stanford University Press.

Cramond, B. (1995). *The coincidence of Attention-Deficit/Hyperactivity Disorder and creativity* (RBDM 9508). Storrs, CT: University of Connecticut, The National Research Center on the Gifted and Talented.

Cronbach, L. (1970). *Essentials of psychological testing.* New York: Harper & Row.

Cross, T.L. (2001). *On the social and emotional lives of gifted children.* Waco, TX: Prufrock Press.

Cross, T.L. (2004). The rage of gifted students. In T. Cross (Ed.), *On the social and emotional lives of gifted children: Issues and factors in their psychological development* (2nd ed., pp. 109–114). Waco, TX: Prufrock Press.

Cross, T.L., Gust-Brey, K. & Ball, P.B. (2002). A psychological autopsy of the suicide of an academically gifted student: Researchers' and parents' perspectives. *Gifted Child Quarterly, 4,* 247–264. https://doi.org/10.1177/001698620204600402

Cryan, J.F. & Dinan, T.G. (2012). Mind-altering microorganisms: The impact of the gut microbiotica on brain and behavior. *Nature Reviews Neuroscience, 13,* 701–712. https://doi.org/10.1038/nrn3346

Csikszentmihalyi, M. (2007). *Kreativität: Wie Sie das Unmögliche schaffen und Ihre Grenzen überwinden* [Originalausgabe: Creativity: Flow and the Psychology of Discovery and Invention, 1996]. Stuttgart: Klett-Cotta.

Csikszentmihalyi, M. (2010). *Flow: Das Geheimnis des Glücks* [Originalausgabe: Flow: The Psychology of Optimal Experience, 1990] (12. Aufl.). Stuttgart: Klett-Cotta.

Cusick, M.F., Libbey, J.F. & Fujinami, R.S. (2012). Molecular mimicry as a mechanism of autoimmune disease. *Clinical reviews in allergy & immunology, 42*(1), 102–111. https://doi.org/10.1007/s12016-011-8294-7

Dahl, R.E. (1996). The regulation of sleep and arousal: Development and psychopathology. *Development and Psychopathology, 8*(1), 3–27. https://doi.org/10.1017/S0954579400006945

Daily, P. J. und Gomez, J. (Hrsg.). (1979). *Anorexia nervosa.* London: Heinemann.

Daniels, S. & Piechowski, M.M. (2008). *Living with intensity: Understanding the sensitivity, excitability, and emotional development of gifted children, adolescents, and adults.* Scottsdale, AZ: Great Potential Press.

Darling, K. & Wise, B. (2015, July). *Unclipping their wings: How to free gifted children from having to compensate for sensory issues, pragmatic deficits, and an overactive immune system.* Presented at Supporting Emotional Needs of Gifted Conference, Denver.

Dauber, S.L. & Benbow, C.P. (1990). Aspects of personality and peer relations of extremely talented adolescents. *Gifted Child Quarterly, 34*(1), 10–14. https://doi.org/10.1177/001698629003400103

Davidson, J., Davidson, B. & Vanderkam, L. (2004). *Genius denied: How to stop wasting our brightest young minds.* New York: Simon & Schuster.

Davis, J.L. (2010). *Bright, talented, and black: A guide for families of African American learners.* Scottsdale, AZ: Great Potential Press.

Day, P. & Gale, S. (2004). *Edgar Cayce on the Indigo Children: Understanding psychic children.* Virginia Beach, VA: A.R.E. Press.

Delisle, J.R. (1986). Death with honors: Suicide among gifted adolescents. *Journal of Counseling and Development, 64*(9), 558–560. https://doi.org/10.1002/j.1556-6676.1986.tb01202.x

Delisle, J.R. (1999). *Once upon a mind: The stories and scholars of gifted education.* Belmont, CA: Wadsworth.

Delisle, J.R. (2014). *Dumbing down America: The war on our nation's brightest minds (and what we can do to fight back).* Waco, TX: Prufrock Press.

Delisle, J.R. (2015, February). *Shock and Awe: Mass Murderers among Gifted Youth.* Presented at the Annual Conference of the Illinois Association for Gifted Children, Naperville, IL.

DeVries, A.R. & Webb, J.T. (2006). *Gifted parent groups: The SENG model* (2nd ed.). Scottsdale, AZ: Great Potential Press.

Diaz-Asper, C.M., Schretlen, D.J. & Pearlson, G.D. (2004). How well does IQ predict neuropsychological test performance in normal adults? *Journal of the International Neuropsychological Society, 10*(1), 82–90.

Dilling, H., Mombour, W. & Schmidt, M.H. (Hrsg.). (2015). *Internationale Klassifikation psychischer Störungen: ICD-10 Kapitel V (F) Klinisch-diagnostische Leitlinien* (10. überarb. Auflage, unter Berücksichtigung der Änderungen entsprechend ICD-10-GM 2015). Bern: Hogrefe Verlag.

Dionne-Dostie, E., Paquette, N., Lassonde, M. & Gallagher, A. (2015). Multisensory integration and child neurodevelopment. *Brain Sciences, 5*(1), 32–57. https://doi.org/10.3390/brainsci5010032

Dobbins, M. (2007). Nonverbal learning disabilities and sensory processing disorders. *Psychiatric times, 24*(9), 14–14.

Dodrill, C.B. (1997). Myths of neuropsychology. *The Clinical Neuropsychologist, 11*(1), 1–17. https://doi.org/10.1080/13854049708407025

Donaldson, Z.R. & Young, L.J. (2008). Oxytocin, vasopressin, and the neurogenetics of sociality. *Science, 322*(5903), 900–904. https://doi.org/10.1126/science.1158668

Doyle, A.E. (2006). Executive functions in attention deficit/hyperactivity disorder. *The Journal of Clinical Psychiatry, 67*(8), 21–26.

Douglas, V.I. & Parry, P.A. (1994). Effects of reward and nonreward on frustration and attention in Attention-Deficit Disorder. *Journal of Abnormal Child Psychology, 22*, 281–302. https://doi.org/10.1007/BF02168075

Dudova, I., Kocourkova, J. & Koutek, J. (2015). Early-onset anorexia nervosa in girls with Asperger Syndrome. *Neuropsychiatric Disease Treatment, 11,* 1639–1643. https://doi.org/10.2147/NDT.S83831

Dweck, C. (2007). *Mindset: The new psychology of success.* New York: Ballantine.

Egeland, J.A. & Hostetter, A.M. (1983). Amish study: I. *Affective disorders among the Amish*, 1976–1980. *American Journal of Psychiatry, 140*(1), 56–61.

Eide, B. & Eide, F. (2009). *Understanding gifted children: „Brains on fire."* Edmonds, WA: Eide Neurolearning.

Eide, B. & Eide, F. (2011). *The dyslexic advantage: Unlocking the hidden potential of the dyslexic brain.* New York: Plume.

Erickson, L. (2011a). *Perfectionism: From the Inside Out or the Outside In?* Available from http://talentdevelop.com/articlelive/articles/1163/1/Perfectionism—From-the-inside-out-or-the-outside-in/Page1.html

Erickson, L. (2011b). *Coming Out Gifted*. Available from http://talentdevelop.com/articlelive/articles/1144/1/Coming-out-Gifted/Page1.html

Ericsson, K.A., Krampe, R.T. & Tesch-Romer, C. (1993). The role of deliberate practice in the acquisition of expert performance. *Psychological Review, 100*(3), 363–406. https://doi.org/10.1037/0033-295X.100.3.363

Ersche, K.D., Turton, A.L., Pradham, S., Bullmore, E.T. & Robbins, T.W. (2010). Drug addiction endopheno types: Impulsive versus sensation-seeking personality types. *Biological Psychiatry, 68*(8), 770–773. https://doi.org/10.1016/j.biopsych.2010.06.015

Farley, F. (1991). The type T personality. In L.P Lipsett & L.L Mitnick (Eds.), *Selfregulatory behavior and risk taking: Causes and consequences* (pp. 371–382). Norwood, NJ: Ablex.

Fasano, A., Sapone, A., Zevallos, V.F. & Schuppan, D. (2015). Non-celiac gluten sensitivity. *Gastroenterology, 148*(6), 1195–1204. https://doi.org/10.1053/j.gastro.2014.12.049

Feifer, S. & DeFina, P. (2005). *The Neuropsychology of Mathematics: Diagnosis and Intervention.* Middletown, MD: School Neuropsych Press, LLC.

Ferri, M., Amato, L. & Davoli, M. (2006). Alcoholics Anonymous and other 12-step programmes for alcohol dependence. *Cochrane Database of Systematic Reviews*, (*3*), CD005032.

Fichten, C.S., Libman, E., Creti, L., Bailes, S. & Sabourin, S. (2004). Long sleepers sleep more and short sleepers sleep less: A comparison of older adults who sleep well. *Behavioral Sleep Medicine, 2*(1), 2–23. https://doi.org/10.1207/s15402010bsm0201_2

Fiedler, E.D. (2015). *Gifted adults: Uniqueness and belongingness across the lifespan.* Tucson, AZ: Great Potential Press.

Findling, R.L., Kowatch, R.A. & Post, R.M. (2002). *Pediatric Bipolar Disorder*. New York: CRC Press.

Fine, J.G., Semrud-Clikeman, M., Bledsoe, J. & Hasson, R. (2010). Meta-analysis of the NVLD empirical literature: Scientific rigor of extant research. *Clinical Neuropsychologist, 24*(5), 929–929.

Fine, J.G., Semrud-Clikeman, M., Bledsoe, J.C. & Musielak, K.A. (2013). A critical review of the literature on NLD as a developmental disorder. *Child Neuropsychology, 19*(2), 190–223. https://doi.org/10.1080/09297049.2011.648923

Foley-Nicpon, M., Allmon, A., Sieck, B. & Stinson, R.D. (2011). Empirical investigation of twice-exceptionality: Where have we been and where are we going? *Gifted Child Quarterly, 55*, 3–17. https://doi.org/10.1177/0016986210382575

Foley-Nicpon, M., Assouline, S.G. & Colangelo, N. (2013). Twice-Exceptional Learners: Who Needs to Know What? *Gifted Child Quarterly, 57*(3), 169–180. https://doi.org/10.1177/0016986213490021

Ford, D.Y. (2011). *Multicultural gifted education* (2nd ed.). Waco, TX: Prufrock Press.

Ford, D.Y., Moore, J.L. & Whiting, G.W. (2006). Eliminating deficit orientations: Creating classrooms and curriculums for gifted students from diverse cultural backgrounds. In M.G. Constantine & D.W. Sue (Eds.), *Addressing racism: Facilitating cultural competence in mental health and educational settings* (pp. 173–193). Hoboken, NJ: Wiley.

Fornia, G.L. & Frame, M.W. (2001). The social and emotional needs of gifted children: Implications for family counseling. *The Family Journal, 9*(4), 384–390. https://doi.org/10.1177/1066480701094005

Forrest, B.J. (2004). The utility of math difficulties, internalized psychopathology, and visual-spatial deficits to identify children with the nonverbal learning disability syndrome: evidence for a visual-spatial disability. *Child Neuropsychology, 10*(2), 129–146. https://doi.org/10.1080/09297040490911131

Fox, L.H. (1976). Identification and program planning: Models and methods. In D.P. Keating (Ed.), *Intellectual talent: Research and development* (pp. 32–54). Baltimore: Johns Hopkins University Press.

Fox, L.J., Brody, L. & Tobin, D. (1983). *Learning-disabled/gifted children: Identification and programming*. Baltimore: University Park Press.

Frances, A. (2013). *Saving Normal: An Insider's Revolt Against Out-of-Control Psychiatric Diagnosis, DSM-5, Big Pharma, and the Medicalization of Ordinary Life*. New York: Morrow.

Frances, A. (2016). *Keith Conners, father of ADHD, regrets its current misuse*. Available from http://www.huffingtonpost.com/allen-frances/keith-conners-father-of-adh- d_b_9558252.html

Frankl, V.E. (1963). *Man's search for meaning: An introduction to logotherapy*. Boston: Beacon Press.

Freed, J. & Parsons, L. (1997). *Right-brained children in a left-brained world: Unlocking the potential of your ADD child*. New York: Simon & Schuster.

Freeman, J. (2008). *The emotional development of the gifted and talented, Conference proceedings. Gifted and Talented Provision*. London: Optimus Educational. Available from http://joanfreeman.com/pdf/free_emotionaldevelopment.pdf

Fuchs, D. & Fuchs, L.S. (2006). Introduction to response to intervention: What, why, and how valid is it? *Reading Research Quarterly, 41*(1), 93–99. https://doi.org/10.1598/RRQ.41.1.4

Fuchs, D., Mock, D., Morgan, P.L. & Young, C.L. (2003). Responsiveness-to- intervention: Definitions, evidence, and implications for the learning disabilities construct. *Learning Disabilities Research & Practice, 18*(3), 157–171. https://doi.org/10.1111/1540-5826.00072

Fulton, B.D., Schefler, R.M. & Hinshaw, S.P. (2015). State Variation in Increased ADHD Prevalence: Links to NCLB School Accountability and State Medication Laws. *Psychiatric Services, 66*(10), 1074–1082. https://doi.org/10.1176/appi.ps.201400145

Gagné, F. (1991). Toward a differentiated model of giftedness and talent. In N. Colangelo & G.A. Davis (Eds.), *Handbook of gifted education* (pp. 65–80). Boston: Allyn & Bacon.

Gallagher, J. & Harradine, C.C. (1997). Gifted students in the classroom. *Roeper Review, 19*(3), 132–136.

Gallagher, S.A. (1990). Personality patterns on the gifted. *Understanding Our Gifted, 3*, 11–13.

Gardner, H. (1983). *Frames of mind: The theory of multiple intelligences*. New York: Basic Books.

Gardynik, U.M. & McDonald, L. (2005). Implications of risk and resilience in the life of the individual who is gifted/learning disabled. *Roeper Review, 27*(4), 206–214. https://doi.org/10.1080/02783190509554320

Garfield, C.F., Dorsey, E.R., Zhu, S., Huskamp, H.A., Conti, R., Dusetzina, S.B., Higashi, A., Perrin, J.M., Kornfield, R. & Alexander, G.C. (2012). *Trends in attention deficit hyperactivity disorder ambulatory diagnosis and medical treatment in the United States*, 2000–2010. *Academic Pediatrics, 12*(2), 110–116.

Garnett, M.S. & Attwood, A.J. (1998). The Australian scale for Asperger's Syndrome. In T. Attwood (Ed.), *Asperger's syndrome: A guide for parents and professionals* (pp. 17–19). London: Jessica Kingsley.

Garnier-Dykstra, L.M., Caldeira, K.M., Vincent, K.B., O'Grady, K.E. & Arria, A.M. (2012). Nonmedical use of prescription stimulants during college: Four-year trends in exposure opportunity, use, motives, and sources. *Journal of American College Health, 60*(3), 226–234. https://doi.org/10.1080/07448481.2011.589876

Garrison, C.Z., Addy, C.L., Jackson, K.L., McKeown, R.E. & Waller, J.L. (1992). Major depressive disorder and dysthymia in young adolescents. *American Journal of Epidemiology, 135*(7), 792–802. https://doi.org/10.1093/oxfordjournals.aje.a116366

Geake, J.G. (2000). *Gifted education: Why all the fuss? An evolutionary speculation.* Paper presented April 14, 2000, Department of Learning and Educational Development, The University of Melbourne.

Geake, J.G. (2004a, May). *Intellectual envy of academically gifted students.* Plenary address, Biennial Wallace National Research Symposium on Talent Development, University of Iowa.

Geake, J.G. (2004b). *Persönliche Mitteilung.*

Geake, J.G. & Gross, M.U. (2008). Teachers' negative affect toward academically gifted students. An evolutionary psychological study. *Gifted Child Quarterly, 52*(3), 217–231. https://doi.org/10.1177/0016986208319704

Geddes, K.A. (2011). Academic Dishonesty among Gifted and High-Achieving Students. *Gifted Child Today, 34*(2), 50–56. https://doi.org/10.1177/107621751103400214

Geiger, A., Achermann, P. & Jenni, O.G. (2010). Association between sleep duration and intelligence scores in healthy children. *Developmental Psychology, 46*(4), 949–954. https://doi.org/10.1037/a0019679

Geller, B. (1995). Complex and rapid cycling in Bipolar children and adolescents: A preliminary study. *Journal of Affective Disorders, 34*, 259–268. https://doi.org/10.1016/0165-0327(95)00023-G

Geller, B. & Luby, J. (1997). Child and adolescent Bipolar Disorder: A review of the past 10 years. *Journal of the American Academy of Child and Adolescent Psychiatry, 36*(9), 1168–1176. https://doi.org/10.1097/00004583-199709000-00008

Gere, D.R., Capps, S.C., Mitchell, D.W. & Grubbs, E. (2009). Sensory sensitivities of gifted children. *American Journal of Occupational Therapy, 64*(3), 288–295. https://doi.org/10.5014/ajot.63.3.288

Germolec, D., Kono, D.H., Pfau, J.C. & Pollard, K.M. (2012). Animal models used to examine the role of the environment in the development of autoimmune disease: findings from an NIEHS Expert Panel Workshop. *Journal of autoimmunity, 39*(4), 285–293. https://doi.org/10.1016/j.jaut.2012.05.020

Geshwin, N. & Galaburda, A.M. (1987). *Cerebral lateralization.* Cambridge, MA: MIT Press.

Gesundheit, B., Rosenzweig, J.P., Naor, D., Lerer, B., Zachor, D.A., Prochazka, V., ... Hwang, P. (2013). Immunological and autoimmune considerations of autism spectrum disorders. *Journal of autoimmunity, 44*, 1–7. Available from http://www.preventmiscarriage.com/documents/immunological-considerations.pdf

Ghodse, A.H. (1999). Dramatic increase in methylphenidate consumption. *Current Opinion in Psychiatry, 12*(3), 265–268. https://doi.org/10.1097/00001504-199905000-00001

Gignac, G.E., Stough, C. & Loukomitis, S. (2004). Openness, intelligence, and self-report intelligence. *Intelligence, 32*(2), 133–143. https://doi.org/10.1016/j.intell.2003.10.005

Gilliam, J.E. (2001). *Gilliam Asperger's Disorder Scale*. Austin, TX: PRO-ED.

Gilman, B.J. (2008). *Academic advocacy for gifted children: A parent's complete guide*. Scottsdale, AZ: Great Potential Press.

Gilman, B.J., Lovecky, D.V., Kearney, K., Peters, D.B., Wasserman, J.D., Silverman, L.K., ... Rimm, S.B. (2013). Critical Issues in the Identification of Gifted Students with Co-Existing Disabilities. *SAGE Open Space, 3*(3), 1–16. http://sgo.sagepub.com/content/3/3/2158244013505855.full-text.pdf+html

Gladwell, M. (2008). *Outliers: The story of success*. New York: Back Bay Books.

Gnaulati, E. (2013). *Back to normal: Why ordinary childhood behavior is mistaken for ADHD, bipolar disorder, and autism spectrum disorder*. Boston: Beacon Press.

Goertzel, V., Goertzel, M.G., Goertzel, T.G. & Hansen, A.M.W. (2004). *Cradles of eminence: Childhoods of more than 700 famous men and women*. Scottsdale, AZ: Great Potential Press.

Goldberg, E. (1994). Cognitive novelty. *Neurosciences, 6*, 371–378.

Goldberg, E. (2001). *The executive brain: Frontal lobes and the civilized mind*. New York: Oxford University Press.

Goldin, G.A. (2004). Problem solving heuristics, affect, and discrete mathematics. *ZDM, 36*(2), 56–60.

Goldstein, L.H. & McNeil, J.E. (2004). *Clinical neuropsychology: A practical guide to assessment and management for clinicians*. Hoboken, NJ: Wiley-Blackwell.

Goldstein, S. & Naglieri, J.A. (2012). *Autism Spectrum Rating Scales (ASRS)*. Los Angeles, CA: Western Psychological Services.

Goldstein, S., Naglieri, J.A. & Ozonoff, S. (2009). *Assessment of autism spectrum disorders*. New York: Guilford.

Gorrindo, P., Williams, K.C., Lee, E.B., Walker, L.S., McGrew, S.G. & Levitt, P. (2012). Gastrointestinal dysfunction in autism: parental report, clinical evaluation, and associated factors. *Autism Research, 5*, 101–108. https://doi.org/10.1002/aur.237

Grandin, T. (1996). *Thinking in pictures: My life with autism*. New York: Vintage Press.

Grant, D.A. & Van Dongen, H.P. (2013). Individual differences in sleep duration and responses to sleep loss. In P. Shaw, M. Tafti & M. Thorpy (Eds.), *The Genetic Basis of Sleep and Sleep Disorders* (pp. 189–196). New York: Cambridge University Press.

Grantham, T.C. (2012). Eminence-focused gifted education: Concerns about forward movement void of an equity vision. *Gifted Child Quarterly, 56*(4), 215–220. https://doi.org/10.1177/0016986212456074

Green, P. & Josey, F. (2002). The use of an earplug to increase speech comprehension in a subgroup of children with learning disabilities: An experimental treatment. *Applied Neuropsychology, 9*(1), 13–22. https://doi.org/10.1207/S15324826AN0901_3

Grobman, J. (2009). A psychodynamic psychotherapy approach to the emotional problems of exceptionally and profoundly gifted adolescents and adults: A Psychiatrist's experience. *Journal for the Education of the Gifted, 33*(1), 106–125. https://doi.org/10.1177/016235320903300105

Groesz, L.M., Levine, M.P. & Murnen, S.K. (2002). The effect of experimental presentation of thin media images on body satisfaction: A meta-analytic review. *International Journal of Eating Disorders, 31*(1), 1–16. https://doi.org/10.1002/eat.10005

Gross, M.U.M. (2000a). Issues in the cognitive development of exceptionally and profoundly gifted individuals. *International handbook of giftedness and talent* (pp. 179–192). Oxford, U.K.: Pergamon Press.

Gross, M.U.M. (2000b). Exceptionally and profoundly gifted students: An underserved population. *Understanding Our Gifted, 12*, 3–9. http://www.hoagies-gifted.org/underserved.htm

Gross, M. U. M. (2002). „Play Partner" or „Sure Shelter": What gifted children look for in friendship. *SENG Newsletter, 2*(2). Available from https://www.sengifted.org/post/play-partner-or-sure-shelter-what-gifted-children-look-for-in-friendship

Gross, M. U. M. (2006). Exceptionally gifted children: Long-term outcomes of academic acceleration and nonacceleration. *Journal for the Education of the Gifted, 29*(4), 404–429. https://doi.org/10.4219/jeg-2006-247

Gross, M. & Van Vliet, H. (2005). Radical acceleration and early entrance to college: A review of the research. *Gifted Child Quarterly, 49*(2), 154–171. https://doi.org/10.1177/001698620504900205

Guarner, F., Bourdet-Sicard, R., Brandtzaeg, P., Gill, H.S., McGuirk, P., van Eden, W., ... Rook, G.A.W. (2006). Mechanisms of disease: the hygiene hypothesis revisited. *Nature Clinical Practice Gastroenterology & Hepatology, 3*(5), 275–284. https://doi.org/10.1038/ncpgasthep0471

Guenole, F., Louis, J., Creveuil, C., Baleyte, J.M., Montlahuc, C., Fourneret, P. & Revol, O. (2013). Behavioral profiles of clinically referred children with intellectual giftedness. *BioMed Research International*, 2013,1-7. Article ID 540153.

Guenole, F., Speranza, M., Louis, J., Fourneret, P., Revol, O. & Baleyte, J. M. (2015). Wechsler profiles in referred children with intellectual giftedness: Associations with trait-anxiety, emotional dysregulation, and heterogeneity of Piaget-like reasoning processes. *European Journal of Paediatric Neurology, 19*(4), 402–410. https://doi.org/10.1016/j.ejpn.2015.03.006

Guenther, A. (1995). *What Educators and Parents Need to Know about ... ADHD, Creativity, and Gifted Students.* Storrs, CT: National Research Center on the Gifted and Talented.

Haier, R.J. (1992). Intelligence and changes in regional cerebral glucose metabolic rate following learning. *Intelligence, 16*(3-4), 415–426. https://doi.org/10.1016/0160-2896(92)90018-M

Haier, R.J. (2009). What does a smart brain look like? *Scientific American Mind, 20*(6), 26–33. https://doi.org/10.1038/scientificamericanmind1109-26

Haier, R.J., Siegel, B.V., Maclachlan, A., Soderling, E., Lottenberg, S. & Buchsbaum, M.S. (1992). Regional glucose metabolic changes after learning a complex visuospatial/motor task: A positron emission tomographic study. *Brain Research, 570*(1-2), 134–143. https://doi.org/10.1016/0006-8993(92)90573-R

Hallowell, E. M. & Ratey, J. J. (1994). *Driven to distraction: Recognizing and coping with attention deficit disorder from childhood through adulthood.* New York: Simon & Schuster.

Halsted, J.W. (2009). *Some of my best friends are books: Guiding gifted readers from pre-school through high school* (3rd ed.). Scottsdale, AZ: Great Potential Press.

Harrison, G.E. & Van Haneghan, J.P. (2011). The gifted and the shadow of the night: Dabrowski's overexcitabilities and their correlation to insomnia, death anxiety, and fear of the unknown. *Journal for the Education of the Gifted, 34*(4), 669–697. https://doi.org/10.1177/016235321103400407

Hartnett, D.N., Nelson, J.M. & Rinn, A.N. (2004). Gifted or ADHD? The possibilities of misdiagnosis. *Roeper Review, 26*(2), 73–76. https://doi.org/10.1080/02783190409554245

Haskell, S.H. (2000). The determinants of arithmetic skills in young children: Some observations. *European Child and Adolescent Psychiatry, 9*(2), 1177–1186. https://doi.org/10.1007/s007870070011

Hatch, S.L., Jones, P.B., Kuh, D., Hardy, R., Wadsworth, M.E.J. & Richards, M. (2007). Childhood cognitive ability and adult mental health in the British 1946 birth cohort. *Social Science & Medicine, 64*, 2285–2296. https://doi.org/10.1016/j.socscimed.2007.02.027

Hayden, T. (1985). *Reaching out to the gifted child: Roles for the health care professions.* New York: American Association for Gifted Children.

Hayes, M.L. & Sloat, R.S. (1989). Gifted students at risk for suicide. *Roeper Review, 12*(2), 102–107. https://doi.org/10.1080/02783198909553245

Hazan, C. & Shaver, P.R. (1994). Attachment as an organizational framework for research on close relationships. *Psychological Inquiry, 5*, 1–22. https://doi.org/10.1207/s15327965pli0501_1

Heath, A.C., Madden, P.A.F., Bucholz, K.K., Bierut, L.J., Whitfield, J.B., Dinwiddie, S.H., ... Martin, N.G. (2001). Towards a molecular epidemiology of alcohol dependence: Analysing the interplay of genetic and environmental risk factors. *The British Journal of Psychiatry, 178*(40), s33–s40. https://doi.org/10.1192/bjp.178.40.s33

Hébert, T.P. (2002). Gifted males. In M. Neihart, S.M. Reis, N.M. Robinson & S.M. Moon (Eds.), *The social and emotional development of gifted children* (pp. 137–144). Waco, TX: Prufrock Press.

Hébert, T.P. (2010). *Understanding the social and emotional lives of gifted students.* Waco, TX: Prufrock Press.

Henderson, L. & Ebner, F. (1997). The biological basis for early intervention with gifted children. *Peabody Journal of Education, 72*(3-4), 59–80. https://doi.org/10.1207/s15327930pje7203&4_4

Henquet, C., Murray, R., Linszen, D. & van Os, J. (2005). The environment and schizophrenia: the role of cannabis use. *Schizophrenia bulletin, 31*(3), 608–612. https://doi.org/10.1093/schbul/sbi027

Hertz-Picciotto, I., Cassady, D., Lee, K., Bennett, D.H., Ritz, B. & Vogt, R. (2010). Study of Use of Products and Exposure-Related Behaviors (SUPERB); study design, methods, and demographic characteristics of cohorts. *Environmental Health, 9*(54). https://doi.org/10.1186/1476-069X-9-54

Hicks, C.B. & Tharpe, A.M. (2002). Listening effort and fatigue in school-age children with and without hearing loss. *Journal of Speech, Language, and Hearing Research, 45*(3), 573–584. https://doi.org/10.1044/1092-4388(2002/046)

Hildreth, G.H. (1966). *Introduction to the gifted.* New York: McGraw-Hill.

Hinshaw, S.P. & Ellison, K. (2016). *ADHD: What Everyone Needs to Know.* New York: Oxford University Press.

Hirano, Y., Obata, T., Kashikura, K., Nonaka, H., Tachibana, A., Ikehira, H. & Onozuka, M. (2008). Effects of chewing in working memory processing. *Neuroscience Letters, 436*(2), 189–192. https://doi.org/10.1016/j.neulet.2008.03.033

Hishinuma, E.S. (1993). Counseling gifted/at risk and gifted/dyslexic youngsters. *Gifted Child Today, 16*(1), 30–33. https://doi.org/10.1177/107621759301600107

Hoehn, L. & Birely, M.K. (1988). Mental process preferences of gifted children. *Illinois Council for the Gifted Journal, 7*, 28–31.

Hollingworth, L.S. (1926). *Gifted children: Their nature and nurture.* New York: MacMillan. https://doi.org/10.1037/10599-000

Hollingworth, L.S. (1975). *Children above 180 IQ. Stanford-Binet origin and development.* New York: Arno Press (Reprint of 1942 edition).

Horowitz, F.D. & O'Brien, M. (1985). *The gifted and talented: Developmental perspectives.* Washington, DC: American Psychological Association. https://doi.org/10.1037/10054-000

Houlihan, J., Kropp, T., Wiles, R., Gray, S. & Campbell, C. (2005). *Body Burden: The Pollution in Newborns: A Benchmark Investigation of Industrial Chemicals, Pollutants, and Pesticides in Umbilical Cord Blood.* Available from http://www.ewg.org/research/body-burden-pollution-newborns

Hsiao, E.Y. (2014). Gastrointestinal issues in autism spectrum disorder. *Harvard review of psychiatry, 22*(2), 104–111. Available from http://www.poo.caltech.edu/static/pdf/Gastrointestinal_Issues_in_Autism_Spectrum.5.pdf

Huebner, D. (2007). *What to Do When Your Brain Gets Stuck: A Kid's Guide to Overcoming OCD.* Washington, DC: Magination Press.

Hymel, S., Rubin, K.H., Rowden, L. & LeMare, L. (1990). Children's peer relationships: Longitudinal prediction of internalizing and externalizing problems from middle to late childhood. *Child Development, 61*(6), 2004–2021. https://doi.org/10.2307/1130854

Ilardi, S.S., Craighead, W.E. & Evans, D.D. (1997). Modeling relapse in unipolar depression: The effects of dysfunctional cognitions and personality disorders. *Journal of Consulting and Clinical Psychology, 65*(3), 381–391. https://doi.org/10.1037/0022-006X.65.3.381

INSERM. (2005). *Conduct Disorder in Children and Adolescents.* Available from http://www.ncbi.nlm.nih.gov/books/NBK7133/

Jacobsen, M.E. (1999). *Liberating everyday genius: A revolutionary guide for identifying and mastering your exceptional gifts.* New York: Ballantine.

Jamison, K.R. (1996). *Touched with fire: Manic depressive illness and the artistic temperament.* New York: Simon and Schuster.

Janos, P.M. & Robinson, N.M. (1985). Psychosocial development in intellectually gifted children. In F.D. Horowitz & M. O'Brien (Eds.), *The gifted and talented: Developmental Perspectives* (pp. 149–196). Washington, DC: American Psychological Association.

Jensen, A.R. (2004). *Persönliche Mitteilung.*

Johnson, W., Hicks, B.M., McGue, M. & Iacono, W.G. (2009). How intelligence and education contribute to substance use: Hints from the Minnesota Twin Family Study. *Intelligence, 37*(6), 613–624. https://doi.org/10.1016/j.intell.2009.04.004

Jung, C.G. (1989). *Memories, dreams, reflections.* New York: Vintage.

Kanazawa, S. & Hellberg, J.E.E.U. (2010). Intelligence and substance abuse. *Review of General Psychology, 14*(4), 382–396. https://doi.org/10.1037/a0021526

Kaplan, C. (1992). Ceiling effects in assessing high-IQ children with the WPPSI-R. *Journal of Clinical Child Psychology, 21*(4), 403–406. https://doi.org/10.1207/s15374424jccp2104_11

Karnes, M.B. & Johnson, L.J. (1986). Identification and assessment of gifted/talented handicapped and non-handicapped children in early childhood: Special Issue: Intellectual giftedness in young children: Recognition and development. *Journal of Children in Contemporary Society, 18*(3-4), 35–54. https://doi.org/10.1300/J274v18n03_05

Karpinski, R.I., Kolb, A.M., Tetreault, N.A. & Borowski, T. (2016). *High Cognitive Ability as a Risk Factor for Immune Dysregulation.* In preparation.

Katz, J., Medwestky, L., Burkard, R. & Hood, L. (Eds.). (2009). *Handbook of clinical audiology* (6th ed.). Philadelphia, PA: Lippincott Williams & Wilkins.

Kaufman, S.B. (2013). *Beautiful minds: The real link between creativity and mental illness.* Available from http://blogs.scientificamerican.com/beautiful-minds/2013/10/03/the-real-link-between-creativity-and-mental-illness/

Kaufman, S.B. & Gregoire, C. (2015). *Wired to create: Understanding the mysteries of the creative mind.* New York: TarcherPerigree.

Kaufmann, F.A. (1992). What educators can learn from gifted adults. In F. Monks & W. Peters (Eds.), *Talent for the future* (pp. 38–46). Maastricht, The Netherlands: Van Gorcum.

Kaufmann, F.A., Kalbfleisch, M.L. & Castellanos, F.X. (2000). *Attention-Deficit Disorders and gifted students: What do we really know?* Storrs, CT: The National Research Center on the Gifted and Talented.

Kay, K. (Ed.). (2000). *Uniquely gifted: Identifying and meeting the needs of the twice-exceptional student.* Gilsum, NH: Avocus.

Kelly, W.E., Kelly, K.E. & Clanton, R.C. (2001). The Relationship between Sleep Length and Grade-Point Average among College Students. *College Student Journal, 35*(1), 84–86.

Kennedy, D.M. & Banks, R.S. (2011). *Bright not broken: Gifted kids, ADHD, and Autism.* New York: Wiley.

Kernberg, O.F. (2013). *Schwere Persönlichkeitsstörungen: Theorie, Diagnose, Behandlungsstrategien* [Originalausgabe: Severe Personality Disorders, 1984] (8. Aufl.). Stuttgart: Klett-Cotta.

Kerr, B.A. (1997). *Smart girls: A new psychology of girls, women, and giftedness.* Scottsdale, AZ: Great Potential Press.

Kerr, B.A. & Cohn, S.J. (2001). *Smart boys: Giftedness, manhood, and the search for meaning*. Scottsdale, AZ: Great Potential Press.

Kerr, B.A. & Robinson-Kurpius, S.E. (2004). Encouraging talented girls in math and science: Effects of a guidance intervention. *High Ability Studies, 15*(1), 85–102. https://doi.org/10.1080/1359813042000225357

Kerr, B.A. & McKay, R. (2014). *Smart girls in the 21st century: Understanding talented girls and women*. Tucson, AZ: Great Potential Press.

Kerr, B.A. & Multon, K.D. (2015). The development of gender identity, gender roles, and gender relations in gifted students. *Journal of Counseling & Development, 93*(2), 183–191. https://doi.org/10.1002/j.1556-6676.2015.00194.x

Khoury, L., Tang, Y.L., Bradley, B., Cubells, J.F. & Ressler, K.J. (2010). Substance abuse, childhood traumatic experience, and posttraumatic stress disorder in an urban civilian population. *Depression and Anxiety, 27*(12), 1077–1086. https://doi.org/10.1002/da.20751

Kitano, M.K. (1990). Intellectual abilities and psychological intensities in young children: Implications for the gifted. *Roeper Review, 13*(1), 5–10. https://doi.org/10.1080/02783199009553296

Klein, A. (2002). *A forgotten voice: A biography of Leta Stetter Hollingworth*. Scottsdale, AZ: Great Potential Press.

Klerman, G.L. & Weissman, M.M. (1989). Increasing rates of depression. *Journal of the American Medical Association, 261*(15), 2229–2235. https://doi.org/10.1001/jama.1989.03420150079041

Klerman, G.L., Weissman, M.M., Rounsaville, B.J. & Chevron, E.S. (1984). *Interpersonal psychotherapy of depression: A brief, focused, specific strategy*. London: Jason Aronson.

Klin, A., Volkmarr, F. & Sparrow, S.S. (Eds.). (2000). *Asperger Syndrome*. New York: Guilford Press.

Kolata, G. (1987). Early signs of school age IQ. *Science, 23*, 774–775. https://doi.org/10.1126/science.3576196

Koob, G.F. (2008). A role for brain stress systems in addiction. *Neuron, 59*(1), 11–34. https://doi.org/10.1016/j.neuron.2008.06.012

Koob, G.F. & Volkow, N.D. (2010). Neurocircuitry of addiction. *Neuropsychopharmacology, 35*(1), 217–238. https://doi.org/10.1038/npp.2009.110

Kostro, K., Lerman, J.D. & Attia, E. (2014). The current status of suicide and self-injury in eating disorders: A narrative review. *Journal of Eating Disorders, 2*(19). https://doi.org/10.1186/s40337-014-0019-x

Kovacs, M. & Devlin, B. (1998). Internalizing disorders in childhood. *Journal of Child Psychology and Psychiatry, 39*, 47–63. https://doi.org/10.1111/1469-7610.00303

Kovacs, M. & Gastonis, C. (1994). Secular trends in age at onset of major depression disorder in a clinical sample of children. *Journal of Psychiatric Research, 28*(3), 319–329. https://doi.org/10.1016/0022-3956(94)90014-0

Koziol, L.F., Budding, D.E. & Chidekel, D. (2010). Adaptation, expertise, and giftedness: towards an understanding of cortical, subcortical, and cerebellar network contributions. *The Cerebellum, 9*(4), 499–529. https://doi.org/10.1007/s12311-010-0192-7

Koziol, L.F., Budding, D.E. & Chidekel, D. (2011). Sensory integration, sensory processing, and sensory modulation disorders: Putative functional neuroanatomic underpinnings. *The Cerebellum, 10*(4), 770–792. https://doi.org/10.1007/s12311-011-0288-8

Koziol, L., Budding, D. & Chidekel, D. (2013). *ADHD as a model of brain-behavior relationships*. New York: Springer. https://doi.org/10.1007/978-1-4614-8382-3

Krajewski, K. & Schneider, W. (2009). Exploring the impact of phonological awareness, visual-spatial working memory, and preschool quantity-number competencies on mathematics achievement in elementary school: Findings from a 3-year longitudinal study. *Journal of Experimental Child Psychology, 103*(4), 516–531. https://doi.org/10.1016/j.jecp.2009.03.009

Kranowitz, C.S. (2005). *The out-of-sync child: Recognizing and coping with sensory processing disorder* (2nd ed.). New York: Perigree.

Kubicka, L., Matejcek, Z., Dytrych, Z. & Roth, Z. (2001). IQ and personality traits assessed in childhood as predictors of drinking and smoking behaviour in middle aged adults: A 24-year follow-up study. *Addiction, 96*, 1615–1628. https://doi.org/10.1046/j.1360-0443.2001.961116158.x

Kuendig, H. & Kuntche, E. (2006). Family bonding and adolescent alcohol use: Moderating effects of living with excessive drinking parents. *Alcohol and Alcoholism, 41*(4), 464–471. https://doi.org/10.1093/alcalc/agl018

Kuntsche, E., van der Vorst, H. & Engles, R. (2009). The earlier the more? Differences in the links between age at first drink and adolescent alcohol use and related problems according to quality of parent-child relationships. *Journal for the Study of Alcohol and Drugs, 70*(3), 346–354. https://doi.org/10.15288/jsad.2009.70.346

Kuzujanakis, M. (2011). *Where does a pediatric doctor fit in the care of gifted children?* Available from http://sengifted.org/archives/articles/where-does-a-pediatric-doctor-fit-in-the-care-of-gifted-children

Kvam, M.H., Loeb, M. & Tambs, K. (2007). Mental health in deaf adults: symptoms of anxiety and depression among hearing and deaf individuals. *Journal of Deaf Studies and Deaf Education, 12*(1), 1–7. https://doi.org/10.1093/deafed/enl015

Labrie, J.W. & Sessoms, A.E. (2012). Parents still matter: The role of parental attachment in risky drinking among college students. *Journal of Child & Adolescent Substance Abuse, 21*(1), 91–104. https://doi.org/10.1080/1067828X.2012.636704

Ladd, G.W. & Coleman, C.C. (1997). Children's classroom peer relationships and early school attitudes: Concurrent and longitudinal associations. *Early Education and Development, 8*(1), 51–66. https://doi.org/10.1207/s15566935eed0801_5

Lahey, B.B., Miller, T.L., Gordon, R.A. & Riley, A.W. (1999). Developmental epidemiology of the disruptive behavior disorders. In H.C. Quay & A.E. Hogan (Eds.), *Handbook of disruptive behavior disorders* (pp. 23–48). New York: Plenum Press.

Large, M., Sharma, S., Compton, M.T., Slade, T. & Nielssen, O. (2011). Cannabis use and earlier onset of psychosis: a systematic meta-analysis. *Archives of General Psychiatry, 68*(6), 555–561. https://doi.org/10.1001/archgenpsychiatry.2011.5

Lawler, B. (2000). Gifted or ADHD: Misdiagnosis? *Understanding Our Gifted, 13*(1), 16–18.

Leach, P. (2001). *Your growing child: From babyhood through adolescence.* New York: Knopf.

Lederman, J. & Fink, C. (2003). *The ups and downs of raising a bipolar child: A survival guide for parents.* New York: Touchstone.

Ledgin, N. (2000). *Diagnosing Jefferson: Evidence of a condition that guided his beliefs, behavior, and personal associations.* Arlington, TX: Future Horizons.

Ledgin, N. & Grandin, T. (2002). *Asperger's and self-esteem: Insight and hope through famous role models.* Arlington, TX: Future Horizons.

Lee, K.M. & Olenchak, F.R. (2014). Individuals with gifted/attention deficit/ hyperactivity disorder diagnosis: Identification, performance, outcomes, and interventions. *Gifted Education International, 31*(3), 185–199. https://doi.org/10.1177/0261429414530712

Lee, S.Y., Olszewski-Kubilius, P. & Thompson, D.T. (2012). Academically gifted students perceived interpersonal competence and peer relationships. *Gifted Child Quarterly, 56*(2), 90–104. https://doi.org/10.1177/0016986212442568

Lencioni, P. (2009). *Tod durch Meeting: Eine Leadership-Fabel zur Verbesserung Ihrer Besprechungskultur* [Originalausgabe: Death by Meeting: A Leadership Fable about Solving the most Painful Problem in Business, 2004]. Weinheim: Wiley-VCH Verlag.

Lerner, A., Jeremias, P. & Matthias, T. (2015). The World Incidence and Prevalence of Autoimmune Diseases is Increasing. *International Journal of Celiac Disease, 3*(4), 151–155. Available from http://pubs.sciepub.com/ijcd/3/4/8

Leroux, J.A. & Levitt-Perlman, M. (2000). The gifted child with attention-deficit disorder: An identification and intervention challenge. *Roeper Review, 22*(3), 171–176. https://doi.org/10.1080/02783190009554028

Lewinsohn, P.M., Gotlib, I.H. & Seeley, J.R. (1995). Adolescent psychopathology: IV: Specificity of psychosocial risk factors for depression and substance abuse in older adolescents. *American Academy of Child & Adolescent Psychiatry, 34*(9), 1221–1229. https://doi.org/10.1097/00004583-199509000-00021

Lidzba, K., Christiansen, H. & Drechsler, R. (2013). *Deutsche Adaption der Conners 3rd Edition®. (Conners 3®)*. Bern: Hogrefe.

Liebenluft, E. (2011). Severe Mood Dysregulation, Irritability, and the Diagnostic Boundaries of Bipolar Disorder in Youths. *American Journal of Psychiatry, 168*(2), 129–142. https://doi.org/10.1176/appi.ajp.2010.10050766

Lind, S. (1993). Something to consider before referring for ADD/ADHD. *Counseling & Guidance, 4*, 1–3.

Lind, S. (1999). Fostering adult giftedness: Acknowledging and addressing affective needs of gifted adults. *CAG Communicator, 30*(3), 10–11.

Lind, S. (2000). *Identity issues in intellectually/creatively gifted people: The coming out process: Identity development in gifted/gay students.* Paper presented at the Henry B. & Jocelyn Wallace National Research Symposium on Talent Development, Iowa City, IA.

Lind, S. (2001). Overexcitability and the gifted. *SENG Newsletter, 1*(1), 3–6. Available from http://sengifted.org/overexcitability-and-the-gifted

Lind, S. (2002). *Before referring a child for ADD/ADHD evaluation.* Available from www.sengifted.org/articles_counseling/Lind

Little, C. (2002). Which is it? Asperger's Syndrome or giftedness? Defining the difference. *Gifted Child Today, 25*(1), 58–63. https://doi.org/10.4219/gct-2002-53

Liu, Y.H., Lien, J., Kafka, T. & Stein, M.T. (2010). Discovering gifted children in pediatric practice. *Journal of Developmental & Behavioral Pediatrics, 26*(5), 366–369. https://doi.org/10.1097/00004703-200510000-00005

Lovecky, D.V. (1986). Can you hear the flowers singing? Issues for gifted adults. *Journal of Counseling and Development, 64*(9), 590–592. https://doi.org/10.1002/j.1556-6676.1986.tb01207.x

Lovecky, D.V. (2004). *Different minds: Gifted children with ADHD, Asperger Syndrome, and other learning deficits.* New York: Jessica Kingsley.

Lovett, B.J. (2010). On the Diagnosis of Learning Disabilities in Gifted Students: Reply to Assouline et al. *Gifted Child Quarterly, 55*(2), 149–151. (Originally published online 31 January 2011.) https://doi.org/10.1177/0016986210396435

Loving, T.J., Crockett, E.E. & Paxson, A.A. (2009). Passionate love and relationship thinkers: Experimental evidence for acute cortisol elevations in women. *Psychoneuroendocrinology, 34*(6), 939–946. https://doi.org/10.1016/j.psyneuen.2009.01.010

Lubinski, D. & Benbow, C.P. (2001). Choosing excellence. *American Psychologist, 56*(1), 76–77. https://doi.org/10.1037/0003-066X.56.1.76

Ludwig, A.M. (1995). *The price of greatness: Resolving the creativity and madness controversy.* New York: Guilford.

Lyall, K., Ashwood, P., Van de Water, J. & Hertz-Picciotto, I. (2014). Maternal immune-mediated conditions, autism spectrum disorders, and developmental delay. *Journal of autism and developmental disorders, 44*(7), 1546–1555.

MacCabe, J.H., Lambe, M.P, Cnattingius, S., Sham, P.C., David, A.S., Reichenberg, A. & Hultman, C.M. (2010). Excellent school performance at age 16 and risk of adult bipolar disorder: national cohort study. *The British Journal of Psychiatry, 196*(2), 109–115. https://doi.org/10.1192/bjp.bp.108.060368

Maggs, J.L., Patrick, M.E. & Feinstein, L. (2008). Childhood and adolescent predictors of alcohol use and problems in adolescence and adulthood in the National Child Development Study. *Addiction, 103* (s 1), 7–22. https://doi.org/10.1111/j.1360-0443.2008.02173.x

Mahoney, A.S. (1998). In search of the gifted identity: From abstract concept to workable counseling constructs. *Roeper Review, 20*(3), 222–226. https://doi.org/10.1080/02783199809553895

Malone, D.T., Hill, M.N. & Rubino, T. (2010). Adolescent cannabis use and psychosis: epidemiology and neurodevelopmental models. *British journal of pharmacology, 160*(3), 511–522. https://doi.org/10.1111/j.1476-5381.2010.00721.x

Malone, P.S., Brounstein, P.J., von Brock, A. & Shaywitz, S.S. (1991). Components of IQ scores across levels of measured ability. *Journal of Applied Social Psychology, 21*, 15–28. https://doi.org/10.1111/j.1559-1816.1991.tb00439.x

Malow, B.A., Katz, T., Reynolds, A.M., Shui, A., Carno, M., Connolly, H.V., Coury, D. & Bennett, A.E. (2016). Sleep difficulties and medications in children with autism spectrum disorders: A registry study. *Pediatrics, 137*(S2), 98–104. Availabe from http://pediatrics.aappublications.org/content/pediatrics/137/Supplement_2/S98.full.pdf

March, J.S. & Benton, C.M. (2006). *Talking back to OCD: The program that helps kids and teens say „no way“ – and parents say „way to go“*. New York: Guilford.

Marien, P. & Manto, M. (2016). *The Linguistic Cerebellum*. Waltham MA: Elsevier Inc.

Marland, S. (1972). *Education of the gifted and talented*. Presented U.S. Commission on Education, 92nd Congress, 2nd Session. Washington, DC: USCPO.

Marsh, A.A., Yu, H.H., Pine, D.S. & Blair, R.J.R. (2010). Oxytocin improves specific recognition of positive facial expressions. *Psychopharmacology, 209*(3), 225–332. https://doi.org/10.1007/s00213-010-1780-4

Maupin, K. (2014). *Cheating, dishonesty, and manipulation: Why bright kids do it*. Tucson, AZ: Great Potential Press.

Maxwell, B. (1998). Diagnosis questions. *Highly Gifted Children, 12*, 1. (Available also from www.sengifted.org/articles_counseling/Maxwell_DiagnosisQuestions.shtml)

May, R. (1994). *The discovery of being: Writings in existential psychology* (reprint ed.). New York: W.W. Norton.

Mazzacco, M. (2005). Challenges in identifying target skills for math disability screening and intervention. *Journal of Learning Disabilities, 38*(4), 318–323. https://doi.org/10.1177/00222194050380040701

McClellan, J., Kowatch, R. & Findling, R.L. (2007). Practice parameter for the assessment and treatment of children and adolescents with bipolar disorder. *American Journal of the American Academy of Child and Adolescent Psychiatry, 46*(1), 107–125. https://doi.org/10.1097/01.chi.0000242240.69678.c4

McCoach, D.B., Kehle, T.J., Bray, M.A. & Siegle, D. (2001). Best practices in the identification of gifted students with learning disabilities. *Psychology in the Schools, 38*(5), 403–411. https://doi.org/10.1002/pits.1029

McKenzie R.G. (2010). The insufficiency of Response to Intervention in identifying gifted students with learning disabilities. *Learning Disabilities Research & Practice, 25*, 161–168. https://doi.org/10.1111/j.1540-5826.2010.00312.x

McWilliams, N. (1994). *Psychoanalytic diagnosis: Understanding personality structure in the clinical process*. New York: Guilford Press.

Mendaglio, S. (1993). Counseling gifted learning disabled: Individual and group counseling techniques. In L. K. Silverman (Ed.), *Counseling the gifted and talented* (pp. 131–149). Denver, CO: Love.

Mendaglio, S. (2008). *Dabrowski's theory of positive disintegration.* Scottsdale, AZ: Great Potential Press.

Miller, A. (1997). *The drama of the gifted child: The search for the true self.* New York: Basic Books.

Mofield, E. L. & Peters, M. P. (2015). The Relationship Between Perfectionism and Overexcitabilities in Gifted Adolescents. *Journal for the Education of the Gifted, 38*(4), 405–427. https://doi.org/10.1177/0162353215607324

Mogel, W. (2001). The blessing of a skinned knee. Using Jewish teachings to raise self-reliant children. New York: Penguin.

Moon, S. M. (2002). Gifted children with Attention-Deficit/Hyperactivity Disorder. In M. Neihart, S. Reis, N. Robinson & S. Moon (Eds.), *The social and emotional development of gifted children: What do we know?* (pp. 193–201). Washington, DC: National Association for Gifted Children.

Moon, S. M., Zentall, S. S., Grskovic, J. A., Hall, A. & Stormont, M. (2001). Emotional, social, and family characteristics of boys with AD/HD and giftedness: A comparative case study. *Journal for the Education of the Gifted, 24*, 207–247. https://doi.org/10.1177/016235320102400302

Moore, J. L., Ford, D. Y. & Milner, H. R. (2005). Recruitment is not enough: Retaining African American students in gifted education. *Gifted Child Quarterly, 49*(1), 51–67. https://doi.org/10.1177/001698620504900106

Mortensen, L. H., Sorensen, T. I. A. & Gronbaek, M. (2005). Intelligence in relation to later beverage preference and alcohol intake. *Addiction, 100*, 1445–1452. https://doi.org/10.1111/j.1360-0443.2005.01229.x

Moss, H. B., Chen, C. M. & Yi, H. Y. (2007). Subtypes of alcohol dependence in a nationally representative sample. *Drug and Alcohol Dependence, 91*(2-3), 149–158. https://doi.org/10.1016/j.drugalcdep.2007.05.016

Mrazik, M. &. Dombrowski, S. C. (2010). The neurobiological foundations of giftedness. *Roeper Review, 32*(4), 224–234. https://doi.org/10.1080/02783193.2010.508154

Mueller, T. I., Leon, A. C., Keller, M. B., Solomon, D. A., Endicott, J., Coryell, W., Warshaw, M. & Maser, J. D. (1999). Reoccurrence after recovery from major depressive disorder during 15 years of observational follow-up. *American Journal of Psychiatry, 156*(7), 1000–1006.

Mullet, D. R. & Rinn, A. N. (2015). Giftedness and ADHD: Identification, misdiagnosis, and dual diagnosis. *Roeper Review, 37*(4), 195–207. Available from http://www.tandfonline.com/doi/abs/10.1080/02783193.2015.1077910.

Murray, G. & Johnson, S. L. (2010). The clinical significance of creativity in bipolar disorder. *Clinical psychology review, 30*(6), 721–732. https://doi.org/10.1016/j.cpr.2010.05.006

National Association for Gifted Children. (2010). *Redefining Giftedness for a New Century: Shifting the Paradigm.* Available from https://www.nagc.org/sites/default/files/Position%20Statement/Redefining%20Giftedness%20for%20a%20New%20 Century.pdf

National Institute on Drug Abuse. (2014). *Drug Facts: High School and Youth Trends.* Available from https://www.drugabuse.gov/publications/drugfacts/high-school-youth-trends

Nauta, N. & Ronner, S. (2013). *Gifted workers hitting the target.* Aachen, Germany: Shaker Media.

Neihart, M. (1999). The impact of giftedness on psychological well-being: What does the empirical literature say? *Roeper Review, 22*(1), 10–17. https://doi.org/10.1080/02783199909553991

Neihart, M. (2000). Gifted children with Asperger's Syndrome. *Gifted Child Quarterly, 44*(4), 222–230. https://doi.org/10.1177/001698620004400403

Neihart, M. (2008). *Peak performance for smart kids: Strategies and tips for ensuring school success.* Waco, TX: Prufrock Press.

Neihart, M., Pfeiffer, S. L. &. Cross, T. L. (Eds.). (2015). *The social and emotional development of gifted children: What do we know?* (2nd ed.). Waco, TX: Prufrock.

Neihart, M., Reis, S. M., Robinson, N. M. & Moon, S. M. (2002). *The social and emotional development of gifted children: What do we know?* Waco, TX: Prufrock.

Nelson, B. & Rawlings, D. (2010). Relating schizotypy and personality to the phenomenology of creativity. *Schizophrenia Bulletin, 36*(2), 388–399. https://doi.org/10.1093/schbul/sbn098

Neumeister, K. S. (2015). Perfectionism in gifted students. In M. Neihart, S. L. Pfeiffer & T. L. Cross (Eds.), *The social and emotional development of gifted children: What do we know?* (2nd ed., pp. 29–40). Waco, TX: Prufrock.

Nijmeijer, J. S., Minderaa, R. B., Buitelaar, J. K., Mulligan, A., Hartman, C. A. & Hoekstra, P. J. (2008). Attention-deficit/hyperactivity disorder and social dysfunctioning. *Clinical Psychology Review, 28*(4), 692–708. https://doi.org/10.1016/j.cpr.2007.10.003

Nolen-Hoeksema, S., Girgus, J. & Seligman, M. E. P. (1986). Learned helplessness in children: A longitudinal study of depression, achievement, and explanatory style. *Journal of Personality and Social Psychology, 51,* 435–442. https://doi.org/10.1037/0022-3514.51.2.435

Nolen-Hoeksema, S., Girgus, J. & Seligman, M. E. P. (1992). Predictors and consequences of childhood depressive symptoms: A 5-year longitudinal study. *Journal of Abnormal Psychology, 101*(3), 405–422. https://doi.org/10.1037/0021-843X.101.3.405

Oakley, B. (2008). *Evil genes: Why Rome fell, Hitler rose, Enron failed, and my sister stole my mother's boyfriend.* New York: Prometheus.

Okada, H., Kuhn, C., Feillet, H. & Bach, J. F. (2010). The ‚hygiene hypothesis' for autoimmune and allergic diseases: an update. *Clinical & Experimental Immunology, 160*(1), 1–9. https://doi.org/10.1111/j.1365-2249.2010.04139.x

Olenchak, F. R. (1994). Talent development: Accommodating the social and emotional needs of secondary gifted/learning disabled students. *The Journal of Secondary Gifted Education, 5*(3), 40–52.

Olenchak, F. R. (2009a). Creating a life: Orchestrating a symphony of self, a work always in progress. In J. L. VanTassel-Baska, T. L. Cross & F. R. Olenchak (Eds.), *Social-emotional curriculum with gifted and talented students* (pp. 41–78). Waco, TX: Prufrock.

Olenchak, F. R. (2009b). Effects of talents unlimited counseling on gifted/learning disabled students. *Gifted Education International, 25*(2), 144–164. https://doi.org/10.1177/026142940902500205

Olenchak, F. R., Jacobs, L. T., Hussain, M., Lee, K. & Gaa, J. P. (2016). Giftedness plus talent plus disabilities: Twice-exceptional persons, the 21st century, and lifespan development as viewed through an affective lens. In D. Ambrose & R. J. Sternberg (Eds.), *Giftedness and talent in the 21st century: Adapting to the turbulence of globalization* (pp. 255–282). Boston: Sense.

Olenchak, F. R. & Reis, S. M. (2002). Gifted students with learning disabilities. In M. Neihart, S. Reis, N. Robinson & S. Moon (Eds.), *The Social and Emotional Development of Gifted Children: A Modern-Day Fairy Tale* (pp. 177–192). Austin, TX: Prufrock.

Olfson, M., Marcus, S. C., Wiessman, M. M. & Jensen, P. S. (2002). National trends in the use of psychotropic medications by children. *Journal of the American Academy of Child & Adolescent Psychiatry, 41*(5), 514–521. https://doi.org/10.1097/00004583-200205000-00008

Ornstein, R. (1997). *The right mind: Making sense of the hemispheres.* New York: Harcourt.

Papalos, D. & Papalos, J. (2007). *The Bipolar child: The definitive and reassuring guide to childhood's most misunderstood disorder* (3rd ed.). New York: Broadway.

Parke, R. D., O'Neil, R., Spitzer, S., Isley, S., Welsh, M., Wang, S., Strand, C. & Cupp, R. (1997). A longitudinal assessment of sociometric stability and the behavioral correlates of children's social acceptance. *Merrill-Palmer Quarterly, 43*(4), 635–662.

Parker, W. D. & Mills, C. J. (1996). The incidence of perfectionism in gifted students. *Gifted Child Quarterly, 40*(4), 194–199. https://doi.org/10.1177/001698629604000404

Parry, P. I. & Levin, E. C. (2012). Pediatric bipolar disorder in an era of „mindless psychiatry". *Journal of Trauma & Dissociation, 13*(1), 51–68. https://doi.org/10.1080/15299732.2011.597826

Pashler, H., McDaniel, M., Rohrer, D. & Bjork, R. (2008). Learning styles concepts and evidence. *Psychological science in the public interest, 9*(3), 105–119. https://doi.org/10.1111/j.1539-6053.2009.01038.x

Patchett, R. F. & Stanfield, M. (1992). Subtest scatter on the WISC-R with children of superior intelligence. *Psychology in the Schools, 29*(1), 5–10.

Patros, P. P. & Shamoo, T. K. (1989). *Depression and suicide in children and adolescents: Prevention, intervention, and postvention.* Boston: Allyn & Bacon.

Patterson, P. H. (2011). Maternal infection and immune involvement in autism. *Trends in Molecular Medicine, 17*(7), 389–394. https://doi.org/10.1016/j.molmed.2011.03.001

Peairs, K. F., Eichen, D., Putallaz, M., Costanzo, P. R. & Grimes, C. L. (2011). Academic Giftedness and Alcohol Use in Early Adolescence. *The Gifted Child Quarterly, 55*(2), 95–110. https://doi.org/10.1177/0016986210392220

Perlmutter, D. & Loberg, K. (2013). *Grain brain: The surprising truth about wheat, carbs, and sugar – your brain's silent killer.* Boston: Little, Brown & Co.

Persson, R. S. (2010). Experiences of intellectually gifted students in an egalitarian and inclusive educational system: A survey study. *Journal for the Education of the Gifted, 33*(4), 536–569. https://doi.org/10.1177/016235321003300405

Peters, D. B. (2013a). *From worrier to warrior: A guide to conquering your fears.* Tucson, AZ: Great Potential Press.

Peters, D. B. (2013b). *Make your worrier a warrior: A guide to conquering your child's fears.* Tucson, AZ: Great Potential Press.

Peters, M. (2003). *Persönliche Mitteilung.*

Peterson, J. S. (2006). Bullying and the gifted: Victims, perpetrators, prevalence, and effects. *Gifted Child Quarterly, 50*(2), 148–168. https://doi.org/10.1177/001698620605000206

Peterson, J., Duncan, N. & Canady, K. (2009). A longitudinal study of negative life events, stress, and school experiences of gifted youth. *Gifted Child Quarterly, 53*(1), 34–49. https://doi.org/10.1177/0016986208326553

Pfeiffer, S. I. (2013). *Serving the Gifted.* London: Routledge.

Piechowski, M. (1991). Emotional development and emotional giftedness. In N. Colangelo & G. A. Davis (Eds.), *Handbook of gifted education* (pp. 285–306). Boston: Allyn & Bacon.

Piechowski, M. M. (1997). Emotional giftedness: The measure of intrapersonal intelligence. In N. Colangelo & G. Davis (Eds.), *Handbook of gifted education* (2nd ed., pp. 366–381). Needham Heights, MA: Allyn & Bacon.

Piechowski, M. M. (2006). *„Mellow out," they say. If I only could: Intensities and sensitivities of the young and bright.* Madison, WI: Yunasa.

Piechowski, M. M. & Colangelo, N. (1984). Developmental potential of the gifted. *Gifted Child Quarterly, 18*(2), 80–88. https://doi.org/10.1177/001698628402800207

Pietzak, M. (2012). Celiac Disease, Wheat Allergy, and Gluten Sensitivity: When Gluten Free Is Not a Fad. *Journal of Parenteral and Enteral Nutrition, 36*(1, suppl), 68S–75S. https://doi.org/10.1177/0148607111426276

Piirto, J. (2004). *Understanding creativity.* Scottsdale, AZ: Great Potential Press.

Pirani, A. (2016). *Trauma, addiction, and trauma: Portraying the cycle of suffering in addiction.* New York: ContentoNow.

Plucker, J. A. & Levy, J. J. (2001). The downside of being talented. *American Psychologist, 56*(1), 75–76. https://doi.org/10.1037/0003-066X.56.1.75

Prober, P. (2008). Counseling gifted adults: A case study. *Annals of the American Psychotherapy Association, 11*(1), 10–16.

Raine, A., Reynolds, C., Venables, P.H. & Mednick, S.A. (2002). Stimulation seeking and intelligence: A prospective longitudinal. *Journal of Personality and Social Psychology, 82*(4), 663–674. https://doi.org/10.1037/0022-3514.82.4.663

Ramachandran, V.S. & Hubbard, E.M. (2001). Synaesthesia – a window into perception, thought and language. *Journal of Consciousness Studies, 8*(12), 3–34.

Rapoport, J.L., Buchsbaum, M.S., Zahn, T.P., Weingartner, H., Ludlow, C. & Mikkelsen, E.J. (1978). Dextroamphetamine: Cognitive and behavioral effects in normal prepubertal boys. *Science, 199*(4328), 560–563. https://doi.org/10.1126/science.341313

Reis, S., Curtis, J. & Reid, A. (2012). Attachment styles and alcohol problems in emerging adulthood: a pilot test of an integrative model. *Mental Health and Substance Use, 5*(2), 115–131. https://doi.org/10.1080/17523281.2011.619503

Reis, S.M., Westberg, K.L., Kulikowich, J., Caillard, F., Hebert, T., Plucker, J., ... Smist, J.M. (1993). *Why not let high ability students start school in January? The curriculum compacting study*. Storrs, CT: The National Research Center on Gifted and Talented.

Renk, K., White, R., Lauer, B.A., McSwiggan, M., Puff, J. & Lowell, A. (2014). Bipolar Disorder in Children. *American Journal of Psychiatry, 2014,* Article ID 928685.

Rimm, S.B. (2008). *Why bright kids get poor grades: And what you can do about it* (3rd ed.). Tucson, AZ: Great Potential Press.

Rinn, A.N. & Bishop, J. (2015). Gifted Adults: A Systematic Review and Analysis of the Literature. *Gifted Child Quarterly, 59*(4), 213–235. https://doi.org/10.1177/0016986215600795

Rivera, I., Sanchez, A.I., Vera-Villarroel, P.E. & Buela-Casal, G. (2001). Sleep patterns and their relation to psychological traits in women. *Revista Ecuatoriana de Neurología, 10*(3), 81–83.

Rivero, L. (2002). *Creative home schooling: A resource guide for smart families.* Scottsdale, AZ: Great Potential Press.

Rivero, L. (2010). *A parent's guide to gifted teens: Living with intense and creative adolescents.* Scottsdale, AZ: Great Potential Press.

Robinson, A., Shore, B.M. & Enerson, D.L. (2006). *Best practices in gifted education: An evidence-based guide.* Waco, TX: Prufrock.

Robinson, K. (2015, June). *Creative Schools: Revolutionizing Education from the Ground Up.* Talk presented at the Wellington College Festival of Education, Wellington College. Availabe from https://www.youtube.com/watch?v=QJYI-b3RlFw

Robinson, N.M. (2008). The social world of gifted children and youth. In S. I. Pfeiffer (Ed.), *Handbook of giftedness in children. Psychoeducational theory, research and best practices* (pp. 33–51). New York: Springer.

Robinson, N.M. & Olszewski-Kubilius, P.M. (1996). Gifted and talented child: Issues for pediatricians. *Pediatrics in Review, 17*(12), 427–434. https://doi.org/10.1542/pir.17-12-427

Robinson, N.M. & Noble, K.D. (1991). Social-emotional development and adjustment of gifted children. In M.C. Wang, M.C. Reynolds & H.J. Walberg (Eds.), *Handbook of special education: Research and practice, Volume 4: Emerging programs* (pp. 57–76). New York: Pergamon Press.

Robinson, P.H. (2009). *Severe and Enduring Eating Disorder (SEED): Management of Complex Presentations of Anorexia and Bulimia Nervosa.* Chichester, UK: John Wiley & Sons.

Roeper, A. (1995). *Selected writing and speeches.* Minneapolis, MN: Free Spirit.

Rogers, C. (1995). *On becoming a person: A therapist's view of psychotherapy* (reprint ed.). New York: Mariner Books.

Rogers, K.B. (2002). *Re-forming gifted education: How parents and teachers can match the program to the child.* Scottsdale, AZ: Great Potential Press.

Rogers, K.B. (2007a). What Makes the Highly Gifted Child Qualitatively Different? In K. Kay, D. Robson & J.F. Brenneman (Hrsg.), *High IQ Kids: Collected Insights, Information, and Personal Stories* (pp. 90–100). Minneapolis, MN: Free Spirit.

Rogers, K.B. (2007b). Lessons learned about educating the gifted and talented – a synthesis of the research on educational practice. *Gifted Child Quarterly, 51*(4), 382–396. https://doi.org/10.1177/0016986207306324

Rogers, K.B. & Silverman, L.K. (1997, November). *A study of 241 profoundly gifted children.* Paper presented at the National Association for Gifted Children Annual Convention, Little Rock, AR.

Rothenberg, A. (1990). *Creativity and madness: New findings and old stereotypes.* Baltimore: Johns Hopkins University Press.

Round, J.L. & Mazmanian, S.K. (2009). The gut microbiota shapes intestinal immune responses during health and disease. *Nature Review of Immunology, 9*(5), 313–323. (Erratum in: Nat Rev Immunol. 2009 Aug;9(8):600.) https://doi.org/10.1038/nri2614

Rourke, B. (1989). *Nonverbal learning disabilities: The syndrome and the model.* New York: Guilford Press.

Rowland, C.V. (1970). Anorexia nervosa: Survey of the literature and review of 30 cases. *International Psychiatry Clinics, 7*, 37–137.

Ruf, D.A. (2009). *5 levels of gifted: School issues and educational options.* Scottsdale, AZ: Great Potential Press.

Sadeh, A., Raviv, A. & Gruber, R. (2000). Sleep patterns and sleep disruptions in school-age children. *Developmental Psychology, 36*(3), 291–301. https://doi.org/10.1037/0012-1649.36.3.291

Sander, W. (1999). Cognitive ability, schooling and demand for alcohol by young adults. *Education Economics, 7*, 53–66. https://doi.org/10.1080/09645299900000004

Sartre, J.P. (1993). *Being and nothingness* (reprint ed.). New York: Washington Square Press.

Sass, L. (1992). *Madness and modernism: Insanity in the light of modern art, literature, and thought.* New York: Basic Books.

Sattler, J.M. (2002). *Assessment of children: Behavioral and clinical applications* (4th ed.). San Diego, CA: Jerome M. Sattler.

Sattler, J.M. (2001). *Assessment of children: Cognitive applications* (4th ed.). San Diego, CA: Jerome M. Sattler.

Sax, L. & Kautz, K.J. (2003). Who first suggests the diagnosis of attention-deficit/hyperactivity disorder? *The Annals of Family Medicine, 1*(3), 171–174. https://doi.org/10.1370/afm.3

Schafer, G. (2011). Family functioning in families with alcohol and other drug addiction. *Social Policy Journal of New Zealand, 37*(2), 135–151.

Schaub, B., Lauener, R. & von Mutius, E. (2006). The many faces of the hygiene hypothesis. *Journal of Allergy and Clinical Immunology, 117*(5), 969–977. https://doi.org/10.1016/j.jaci.2006.03.003

Schecklmann, M., Ehlis, A.C., Plichta, M.M., Romanos, J., Heine, M., Boreatti-Hummer, A., Jacob, C. & Fallgatter, A.J. (2008). Diminished prefrontal oxygenation with normal and above-average verbal fluency performance in adult ADHD. *Journal of Psychiatric Research, 43*(2), 98–106. https://doi.org/10.1016/j.jpsychires.2008.02.005

Schiff, M.M., Kaufman, A.S. & Kaufman, N.L. (1981). Scatter analysis of WISC-R profiles for learning disabled children with superior intelligence. *Journal of Learning Disabilities, 14*(7), 400–404. https://doi.org/10.1177/002221948101400711

Schindler, A., Thomasius, R., Sack, P.M., Gemeinhardt, B. & Kustner, U. (2007). Insecure family bases and adolescent drug abuse: A new approach to family patterns of attachment. *Attachment & Human Development, 9*(2), 111–126. https://doi.org/10.1080/14616730701349689

Schlesinger, J. (2012). *The insanity hoax: Exposing the myth of the mad genius.* Ardsley- on-Hudson, NY: Shrinktunes Media.

Scholey, A., Haskell, C., Robertson, B., Kennedy, D., Milne, A. & Wetherell, M. (2009). Chewing gum alleviates negative mood and reduces cortisol during acute laboratory psychological stress. *Physiology & Behavior, 97*(3), 304–312. https://doi.org/10.1016/j.physbeh.2009.02.028

Scholte, R.H., Haselager, G.J., van Aken, M.A. & van Lieshout, C.F. (1999, April). *Early antecedents of social competence in elementary school of later peer reputation and sociometric status in Dutch adolescents.* Paper presented at the Biennial Meeting of the Society for Research in Child Development, Albuquerque, NM.

Schopler, E. & Van Bourgondien, M.E. (2010). *The Childhood Autism Rating Scale (CARS)* (2nd ed.). Los Angeles, CA: Western Psychological Services.

Schroeder-Davis, S. (1998, Dec.). Parenting high achievers: Swimming upstream against the cultural current. *Parenting for High Potential,* 8–10, 25.

Schroeder-Davis, S. (1999). Brains, brawn, or beauty: Adolescent attitudes toward three superlatives. *The Journal of Secondary Gifted Education, 10*(3), 134–147.

Schuler, P. (2002). Teasing and gifted children. *SENG Newsletter, 2(1),* 3–4.

Schwanenflugel, P J. (1997). Metacognitive knowledge of gifted children and non-identified children in early elementary school. *Gifted Child Quarterly, 41*(2), 25–35. https://doi.org/10.1177/001698629704100204

Seligman, M.E.P. (1995). *The optimistic child: A proven program to safeguard children against depression and build lifelong resilience.* New York: Houghton Mifflin Harcourt.

Semrud-Clikeman, M. & Hynd, G.W. (1990). Right hemisphere dysfunction in nonverbal learning disabilities: Social, academic, and adaptive functioning in adults and children. *Psychological Bulletin, 107*(2), 196–209. https://doi.org/10.1037/0033-2909.107.2.196

Semrud-Clikeman, M., Walkowiak, J., Wilkinson, A. & Minne, E.P. (2010). Direct and indirect measures of social perception, behavior, and emotional functioning in children with Asperger's disorder, nonverbal learning disability, or ADHD. *Journal of Abnormal Child Psychology, 38*(4), 509–519. https://doi.org/10.1007/s10802-009-9380-7

SENG. (2015). *SENG Misdiagnosis Initiative.* Available from http://sengifted.org/programs/misdiagnosis-initiative/

Shaw, P., Greenstein, D., Lerch, J., Clasen, L., Lenroot, R., Gogtay, N., ... Giedd, J. (2006). Intellectual ability and cortical development in children and adolescents. *Nature, 440*(7084), 676–679. https://doi.org/10.1038/nature04513

Shaywitz, S.E. (2003). *Overcoming dyslexia: A new and complete science-based program for reading problems at any level.* New York: Knopf.

Shaywitz, S.E. & Shaywitz, B.A. (2003). The science of reading and dyslexia. *Journal of American Association for Pediatric Ophthalmology and Strabismus JAAPOS, 7*(3), 158–166. Available from http://www.jaapos.org/article/S1091-8531%2803%2900002-8/fulltext

Shaywitz, S.E., Holahan, J.M., Freudenheim, D.A., Fletcher, J.M., Makuch, R.W. & Shaywitz, B.A. (2001). Heterogeneity within the gifted: Higher IQ boys exhibit behaviors resembling boys with learning disabilities. *Gifted Child Quarterly, 45*(1), 16–23. https://doi.org/10.1177/001698620104500103

Shonkoff, J.P, Garner, A.S., Siegel, B.S., Dobbins, M.I., Earls, M.F., Garner, A.S., McGuinn, L., Pascoe, J. & Wood, D.L. (2012). The lifelong effects of early childhood adversity and toxic stress. *Pediatrics, 129*(1), e232–e246. https://doi.org/10.1542/peds.2011-2663

Silver, S.J. & Clampit, M.K. (1990). WISC-R profiles of high ability children: Interpretation of verbal-performance discrepancies. *Gifted Child Quarterly, 34*(2), 76–79. https://doi.org/10.1177/001698629003400205

Silverman, L.K. (1988). The second child syndrome. *Mensa Bulletin, 320,* 18–120.

Silverman, L.K. (1991). Family counseling. In N. Colangelo & G. Davis (Eds.), *Handbook of gifted education* (pp. 307–320). Boston: Allyn & Bacon.

Silverman, L.K. (1993a). *Counseling the gifted and talented.* Denver, CO: Love.

Silverman, L.K. (1993b). The gifted individual. In L. Silverman (Ed.), *Counseling the gifted and talented* (1st ed., pp. 3–28). Denver, CO: Love.

Silverman, L. K. (1997). The construct of asynchronous development. *Peabody Journal of Education, 72*(3-4), 36–58. https://doi.org/10.1207/s15327930pje7203&4_3

Silverman, L. K. (1998). Through the lens of giftedness. *Roeper Review, 20*, 204–210. https://doi.org/10.1080/02783199809553892

Silverman, L. K. (2002). *Upside-down brilliance: The visual-spatial learner.* Denver, CO: DeLeon.

Silverman, L. K. (2009). The two-edged sword of compensation: How the gifted cope with learning disabilities. *Gifted Education International, 25*(2), 115–130. https://doi.org/10.1177/026142940902500203

Silverman, L. K. (2012). *Using test results to support clinical judgment.* Available from https://www.giftedchildren.dk/content.php?787-Using-test-results-to-support-clinical-judgment-linda-silverman

Silverman, L. K. & Kearney, K. (1992). The case for the Stanford-Binet, L-M as a supplemental test. *Roeper Review, 15*, 34–37. https://doi.org/10.1080/02783199209553454

Simpson, R. G. & Kaufmann, F. A. (1981). Career education for the gifted. *Journal of Career Education, 8*(1), 38–45.

Sjolund, S., Hemmingson, T. & Allebeck, P. (2015). IQ and level of alcohol consumption – Findings from a national survey of Swedish conscripts. *Alcoholism: Clinical and Experimental Research, 39*(3), 548–555. https://doi.org/10.1111/acer.12656

Smith, D. J., Anderson, J., Zammit, S., Meyer, T. D., Pell, J. P. & Mackay, D. (2015). Childhood IQ and risk of bipolar disorder in adulthood: prospective birth cohort study. *British Journal of Psychiatry Open, 1*(1), 74–80. https://doi.org/10.1192/bjpo.bp.115.000455

Smith, M. E. &. Farah, M. J. (2011). Are prescription stimulants „smart pills“? The epidemiology and cognitive neuroscience of prescription stimulant use by normal healthy individuals. *Psychological bulletin, 137*(5), 717–741. https://doi.org/10.1037/a0023825

Snyder, A. (2004). Autistic genius? *Nature, 428*, 23–25. https://doi.org/10.1038/428470a

Soehner, A. M., Kennedy, K. S. & Monk, T. H. (2007). Personality correlates with sleep-wake variables. *Chronobiology International, 24*(5), 889–903. https://doi.org/10.1080/07420520701648317

Solow, R. & Rhodes, C. (2012). *College at 13: Young, Gifted, and Purposeful.* Scottsdale, AZ: Great Potential Press.

Soussignan, R. & Koch, P. (1985). Rhythmical stereotypies (leg-swinging) associated with reductions in heart rate in normal school children. *Biological Psychology, 21*(3), 161–167. https://doi.org/10.1016/0301-0511(85)90027-4

Sripada, C. S., Kessler, D. & Angstadt, M. (2014). Lag in maturation of the brain's intrinsic functional architecture in attention-deficit/hyperactivity disorder. *Proceedings of the National Academy of Sciences, 111*(39), 14259–14264. https://doi.org/10.1073/pnas.1407787111

Stanton, S. C., Campbell, L. & Loving, T. J. (2014). Energized by love: Thinking about romantic relationships increases positive affect and blood glucose levels. *Psychophysiology, 51*(10), 990–995. https://doi.org/10.1111/psyp.12249

Stewart, T. (2006). Defensive masquerading for inclusion and survival among gifted lesbian, gay, bisexual, and transgender (LGBT) students. In G. E. Sluti & B. Wallace (Eds.), *Diversity in gifted education: International perspectives on global issues* (pp. 203–213). London: Routledge Falmer. Available from http://traestewart.com/documents/Stewart_DiversityinGiftedEducation_DefensivemasqueradingLGBTgifted.pdf

Steinhausen, H. C. (2002). The outcome of anorexia nervosa in the 20th century. *American Journal of Psychiatry, 159*(8), 1284–1293. https://doi.org/10.1176/appi.ajp.159.8.1284

Streznewski, M. K. (1999). *Gifted grown-ups: The mixed blessings of extraordinary potential.* New York: Wiley.

Strip, C. A. & Hirsch, G. (2000). *Helping gifted children soar: A practical guide for parents and teachers.* Scottsdale, AZ: Great Potential Press.

Strop, J. (2001). The affective side. *Understanding Our Gifted, 13*(3), 23–24.

Swedo, S.E., Leckman, J.F. & Rose, N.R. (2012). From research subgroup to clinical syndrome: Modifying the PANDAS criteria to describe PANS (Pediatric Acute-onset Neuropsychiatric Syndrome). *Pediatr Therapeut, 2*(2). https://doi.org/10.4172/2161-0665.1000113

Swineford, L.B., Thurm, A., Baird, G., Wetherby, A.M. & Swedo, S. (2014). Social (pragmatic) communication disorder: A research review of this new DSM-5 diagnostic category. *Journal of Neurodevelopmental Disorders, 6*(1), 41. https://doi.org/10.1186/1866-1955-6-41

Szewczyk-Sokolowski, M., Bost, K.K. & Wainwright, A.B. (2005). Attachment, temperament, and preschool children's peer acceptance. *Social Development, 14*(3), 379–397. https://doi.org/10.1111/j.1467-9507.2005.00307.x

Terman, L.M. (1925). *Genetic studies of genius: The mental and physical traits of a thousand gifted children* (Vol. I). Stanford, CA: Stanford University Press.

Terman, L.M., Burks, B.S. & Jensen, D.W. (1935). *Genetic studies of genius: The promise of youth: Follow-up studies of a thousand gifted children* (Vol. III). Stanford, CA: Stanford University Press.

Terman, L.M. & Oden, M.H. (1947). *Genetic studies of genius: The gifted child grows up* (Vol. IV). Stanford, CA: Stanford University Press.

Terman, L.M. & Oden, M.H. (1959). *Genetic studies of genius: The gifted group at mid-life* (Vol. V). Stanford, CA: Stanford University Press.

Tetreault, N.A., Hakeem, A.Y., Jiang, S., Williams, B.A., Allman, E., Wold, B.J. & Allman, J.M. (2012). Microglia in the cerebral cortex in autism. *Journal of Autism and Developmental Disorders, 42*(12), 2569–2584. https://doi.org/10.1007/s10803-012-1513-0

Tetreault, N.A., Haase, J., Duncan, S. & Montgomery, M. (2016, July). *Gifted Physiology: Gut-Brain Connection.* Paper presented at the 2016 Supporting Emotional Needs of Gifted Annual Conference, Williamsburg, VA.

Tito, R.Y., Knights, D., Metcalf, J., Obregon-Tito, A.J., Cleeland, L., Najar, F., Roe, B., Reinhard, K., Sobolik, K., Belknap, S., Foster, M., Spicer, P. & Lewis, C.M. (2012). Insights from characterizing extinct human gut microbiomes. *PLoS one, 7*(12), e51146. https://doi.org/10.1371/journal.pone.0051146

Tolan, S.S. (1994). Discovering the gifted ex-child. *Roeper Review, 17*(2), 134–138. https://doi.org/10.1080/02783199409553642

Touyz, S.W., Beaumont, P.J.V. & Johnstone, L.C. (1986). Neuropsychological correlates of dieting disorders. *International Journal of Eating Disorders, 5*, 1025–1034. https://doi.org/10.1002/1098-108X(198609)5:6<1025::AID-EAT2260050606>3.0.CO;2-T

Tucker, B. & Hafenstein, N.L. (1997). Psychological intensities in young gifted children. *Gifted Child Quarterly, 41*(3), 66–75. https://doi.org/10.1177/001698629704100302

Vaivre-Douret, L. (2011). Developmental and cognitive characteristics of „high-level potentialities" (highly gifted) children. *International Journal of Pediatrics,2011,* Article ID 420297. Available from http://www.hindawi.com/journals/ijpedi/2011/420297/.

Vandekerckhove, M. & Cluydts, R. (2010). The emotional brain and sleep: an intimate relationship. *Sleep Medicine Reviews, 14*(4), 219–226. https://doi.org/10.1016/j.smrv.2010.01.002

Van Gastel, W.A., MacCabe, J.H., Schubart, C.D., van Otterdijk, E., Kahn, R.S. & Boks, M.P.M. (2014). Cannabis use is a better indicator of poor mental health in women than in men: a cross-sectional study in young adults from the general population. *Community Mental Health Journal, 50*(7), 823–830. https://doi.org/10.1007/s10597-014-9699-6

Van Meter, A.R., Moreira, A.L.R. & Youngstrom, E.A. (2011). Meta-analysis of epidemiologic studies of pediatric bipolar disorder. *The Journal of Clinical Psychiatry, 72*(9), 1–478. https://doi.org/10.4088/JCP.10m06290

Verweij, K.J., Zietsch, B.P., Lynskey, M.T., Medland, S.E., Neale, M.C., Martin, N.G., Boomsma, D.I. & Vink, J.M. (2010). Genetic and environmental influences on cannabis use initiation and problematic use: a meta-analysis of twin studies. *Addiction, 105*(3), 417–430. https://doi.org/10.1111/j.1360-0443.2009.02831.x

Visser, S.N., Danielson, M.L., Bitsko, R.H., Holbrook, J.R., Kogan, M.D., Ghandour, R.M., Perou, R., Blumberg, S.J. (2014). *Trends in the parent-report of health care provider-diagnosed and medicated attention-deficit/hyperactivity disorder: United States,* 2003–2011. *Journal of the American Academy of Child and Adolescent Psychiatry, 53*(1), 34–46.

Volkow, N.D. & Li, T.K. (2004). Drug addiction: The neurobiology of behaviour gone awry. *Nature Reviews Neuroscience, 5*(12), 963–970. https://doi.org/10.1038/nrn1539

Wagner, K.D., Redden, L., Kowatch, R.A., Wilens, T.E., Segal, S., Chang, K., ... Saltarelli, M. (2009). A double-blind, randomized, placebo-controlled trial of divalproex extended-release in the treatment of bipolar disorder in children and adolescents. *Journal of the American Academy of Child & Adolescent Psychiatry, 48*(5), 519–532. https://doi.org/10.1097/CHI.0b013e31819c55ec

Ward, J. Thompson-Lake, D. Ely, R. & Kaminski, F. (2008). Synaesthesia, creativity and art: What is the link? *British Journal of Psychology, 99*(1), 127–141. https://doi.org/10.1348/000712607X204164

Walker, S.Y. (2002). *The survival guide for parents of gifted kids: How to understand, live with, and stick up for your gifted child.* Minneapolis: Free spirit.

Warne, R.T. (2016). Five reasons to put the g back into giftedness: An argument for applying the Cattell-Horn-Carroll theory of intelligence to gifted education research and practice. *Gifted Child Quarterly, 60*(1), 3–15. https://doi.org/10.1177/0016986215605360

Webb, J.T. (1993). Nurturing social-emotional development of gifted children. In K.A. Heller, F.J. Monks & A.H. Passow (Eds.), *International handbook for research on giftedness and talent* (pp. 525–538). Oxford, England: Pergamon Press.

Webb, J.T. (1999, January). Existential depression in gifted individuals. *Our Gifted Children,* 7–9.

Webb, J.T. (2000a). *Do Gifted Children Need Special Help??* [Video]. Scottsdale, AZ: Great Potential Press.

Webb, J.T. (2000b). *Parenting Successful Children* [Video]. Scottsdale, AZ: Great Potential Press.

Webb, J.T. (2000c). *Is My Child Gifted? If So, What Can I Expect?* [Video]. Scottsdale, AZ: Great Potential Press.

Webb, J.T. (2001). Mis-diagnosis and dual diagnosis of gifted children: Gifted and LD, ADHD, OCD, Oppositional Defiant Disorder. *Gifted Education Press Quarterly, 15*(2), 9–13.

Webb, J.T. (2011). *Accurate Assessment? Asperger's Disorder and Other Common Misdiagnoses and Dual Diagnoses of Gifted Children* [Video]. Madison, WI: University of Wisconsin School of Medicine and Public Health. Available from http://videos.med.wisc.edu/videos/32540

Webb, J.T. (2013). *Searching for meaning: Idealism, bright minds, disillusionment, and hope.* Tucson, AZ: Great Potential Press.

Webb, J.T. (2014). Gifted children and adults. Neglected areas of practice. *The National Register of Health Service Psychologists. The Register Report,* 18–27.

Webb, J.T. & DeVries, A.R. (1998). *Gifted parent groups: The SENG model.* Scottsdale, AZ: Great Potential Press.

Webb, J.T. & Dyer, S.P. (1993, November). *Unusual WISC-R patterns found among gifted children.* Paper presented at the National Association for Gifted Children Annual Convention, Atlanta, GA.

Webb, J.T., Gore, J.L., Amend, E.R. & DeVries, A.R. (2017). *Hochbegabte Kinder: Das große Handbuch für Eltern* [Originalausgabe: A Parent's Guide to gifted children, 2007] (2., unveränd. Aufl.). Bern: Hogrefe.

Webb, J.T. & Kleine, P.A. (1993). Assessing gifted and talented children. In D.J. Willis & J.L. Culbertson (Eds.), *Testing young children* (pp. 383–407). Austin, TX: PRO-ED.

Webb, J.T., Kuzujanakis, M., Gallagher, R. & Chou, S. (2013, August). *Misdiagnoses of Gifted Children: A Call to Action.* Paper presented at the 20th Biennial Conference of the World Council on Gifted and Talented Children, Louisville, KY. (Erste Präsentation dieses Themas bei einer Konferenz.)

Webb, J.T. & Latimer, D. (1993). *ADHD and children who are gifted*. Reston, VA: Council for Exceptional Children. (ERIC Digest #522, July, EDO-EC-93-5).

Webb, J.T., Meckstroth, E.A. & Tolan, S.S. (2007). *Hochbegabte Kinder, ihre Eltern, ihre Lehrer. Ein Ratgeber* [Originalausgabe: Guiding the Gifted Child: A Practical Source for Parents and Teachers, 1982] (überarbeitet und ergänzt von Nadine D. Zimet und Franzis Preckel, 5. aktual. Aufl., Nachdruck 2010). Bern: Hans Huber.

Wechsler, D. (1935). *The range of human abilities*. Baltimore: Williams & Wilkins.

Wechsler, D., Raiford, S.E. & Holdnack, J.A. (2014). *Wechsler Intelligence Scale for Children-Fifth Edition: Technical and interpretative manual*. Bloomington, MN: Pearson.

Weiss, M.D., Baer, S., Allan, B.A., Saran, K. & Schibuk, H. (2011). The screens culture: impact on ADHD. *ADHD Attention Deficit and Hyperactivity Disorders, 3*(4), 327–334. https://doi.org/10.1007/s12402-011-0065-z

Wennberg, P., Andersson, T. & Bohman, M. (2002). Psychosocial characteristics at age 10; Differentiating between adult alcohol use pathways: A prospective longitudinal study. *Addictive Behaviors, 27*, 115–130. https://doi.org/10.1016/S0306-4603(00)00172-6

Wessling, S. (2012). *From school to homeschool. Should you homeschool your gifted child?* Tucson, AZ: Great Potential Press.

White, J. & Batty, G.D. (2012). Intelligence across childhood in relation to illegal drug use in adulthood: 1970 British cohort study. *Journal of Epidemiology and Community Health, 66*, 767–744. https://doi.org/10.1136/jech-2011-200252

Whitmore, J.R. (1980). *Giftedness, conflict and underachievement*. Boston: Allyn & Bacon.

Who's Who among American High School Students. (1998). *29th Annual survey of high achievers*. Lake Forest, IL: Educational Communications.

Wigal, T., Swanson, J.M., Douglas, V.I., Wigal, S.B., Wippler, C.M. & Cavoto, K.F. (1998). Effect of reinforcement on facial responsivity and persistence in children with Attention-Deficit/Hyperactivity Disorder. *Behavior Modification, 22*, 143–166. https://doi.org/10.1177/0145445598 0222003

Wilkinson, S.C. (1993). WISC-R profiles of children with superior intellectual ability. *Gifted Child Quarterly, 37*(2), 84–91. https://doi.org/10.1177/001698629303700206

Willis, J.A. (2009). *Inspiring middle school minds: Gifted, creative, and challenging. Brain- and research-based strategies to enhance learning for gifted students*. Scottsdale, AZ: Great Potential Press.

Wilmoth, D. (2012). Intelligence and past use of recreational drugs. *Intelligence, 40*(1), 15–22. https://doi.org/10.1016/j.intell.2011.10.005

Winebrenner, S. & Brulles, D. (2008). *The cluster grouping handbook: How to challenge gifted students and improve achievement for all*. Minneapolis: Free Spirit.

Winebrenner, S. & Brulles, D. (2012). *Teaching gifted kids in today's classroom: Strategies and techniques every teacher can use* (3rd ed.). Minneapolis: Free Spirit.

Wing, L. (1981). Asperger's Syndrome: A clinical account. *Psychological Medicine, 11*(1), 115–129. https://doi.org/10.1017/S0033291700053332

Winner, E. (1997a). Exceptionally high intelligence and schooling. *American Psychologist, 52*(10), 1070–1081. https://doi.org/10.1037/0003-066X.52.10.1070

Winner, E. (1997b). *Gifted children: Myths and realities*. New York: Basic Books.

Winner, E., Brownell, H., Happe, F., Blum, A. & Pincus, D. (1998). Distinguishing lies from jokes: Theory of mind deficits and discourse interpretation in right hemisphere brain-damaged patients. *Brain and Language, 62*(1), 89–106. https://doi.org/10.1006/brln.1997.1889

Yalom, I.D. (1980). *Existential psychotherapy*. New York: Basic Books.

Yücel, M., Bora, E., Lubman, D.I., Solowij, N., Brewer, W.J., Cotton, S.M. & McGorry, P.D. (2012). The impact of cannabis use on cognitive functioning in patients with schizophrenia: A meta-analysis of existing findings and new data in a first-episode sample. *Schizophrenia Bulletin, 38*(2), 316–330. https://doi.org/10.1093/schbul/sbq079

Zhang, L. (2006). Does student-teacher thinking style match/mismatch matter in students' achievement? *Educational Psychology, 26*(3), 395–409. https://doi.org/10.1080/01443410500341262

Zipfel, S., Lowe, B., Reas, D. L., Deter, H. C. & Herzog, W. (2000). Long-term prognosis in anorexia nervosa: lessons from a 21-year follow-up study. *The Lancet, 355*(9205), 721–722. https://doi.org/10.1016/S0140-6736(99)05363-5

Zvolensky, M. J., Buckner, J. D., Norton, P. J. & Smits, J. A. J. (2011). Anxiety, substance use, and their co-occurrence: Advances in clinical science. *Journal of Cognitive Psychotherapy, 25*(1), 3–6. https://doi.org/10.1891/0889-8391.25.1.3

Sachwortverzeichnis

Tabellenverzeichnis